LEHRBUCH DER INNEREN MEDIZIN FÜR SCHWESTERN

MIT BEITRÄGEN ÜBER INFEKTIONSKRANKHEITEN
ANATOMIE UND PHYSIOLOGIE DER INNEREN ORGANE
ERNÄHRUNG, ARZNEIMITTEL UND RÖNTGENKUNDE

VON

Dr. ALFRED SCHNEIDERBAUR

PRIVATDOZENT AN DER UNIVERSITÄT WIEN
VORSTAND DER I. MEDIZINISCHEN ABTEILUNG IM KRANKENHAUS
DER STADT WIEN-LAINZ

SIEBENTE
NEUBEARBEITETE UND ERWEITERTE AUFLAGE

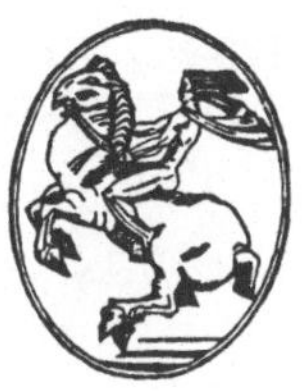

1967

SPRINGER-VERLAG
WIEN · NEW YORK

Von diesem Buch sind erschienen:

1. Auflage Januar 1948
2. Auflage Dezember 1952
2. Auflage, unveränderter Nachdruck, Oktober 1954
3. Auflage März 1956
4. Auflage Oktober 1958
5. Auflage November 1961
6. Auflage April 1964
7., neubearbeitete und erweiterte Auflage November 1967

Library of Congress Catalog Card Number 67-19644

Softcover reprint of the hardcover 7th edition 1967

**ISBN-13: 978-3-7091-8178-2   e-ISBN-13: 978-3-7091-8177-5
DOI: 10.1007/ 978-3-7091-8177-5**

Titel Nr. 8865

Vorwort zur ersten Auflage

Es ist eine unbestrittene Tatsache, daß gut ausgebildete Krankenschwestern in einem den Zeiterfordernissen entsprechend geführten Krankenhaus mehr und dringender denn je benötigt werden und daß ungeschulte Hilfskräfte für den sachgemäßen Krankenpflegeberuf vollkommen ungeeignet sind. Aus diesen beiden Feststellungen ergibt sich nach wie vor die Notwendigkeit einer geregelten und schulmäßigen Ausbildung in der Krankenpflege. Als derartige gute und verläßliche Ausbildungsstätten für Krankenschwestern können einzig und allein die staatlichen Krankenpflegeschulen dienen, deren Wert und Ansehen allgemein anerkannt sind, deren Vervollkommnung und weiterer Ausbau aber notwendig erscheinen. Die Krankenschwestern im heutigen Sinn sind nicht nur reine Pflegepersonen, sondern in steigendem Maße auch verständnisvolle fachliche Mitarbeiter und vertrauenswürdige Helferinnen der Ärzte. Für eine derartige, teilweise sehr schwierige Aufgabe sind Wissen und Können eine Voraussetzung. Infolge der starken Zunahme der Krankenhausbehandlungen und der ungeheuren Fortschritte der Medizin, verbunden mit der Einführung von besonderen Untersuchungs- und Behandlungsmethoden, erwuchsen den Krankenhausärzten Aufgaben, die sie nur mit Unterstützung eines gut geschulten Pflegepersonals zu lösen vermögen. Neben der praktischen Ausbildung der Schwestern ist daher auch ein theoretischer Unterricht notwendig, der ein bestimmtes Wissen und Verständnis vermitteln muß, mit deren Hilfe erst ein richtiges und gedeihliches Zusammenarbeiten zwischen Arzt und Schwester zum Wohle der Kranken gewährleistet erscheint. In diesem Sinne wurde dieses Lehrbuch der inneren Medizin für Schwestern verfaßt. Die Abfassung eines derartigen Lehrbuches war insofern nicht ganz leicht, als es sich hier doch um die Vermittlung von medizinischem Wissen, wenn auch nur begrenzten Ausmaßes, an medizinisch nicht vorgebildete Personen handelt. Es lag das Bestreben vor, dieses notwendige medizinische Wissen soweit als möglich in eine verständliche Form zu übertragen und so unter strenger Wahrung der medizinischen Erkenntnisse einen wirklichen Lernbehelf für den Schwesternunterricht auf dem Gebiet der inneren Medizin und Infektionskrankheiten zu schaffen. Es werden vor allem die theoretischen Grundlagen auseinandergesetzt und die klinischen Erscheinungsformen der einzelnen Erkrankungen, soweit sie der Eigenbeobachtung am Krankenbett zugänglich sind, geschildert. Es erwies sich als zweckentsprechend, vor den einzelnen Kapiteln eine kurze anatomische und physiologische Einleitung einzuschalten. Herrn Oberarzt Dr. E. Taurer (Krankenhaus Lainz, Röntgeninstitut, Vorstand: Primarius Dr. W. Heilig) bin ich für die Mitarbeit am Kapitel „Einführung in die Röntgenologie" zu Dank verpflichtet.

Wien, Juli 1947

A. Schneiderbaur

Vorwort zur siebenten Auflage

Dieses nunmehr in siebenter, neu bearbeiteter Auflage vorliegende Lehrbuch der inneren Medizin für Schwestern hat den Aufbau und die Gliederung der früheren Ausgaben (1947, 1952, 1956, 1958, 1961, 1964) im wesentlichen beibehalten. Neben gewissen Änderungen, Verbesserungen und entsprechenden Ergänzungen wurden zwei neue Kapitel über die Erkrankungen des Kehlkopfes und der Luftröhre in diese Auflage aufgenommen. Dieses Lehrbuch dient als Lehr- und Lernbehelf für die Pflegeschülerinnen und als Ratgeber und Leitfaden für die schon im Beruf stehenden Schwestern, die ein gewisses medizinisches Verständnis erwerben und sich praktisches Wissen auf dem schwierigen und umfangreichen Gebiet der inneren Medizin aneignen wollen und zu einem größeren Teil auch müssen. Nach wie vor ist eine sorgfältige schulmäßige Ausbildung in der Krankenpflege eine dringende Notwendigkeit: Sie soll medizinisches Wissen so weit vermitteln, daß eine erfolgreiche Zusammenarbeit von Arzt und Schwester gewährleistet und die eigene verantwortungsvolle Arbeit der Schwester gesichert wird.

Dieses Buch enthält neben der Abhandlung der inneren Medizin im engeren Sinn und der Beschreibung der Infektionskrankheiten verhältnismäßig ausführliche Beiträge über die Ernährung, über die Anatomie und Physiologie der inneren Organe, über die internen Arzneimittel und über die Desinfektionsmittel sowie eine Einführung in die Röntgenkunde. Es stellt somit durch die Einbeziehung dieser medizinischen Fachgebiete ein umfassendes Hilfsmittel für den Unterricht, für die Heranbildung und die Unterweisung von Schwestern dar.

Wien, Mai 1967

A. Schneiderbaur

Inhaltsverzeichnis

Inhaltsverzeichnis XI

Infektionskrankheiten

Jede *Infektionskrankheit* ist durch das Eindringen kleinster, lebender, vermehrungsfähiger Krankheitserreger, sogenannter *pathogener* Mikrobien, in den Körper gekennzeichnet. Eine derartige Infektionskrankheit kann örtlicher oder allgemeiner Natur sein. Die Krankheitserreger *(Kankheitskeime)* sind entweder pflanzlichen *(Bakterien, Spaltpilze)* oder tierischen Ursprungs (z. B. *Malariaplasmodien)*. Die meisten Infektionskrankheiten werden durch bestimmte, sogenannte spezifische Erreger hervorgerufen, die sich durch gewisse Eigenschaften auszeichnen und in jedem Falle nachgewiesen werden können. Gelegentlich trifft man jedoch bei Infektionskrankheiten mehrere Erreger an *(Mischinfektion);* zuweilen schafft die eine Bakterienart günstige Bedingungen für eine zweite Infektionskrankheit, die erst später auftritt *(Sekundärinfektion)*.

Die zu den pflanzlichen Erregern gehörenden *Bakterien (Spaltpilze)* sind nur mikroskopisch sichtbar und können verschiedene Formen aufweisen: die Kugelform *(Kokkus)*, die Stäbchenform *(Bazillus)* und die korkzieherartig gewundene Form *(Spirillum, Vibrio)*. Die Bakterien haben meist einen Durchmesser von 0,001 mm, die kleinsten nur einen solchen von 0,0002 mm. Die Länge der Bakterien beträgt z. B. bei Spirillen bis 0,1 mm, meist liegt sie unter 0,01 mm, bei den Stäbchen stets. Im mikroskopischen Bild liegen die Kokken zum Teil traubenartig in Häufchen beisammen *(Staphylokokken)* oder sie bilden aneinandergereihte Ketten *(Streptokokken)*. Bei einigen Arten von ihnen liegen auch immer zwei Kokken beieinander *(Diplokokken)*. Die schädliche Wirkung der Bakterien beruht darauf, daß sie sich auch durch Teilung im Körper, dem sie zugleich Nährstoffe und Sauerstoff entziehen, äußerst rasch vermehren und *Gifte (Toxine)* absondern. Da die Bakterien im menschlichen Körper nur eine beschränkte Lebensdauer besitzen, also ein Teil von ihnen immer wieder abstirbt, während sich der andere weiter vermehrt, so werden durch den Zerfall der abgestorbenen Bakterien auch die in ihnen enthaltenen Gifte frei und wirksam.

Eine weitere Gruppe von Krankheitserregern stellen die verschiedenen *Virusarten* dar. Ein *Virus* ist ein Krankheitserreger, der mikroskopisch nicht sichtbar ist, da die Größe eines solchen unter der Grenze des Auflösungsvermögens der Mikroskope liegt, der ferner durch feinste BERKEFELD-Filter hindurchtritt, die die kleinsten bekannten Bakterien (Mikroorganismen) zurückhalten und auch dadurch charakterisiert ist, daß er sich nur in Gegenwart lebender Zellen züchten läßt, während Bakterien auch auf Nährböden gedeihen, die frei von lebenden Zellen sind.

Eine Zwischenstellung in bakteriologischer Hinsicht zwischen Bakterien und Virusarten nehmen die *Rickettsien* ein; es sind dies Parasiten, die eine besondere Form von Krankheitserregern darstellen und vorwiegend in Läusen vorkommen. Die durch Rickettsien hervorgerufenen Erkrankungen führen die Bezeichnung Rickettsiosen.

Eine eigene Gruppe von Krankheitserregern sind ferner die *Spirochäten;* es sind dies schraubenartig gewundene, meist zarte, biegsame, mikroskopisch kleine Lebewesen mit Eigenbewegungen. Die Spirochäten werden von den meisten Forschern zu den Protozoen gerechnet, also zur Gruppe der niedrigsten einzelligen tierischen Lebewesen.

Eine besondere Spirochätengattung stellen die sogenannten *Leptospiren* dar. Die durch *Leptospiren* verursachten Erkrankungen heißen *Leptospirosen*.

Besondere Vertreter der *Protozoen*, der tierischen Erreger von Infektionskrankheiten, sind die *Malariaplasmodien*.

Als Eingangspforte für die Infektionskrankheiten dienen die *Haut* oder die *Schleimhäute*, die *Atmungsorgane*, der *Magen-* und *Darmkanal*, die *Harn-* und *Geschlechtsorgane*, sei es, daß die Krankheitskeime durch Berührung *(Kontaktinfektion)*, durch Einatmung *(Tröpfcheninfektion)*, mit der *Nahrung* oder durch den *Stich von Insekten* in den Körper gelangen. Es kann auch eine Infektion des Fötus von der Mutter her durch den Mutterkuchen (Plazenta) stattfinden. Bei gewissen Infektionskrankheiten gehen die Krankheitserreger von der Eingangspforte in das Blut über und können hier nachgewiesen werden, sie können auf dem Blutwege den Körper in größeren Mengen überschwemmen *(Bakteriämie)*, die Infektionserreger können sich auch im Blute vermehren und sind dann hauptsächlich hier vohanden (Septikämie). Ferner können die Krankheitskeime von der Eingangspforte noch in andere Organe verschleppt werden und hier neue Krankheitsherde, *Ansiedelungen (metastatische Herde)* bilden.

Man unterscheidet *kontagiöse (ansteckende) Infektionskrankheiten,* die vorwiegend oder fast ausschließlich vom Kranken selbst oder mittelbar durch Gebrauchsgegenstände des Kranken erfolgen, bei denen also stets ein Kranker den Mittelpunkt für die Ausbreitung abgibt, von *nichtansteckenden* oder *exogenen Infektionskrankheiten,* bei denen die Infektionserreger stets von außen ohne Vermittlung eines bereits Erkrankten aufgenommen werden. Doch gibt es keine scharfe Grenze zwischen diesen beiden Gruppen von Infektionskrankheiten. Es können nämlich die Erreger der kontagiösen Infektionskrankheiten sich teilweise unter günstigeren Verhältnissen auch außerhalb des menschlichen Körpers lebensfähig erhalten oder sich sogar vermehren und dadurch zu einer exogenen Infektionsquelle für andere Personen werden. Hier ist auch auf die *Dauerausscheider* und *Bazillenträger* als besondere Infektionsquellen hinzuweisen, da diese für die gesunde Umgebung eine dauernde Gefahr bilden. *Dauerausscheider* sind Keimträger, die nach Überstehen einer Infektionskrankheit die betreffenden Krankheitskeime längere Zeit oder dauernd ausscheiden. *Bazillenträger* sind solche Personen, welche Krankheitskeime beherbergen und ausscheiden, ohne selbst krank zu sein oder krank gewesen zu sein.

Die Infektionskrankheiten können *endemisch, epidemisch* und *pandemisch* auftreten. Von einer *Endemie* oder *einem endemischen* Auftreten einer Infektionskrankheit wird dann gesprochen, wenn es sich um eine Ortsseuche oder Landeskrankheit handelt, das heißt um eine auf gewisse Gegenden beschränkte und durch deren besondere Verhältnisse bedingte Infektionskrankheit, die daselbst beständig herrscht oder in bestimmten Zwischenräumen immer wieder auftritt. Eine *Epidemie* ist dadurch gekennzeichnet, daß eine bestimmte Infektionskrankheit plötzlich in einer Gegend auftritt, sich rasch verbreitet und zu gleicher Zeit viele Individuen befällt. Eine *Pandemie* ist eine sehr ausgebreitete Epidemie, wenn die Krankheitswelle in Seuchenzügen über ganze Länder oder sogar Erdteile zieht.

Nicht alle Individuen, die mit Infektionserregern in gleicher Weise in Berührung kommen, müssen erkranken; stets erkranken nur einige, andere bleiben bei wiederholter Ansteckungsgefahr stets verschont. Die ersteren nennt man *disponiert* oder *empfänglich* für die betreffende Infektionskrankheit, die anderen *immun* oder *unempfänglich.* Diese *Immunität* oder *Unempfänglichkeit* kann *angeboren* oder *erworben* sein. Die erworbene Immunität kann wieder auf *natürlichem* Wege durch das einmalige Überstehen gewisser Infektionskrankheiten oder *künstlich* durch Impfung erfolgt sein. Außer der allgemeinen *Widerstandsfähigkeit* gegen eindringende Bakterien besitzt der Mensch auch noch besondere *Abwehrvorrichtungen* und *Schutzkräfte.* Schon das gesunde Deckgewebe der Haut, der Atemwege und des Magen-Darmkanales setzt dem Eindringen von Bakterien Widerstand entgegen. Mit der Nahrung aufgenommene Bakterien werden zum Großteil im Magen durch die Salzsäure des Magensaftes zerstört. Bestehende Katarrhe der Atemwege und des Magen-Darmkanales, eine verminderte Salzsäureabsonderung des Magens begünstigen das Zustandekommen von Infektionen. Dringen Bakterien in die Haut und Schleimhaut ein und gelangen sie mit der Lymphe in die nächsten Lymphknoten, so können sie hier abgefangen und vernichtet werden. Die Ansteckung selbst wird selten beachtet, weil sie nicht von besonderen subjektiven oder objektiven Erscheinungen begleitet ist. Die Zeit zwischen Eindringen von Krankheitserregern und Ausbruch der Krankheitserscheinungen wird als *Inkubation* bezeichnet *(Inkubationszeit).*

Das Zustandekommen einer Infektionskrankheit und deren weiterer Verlauf sind von verschiedenen Bedingungen abhängig. Die Anwesenheit der Erreger an sich bewirkt noch keine Erkrankung. Zunächst spielt der Grad der Wachstumsenergie und der Gifterzeugung der Krankheitserreger, die sogenannte *Virulenz,* eine Rolle. Bei Erregern von nur mäßiger Virulenz vermag eine zu kleine Zahl die normalen Widerstände des Organismus nicht zu überwinden und gehen zugrunde, während größere Mengen mehr oder minder schwere Krankheitsbilder erzeugen. Von entscheidender Bedeutung für den Verlauf von Infektionskrankheiten ist vor allem der allgemeine Ernährungszustand und die Empfänglichkeit des infizierten Organismus für die gegebene Infektion; je nachdem, ob eine Disposition oder eine Immunität besteht oder ob durch künstliche Maßnahmen eine solche geschaffen ist, verläuft die Infektion verschieden. Insgesamt ist das Wesen des Verlaufes der Infektionskrankheit ein Kampf zwischen den eingedrungenen Keimen und dem befallenen Organismus. Ist nun aber einmal eine Infektion erfolgt, so lösen die Krankheitserreger nach einer verschieden langen Inkubationszeit teils örtliche, teils allgemeine Krankheitserscheinungen aus. Gegen die eingedrungenen Bakterien versucht der Körper *Schutzstoffe* zu bilden. Diese in den Zellen gebildeten Schutzstoffe wirken zum Teil als Gegengifte gegen die von den Bakterien gebildeten Gifte, zum Teil richten sie sich aber auch gegen die Bakterien selbst, die sie zu vernichten suchen. Schließlich spielen auch die weißen Blutkörperchen eine Rolle, indem sie sich stark vermehren, zu den Orten wandern, in denen sich die Bakterien angesiedelt haben und einen Wall gegen die Bakterien bilden und sie „auffressen" *(Phagozytose).*

Die bei vielen Infektionskrankheiten unter dem Einfluß bestimmter Bakterienwirkung im Blutserum des befallenen Organismus entstandenen *Abwehrstoffe,* die sogenannten *Agglutinine,* bewirken eine *Zusammenballung (Agglutination)* aufgeschwemmter Bakterien, gegen die die Agglutinine gerichtet sind. Diese bei vielen Infektionskrankheiten diagnostsch sehr bedeutsame Reaktion wird als *Agglutinationsreaktion* bezeichnet. Bei den typhösen und paratyphösen Erkrankungen heißt diese Agglutinationsreaktion auch GRUBER-WIDAL-Reaktion.

Man hat die Tatsache, daß bei einigen Infektionskrankheiten durch Überstehen derselben ein Schutz gegen Neuerkrankungen erreicht wird, dazu benützt, diese Krankheiten in abgeschwächter Form durch *Impfung* auf Gesunde zu übertragen. Da bei dieser Art der Impfung der Körper selbst *aktiv* beteiligt ist, indem er seine Abwehrschutzstoffe unter dem Einfluß der beigebrachten Krankheitsstoffe selbst zu bilden hat, so wird diese Art der *Schutzimpfung* als *aktive Immunisierung* bezeichnet zum Unterschied von der *passiven Immunisierung,* bei welcher die fertigen Schutzstoffe in Form von Heilsera auf dem Injektionswege dem Kranken verabfolgt werden. Diese Heilsera stammen von Tieren, bei denen es durch eine bestimmte Behandlungsart zu einer starken Anreicherung von spezifischen Schutzstoffen gekommen ist. Bei der passiven Immunisierung tritt die Wirkung sehr rasch ein, hält aber nur sehr kurze Zeit an, während bei der aktiven Immunisierung die Wirkung sich sehr langsam einstellt, aber längere Zeit, oft mehrere Jahre, andauert. Die Schutzimpfungen sind neben den allgemeinen und speziellen hygienischen Maßnahmen eine wirksame Waffe im Kampf gegen die Infektionskrankheiten.

Bakterielle Infekte

Sepsis

Unter *Sepsis (Blutvergiftung)* ist jede schwere bakterielle Allgemeininfektion zu verstehen, die durch die Blutbahn vermittelt wird und mit Vermehrung der Bakterien im Körper einhergeht. Normalerweise fallen die bei einer örtlichen Entzündung, z. B. Furunkel, in den Blutkreislauf gelangenden Bakterien sehr bald den Abwehrkräften des Organismus zum Opfer, bei der Sepsis kommt es dagegen zum Überwiegen der Bakterien in diesem Kampfe mit dem Körper.

Die *Erreger* einer Sepsis können *Streptokokken, Staphylokokken, Pneumokokken, Gonokokken, Colibazillen* usw. sein. Oft werden auch Mischinfektionen beobachtet. Die wichtigsten *Infektionsquellen* für eine Sepsis sind: Die Gebärmutter nach einer Entbindung oder Fehlgeburt (Puerperalfieber, septischer Abortus), infizierte Verletzungen aller Art, Abszeß, Furunkel, Phlegmone, Erysipel, Mandelentzündung, Zahnerkrankungen, Mittelohrkatarrh (Otitis media), Lymphdrüsenentzündung (Lymphadenitis) usw. Bei unbekannter Infektionsquelle einer septischen Erkrankung spricht man von sogenannter *kryptogenetischer Sepsis,* wobei es sich manchmal um scheinbar abgeheilte, nicht mehr beachtete Krankheitsherde handelt. Bei den septischen Prozessen wird unterschieden: die *Pyaemie,* bei der die Erreger ähnlich einem losgerissenen Blutpfropf (Embolus) mit dem Blut verschleppt werden und in irgendwelchen Haargefäßen hängen bleiben, so daß in den betreffenden Organen oder Körperteilen neue Eiterherde (Metastasen) entstehen und die *Septikämie,* bei der die Bildung von eitrigen Metastasen ausbleibt.

Die Sepsis ist vor allem durch hohes, unregelmäßiges, remittierendes oder intermittierendes, selten mehr gleichmäßiges kontinuierliches Fieber, verbunden mit wiederholten heftigen Schüttelfrösten und schweren Allgemeinerscheinungen, gekennzeichnet. Die Zunge ist in der Regel trocken und belegt, häufig treten auch Durchfälle, Gelbsucht, Herz- und Kreislaufstörungen auf. Bei Metastasenbildungen gesellen sich außerdem die Symptome der betroffenen Organe oder Körperteile (Herz, Lunge, Rippenfell, Nieren, Bauchfell, Gelenke, Muskulatur usw.) hinzu. Bei der Sepsis sind die Erreger in der Regel bakteriologisch im Blut nachweisbar. Die Sepsis entwickelt sich meist akut innerhalb von einigen Tagen und ist stets lebensbedrohend.

In vorbeugender Hinsicht ist die sachgemäße Behandlung von Wunden und Eiterungen, strengste Asepsis bei Operationen und Entbindungen äußerst wichtig. Die Behandlung besteht in der frühzeitigen Eröffnung und Beseitigung des ersten Eiterherdes, das heißt der Infektionsquelle, in der Verabreichung von herz- und kreislaufstärkenden Mitteln, in Bluttransfusion und in der Anwendung von Präparaten zur Bekämpfung der bakteriellen Infektion, also in erster Linie von chemotherapeutischen und antibiotischen Mitteln (*Sulfonamide, Penicillin, Streptomycin* usw.).

Angina

Unter *Angina* ist eine entzündliche Erkrankung der *Gaumenmandeln oder des gesamten lymphatischen Rachenringes,* verbunden mit Schluck-, Kau- und Sprechbeschwerden, zu verstehen. Der lymphatische Rachenring befindet sich an der Grenze zwischen Mund- und Rachenhöhle und besteht aus Gaumenmandeln, Rachenmandeln, Zungenbalgdrüsen und sonstigen Anhäufungen lymphatischen Gewebes in dieser Gegend.

Die Erreger der verschiedenen Anginaformen sind *Streptokokken, Staphylokokken, Pneumokokken* usw. Ist die Angina nur eine Teilerscheinung einer allgemeinen Infektionskrankheit, lassen sich die spezifischen Erreger, wie z. B. Meningokokken, Typhusbazillen, Scharlach- und Grippeerreger, nachweisen. In vielen Fällen kommt eine Mandelentzündung auch durch eine Art „Selbstinfektion" zustande, wenn durch bestimmte Schädlichkeiten, besonders Erkältungen, die örtlichen Abwehrkräfte herabgesetzt sind und den dort vorhandenen, sonst harmlosen Mundsaprophyten Gelegenheit zur Entfaltung ihrer pathogenen Eigenschaften gegeben wird.

Je nach der Form der Angina sind die allgemeinen und örtlichen Krankheitszeichen von verschiedener Stärke. Oft entwickelt sich akut unter Schüttelfrost oder auch mit langsam ansteigendem Fieber ein allgemeines Krankheitsgefühl mit Kopfschmerzen, Mattigkeit und den besonders kennzeichnenden Schluckbeschwerden. Ferner bestehen übler Mundgeruch, stärkerer Speichelfluß und nicht selten quälender Husten. Die Mandeln (Tonsillen) schwellen oft schon nach Stunden erheblich an, auch die benachbarten Halslymphdrüsen sind meist geschwollen und druckschmerzhaft.

Eine Einteilung der verschiedenen Anginaformen nach ätiologischen Gesichtspunkten ist schlecht möglich. Nach dem klinischen Bild und der Verlaufsart wird die *Angina catarrhalis (Tonsillitis), follicularis, lacunaris, phlegmonosa* und *necroticans* unterschieden. Bei der *Angina katarrhalis (Tonsillitis)* bestehen lediglich Rötung und Schwellung der Mandeln, die *Angina follicularis* ist durch eine eitrige Entzündung der Lymphfollikel der Mandeln gekennzeichnet, bei der *Angina lacunaris* finden sich gelblich-weiße Pfröpfe an den Mündungen der Mandelbuchten. Bei der *Angina phlegmonosa (Mandel- oder Peritonsillarabszeß)* kommt es zur Entzündung des submukösen Bindegewebes der Gaumenmandeln und ihrer Umgebung mit eitriger Einschmelzung und Abszeßbildung. Die *Angina necroticans* ist jene Form, bei der es zur Nekrose mit mehr oder weniger tiefen Geschwüren kommt.

In den meisten Fällen bleibt die akute Angina auf die Rachenorgane beschränkt. Der Kranke ist dann in der Regel in wenigen Tagen beschwerdefrei. In seltenen Fällen können die entzündlich veränderten Gaumenmandeln der Ausgangspunkt weiterer Organschädigungen werden. Es kann z. B. im Anschluß an eine Angina zu einer *Mittelohrentzündung (Otitis media)* kommen. Als weitere Folgeerscheinung werden *Entzündungen der Nasennebenhöhlen* beobachtet. Bedenklicher sind die von einer Angina ausgehenden Fernwirkungen. Hier spielen zunächst die *Nierenschäden* eine besondere Rolle. Es kann eine *Herdnephritis* entstehen, die nicht selten erst bis drei Wochen nach Abklingen der Mandelentzündung erkennbar wird. Auch eine *diffuse Glomerulonephritis* kann sich nach einer Angina entwickeln. Ferner entstehen im Anschluß an Angina Herzerkrankungen, vor allem *Herzklappen- und Herzmuskelentzündungen (Endokarditis, Myokarditis)*. Besonders eindrucksvoll sind die Beziehungen zwischen *Angina* und *akutem Gelenksrheumatismus (Polyarthritis rheumatica)*, die in der Vorgeschichte dieses Krankheitsbildes fast regelmäßig beobachtet wird. Das Auftreten von Schüttelfrösten im weiteren Verlaufe einer Angina ist besonders gefährlich, da dadurch meist das überaus ernste Krankheitsbild der *postanginösen Sepsis* eingeleitet wird.

Jede frische Angina wird am besten therapeutisch beeinflußt durch eine Schwitzpackung nach Trinken von heißem Lindenblütentee mit Gaben von 0,5 bis 1,0 g Aspirin. Das Schlucken von Eisstückchen oder das Anlegen einer Eiskrawatte bringen Linderung. In schweren Fällen ist eine Sulfonamid- oder Penicillintherapie durchzuführen. Rückfällige Mandelentzündungen, zahlreiche Mandelpfröpfe, die bestimmte Krankheitszustände unterhalten können, machen die *Mandelausschälung (Tonsillektomie)* notwendig. In manchen Fällen, so bei Mandelabszeß, postanginöser Sepsis, kann unter Umständen die Frühausschälung noch während des akuten Krankheitsprozesses angezeigt sein. Bei schweren postanginösen Krankheiten, wie Gelenksrheumatismus, Herzmuskel- und Herzklappenentzündungen, liegt eine dringende Anzeige zur operativen Mandelentfernung vor.

Scharlach

Der *Scharlach (Scarlatina)* ist eine akute Infektionskrankheit, die hauptsächlich jugendliche Personen befällt und deren augenfälligste Krankheitserscheinung in einem *scharlachroten Hautausschlag* besteht. Die Scharlacherkrankung ist in Europa ziemlich gleichmäßig von Westen nach Osten endemisch verbreitet. Neben der jahreszeitlichen Häufung des Scharlachs in den Winter- und Frühjahrsmonaten kommt es auch zeitweilig zu einer epidemischen Ausbreitung. Die Anfälligkeit für Scharlach ist sehr groß. Sie wird auf 30 bis 40 % der gesamten Bevölkerung geschätzt.

Die Versuche, für den Scharlach einen bestimmten Erreger zu finden, haben bis jetzt noch kein allgemein anerkanntes Ergebnis gefunden. Auf Grund der Beobachtung jedoch, daß bei Scharlachkranken regelmäßig in den ersten Krankheitstagen an der Eingangspforte (Rachen, Wunde) hämolysierende Streptokokken nachweisbar sind und daß diese sogenannten *Scharlachstreptokokken* einen besonderen *Giftstoff (Exotoxin) produzieren*, auf das der Körper mit der Bildung eines spezifischen Gegengiftes (Antitoxin) reagiert, muß diesen Streptokokken eine für den Scharlach besondere Bedeutung zuerkannt werden. Diese Scharlachstreptokokken befinden sich auf den Mandeln, in der Schleimhautabsonderung der oberen Luftwege und auf der Haut. Der hauptsächliche Ansteckungsweg geht über die Tröpfcheninfektion von Mensch zu Mensch, beim Wundscharlach als Schmierinfektion. Auch benutzte Gebrauchsgegenstände einschließlich Bücher und selbst geschriebene Briefe können die Übertragung vermitteln. Diese kommt auch durch den Erreger enthaltenden Eiter bei Scharlachkomplikationen (Lymphdrüseneiterung) zustande. Auch infizierte Nahrungsmittel können manchmal als Infektionsquelle in Betracht kommen (Milch, Speiseeis), wobei die Verseuchung derselben durch Bazillenträger erfolgt. Der Hautschuppung kommt bei Scharlach dagegen als Übertragungsmittel keine Bedeutung zu.

Die Inkubationszeit beträgt beim Scharlach zwei bis acht Tage. Die Krankheit beginnt mit hohem Fieber, Erbrechen, *Halsentzündung (Scharlachangina)* und Lymphknotenschwellungen am Hals. Die Zunge ist zunächst weißlich belegt, wird aber bald, meist nach ein bis zwei Tagen, hochrot mit Hervortreten der Papillen *(„Himbeerzunge")*. Ein bis zwei Tage nach Beginn der Erkrankung erscheint der *Scharlachausschlag,* der aus kleinen, dichtstehenden roten Pünktchen besteht, die sich bald zu einer über den ganzen Körper ausgebreiteten starken Rötung vereinigen. Nasen-, Oberlippen- und Kinngegend bleiben blaß, während das übrige Gesicht gerötet ist. Zur Stützung der Diagnose kann das SCHULTZ-CHARLTONsche *Auslöschphänomen* herangezogen werden. Zur Erzielung des Auslöschphänomens spritzt man dem Kranken Scharlach-Rekonvaleszentenserum, im Mangelfalle Normalserum von Erwachsenen, intracutan als Quaddel im Bereich der stärksten Ausschlagbildung ein. Nach 4 bis 5 Stunden zeigt sich an der Injektionsstelle und deren unmittelbarer Umgebung eine Auslöschung der flammenden Ausschlagröte. Es gibt auch Fälle ohne Hautausschlag. Das Fieber hält sich drei bis vier Tage hoch, um dann allmählich abzusinken. Ungefähr gleichzeitig blaßt der Ausschlag ab. In der zweiten Woche beginnt die Abschuppung in großen Lamellen, die an den Händen und Füßen am stärksten ausgeprägt ist. Die dritte Krankheitswoche ist die Woche der Nachkrankheiten: am häufigsten kommen Nierenentzündung, Mittelohrentzündung und Lymphknotenentzündung mit gelegentlicher Abszedierung vor, seltener Scharlachrheumatismus (Scharlachrheumatoid) und Herzkomplikationen (Herzmuskelentzündung, Myocarditis).

Der Scharlach geht in der Regel in Heilung aus, aber es gibt auch schwere Fälle von sogenanntem *septischen oder toxischen Scharlach,* die unter stürmischen Erscheinungen (Erbrechen, Krämpfe, Benommenheit) rasch zum Tode führen. Das Überstehen einer Scharlacherkrankung schützt vor einer Wiederansteckung, der überstandene Scharlach hinterläßt also eine dauernde Immunität.

Durch die Ausführung der sogenannten *Dickprobe,* die auf der Wirkung des Scharlachgiftes beruht, ist die Feststellung der individuellen Scharlachempfänglichkeit möglich. Zu diesem Zweck wird das Scharlachgift (Scharlachexotoxin) intracutan injiziert. Bei scharlachempfänglichen Personen entsteht an der Injektionsstelle eine entzündliche Schwellung, aber nicht bei Scharlachimmunen.

Scharlachkranke sind sechs Wochen lang streng zu isolieren. Diejenigen Personen, die mit dem Erkrankten in Kontakt waren, sind auf die Dauer von zehn Tagen abzusondern.

In therapeutischer Hinsicht sind vor allem *Sulfonamide* und *Penicillin* zur Anwendung zu bringen.

Die Behandlung erfordert auch bei den leichten Fällen eine mindestens dreiwöchentliche Bettruhe. Ausgezeichnete Erfolge erzielt man in den meisten, oft auch schweren Krankheitsfällen durch Verabreichung des Scharlachheilserums, das intramuskulär injiziert wird. Die übrige Behandlung ist rein symptomatisch. Erst nach Ablauf einer sechswöchentlichen Isolierung kann der Kranke als nicht mehr infektiös angesehen werden. Die Kranken werden gebadet, das Zimmer, die Wäsche und die Gebrauchsgegenstände sind sorgfältigst zu desinfizieren. Schulpflichtige Kinder dürfen frühestens nach sechs Wochen die Schule wieder besuchen. In vorbeugender Hinsicht werden teilweise entsprechende Schutzimpfungen durchgeführt.

Diphtherie

Als *Diphtherie* wird eine gefährliche, ansteckende, meist epidemisch auftretende Nasen-, Rachen- und Kehlkopferkrankung mit Bildung häutiger Beläge bezeichnet, die vorwiegend Kinder und Jugendliche, gelegentlich aber auch Erwachsene befällt und durch den *Diphtheriebazillus (LÖFFLERschen Bazillus)* hervorgerufen wird. Diese Erkrankung wird im Volksmund *Bräune* genannt. Es gibt auch seltene Fälle von Diphtherie der Luftröhre (Trachea) und der Bronchien, die sich an die Nasen-, Rachen- oder Kehlkopfdiphtherie anschließen oder auch primär dort auftreten können. Noch seltener ist die Diphtherieerkrankung der Augenbindehaut, die Diphtherieerkrankung der weiblichen Geschlechtsteile, die Diphtherie der Haut und der Wunden *(Wunddiphtherie)*. Lediglich bei Kriegsverletzungen wird die Wunddiphtherie häufiger beobachtet und erlangt dabei besondere Bedeutung. Besonderer Erwähnung bedarf die *Diphtherie des Nabels* der Neugeborenen, die infolge einer Verunreinigung der Nabelwunde zustande kommt und sich in schmierigen weißen Belägen äußert. Auf den Belägen der verschiedenen Formen der Diphtherie sind in der Regel Diphtheriebazillen nachweisbar.

Die Diphtheriebazillen können sich sehr lange lebensfähig erhalten, wenn sie an feuchte, dunkle Orte gelangen; sie sind gegen Austrocknen sehr widerstandsfähig und sondern ein gefährliches Gift ab *(Diphtherietoxin)*, das sich besonders im *Nervensystem*, im *Herzmuskel* und in der *Nebenniere* verankert. Diphtherieerkrankungen mit besonders schwerer Giftschädigung werden als *toxische Diphtherie* bezeichnet.

Die Übertragung geschieht von Mensch zu Mensch durch *Tröpfcheninfektion*, wobei der Luftinfektion durch Bazillenträger eine besondere Bedeutung zukommt. Ebenso spielt der flugfähige bakterienbeladene Staub bei der Übertragung der Diphtherie eine gewisse Rolle. Weit seltener sind Schmutz- und Schmierinfektionen durch Eß- und Trinkgeschirre, Wäsche, Spielzeug usw. oder Übertragung durch infizierte Nahrungsmittel (Milch).

Die Inkubationszeit beträgt meist zwei bis sieben Tage. Beim Säugling ist die häufigste Form die Nasendiphtherie. Sie äußert sich in erschwerter Nasenatmung und blutig-eitrigem Schnupfen mit kaum erhöhter Temperatur. Bei Kleinkindern ist am häufigsten der Rachen betroffen. Bei der Rachendiphtherie bilden sich zunächst schleierartige, dann dicke weißliche, manchmal silberglänzende, fest haftende häutige Auflagerungen auf den Gaumenmandeln (Tonsillen), die nicht selten auf die Umgebung übergreifen (Gaumenbögen, weicher Gaumen) und sich nicht wegwischen lassen. Ferner schwellen Rachenorgane und Kieferwinkeldrüsen an, dem Mund entströmt ein süßlicher, fauliger Geruch, die Temperatur steigt oft bis 39,5°, das Allgemeinbefinden ist dabei in der Regel sehr schlecht. Die gefährlichste Form der Diphtherie ist die Diphtherie des Kehlkopfes, der Luftröhre und der Bronchien. Das erste Zeichen der Kehlkopfdiphtherie (Krupp) ist die Heiserkeit, die sich rasch bis zur Tonlosigkeit der Stimme steigert. Die Atmung wird infolge der Verengerung des Kehlkopfes immer schwerer, unter zunehmender Atemnot und Erstickungsanfällen tritt schließlich qualvoll der Tod ein, wenn nicht durch einen Luftröhrenschnitt (Tracheotomie) oder die Einführung einer Metallkanüle (Intubation) ein neuer Atmungsweg geschaffen wird.

Die von den Diphtheriebazillen erzeugten Toxine treten in die Blutbahn über und schädigen die einzelnen Organe. Besonders gefährdet ist der Herzmuskel, so daß nicht selten, selbst nachdem die Prozesse, z. B. im Hals, abgelaufen sind, ganz plötzlich der Tod infolge Herzlähmung eintritt. Auch die Nieren sind mitunter betroffen, es erscheint dann Eiweiß im Harn, jedoch tritt in der Regel in einigen Wochen vollkommene Heilung ein. Auch die peripheren Nerven werden nicht selten durch die vom Diphtheriebazillus erzeugten Giftstoffe geschädigt *(Polyneuritis)*. Es kommt zu Lähmungen der Augenmuskeln und der Gaumenmuskeln, wodurch das Verschlucken und die näselnde Sprache bewirkt werden.

Es können aber auch Lähmungen der Beine, des Zwerchfelles und der Atemmuskeln auftreten.

Das Überstehen der Diphtherie erzeugt *keine* Dauerimmunität. Es ist durchaus nicht selten, daß Kinder mehrmals an Diphtherie erkranken. Es handelt sich dann in der Mehrzahl derartiger Fälle um Neuinfektionen und seltener um Rezidive.

Die *Diphtheriekeimträger* sind sehr stark verbreitet und sind die wichtigste Quelle der Diphtherieausbreitung. Die durchschnittliche Dauer des Keimträgertums beträgt etwa zehn Tage. Sie kann sich aber auch über Monate und Jahre erstrecken. Die Diphtheriekranken sind nach ungefähr dreißig Tagen bis zu 90 % keimfrei. Trotz aller Bemühungen gelingt es jedoch häufig nicht, Keimfreiheit zu erzielen. Eine allgemeine Isolierung der zahlreichen Keimträger ist nicht möglich, aber auch nicht notwendig. Man nimmt heute an, daß die Diphtheriekeimträger nach sechs bis acht Wochen als ungefährlich für die Umgebung angesehen werden können.

Möglichst frühzeitige Anwendung des *Diphtherie-Heilserums* gewährt die besten Aussichten auf Heilung. Da das im Diphtherie-Heilserum enthaltene Gegengift *(Antitoxin)* nur das im Organismus noch nicht gebundene Gift angreifen kann, muß die Seruminjektion erfolgen, solange der örtliche Prozeß noch nicht sehr weit fortgeschritten und solange es noch nicht zu einer wesentlichen Allgemeinvergiftung des Organismus gekommen ist. Neben der Serumbehandlung ist auch die Verabreichung von Penicillin und Erythromycin von besonderer Bedeutung. Neben der sonstigen symptomatischen Therapie ist vor allem im Bedarfsfalle eine energische Herz- und Kreislaufbehandlung durchzuführen; bei Erstickungsgefahr wird der *Luftröhrenschnitt (Tracheotomie)* oder die *Intubation*[1] ausgeführt. Auftretende Lähmungen werden, soweit sie nicht von selbst heilen, mit warmen Bädern, Elektrotherapie, Bewegungsübungen und Injektionen von Vitamin B_1, Vitamin B_{12} und Vitamin C behandelt.

Hinsichtlich der *Verhütung* kommen folgende Maßnahmen in Betracht: Isolierung der Kranken, Desinfektion der Gebrauchsgegenstände und Wohnräume, passive Schutzimpfung der unmittelbar gefährdeten Kinder mit Diphtherie-Heilserum, die aber nur kurzen Schutz verleiht. Als wirksamster Schutz gegen Diphtherie hat sich die *aktive Schutzimpfung* mit Diphtherieimpfstoff erwiesen. Sie vermittelt einen drei- bis vier Jahre anhaltenden, wenn auch nicht absoluten Schutz vor Erkrankungen an Diphtherie. Die Diphtherieempfänglichkeit wird mittels der SCHICKschen *Hautprobe* festgestellt, bei der Diphtherietoxin in die Haut (intrakutan am Arm) injiziert wird. Kommt es an der Injektionsstelle nach 24 bis 36 Stunden zum Auftreten einer umschriebenen Rötung und Schwellung, so spricht diese positive SCHICKsche Reaktion für Diphtherieempfänglichkeit.

Keuchhusten

Der *Keuchhusten (Pertussis)* ist ein wahrscheinlich durch einen Bazillus verursachter, epidemisch auftretender *ansteckender Katarrh der Luftwege*, der namentlich Kinder vom zweiten bis achten Lebensjahr befällt und sich durch periodische, krampfhafte Hustenanfälle kennzeichnet. Er zeigt sich besonders im Herbst und Frühjahr und begleitet häufig Masern- und Scharlachepidemien oder wechselt mit ihnen ab. Die Ansteckung erfolgt durch Tröpfcheninfektion. Die Inkubationszeit beträgt zehn bis vierzehn Tage.

---

[1] *Intubation* = Einführung einer Röhre in den Kehlkopf durch Mund oder Nase, um bei dessen Verengung, z. B. durch Krupp, Erstickung zu verhindern.

Der Keuchhusten beginnt wie ein gewöhnlicher fieberhafter Husten. Nach wenigen Tagen oder Wochen verlieren sich die Fiebererscheinungen und es bleibt nur der Bronchialkatarrh bestehen, der durch die Absonderung eines sehr reichlichen, zähen Schleimes ausgezeichnet ist. Die Ansammlung des Schleimes im Kehlkopf bewirkt zunächst die periodischen krampfhaften Hustenanfälle. Zuerst wird die Luft langsam, unter einem pfeifenden Geräusch durch die krampfhaft verengte Stimmritze gezogen und dann durch kurze, schnell abgebrochene Hustenstöße ausgetrieben, worauf wieder das keuchende Einatmen erfolgt, bis der Schleim in die Mundhöhle befördert ist. Oft tritt dabei Erbrechen auf. Nach dem Anfall, der gewöhnlich ein bis zwei Minuten dauert, unter Umständen bis zu 15 Minuten, befindet sich das Kind völlig wohl. Die Zahl der einzelnen Anfälle während eines Tages ist sehr verschieden; auf der Höhe der Erkrankung können sich 30, selbst 40 Anfälle innerhalb von 24 Stunden einstellen. Auch Rauch, Staub und seelische Erregungen rufen den Hustenanfall hervor. Nach Wochen und Monaten verliert der Schleim seine zähe Beschaffenheit, die Reizbarkeit der Schleimhaut läßt nach und die Anfälle werden schwächer, seltener und hören schließlich ganz auf. Das Hinzutreten einer Lungenentzündung bedeutet eine gefährliche Komplikation und bedingt dadurch eine nicht geringe Sterblichkeit.

In therapeutischer Hinsicht wirkt weitaus am günstigsten die Freiluftbehandlung, bei der die Kinder Tag und Nacht im Freien zubringen. Daneben wirkt jedes Medikament, das der allgemeinen Beruhigung dient, günstig. Keuchhustenkranke Kinder müssen sorgfältig isoliert werden. Die besten Antibiotika sind die Tetracycline und Chloramphenicol.

Typhus abdominalis

Der *Typhus abdominalis (Abdominaltyphus, Bauchtyphus)* ist ein durch *Typhusbazillen* hervorgerufener *hochfieberhafter Darmkatarrh*, wobei hauptsächlich der *Dünndarm* betroffen ist, verbunden mit Geschwürsbildung daselbst und Hautausschlag. Der Typhus abdominalis ist über die ganze Erde verbreitet, tritt besonders im Sommer und Herbst auf und befällt meist kräftige, junge Menschen, etwa zwischen dem 15. und 40. Lebensjahr, ohne aber das jüngere und höhere Alter vollständig zu verschonen. Durch Überstehen der Typhuserkrankung wird in der Regel eine *dauernde Immunität* erworben.

Der Typhusbazillus ist sehr widerstandsfähig gegen Austrocknen, desinfizierende Lösungen und Hitze; am besten gedeiht er im Wasser der Flußufer, im Schlamm, Dünger und in der Ackererde.

Die Ansteckung erfolgt stets durch *Aufnahme von Typhusbazillen in den Verdauungskanal* in infizierten Nahrungsmitteln, Milch oder verseuchtem Trinkwasser oder durch Kontaktinfektion. Die Typhusbazillen gelangen in den Dünndarm und seinen Lymphapparat, dringen in der Hauptsache über den Lymphgang in die Blutbahn ein und werden so in fast alle Organe verschleppt. Die Bazillen vermehren sich im menschlichen Körper und werden vor allem durch den Stuhl, den Harn, den Schweiß und gelegentlich auch durch den Auswurf ausgeschieden. Darum bilden gerade die Stuhlentleerungen der Typhuskranken die gefährlichste Ansteckungsquelle für die Umgebung. Es besteht aber beim Typhus eine individuell verschiedene Krankheitsbereitschaft; bei der gleichen Ansteckungsquelle, dem gleichen Infektionsvorgang, sieht man den einen an einem schweren Typhus erkranken, der andere zeigt einen nur leichten Krankheitsverlauf, der dritte dagegen infiziert sich und wird nur zum Bazillenträger, ohne dabei selbst krank zu sein, verschleppt aber in seinen Entleerungen die

Keime und wird so zum Ausgangspunkt für eine neue Infektion seiner Umgebung. Ebenso können Genesende wochen- und monatelang die Typhuserreger in ihrem Körper (besonders in der Gallenblase, im Darm und in den Harnwegen) in infektionstüchtigem Zustand erhalten und gelegentlich in größerer oder kleinerer Menge mit dem Stuhlgang und Urin abscheiden (Typhusbazillenausscheider, Dauerausscheider). Mit den Entleerungen der Typhuskranken können die Bazillen in lockeres Erdreich oder irgendwie in einen Brunnen oder Flußlauf gelangen; wird ein verunreinigtes Wasser getrunken oder zum Spülen von Eßgeschirr oder z. B. zur Bereitung von Speiseeis verwendet, so kann sich zuweilen sehr schnell eine Typhusepidemie entwickeln. Die Infektion von Nahrungsmitteln kann unmittelbar durch den bakterienausscheidenden Menschen erfolgen; die Vermittlung zwischen bazillenhältigen Abfallstoffen und Infektion der Nahrung kann auch durch Fliegen übernommen werden. Der Typhus abdominalis ist ausschließlich eine Erkrankung des Menschen. Von besonderer Bedeutung ist die Feststellung, daß die *Ansteckungsquelle letzten Endes immer der bakterienausscheidende Mensch ist.*

In den typischen Krankheitsfällen beginnt der Typhus nach einer Inkubationszeit von ein bis zwei, meist drei Wochen langsam mit Kopfschmerzen, Abgeschlagenheit, Schwindel, Gliederschmerzen, Stuhlverstopfung, Frösteln und allmählichem *Temperaturanstieg.* Von Tag zu Tag, etwa *eine Woche hindurch,* steigt die Temperatur weiterhin treppenförmig an, es stellt sich ein schweres Krankheitsgefühl ein. Bereits in der ersten Krankheitswoche lassen sich meist im Blut Typhusbazillen nachweisen. Inzwischen ist auch eine *Milzschwellung* festzustellen und in der zweiten Woche (etwa am neunten Tag) ist ein kennzeichnender *Hautausschlag* in Form von kleinen, stecknadelkopf- bis linsengroßen blaßroten Flecken am Rumpf, besonders am Bauch (sogenannte *Roseolen)* zu beobachten; dieser Ausschlag kann immer von neuem schubweise auftreten und ist nicht selten nur in einem sehr spärlichen Ausmaß vorhanden. Der Leib ist jetzt aufgetrieben, die Stühle zeigen in der Regel dünnflüssige Beschaffenheit, können aber auch normal sein, in seltenen Fällen ist sogar Stuhlverstopfung zu verzeichnen. Die Zahl der weißen Blutkörperchen ist herabgesetzt *(Leukopenie),* der Harn gibt eine positive Diazo-Reaktion. In diesem Stadium sind der Lymphapparat des Dünndarms, die Solitärfollikel und die PEYERschen Haufen, ebenso auch die Mesenteriallymphknoten geschwollen. Während *der zweiten Woche,* in der die geschwollenen Dünndarmfollikel und PEYERschen Haufen dann verschorfen, bleibt die inzwischen auf 39 bis 40⁰ angestiegene Körpertemperatur als *Febris continua* bestehen. Dabei fällt die im Verhältnis zur Fieberhöhe *niedrige* Pulszahl (70 bis 80) auf, die Kranken werden schläfrig, benommen oder delirieren. *Milzschwellung,* Auftreibung des Leibes, *Durchfälle* von nunmehr *erbsenpürre- oder erbsensuppenartige Beschaffenheit* bestehen fort, die Zunge wird trocken und dick belegt, eine Bronchitis oder auch eine Entzündung der Lunge *(Pneumotyphus)* kann hinzutreten. Ungefähr vom Ende der dritten Krankheitswoche an, oft schon früher, d. h. in der zweiten Woche, agglutiniert das Serum der Typhuskranken Typhusbazillen *(Agglutinationsreaktion* nach GRUBER-WIDAL). Gegen die dritte Woche verändert sich das Fieber insofern, als die Morgentemperatur niedriger wird, während die Abendtemperatur annähernd die bisherige Höhe behält. Allmählich tritt eine Besserung in dem Gesamtbefinden ein, die Abendtemperatur wird niedriger, das Bewußtsein der Kranken wird etwas klarer, die Zunge reinigt sich, die Roseolen blassen ab und ebenso die vom Darm ausgehenden Krankheitserscheinungen bessern sich merklich. In diesem Stadium der Erkrankung stoßen sich im Darm die Schorfe ab und es kommt zur *Bildung von Geschwüren,* deren Reinigung schließlich am Ende der dritten Woche beginnt. Daher ist die *dritte Woche* für den Typhuskranken die *gefährlichste Zeit,* denn es können in diesem Abschnitt *Darmblutungen und Darmdurchbruch (Perforation)* mit Bauchfellentzündung auftreten, ferner ist eine Lähmung der Gefäßnerven, die zu schweren Kreislaufstörungen (Kollaps) mit tödlichem Ausgang führen kann, nicht selten. Lungenentzündung, Entzündung des Herzmuskels (Myocarditis), *Gallenblasenentzündung (Cholecystitis),* Vereiterung der Ohrspeicheldrüse (Parotitis), des Mittelohres (Otitis media), des Nierenbeckens (Pyelitis), des Knochenmarks (Osteomyelitis) usw. verschlechtern den Zustand der Kranken gelegentlich recht bedrohlich. *Die vierte Woche,* in der dann die Heilung der Darmgeschwüre unter Bildung von Narben vor sich geht, bringt weiteres Absinken der Temperatur bis zu völliger Fieberlosigkeit, meist vollkommene Klärung des Bewußtseins und Rückgang aller sonstigen Krankheitserscheinungen. Die fünfte Woche zeigt die Kranken in der Regel wieder in voller Genesung.

Diesem vielfach vierwöchentlichen Verlauf der umkomplizierten Typhuserkrankung entsprechen also auch in pathologisch-anatomischer Hinsicht im allgemeinen vier, von Woche zu Woche sich weiterentwickelnde Stadien: *die markige Schwellung des Lymphapparates des Dünndarms, die Verschorfung der Lymphfollikel und der* Peyer*schen Haufen, die Geschwürsbildung, die Reinigung und Heilung der Darmgeschwüre.*

Zur Sicherstellung der Diagnose sind häufige bakteriologische Untersuchungen des Blutes, Stuhles und Harnes durchzuführen, beisweilen ist auch eine bakteriologische Untersuchung des Duodenalsaftes notwendig. Die Züchtung der Typhusbazillen aus dem strömenden Blut gelingt in der Regel zu Beginn der Erkrankung. Zu diesem Zweck wird ein steriles Galleröhrchen oder Gallebouillonröhrchen mit einigen Kubikzentimetern steril aus der Vene entnommenen Blutes beschickt und dieses Blut-Gallegemisch der bakteriologischen Untersuchung zugeführt. Der an sich schwierige Nachweis der Typhusbazillen im Harn und Stuhl gelingt meist erst gegen Ende der zweiten Erkrankungswoche. Für die praktische Typhusdiagnostik ist ferner die Agglutinationsprobe nach Gruber-Widal von besonderer Bedeutung.

Die Vorbeugung gegen Typhus abdominalis erfordert zunächst Absonderung, entsprechende Behandlung und strenge hygienische Überwachung jedes Typhuskranken. Stuhl, Harn, Auswurf müssen *fortlaufend desinfiziert* werden *(fortlaufende Desinfektion).* Jede Möglichkeit, durch Stuhlgang oder Harn der Typhuskranken den Typhus weiterzuverbreiten, muß durch das Pflegepersonal auf das sorgfältigste vermieden werden. Auch nach Ablauf des Typhus abdominalis sind Stuhl und Harn mindestens dreimal in einwöchentlichen Abständen einer bakteriologischen Untersuchung zuzuführen, um einer Verbreitung des Typhus durch *Dauerausscheider* vorzubeugen. Da sich Typhusbazillen mit besonderer Vorliebe in der Gallenblase lange Zeit infektionstüchtig erhalten, können derartige Dauerausscheider manchmal durch operative Entfernung der Gallenblase von Typhusbazillen befreit werden. Krankenwäsche, Betten, Matratzen sind nach Beendigung der Krankheit genauestens zu desinfizieren *(Schlußdesinfektion).* Für die Vorbeugung ist vor allem die Hebung der sanitären Verhältnisse nötig, also in erster Linie die *Zufuhr von einwandfreiem Trinkwasser (Trinkwasserhygiene), Sorge für sorgfältige Beseitigung von Abfallstoffen und Abwässern (Kanalisation, Abwasserhygiene), peinlich saubere Lebensmittelhygiene und Fliegenbekämpfung.*

Die medikamentöse Behandlung des Typhus abdominalis erfolgt mit den antibiotischen Mitteln: *Chloromycetin* und *Tetracycline.* Die Behandlung des

Typhus abdominalis erfordert ferner eine besonders sorgfältige Krankenpflege, auch in leichten Fällen ist Bettruhe notwendig, allgemeine hygienische Bedingungen sind besonders zu beachten. Bedeutungsvoll ist eine leicht verdauliche flüssige oder breiige, möglichst abwechslungsreiche nahrhafte Kost. Das Fieber wird durch Brustwickel sehr günstig beeinflußt. Fiebersenkende Mittel, z. B. *Pyramidon,* werden nur selten und nur in kleinen Mengen in jenen Fällen gegeben, in denen das hohe Fieber besondere subjektive Beschwerden verursacht. Bei Durchfällen sind entsprechende diätetische Maßnahmen zu ergreifen, ferner sind herz- und kreislaufstärkende Mittel (Strophantin, Coffein, Strychnin) zu verabreichen, bei Darmblutungen ist vorübergehende vollkommene Nahrungsenthaltung, Verordnung von blutstillenden Mitteln (Kalzium, Gelatine, Stryphnon usw.) und von Opium zur Ruhigstellung des Darmes notwendig. Bei Durchbruch eines Typhusgeschwürs in die Bachhöhle ist sofort chirurgisch einzugreifen.

Paratyphus

Als *paratyphöse Erkrankung* werden drei dem Typhus abdominalis ähnliche Infektionskrankheiten bezeichnet, als deren Erreger eine Gruppe von *Paratyphusbazillen* gilt, die den Typhusbazillen nahestehen, von diesen aber durch ihre Wachstumserscheinungen, die verschiedene Agglutination und durch das von ihnen verursachte Krankheitsbild abzugrenzen sind. Man unterscheidet drei Arten von Paratyphusbazillen, dementsprechend drei Formen von Paratyphus, den *Paratyphus A,* den *Paratyphus B* und den *Paratyphus C.*

Der *Paratyphus A,* hervorgerufen durch den Paratyphus-A-Bazillus, tritt in unseren Gegenden selten auf, häufiger in Frankreich, auf dem Balkan, in Indien und Amerika. Der Bazillus gelangt durch den Magen-Darmkanal in den menschlichen Körper und erzeugt nach einer kurzen Inkubationszeit von etwa vier bis fünf Tagen das Krankheitsbild eines leichten oder mittelschweren Typhus. Die Erkrankung verläuft in der Regel günstig.

Dem *Erreger des Paratyphus B* kommt eine größere Bedeutung zu: er ist auch im Tierreich sehr verbreitet; Kälber, Rinder, Schweine, Pferde usw. können Infektionsträger sein. Daher führt manchmal der Genuß des Fleisches dieser Tiere zu einer bakteriellen, toxischen Fleischvergiftung, zumal dieser Bazillus hitzebeständige Gifte (Toxine) bildet. Vereinzelt oder in Epidemien auftretend, wird der Paratyphus B meist im Sommer und Herbst beobachtet. In den beiden Weltkriegen trat er auf allen Kriegsschauplätzen auf.

Nach einer Inkubationszeit von drei bis sechs Tagen beginnt der Paratyphus B mit Appetitlosigkeit, Übelkeit, Erbrechen oder ganz plötzlich mit Schüttelfrost und kann verschiedene Verlaufsformen zeigen. Er entwickelt sich entweder unter dem Bilde eines mehr oder weniger schweren fieberhaften Magen-Darmkatarrhs (Gastroenteritis paratyphosa), mitunter sogar nach Art eines akuten Brechdurchfalles, oder der Pratyphus B verläuft unter dem Bilde des Typhus als Paratyphus abdominalis B. Im Gegensatz zum Typhus abdominalis zeigt diese Paratyphusform in der Regel eine kürzere Fieberdauer und nimmt meist einen günstigeren Ausgang.

Der *Paratyphus C,* der hauptsächlich auf dem Balkan und in Südrußland zur Beobachtung gelangt, verursacht ebenfalls einen Magen-Darmkatarrh (Gastro-Enteritis) und entsteht nicht so selten als Nachkrankheit anderer Infektionskrankheiten (Malaria, Fleckfieber, Ruhr usw.).

Bei diesen Paratyphuserkrankungen sind in der Frage der Vorbeugung und Behandlung dieselben Grundsätze zu befolgen wie beim Typhus abdominalis.

Ruhr

Die *Ruhr (Dysenterie)* ist eine epidemisch auftretende Infektionskrankheit, die sich in einer heftigen, zu Geschwürsbildung neigenden Entzündung der Dickdarmschleimhaut äußert. Die Ruhr ist von altersher bereits als Kriegsseuche bekannt und zuletzt hat sie in den Napoleonischen Kriegen, im Krimkrieg, im deutsch-französischen Krieg 1870/71 und schließlich in den beiden Weltkriegen (1914 bis 1918, 1939 bis 1945) eine sehr bedeutende Rolle gespielt. Nach dem Erreger unterscheidet man zwei Formen, nämlich die in Europa auftretende *einheimische Ruhr* oder *Bazillenruhr* und die in tropischen Ländern auftretende *Amoebenruhr*. Die Amoebenruhr gehört aber zu den Protozoenerkrankungen.

Bazillenruhr (Bazilläre Dysenterie). Als Erreger der Bazillenruhr gelten der besonders *giftige (toxische)* SHIGA-KRUSE-*Bazillus* sowie die zahlreichen Typen der sogenannten *giftarmen (atoxischen) Ruhrbazillen,* zu denen der FLEXNER-, STRONG-, Ypsilon-, SONNE-KRUSE-, SCHMITZ-Bazillus gehören. Die Verbreitung der hauptsächlich in den Sommermonaten auftretenden Erkrankung erfolgt durch Berührung mit den bazillenhältigen Stuhlentleerungen (Übertragung durch Hände, Wäsche, Fliegen, infiziertes Wasser, infizierte Nahrungsmittel), mitunter durch Dauerausscheider und Bazillenträger. Die Ruhrbazillen sind sehr wenig widerstandsfähig, so daß sie durch Temperatureinflüsse sehr leicht abgetötet werden. Die Krankheit beginnt nach einer Inkubationszeit von drei bis acht Tagen mit leichten Verdauungsstörungen (Appetitmangel, Erbrechen, Neigung zu Durchfällen, Bauchschmerzen). Später kommt es zu schweren Durchfallserscheinungen, die Stuhlentleerungen nehmen an Häufigkeit zu (über 30 und mehr Stuhlentleerungen in 24 Stunden), die Leibschmerzen werden heftiger, es tritt ein äußerst quälender Stuhldrang auf. Dabei werden aber immer nur geringe Mengen von flüssigem, mit Blut, Schleim und Eiter vermischten Darminhalt entleert; manchmal kommt es nur zum Abgang von Schleim und Blut allein. Auch schwere Darmblutungen können in Erscheinung treten, höchste Entkräftung und bisweilen Benommenheit können sich einstellen. Nicht selten beginnt die Ruhrerkrankung ganz plötzlich mit Schüttelfrost, hohem Fieber und blutigschleimigen Stuhlentleerungen, besonders bei der toxischen Ruhr. In manchen Fällen, namentlich bei den Erkrankungen durch giftarme Ruhrbazillen, verläuft die Darmerkrankung leichter, und die Erscheinungen lassen in vier bis acht Tagen nach, bei schwerer Ruhrerkrankung aber nehmen die Schmerzen und übrigen Krankheitserscheinungen an Heftigkeit zu, durch die ausgedehnte Geschwürsentwicklung kann mitunter fast die ganze Schleimhaut zerstört werden, derartige Darmgeschwüre können die Darmwand durchbrechen und eine Bauchfellentzündung herbeiführen.

Die Krankheitsdauer beträgt manchmal nur einige Tage, meist aber einige Wochen bis zu einem Monat. Mitunter geht die akute Ruhrerkrankung in die *chronische Ruhr* über, wobei sich monate-, selbst jahrelang die Zeichen einer Dickdarmerkrankung vorfinden. Die Bazillenruhr neigt häufig zu Rückfällen, noch nach Wochen und Monaten können Krankheitsherde aufflackern. Nicht selten sind Nachkrankheiten, unter diesen vor allem der Ruhr-Rheumatismus (Ruhrrheumatiod), Entzündungserscheinunngen an der Augenbindehaut (Conjunctivitis) und ein Harnröhrenkatarrh (Urethritis).

Die im Blutserum der Ruhrkranken in der zweiten Krankheitswoche auftretende Agglutination ist nicht streng spezifisch und daher diagnostisch nicht sicher verwertbar. Eine überstandene Ruhr hinterläßt meist eine gewisse Immunität für einige Zeit.

Die Vorbeugung gegen Ruhr erfordert in allererster Linie möglichst frühzeitiges Erkennen des Falles, da sonst von demselben in allernächster Zeit weitere Infektionen ausgehen können, strenge Isolierung der Ruhrkranken, fortlaufende *Kontrolle der Abwässer, Kampf gegen die Fliegen und Verschmutzung des Bodens, Sorge für hygienische Ernährung und einwandfreies Trinkwasser.*

Die bazilläre Ruhrerkrankung ist sofort einer *Sulfonamidbehandlung* zuzuführen, die in den meisten akuten Fällen einen durchschlagenden Erfolg aufzuweisen pflegt. Von den Sulfonamiden eignen sich besonders die *Sulfaguanidin*-Präparate zur Behandlung dieser Ruhrerkrankungen. Auch antibiotische Mittel, wie *Chloramphenicol* und *Tetracycline,* sind von besonderer Wirksamkeit. Bei leichteren frischen Fällen ist auch die einmalige Verabreichung von Rizinusöl zu empfehlen, da auf diese Weise der Darm durch die künstlich herbeigeführte Stuhlentleerung teilweise von dem infektiösen Material befreit wird. Besonders wichtig ist die Befolgung entsprechender diätetischer Maßnahmen. Anfänglich soll nur leerer Tee (Kamillentee, Käspappeltee) mit Zwieback gegeben werden, dann vor allem Schleimsuppen sowie eine reizlose und leicht resorbierbare Kost. Es sind dabei im wesentlichen die gleichen Grundsätze zu beachten wie bei der Behandlung des Dickdarmkatarrhs. Der oft große Flüssigkeitsverlust ist durch Eingabe (Infusion) von physiologischer Kochsalzlösung in die Blutbahn oder unter die Haut auszugleichen. Auch Bluttransfusionen werden oft mit gutem Erfolg durchgeführt. Die Herz- und Kreislaufschwäche ist mit entsprechendem Herz- und Kreislaufmitteln zu bekämpfen.

Botulismus

Der *Botulismus* ist eine Vergiftung mit dem sehr wirksamen, aus dem Magen-Darmkanal resorbierten *Toxin* des Erregers dieser Krankheit, des *Bacillus botulinus.* Der Bacillus botulinus ist ein streng anaerob, das heißt ohne Luftsauerstoff lebender und wachsender Mikroorganismus, der sich im Innern von Nahrungsmitteln und luftdicht verschlossenen Konserven ansiedelt und vermehrt. Der Botulismus tritt hauptsächlich nach dem Genuß von verdorbenen Würsten, Pasteten, Schinken, Wurst- und Fleischkonserven usw. auf.

Die ersten Erscheinungen des Botulismus zeigen sich 24 bis 48 Stunden nach dem Essen derartiger mit dem Bacillus botulinus infizierter Fleischwaren und Konserven. Die Krankheitssymptome beruhen auf einer Schädigung von Gehirn und Rückenmark mit dem Botulismustoxin und bestehen in Augenmuskellähmungen und anderen Sehstörungen, Lähmungen der sekretorischen Nerven (Trockenheit der Haut sowie der Schleimhaut des Mundes und des Schlundes), Schlingbeschwerden, Heiserkeit, Mattigkeit, Übelkeit, Erbrechen, Durchfällen und erschwerter Atmung. Der Tod erfolgt unter zunehmenden Lähmungserscheinungen, besonders infolge Atemlähmung. Das Botulismustoxin oder die Sporen des Erregers werden durch einstündiges Erhitzen auf 80^0 abgetötet.

Die spezifische Behandlung besteht in der Anwendung des Botulismusserums.

Cholera

Die *asiatische* oder *epidemische Cholera (Cholera asiatica* oder *epidemica)* herrscht seit alter Zeit in Britisch-Indien in stärkerem Maße endemisch. Von dort aus kann die Cholera verschleppt werden und sie hat auch noch im vorigen Jahrhundert von diesen Endemiegebieten aus große Epidemien auf der ganzen Erde verursacht. Im Falle einer Ausbreitung folgt die Cholera den Linien des menschlichen Verkehrs, besonders den Flußläufen, den Eisenbahnen, den Schiffswegen, aber auch bereits den Fluglinien.

Der Erreger der Cholera ist der *Cholerabazillus,* auch *Vibrio cholerae asiaticae* genannt und wegen seiner kommaförmigen Gestalt auch als *Kommabazillus* bezeichnet.

Die Cholerabazillen sind gegen freie Säuren sehr empfindlich; auch der normale Salzsäuregehalt des Magens vernichtet sie in kurzer Zeit. Auch gegen Austrocknen und ultraviolette Strahlen sind sie wenig widerstandsfähig, gegen Kälte sind sie wenig empfindlich; in den Entleerungen von Cholerakranken, in Trinkwasser und feuchter Krankenwäsche sind sie tage- bis wochenlang haltbar.

Die Übertragung erfolgt meist durch persönliche Berührung von Mensch zu Mensch (Kontaktinfektion) oder durch nicht gekochte Nahrungsmittel oder Getränke (Wasser, Obst, Milch usw.), wenn dieselben durch Cholerakranke oder gesunde Bazillenausscheider oder durch Fliegen infiziert werden.

Diese Erkrankung beginnt nach einer kurzen Inkubationszeit von mehreren Stunden bis zu drei bis vier Tagen, oft auch ohne besondere Vorboten plötzlich. Es stellen sich stürmische und massenhafte Stuhlentleerungen ein, die bald nur aus einer reiswasserähnlichen Flüssigkeit bestehen (ohne Blutbeimengung) und die spezifischen Darmerreger enthalten. Dazu gesellt sich häufig Erbrechen, auffällig ist auch das Aussehen der Cholerakranken: tiefliegende blauumrandete Augen, spitze Nase, durch den hohen Flüssigkeitsverlust bedingte trockene faltige Haut. Beachtenswert sind weiter die heisere Stimme, der Stuhlzwang, der rasche Körperverfall und die niedrige Körpertemperatur.

Eine spezielle wirkungsvolle Behandlungsart der Cholera gibt es nicht, die Therapie ist rein symptomatisch und erstreckt sich neben den diätetischen Maßnahmen vor allem auf die Flüssigkeitszufuhr in die Blutbahn oder unter die Haut (intravenöse oder subkutane Infusion), auf Bluttransfusionen und auf eine kräftige Herz- und Kreislaufbehandlung.

Bangsche Krankheit

Die besonders bei Kühen, seltener aber auch bei Schafen und Schweinen durch den *Abortusbazillus (Bacterium abortus Bang)* hervorgerufene BANGsche *Erkrankung (Morbus Bang)* führt bei diesen Tieren zum Verwerfen und wird daher auch als *seuchenhaftes Verwerfen* oder *seuchenhafter Abort* bezeichnet. Der Erreger kann durch Berührung mit den krankhaften Ausscheidungen aus der Gebärmutter der kranken Tiere infolge kleinster Hautverletzungen auch auf den Menschen übertragen werden. Außerdem kann die Übertragung durch den Genuß roher Milch erfolgen.

Eine Übertragung der BANGschen Erkrankung von Mensch zu Mensch ist noch nicht mit Sicherheit festgestellt worden. Bis jetzt wurde nur von Einzelerkrankungen an Morbus Bang berichtet, meist bei Personen, die beruflich mit derart infizierten Tieren zu tun hatten (Tierärzte, Stallpersonal usw.) oder die durch den Genuß roher Milch die Keime in sich aufgenommen hatten.

Die Inkubation schwankt *zwischen sechs bis zwanzig Tagen.* Die BANGsche Erkrankung zeigt als Hauptsymptom ein undulierendes oder wellenförmig verlaufendes Fieber, das bis zu 40^0 ansteigen kann, mit morgendlichen, oft unter Schweißausbruch einhergehenden stärkeren Temperatursenkungen. Dabei besteht trotz des Fiebers häufig ein subjektives Wohlbefinden ohne besonderes Krankheitsgefühl, soweit nicht Nebenerkrankungen oder Komplikationen auftreten. Das Blutbild zeigt eine Verminderung der weißen Blutkörperchen (Leukopenie). Zu Beginn der Erkrankung kann eine Hoden- oder Nebenhodenentzündung auftreten, auch arthritische Erscheinungen und Bauchbeschwerden werden im Verlaufe dieser Erkrankung beobachtet. Oft ist eine deutliche Schwellung der Milz und Leber festzustellen. Neben leichten Erkrankungsformen, lediglich durch das typische Fieber gekennzeichnet, werden schwerste Krankheitsbilder mit Darmblutungen, Bluterbrechen, Gelbsucht beobachtet, die mitunter, allerdings sehr selten, unter septischen Allgemeinerscheinungen zum Tode führen können. Die Dauer der Erkrankung kann zwischen zwei bis drei Wochen und $1^1/_2$ Jahren schwanken, die mittlere Krankheitsdauer beträgt drei bis vier Wochen.

Für die Diagnose ist neben dem klinischen Bild der positive Ausfall der spezifischen Serumagglutination von großer praktischer Bedeutung.

Als vorbeugende Maßnahmen sind zu nennen: vor allem entsprechende Aufklärung aller jener Personen in der Landwirtschaft, die mit der Betreuung der genannten Haustiere, insbesondere der Rinder, beschäftigt sind und das Verbot des Genusses von ungekochter Milch.

Die Behandlung erfolgt vor allem mit den Tetracyclinen, unter Umständen in Kombination mit Streptomycin.

Maltafieber

Das *Maltafieber (Mittelmeerfieber, Febris melitensis)* ist eine auf der Insel Malta und an allen Küsten des Mittelmeeres auftretende Infektionskrankheit, dessen Erreger, *Mikrococcus melitensis,* in allen seinen Merkmalen mit dem Erreger des seuchenhaften Verwerfens der Rinder, dem Bacterium abortus BANG, übereinstimmt. Die Erreger dieser beiden Krankheiten sind also nur *verschiedene Typen einer* und *derselben* Bakterienart.

Der Erreger des Maltafiebers wird vor allem auf Ziegen übertragen, die ihn mit der Milch wieder ausscheiden. Das Hauptkrankheitszeichen bei Ziegen ist das Auftreten von Verwerfen. Die Infektion des Menschen erfolgt daher überwiegend durch den Genuß ungekochter Milch von erkrankten Ziegen oder durch kleinste Hautverletzungen z. B. beim Melken. In seltenen Fällen ist das Maltafieber auch durch Kontakt von Mensch zu Mensch übertragbar, wobei die Ausscheidungen, vor allem der Harn, als Infektionsquelle angesehen werden. Der Erreger des Maltafiebers ist außerdem sehr widerstandsfähig gegen Austrocknen, ist also unter Umständen nach längerer Zeit noch wirksam und kann z. B. mit dem Straßenstaub an Südfrüchten haftend durch den Genuß derartigen ungereinigten Obstes eine Infektion herbeiführen.

Die Inkubation beträgt *sechs* bis *fünfzehn* Tage. Das klinische Bild ist ähnlich der Verlaufsform der BANGschen Erkrankung und ebenfalls in erster Linie durch das undulierende Fieber gekennzeichnet.

In der Frage der Vorbeugung und Behandlung gelten im wesentlichen dieselben Grundsätze wie bei der BANGschen Erkrankung.

Übertragbare Genickstarre

Die *übertragbare Genickstarre oder epidemische Gehirnhautenzündung (epidemische Meningitis, Meningitis cerebrospinalis epidemica)* ist eine durch den *Meningokokkus* verursachte akute Infektionskrankheit, und zwar eine eitrige Entzündung der weichen Gehirn- und Rückenmarkshäute, die durch krampfartige Zusammenziehung der Nackenmuskeln und Rückwärtsbeugung des Kopfes gekennzeichnet ist.

Die epidemische Gehirnhautentzündung tritt meist im Winter und in den Frühjahrsmonaten, März bis Mai, in kleineren Epidemien, nicht selten auch nur vereinzelt, auf. Als Eintrittspforte für den Meningokokkus gilt die Schleimhaut der Luftwege, vor allem des Nasen- und Rachenraumes. Man findet vor allem bei Epidemien in der Umgebung der Kranken viele Personen, die gesund bleiben, den Erreger aber im Rachenschleim beherbergen; diese Keimträger verbreiten die Genickstarre weiter auf dem Wege der Tröpfchen- oder Kontaktinfektion. Die Keime halten sich aber meist nur einige Tage im menschlichen Organismus.

Die Inkubation beträgt zwei bis drei Tage. Meist gehen kurze Zeit Kopfschmerzen voraus, Frösteln, Mattigkeit, Gliederreißen, dann aber treten die hauptsächlichsten Merkmale der Erkrankung auf: starke Kopfschmerzen, Fieber zwischen 38 bis 40^0, seltener Schüttelfrost, Beschleunigung von Puls und Atmung, Erbrechen, Nackensteifigkeit, Empfindungsstörungen, Starre der Rücken- und Beinmuskulatur, Störungen im Bereich der Gehirn- und Rückenmarksnerven; große Unruhe oder tiefe Schlafsucht können sich schon bald bei Beginn einstellen. Die Rückenmarksflüssigkeit ist eitrig getrübt, enthält reichlichst weiße Blutkörperchen und Meningokokken.

Der Verlauf ist verschieden: die epidemische Genickstarre kann in wenigen Stunden zum Tode führen oder schon nach vier bis sechs Tagen in Heilung übergehen, gar nicht selten aber erfordert die Genesung eine längere Zeit, und es bleiben Schwächezustände, Gedächtnisschwäche, Seh- und Hörstörungen und Lähmungen zurück.

Neben der symptomatischen Behandlung sind in erster Linie *Sulfonamidpräparate* und *Penicillin* zu verabfolgen. Außerdem versprechen das wiederholte Ablassen von Rückenmarksflüssigkeit durch Punktion (Lumbalpunktion) und die möglichst frühzeitige intralumbale Einspritzung von Meningokokkenserum einen guten Heilerfolg.

Starrkrampf

Der *Starrkrampf (Wundstarrkrampf, Tetanus)* ist eine sehr gefährliche Infektionskrankheit, die durch das *Toxin des Tetanusbazillus* hervorgerufen wird. Das Tetanusbazillentoxin dringt zum Gehirn, Rückenmark und zu den Endapparaten der motorischen Nerven vor und wird dort gebunden. Das wichtigste Krankheitszeichen des Tetanus ist eine *krampfhafte Starre der Körpermuskulatur*.

Der *Tetanusbazillus* findet sich *in der Erde,* namentlich in gedüngter Acker- und Gartenerde, im Staub, Gras, Heu und Holz. Als Eintrittspforte kommen vor allem Wunden der äußeren Haut, gelegentlich auch Schleimhautwunden, in Betracht, die mit Erde, Staub usw. verunreinigt und der Einwirkung des Luftsauerstoffes vollkommen entzogen sind. Im Kriege entsteht der Tetanus hauptsächlich infolge von Verwundungen durch Granatsplitter, die Schmutz mit in die Wunde hineinreißen. Praktisch ist jede mit Erde mittelbar oder unmittelbar infizierte Wunde als tetanusgefährdet anzusehen. Sind Tetanusbazillen in die Wunde eingedrungen, so bleiben sie an der Wundstelle liegen und verbreiten sich nicht im ganzen Körper. Dagegen dringt das von ihnen erzeugte Gift (Tetanustoxin) in den Körper ein und wandert zum Nervensystem.

Die Inkubation beträgt drei bis zwanzig Tage. Der Wundstarrkrampf beginnt meist mit Kopfschmerzen, Mattigkeit, Schlaflosigkeit, ziehendem Gefühl und Steifigkeit im Gebiet der Wunde. Daraufhin stellt sich bald eine krampfartige, zunächst anfallsweise auftretende, dann dauernde Anspannung der Kiefermuskeln ein (Mundsperre, Kieferklemme, Trismus), die schließlich auch die übrige Gesichtsmuskulatur ergreift. Es entsteht ein Gesichtsausdruck, der einem schmerzlichen Lächeln ähnlich ist. Der Tetanus erstreckt sich meist über die Halsmuskeln, dann über die des Rumpfes und der Gliedmaßen. Der Kopf des Kranken bohrt sich rückwärts in das Kopfkissen und der ganze Körper wird rückwärts gebeugt, so daß der Rücken hohl liegt, die Bauchdecken fühlen sich bretthart an, die Arme und Beine sind krampfhaft ausgesteckt. Bei dieser anhaltenden Muskelstarre treten stoßweise bei vollkommenem Bewußtsein des Kranken kurzdauernde, schmerzhafte Krampfanfälle auf, ferner Krämpfe der Schling- und Atemmuskulatur, die durch die Behinderung der Atmung zu Erstickungsanfällen und zum Tode führen können. Diese Anfälle können oft schon durch Geräusch, grelles Licht, bloßes Anrufen oder Anreden, den Versuch zu schlucken, durch Erschütterungen usw. ausgelöst werden.

Bei jeder Wunde, die mit Erde oder Straßenschmutz verunreinigt ist, sollte möglichst innerhalb zwölf Stunden nach der erfolgten Verletzung eine *Schutzimpfung mit Tetanusantitoxin* vorgenommen werden, die wegen der begrenzten Dauer des Schutzes vor Ablauf von acht Tagen wiederholt werden muß.

Die Behandlung des ausgebrochenen Tetanus erfolgt in erster Linie mit wiederholten hohen Dosen von Tetanusantitoxin, daneben muß eine sorgsame Wundtoilette und eine symptomatische Allgemeinbehandlung einhergehen, in deren Vordergrund die Verabreichung von Myocain und von Hypnotika steht (Avertinrektaldauerschlaf, Chloralhydratklysmen, Pernoctoninjektionen usw.) Ferner sind Oxytetracycline und Penicillin in Anwendung zu bringen.

Gasödem

Das *Gasödem* ist eine besondere Form einer *Wundinfektion,* der namentlich in einem Kriege infolge Verletzungen durch Eindringen der Gasödembazillen in das Gewebe besondere Bedeutung zukommt, die aber auch im Frieden nach Straßenbahn-, Auto-, Eisenbahnunfällen usw. beobachtet wird. Es gibt fließende Übergänge zwischen solchen Fällen, bei denen das *Ödem* das ganze Bild beherrscht und solchen, bei denen die *Gasentwicklung* im Vordergrund steht.

Als Erreger des Gasödems kommt nicht *ein* Bazillus, sondern eine Gruppe von derartigen Erregern, die *Gasödembazillen,* in Frage, die den *Erdbakterien* angehören. Die wichtigsten Vertreter der Gasödembazillen sind der WELCH-FRÄNKELsche *Bazillus,* der NOVYsche *Bazillus,* der *Rauschbrandbazillus,* der *Pararauschbrandbazillus,* der *Bazillus histolyticus* usw. Als Eintrittspforte der Gasödembazillen in den Organismus kommt *nur* eine *Verletzung* in Frage.

Die Inkubationszeit schwankt zwischen wenigen Stunden und acht bis zehn Tagen, doch sind auch Späterkrankungen nach Monaten, ausgehend von eingeheilten, lebensfähige Erreger enthalenden Fremdkörpern, zur Beobachtung gelangt. Die Gasödembazillen erzeugen *Toxine,* die das Auftreten eines verschieden stark ausgeprägten *Ödems mit Gasentwicklung* bewirken. Das Gasödem tritt besonders bei mit Erde und Straßenstaub verunreinigten Wunden auf, vor allem dann, wenn es sich um tiefgehende, buchtige, vom Luftzutritt abgeschnittene Wunden handelt. Es kommt bald zu zunderartigem Zerfall des Zellgewebes und der Muskeln, Verfärbung und brandigem Absterben der Gliedmaßen. Im Bereich der Wunden findet man beim Betasten deutliches Knistern. Das durch den WELCH-FRÄNKELschen *Bazillus* hervorgerufene Gasödem wird auch als *Gasbrand* oder *Gasgangraen* oder *Gasphlegmone* bezeichnet.

Als Vorbeugung bei mit Erde und Straßenstaub verschmutzten Wunden ist die Gasödemschutzimpfung angezeigt; ein ausgebrochenes Gasödem ist vor allem radikal chirurgisch zu behandeln. An Gasödem erkrankte Gliedmaßen müssen rechtzeitig amputiert werden. Vorerst können Serumbehandlung, chemosowie antibiotische Therapie mit Oxytetracyclin und Penicillin die chirurgischen Maßnahmen bei der Bekämpfung des Gasödems nicht überflüssig machen.

Rotlauf

Der *Rotlauf (Erysipel, Wundrose)* stellt eine besondere Hautinfektion mit schweren Allgemeinerscheinungen dar, die durch *hämolysierende Streptokokken* hervorgerufen wird. Ein Erysipel entsteht in der Mehrzahl der Fälle *nach Infektion einer kleinen Hautwunde,* von der die Infektion auf dem Lymphwege in die Umgebung und in die Tiefe dringt.

Weitaus die Mehrzahl der Erysipelfälle betrifft im Frieden den *Kopfbereich,* im Krieg die *Gliedmaßen* im Anschluß an Verwundungen (Wunderysipel). Die Inkubationszeit beträgt ein bis drei Tage. Das Aussehen eines Erysipels ist stets sehr charakteristisch. Örtlich entsteht von einem primären Infektionsherd unter Schüttelfrost und hohem Fieber eine rasch fortschreitende, scharf begrenzte rote Zone, die manchmal flammenartige Ausläufer aufweist. Dieser rote Herd

(Erythem) ist druckempfindlich, leicht schmerzhaft, erhaben und gespannt. Eine Schwellung der Umgebung ist fast stets vorhanden. Das floride Erysipel dringt unter toxischen Allgemeinerscheinungen von Stunde zu Stunde in unbefallene Gebiete der Haut vor, wobei die schweren Intoxikationssymptome von besonderer klinischer Bedeutung sind (Unruhe, Delirien, Benommenheit, Bewußtlosigkeit, Herz- und Kreislaufstörungen). Das Erysipel macht nur an Stellen derber Haut und Unterhaut (Sohle, Handteller usw.) halt. Nach vier bis sechs Tagen wird der Höhepunkt der Hautveränderung erreicht, dann treten Abblassung und Abschuppung ein. Das ganze Krankheitsbild dauert durchschnittlich längstens acht bis zehn Tage. Beim *Wandererysipel* schreitet der Krankheitsprozeß, gelegentlich große Flächen gleichzeitig befallend, über den ganzen Körper hin. Ein Erysipel dieser Art kann wochenlang andauern. Als Folgen von Erysipel können Abszesse, Phlegmone, Osteomyelitis, Gelenksempyeme usw. auftreten. Nach Erysipel bleibt nur ein rasch vorübergehender Schutz zurück. Das Erysipel neigt zu Rückfällen.

Therapeutisch steht die Verabreichung von *Sulfonamiden* (Prontosil, Sulfadiazine, Supronal usw.) und *Penicillin* an erster Stelle. Außerdem sind *Lokalbehandlung* (Burowumschläge, Ichthyolsalbenanwendung, Jodtinkturbepinselung usw.) und *Herz- und Kreislaufbehandlung* notwendig.

Milzbrand

Der *Milzbrand (Anthrax)* ist eine durch den Milzbrandbazillus *(Bacillus anthracis)* hervorgerufene Infektionskrankheit, die beim Menschen ziemlich selten und in der Regel als *Berufskrankheit* bei Personen beobachtet wird, die mit kranken Tieren und ihren Abfallstoffen in Berührung kommen oder sich mit dem Verarbeiten von infizierten Tierhäuten, Haaren, Borsten beschäftigen. Es können jedoch auch Übertragungen von Mensch zu Mensch oder durch Milzbrandbazillen infizierte Insekten zustandekommen. Die Inkubationszeit beträgt zwei bis drei Tage, mitunter auch nur einige Stunden.

Je nach der Eintrittspforte unterscheidet man drei Formen: am häufigsen ist der *Hautmilzbrand* bei Schlächtern, Abdeckern, Viehändlern, Landwirten, Tierärzten, Borstenarbeitern usw. Der Hautmilzbrand erscheint meist als *Milzbrandkarbunkel* an der Infektionsstelle. Durch Einatmen entsteht der seltene *Lungenmilzbrand,* bei dem es unter Schüttelfrost und hohem Fieber rasch zu einer Lungenentzündung kommt, mit Atemnot, Husten und schleimig-blutigem Auswurf, die bald zum Tode führt. Durch Genuß von ungekochtem Fleisch oder roher Milch milzbrandkranker Tiere entsteht der sehr seltene *Darmmilzbrand,* der unter dem Bild einer schweren Darmentzündung (völlige Appetitlosigkeit, Erbrechen, blutige Durchfälle, Meteorismus) fast immer tödlich verläuft.

Die Bekämpfung des Milzbrandes erfordert einwandfreie Vernichtung jeglichen Krankheitsmaterials unter peinlicher persönlicher Vorsicht und Sauberkeit, weitgehende gesetzliche Sicherheitsmaßnahmen bei der Einfuhr tierischer Rohstoffe, strenge gewerbehygienische Vorschriften für die mit tierischem Material arbeitenden Betriebe.

Bei der Behandlung des Milzbrandes steht die *Serumanwendung* an erster Stelle, außerdem werden *Salvarsan-* und *Penicillin*-Behandlungen durchgeführt.

Rotz

Der *Rotz (Malleus)* ist eine auf den Menschen übertragbare, durch den *Rotzbazillus (Bacillus mallei)* hervorgerufene tierische Infektionskrankheit, von der in erster Linie *Pferde* und *Maultiere,* gelegentlich auch Ziegen, Katzen usw. befallen werden. In den meisten europäischen Staaten ist der Rotz der Tiere durch planmäßige Bekämpfungsmaßnahmen allmählich stark zurückgegangen, zum Teil ganz erloschen.

Eine *Übertragung des Rotzes* auf den Menschen ist verhältnismäßig selten und erfolgt fast stets durch *direkten Kontakt mit kranken Tieren* (Pferdewärter, Tierärzte usw.). Die leichten und chronischen Rotzfälle bei Pferden sind die gefährlichsten Infektionsquellen, da sie als solche häufig nicht erkannt werden.

Die Inkubationsdauer beträgt gewöhnlich drei bis fünf Tage. Die Eintrittspforten der Erreger bilden in den weitaus meisten Fällen kleine Wunden der Haut oder Schleimhäute. Manchmal sind Pusteln auf der Haut, an den Nasenöffnungen oder auf der Bindehaut als Primäraffekte erkennbar. Die Regel bildet die akut einsetzende, allgemeine Rotzinfektion, unter gleichzeitiger Ausbildung eines universellen pustelförmigen Exanthems. In der Haut und den Muskeln entstehen kleine teigige Rotzknoten, die meist rasch vereitern, in den Lungen eitrige Infarkte; mit Vorliebe siedeln sich die Erreger auch in den Gelenken und Sehnenscheiden an.

Bei den Erkrankungen des Menschen sind Isolierung und strengste Desinfektionsmaßnahmen durchzuführen. Bei Umgang mit rotzkranken und rotzgefährdeten Tieren ist größte Vorsicht geboten, besonders sind genaueste Händedesinfektion und sorgsamste Abdeckung von Wunden und Schrunden notwendig.

Die Behandlung des Rotzes ist vorwiegend chirurgisch. Eine wirksame Serum- oder Chemotherapie gibt es nicht.

Aussatz

Der *Aussatz (Lepra)* ist eine chronische, sich über viele Jahre (acht bis zehn Jahre und noch länger) hinziehende Infektionskrankheit, die durch den *Leprabazillus (Bacillus leprae)* hervorgerufen wird. Gegenwärtig sind nur noch bestimmte subtropische Länder in mäßigem und verschiedene tropische Gegenden in hohem Ausmaß verseucht (Indien, China, Afrika). Im südlichen Europa (Südfrankreich, Spanien, Portugal, Griechenland, Türkei, Rußland) werden auch heute noch vereinzelte Leprafälle beobachtet.

Die Inkubation schwankt zwischen einem halben Jahr und dreißig Jahren bei einem Durchschnitt von zwei bis fünf Jahren. Als Eintrittspforte gelten die Haut und die Schleimhäute, besonders der Nase, jedoch ist über die Ansteckungsart nichts Sicheres bekannt. Der Aussatz (Lepra) führt sehr auffällige Veränderungen (Verfärbung, Knoten- und Geschwürsbildung) auf der Haut, den Schleimhäuten, an den Nerven und Knochen herbei, verursacht ein sehr langdauerndes Siechtum mit schließlich tödlichem Ausgang. Man unterscheidet gewöhnlich zwei verschiedene klinische Erscheinungsformen: den *Knollenaussatz* oder *knotigen Aussatz* (tuberöse Form), bei dem sich anfangs harte Knoten unter der Haut und den Schleimhäuten bilden, die später allmählich erweichen und in zerstörende Geschwüre übergehen, und den *fleckigen anaesthetischen Aussatz* (makuloanaesthetische Form), bei dem einzelne Hautstellen pigmentärmer, völlig empfindungslos werden und infolge beträchtlicher Ernährungsstörungen ein Glied nach dem anderen brandig absterben kann. Bisweilen finden sich beide Formen an demselben Kranken gleichzeitig vor: *gemischter Aussatz.*

Die Bekämpfung des Aussatzes stößt in zivilisierten Ländern auf keine besonderen Schwierigkeiten; in den Tropen ist sie eine viel umstrittene, praktisch oft kaum lösbare und wenig dankbare Aufgabe und besteht im wesentlichen in der Absonderung der Kranken in Asylen und Kolonien. Ein sicher wirkendes Heilmittel gegen Aussatz gibt es nicht. Zur Behandlung wird das Mittel *Antileprol* verwendet.

Pest

Die *Pest* ist eine in Epidemien auftretende durch den *Pestbazillus* hervorgerufene Infektionskrankheit der Menschen und bestimmter Nagetiere, besonders der Ratten. Die Pestbazillen sind gegen Sonnenlicht und Austrocknung ziemlich empfindlich, dagegen können sie auch im verendeten tierischen Körper wochen- und monatelang am Leben bleiben. Das Überstehen der Pest verleiht nur für einige Zeit eine Immunität. Die Pest ist heute noch in gewissen Gegenden endemisch, besonders in den Steppen der Nordmongolei und Transbaikaliens, in einigen Gebirgsgegenden Chinas, im südwestlichen Himalaya und in der Mandschurei. Von diesen endemischen Zentren verbreitet sich die Pest gelegentlich epidemisch als furchtbare Seuche.

Die Übertragung der Pest geschieht hauptsächlich durch den Stich infizierter Rattenflöhe, ferner durch Hautwunden, vorzugsweise auch durch Einatmung der in der Luft verstreuten Pestbazillen, die von Lungenpestkranken ausgehustet werden (Tröpfcheninfektion), schließlich auch durch Wäsche, Kleider, Gebrauchsgegenstände oder Ausscheidungen von Pestkranken. Bemerkenswert ist die Tatsache, daß einer Epidemie unter den Menschen meist eine große Rattensterblichkeit durch Pest vorangeht.

Bei einer durch die Haut erfolgten Infektion beginnt nach einer Inkubationszeit von zwei bis fünf Tagen die Krankheit meist plötzlich mit heftigem Fieber (bis 40°), von Schüttelfrost begleitet; Kopfschmerzen, Pulsbeschleunigung, lebhafte Delirien, bisweilen völlige Bewußtlosigkeit kennzeichnen den weiteren Verlauf. Entsprechend der infizierten Hautwunde entwickelt sich meist schon am zweiten Krankheitstage eine bedeutende, über gänseeigroße, schmerzhafte Schwellung der benachbarten Lymphknoten *(Pestbubonen)*, vorwiegend in der Leistenbeuge, in der Achselhöhle und am Hals. Die Pestbubonen können vereitern, nach außen durchbrechen und zur weiteren Infektion von Lymphknoten führen *(Drüsen-, Beulen- oder Bubonenpest)*. In leichten Krankheitsfällen gehen nach sechs bis neun Tagen die Lymphknotenschwellungen und das Fieber zurück und der Kranke erholt sich langsam. Es kann aber auch zum Einbruch der Pestbazillen ins Blut und dadurch sehr rasch zum Tode kommen. Neben der Haut kommen als Eingangspforte die Atmungsorgane in Betracht *(Lungenpest)*. Es entwickelt sich nach einer Inkubationszeit von einem bis sieben Tagen unter Schüttelfrost, Kopfschmerzen, Erbrechen, Fieber bis über 40° eine Lungenenzündung (Pestpneumonie), die innerhalb von zwei bis drei Tagen fast stets zum Tode führt.

Der Bekämpfung der Pest fällt zunächst die Aufgabe zu, die Verschleppung in pestfreie Gegenden zu verhindern, wobei der Verhinderung der Verschleppung von infizierten Ratten auf den Verkehrswegen, vor allem auf den Schiffen, besondere Aufmerksamkeit gewidmet werden muß. Die Bekämpfung der Pest erfordert ferner die Vertilgung der Ratten, die in den Häfen systematisch durch Ausgasung durchgeführt werden muß. Die Pestkranken und das Pflegepersonal sind strengstens abzusondern. Zu beachten ist dabei, daß die Krankheitserreger in alle Ausscheidungen der Kranken übergehen und die Genesenden nicht selten wochenlang infektionstüchtige Pestbazillen abscheiden können. Therapeutisch wird Pestserum verabreicht, bisher jedoch mit sehr unbefriedigendem Erfolg; außerdem ist die Verabreichung von *Streptomycin* und ähnlichen antibiotischen Mitteln *(Tetracycline)* zu versuchen.

Tularämie

Die *Tularämie*, auch *Hasenpest* genannt, ist eine durch das *Bakterium tularense* verursachte Seuche der Nagetiere, besonders der Wildkaninchen, Feldhasen, Erdhörnchen, Hamster, Feldmäuse und Wasserratten, die auf den Menschen übertragen werden kann.

Die Übertragung auf den Menschen kann durch die Berührung der Hände oder des Bindehautsackes mit Blut oder Organen infizierter Tiere erfolgen; gefährdet sind daher vor allem solche Menschen, die mit dem Abbalgen und Zerlegen von Hasen, Wildkaninchen und Wildgeflügel zu tun haben. Nicht selten aber kommt die Übertragung durch blutsaugende Insekten zustande, vor allem durch die Pferdefliege, die Stallfliege und Zecken. Auch der Genuß von Fleisch infizierter Hasen kann eine Infektion herbeiführen, sofern dasselbe nicht genügend erhitzt war. Bisweilen kann eine Infektion durch Inhalation der Erreger zustandekommen, vor allem der Lunge.

Die Krankheit ist zuerst in Nordamerika im Tularebezirk von Kalifornien (1911) unter wildlebenden Nagern beobachtet worden, kommt außerdem in Japan, Rußland, Schweden und Norwegen vor, wurde im letzten Jahrzehnt auch in Mitteleuropa, z. B. in unseren Gegenden in den Bezirken Mistelbach und Gänserndorf (Niederösterreich) beobachtet.

Das klinische Bild der Tularämie des Menschen verläuft unter verschiedenen Formen. Meist treten nach etwa viertägiger Inkubation Fieber, Kopfschmerzen, leichte Benommenheit und Erbrechen auf. An der Stelle der Infektion entwickelt sich manchmal eine Papel, späterhin eine Lymphangitis und Lymphadenitis *(ulceroglanduläre Form)*. Häufig sitzt der Infekt auf der Augenbindehaut *(oculoglanduläre Form)*; nicht selten kommt es zu einer mehr oder minder allgemeinen Drüsenschwellung *(glanduläre Form)*; oft entsteht, besonders bei Laboratoriumsinfektionen, ein hochfieberhaftes Krankheitsbild, ähnlich einem Typhus *(typhoide Form)*. Bisweilen kommt es auch zum Auftreten einer spezifischen Lungenentzündung. Von der zweiten Woche an ist im Serum eine spezifische Agglutination auf Tularämie festzustellen. Mit Hilfe einer Hautprobe durch Tularin läßt sich schon etwa vom fünften Tage an eine Diagnose stellen; das Tularin wird in die Haut injiziert, und nach 12 bis 24 Stunden entstehen an der Injektionsstelle bei positiver Reaktion deutliche Schwellung und Rötung. Im allgemeinen dauert das Tularämiefieber zwei bis drei Wochen, die ganze Erkrankung zwei bis drei Monate, da sich die Genesung oft stark in die Länge zieht.

Das Überstehen der Tularämie hinterläßt eine dauernde Immunität. Die Prognose ist im allgemeinen günstig. Für die Prophylaxe ist vor allem die Aufklärung aller jener Personen, die irgendwie mit infizierten Tieren in Berührung kommen, von besonderer Wichtigkeit, die in erster Linie allergrößte Vorsicht beim Umgehen mit toten Nagetieren und deren Häuten zum Ziel haben muß. Für die Behandlung der Tularämie bewähren sich die antibiotischen Mittel *Chloromycetin* und die *Tetracycline*.

Viruserkrankungen

Masern

Die *Masern (Morbilli)* sind eine akute, meist im Kindesalter, in der Hälfte der Fälle vor dem siebenten Lebensjahr, epidemisch auftretende Infektionskrankheit, deren Erreger zu den Virusarten gehört.

Die Übertragung erfolgt von Mensch zu Mensch durch Tröpfcheninfektion. Eine andere Übertragung ist selten, da das Virus außerhalb des Körpers rasch seine Wirksamkeit verliert. Das Virus kommt auf den Schleimhäuten der Luftwege zur Ansiedlung und von dort in den Körper und kommt auch auf diesem Wege wieder zur Ausscheidung. Von der Infektion bis zum Ausbruch der Erkrankung vergehen mit großer Regelmäßigkeit zehn Tage. Der eigentlichen Erkrankung geht ein Vorläuferstadium (Prodomalstadium) von ungefähr drei Tagen voraus, das durch fieberhafte Katarrhe der Luftwege und der Augenbindehäute (Lichtscheu, Schnupfen, krampfhaften Husten) und die Koplikschen *Flecke,* kleine blaßrote, in der Mitte bläulich-weiße Flecke auf der Mundschleimhaut, besonders an der Innenfläche der Wangen, gekennzeichnet ist. Unter Zunahme des Fiebers kommt es am Ende des Vorläuferstadiums zunächst hinter den Ohren, im Gesicht, dann am Hals, an der Brust und endlich am ganzen übrigen Körper zum Aufschießen von zahlreichen linsengroßen, rundlichen Flekken, die an manchen Stellen zusammenfließen, zwischen sich aber immer Inseln unveränderter Haut freilassen. Mit dem Ausbruch des Ausschlages beginnt die Temperatur abzufallen. In gutartigen Fällen ist der Ausschlag manchmal schon am achten Krankheitstag wieder ganz verschwunden. Nach Abklingen des Ausschlages beginnt die Haut kleienförmig zu schuppen. Der Krankheitsverlauf umfaßt vom Beginn des Prodromalstadiums insgesamt ungefähr zwei Wochen. Überstandene Masern hinterlassen eine dauernde Immunität. Die Masern an sich führen nie zum Tode, wohl aber können Komplikationen den Tod herbeiführen; von diesen Masernkomplikationen sind zu nennen: Kapillarbronchitis,

Bronchopneumonie, Meningitis serosa und die Kombination mit Diphtherie. Die Masern können außerdem zum Aufflackern ruhender tuberkulöser Herde führen; unter den Nachkrankheiten spielt daher die Bronchialdrüsentuberkulose keine geringe Rolle.

Masernkranke Kinder sind abzusondern, aber meist kommt die Absonderung zu spät, da das Vorläuferstadium am ansteckendsten ist. Bereits infizierte Kinder, für die die Masernerkrankung gefährlich werden könnte (schwächliche tuberkulöse Kinder) können durch rechtzeitige Anwendung eines Blutserums von Kindern, die Masern gerade überstanden haben (Masern-Rekonvaleszentenserum), bis zu einem gewissen Grad auch des Serums Erwachsener, die einmal Masern durchgemacht haben, vor der Krankheit geschützt werden. Die Behandlung ist im wesentlichen rein symptomatisch.

Röteln

Bei den *Röteln (Rubeolen)* handelt es sich um eine meist epidemisch auftretende gutartige, mit einem Hautausschlag einhergehende Infektionskrankheit, deren Erreger ein Virus ist und als dessen Eintrittspforte der Nasen-Rachenraum angesehen wird. Die Inkubationszeit beträgt zwei bis drei Wochen, im Durchschnitt achtzehn Tage. Die Übertragung erfolgt im wesentlichen durch Tröpfcheninfektion. Die Ansteckungsfähigkeit beginnt wenige Tage vor Ausbruch des Ausschlages und schwindet wieder mit diesem. Das Virus ist gegen äußere Einflüsse wenig widerstandsfähig. Epidemisches Auftreten erfolgt daher bevorzugt bei engem Kontakt. Die Rubeolen, die vor allem die Kinder befallen, haben eine gewisse Ähnlichkeit mit den Masern. Nicht uninteressant ist die Beobachtung, daß sich die Röteln häufig als Vorläufer einer Masern- oder Scharlachepidemie einstellen oder im Anschluß an eine solche auftreten können.

Das klinische Bild beginnt nach einem ungefähr zweitägigen Vorläuferstadium, bei dem Mattigkeit, Kopfschmerzen, Rachenkatarrhe auftreten, mit einem Hautausschlag (Exanthem). Dieser bricht gleichzeitig am unbehaarten Kopf, Hals, an Gliedmaßen und Stamm aus, ist manchmal nur spärlich und besteht aus blaßroten linsengroßen, rundlichen, leicht erhabenen Einzelfleckchen. Immer findet sich im Rahmen einer allgemeinen Lymphdrüsenschwellung eine harte, druckschmerzhafte *Schwellung der Nackendrüsen*. Durch das Überstehen der Röteln wird eine dauernde Immunität erworben.

Besondere Absonderungsmaßnahmen sind nicht erforderlich, ebenso erübrigt sich eine besondere Behandlung.

Ringelröteln

Mit dem Namen *Ringelröteln (Erythema infectiosum)* wird eine ziemlich seltene, wohl charakterisierte, leichte, durch ein Virus bewirkte Infektionskrankheit bezeichnet, die im allgemeinen ohne wesentliche Störungen des Allgemeinbefindens verläuft und als Hauptsymptom ein großfleckiges, oft konfluierendes Exanthem aufweist, das Gesicht und Streckseiten der Arme bevorzugt, sehr flüchtig und den Masern sehr ähnlich ist.

Die meisten Fälle betreffen das Alter zwischen vier und zwölf Jahren. Die Verbreitungsweise ist noch nicht genau bekannt. Direkte Ansteckung scheint nicht häufig zu sein, ist aber sicher beobachtet. Die Inkubationszeit beträgt sieben bis vierzehn Tage. Die Erkrankung verläuft afebril oder höchstens mit subfebrilen Temperaturerhöhungen und dauert sechs bis zehn Tage.

Mumps

Der *Mumps (Parotitis epidemica,* im Volksmund auch *Ziegenpeter* genannt) ist eine ansteckende *Ohrspeicheldrüsenentzündung,* die besonders im Alter zwischen sechs und fünfzehn Jahren, aber auch bei Erwachsenen mit Vorliebe in der kalten Jahreszeit, meist seuchenartig, selten vereinzelt auftritt und deren Erreger zu den Virusarten gehört. Die Inkubationszeit beträgt durchschnittlich 18 Tage, es sind jedoch Inkubationszeiten bis zu 33 Tagen keine Seltenheit. Infolge der oft langen Inkubationszeit kann sich eine Epidemie nur langsam ausbreiten, sie bleibt aber auch dadurch sehr lange erhalten. Der Erreger ist im Speichel enthalten und wird meist durch Tröpfcheninfektion, seltener durch Gebrauchsgegenstände, Löffel, Gläser, Wäsche, Nahrungsmittel usw. weiterverbreitet. Die Empfänglichkeit für Mumps ist sehr unterschiedlich, weshalb umfangreiche Epidemien nur selten entstehen und eine allgemeine Durchseuchung ausbleibt.

Der Mumps verursacht eine schmerzhafte entzündliche Anschwellung der Ohrspeicheldrüse und tritt meist beiderseitig in Erscheinung, und zwar wird zunächst gewöhnlich die eine Drüse befallen und nach einigen Tagen die der anderen Seite. Der Mumps ergreift bei zunehmender Stärke der Erkrankung auch das benachbarte Zellgewebe und zuweilen auch die übrigen Speicheldrüsen sowie die im Unterkiefer und Hals gelegenen Lymphknoten, so daß die ganze betroffene Gesichtshälfte geschwollen erscheint. Dabei ist meistens mäßiges Fieber vorhanden. Überstandene Mumpserkrankung hinterläßt eine zuverlässige Dauerimmunität. In 6 bis 14 Tagen erfolgt durchwegs Heilung. Als Komplikation der Mumpserkrankung ist die Hodenentzündung bei jungen Männern seit langem bekannt, die zu Hodenatrophie führen kann.

Die Absonderung Genesender muß nach Verschwinden der Krankheitserscheinungen noch 8 Tage fortgesetzt werden. Die Behandlung ist rein symptomatischer Natur.

Pocken

Die *Pocken (Blattern, Variola)* sind eine sehr ansteckende, endemisch und epidemisch auftretende Infektionskrankheit, als deren Erreger ein Virus angesehen wird.

Dieses Pockenvirus teilt sich leicht der Luft in der Umgebung des Kranken mit, ist gegen Austrocknen fast völlig unempfindlich und gelangt mit der Atemluft auf die Schleimhäute der Atmungsorgane, wird aber auch durch Kleider, ebenso Gebrauchsgegenstände übertragen. Durch das Überstehen der Pockenerkrankung wird eine dauernde Immunität erworben.

Nach einer Inkubation von 10 bis 14 Tagen beginnt die Pockenerkrankung mit Abgeschlagenheit, Schwindel, Kopfschmerzen, Gliederschmerzen, Erbrechen und hohem Fieber (etwa 40^0). Meist tritt am zweiten Krankheitstag ein scharlach- und masernähnlicher Hautausschlag auf, der das Gesicht, die Unterbauchgegend, die Oberschenkel oder regellos den ganzen Körper befällt, nach 12 bis 24 Stunden aber wieder verschwindet. Am dritten oder vierten Krankheitstag beginnt die Entwicklung der eigentlichen *Pocken* auf der Haut: es erscheint zuerst und vor allem im Gesicht, dann schubweise am Rumpf, an den Armen und Beinen der charakteristische *Pustelausschlag* bei gleichzeitigem Nachlassen des Fiebers. Ungefähr am neunten Tag steigt aber das Fieber von neuem an, oft unter Schüttelfrost und Delirien, aus den Pusteln entstehen jetzt weißlich belegte Geschwüre. Gegen den zehnten bis zwölften Tag trocknen die Pusteln unter Borkenbildung ein, das Fieber sinkt und in günstigen Fällen setzt dann die

Genesung ein. Als Folgezustand des Pockenausschlages entwickeln sich die sehr charakteristischen *Pockennarben,* besonders im Gesicht, die während des ganzen Lebens sichtbar bleiben. Die Sterblichkeit der Pockenkranken wird auf 15 bis 30 % geschätzt.

Die Behandlung ist rein symptomatisch, ein spezifisches Heilmittel dagegen gibt es nicht; besonders ist auf eine ausgiebige Herz- und Kreislaufbehandlung zu achten.

Die Vorbeugung besteht in schnellster und strengster Absonderung der Kranken bis zur völligen Abheilung der Hauterscheinungen, in Isolierung und Schutzimpfung des Pflegepersonals, Desinfektion der Wohnräume und Gebrauchsgegenstände der Kranken. Das Hauptgewicht der Vorbeugung liegt jedoch in der Schutzimpfung gegen Pocken.

Schutzimpfung gegen Pocken: Dieselbe geht auf die Beobachtung zurück, daß Menschen, die eine z. B. beim Melken *erworbene Ansteckung mit Kuhpocken,* die durch einen bläschenförmigen, rasch abklingenden Ausschlag am Kuheuter gekennzeichnet sind, durchgemacht haben, *vor Ansteckung mit menschlichen Pocken geschützt* waren. Der englische Arzt EDWARD JENNER hat aus diesen Beobachtungen die zielbewußten Schlüsse gezogen und im Jahre 1796 die erste derartige Schutzimpfung durchgeführt.

Die Pockenschutzimpfung hat den Zweck, durch Einführung der Kuhpockenlymphe, die die lebenden, aber durch sogenannte Tierpassage abgeschwächten Erreger enthält, in die Haut des Impflings eine leichte Erkrankung an Kuhpocken und nach deren Überstehen die Entwicklung einer Immunität gegen Menschenpocken herbeizuführen. Es handelt sich also bei der Schutzimpfung gegen Pocken um eine *aktive Immunisierung.*

Die *Impfung (Vakzination)* wird meist an der Außenseite des Oberarmes vorgenommen. Nach Abreiben der Haut mit Alkohol oder Äther werden mit der sterilisierten, mit der Lymphe beschickten Impflanzette gewöhnlich vier leichte Schnitte in die Haut gemacht, dann wird der Impfstoff durch Überstreichen der einzelnen Impfschnitte gleichmäßig verteilt. Beim Erstimpfling treten nach drei Tagen eine Rötung und Schwellung der Impfschnitte auf, außerdem bilden sich kleine Knötchen. Aus diesen Knötchen bilden sich am fünften Tag flache Papeln. Am siebenten und achten Tag entstehen aus den Papeln Bläschen (sogenannte Vakzinepusteln). Am neunten Tag entwickelt sich eine nach außen fortschreitende düsterrot verfärbte Schwellung der Umgebung, der Bläscheninhalt wird eitrig, dabei treten Fieber, Schwellung und Druckempfindlichkeit der Achseldrüsen auf. Vom elften Tag an gehen die Rötung und Schwellung zurück, die Pustel trocknet zu einer braungelben bis schwarzbraunen Borke ein, die nach drei bis vier Wochen abfällt und eine strahlige Narbe hinterläßt.

Der Verlauf einer *Wiederimpfung (Revakzination)* ist abhängig von der Immunitätslage des Organismus. Die Reaktion tritt rascher ein als bei der ersten Impfung, und zwar um so früher, je kürzere Zeit seit der ersten Impfung verflossen war. Der Höhepunkt wird meist am zweiten bis dritten Tag nach der Impfung erreicht.

Die Erstimpfung soll am Ende des auf das Geburtsjahr folgenden Jahres, die Wiederimpfung vor Abschluß des zwölften Lebensjahres durchgeführt werden. Bei der Wiederimpfung gilt die Impfpflicht als erfüllt, wenn die Impfung in drei aufeinanderfolgenden Jahren erfolglos, das heißt reaktionslos war.

Windpocken

Die *Windpocken (Schafblattern, Schafpocken, Spitzpocken, Wasserpocken, Varizellen)* sind eine sehr ansteckende, aber harmlose Infektionskrankheit des Kindesalters, die von Mensch zu Mensch übertragen wird und deren Erreger ein Virus ist.

Die Inkubationszeit beträgt etwa 12 bis 17 Tage. Die Windpocken (Varizellen) treten entweder ohne Vorboten auf oder nach einem leichten Übelbefinden und verlaufen meist fieberfrei. Es zeigt sich ein Ausschlag in der Form von kleinen roten, voneinander getrennten Flecken, auf denen sich nach einigen Stunden linsen- bis erbsengroße, wasserhelle, später trüb werdende Bläschen bilden, die nur äußerst selten vereitern und beim Abheilen keine Narben zurücklassen. Die Bläschen breiten sich unregelmäßig aus, treten zuerst im Gesicht auf und werden am zahlreichsten auf der Brust und am Rücken beobachtet. Sie sind in sechs bis zwölf Stunden vollständig entwickelt und trocknen schon am vierten Tag unter Borkenbildung ein; durch unregelmäßige Nachschübe kann sich jedoch die Krankheit über 14 Tage und länger hinziehen. Auch auf den Schleimhäuten des Mundes und auf dem behaarten Kopf treten gelegentlich Ausschläge auf.

Eine besondere Behandlung ist überflüssig.

Maul- und Klauenseuche

Die *Maul- und Klauenseuche (Stomatitis epidemica, Aphthenseuche)* ist eine Infektionskrankheit der Rinder, Schafe, Schweine, Ziegen usw., deren Erreger zu den Virusarten gehört. Die Maul- und Klauenseuche äußert sich vor allem neben Fieber in verringerter Freßlust, Verminderung der Milchergiebigkeit, Lahmheit, Speicheln, Auftreten von Blasen sowie oberflächlichen Geschwüren auf der Maulschleimhaut, dem Euter und an den Klauen. Durch Genuß ungekochter Milch kann der Erreger in seltenen Fällen auf Menschen übertragen werden und dadurch eine Stomatitis epidemica oder Aphthenseuche bewirkt werden.

Während der Inkubationszeit, die vier bis acht Tage beträgt, stellen sich Mattigkeit, Gliederschmerzen und Fieber ein. Es entwickelt sich daraufhin eine kennzeichnende Entzündung der Mundschleimhaut (Mundseuche), auf der oberflächliche schmerzhafte Geschwüre entstehen. Oft treten Brechneigung, Magen-Darmstörungen hinzu, in seltenen Fällen kann sich ein bläschenförmiger oder masernähnlicher Ausschlag über den ganzen Körper oder einzelne Körperteile ausbreiten. Die Mundseuche geht gewöhnlich nach zwei Wochen in Heilung über.

Die Bekämpfung der Maul- und Klauenseuche ist Aufgabe der Veterinärhygiene. Vermeidung des Trinkens ungekochter Milch schützt vor einer derartigen Infektion. Die Behandlung besteht vor allem in fleißigen Ausspülungen des Mundes mit Desinfektionslösungen.

Grippe

Die *Grippe (Influenza)* ist eine akute Infektionskrankheit des Respirationstraktes, die in Pandemien, auch in kleineren Epidemien, seltener in einzelnen Fällen auftritt, durch außerordentlich rasche Verbreitung und hohe Ansteckungsfähigkeit gekennzeichnet und deren Erreger ein Virus ist. Das Grippevirus tritt in verschiedenen Typen auf, die häufigsten werden als Grippevirus A, B und C bezeichnet. Die letzten größeren Pandemien herrschten 1889/90, die von China ausgingen, über Sibirien nach Europa und Amerika übergriffen, und 1918/19, letztere von besonders bösartigem Charakter, die von Spanien kam, sich vor allem über Mitteleuropa ausbreitete und daher damals als „spanische Grippe" bezeichnet wurde.

Die Inkubationszeit beträgt 18 Stunden bis vier Tage, für gewöhnlich einen Tag. Die Übertragung der Grippe erfolgt durch Kontakt von Mensch zu Mensch, hauptsächlich durch Tröpfcheninfektion beim Sprechen, Niesen, Husten, Küssen usw. Der starke Husten der Grippekranken führt zu einer intensiven Zerstäubung des infektiösen Sekretes. Aber auch durch infizierte Hände und Wäsche, durch Benutzung gemeinsamer Eß- und Trinkgeschirre ist eine Übertragung möglich. Bei der Übertragung gelangt infektiöses Sekret aus den Luftwegen der Kranken in den Nasen-Rachenraum und in die Bronchien gesunder Menschen. Die gefährlichsten Verbreiter der Grippe sind die Leichtkranken, die ihrer Arbeit nachgehen und dabei in ihrer Umgebung die Erreger verstreuen, ferner spielen gesunde Träger der Gippeerreger für die Verbreitung eine Rolle. Das Überstehen der Grippe erzeugt eine meist nur ganz kurz dauernde Immunität.

Die Grippe beginnt plötzlich mit Schüttelfrost, hohem Fieber, starken Kopfschmerzen, manchmal Erbrechen, dabei klagen die Patienten über Kratzen im Hals, Gliederschmerzen und allgemeine Mattigkeit. Nach dem Fieberanstieg zeigen sich Fieberbläschen an der Lippe und an der Nase (Herpes nasalis et labialis) und katarrhalische Erscheinungen der Schleimhäute des Respirationstraktes (Schnupfen, Halsentzündung, Kehlkopfkatarrh, Tracheobronchitis mit oft blutig tingiertem Auswurf), die Zunge ist belegt. Manchmal treten auch Durchfälle auf. Das Fieber hält in der Regel nur zwei bis drei Tage an (38,5 bis 39,5 bis 40°) und fällt dann in wenigen Tagen lytisch ab, wenn keine Komplikationen auftreten. Die Zahl der Leukozyten ist bei unkomplizierter Grippe meist herabgesetzt (Leukopenie).

Die schwerste Komplikation ist die *Lungenentzündung (Grippepneumonie)*. Typisch für die Grippe ist eine Bronchopneumonie, die manchmal über mehrere Lappen verstreute hämorrhagische und nekrotisierende Herde verschiedener Größe zeigt. Im Verlaufe oder nach der Grippelungenentzündung kommt es häufig zur Rippenfellentzündung, die auch vereitern kann.

Auch bei der Grippe ist die nicht selten zu beobachtende kapilläre Bronchitis (Entzündung der feinsten Bronchien) wegen ihrer erheblichen Kreislaufbeeinträchtigung eine ernste Folgeerscheinung. Außerdem kann eine Grippe durch Nebenhöhlenkatarrhe, Erkrankungen des Mittelohres (Otitis media), Endo-, Myound Pericarditis, Nervenentzündungen, ferner durch Entzündungsherde im Rückenmark (Myelitis) und Gehirn (Encephalitis) kompliziert sein.

Die Prognose der Grippe ist abhängig von der Art und Schwere der Komplikationen. Wenn auch kräftige Individuen im mittleren Lebensalter nur selten der Krankheit erliegen, so wird doch die Grippe Kindern und Greisen nicht selten verhängnisvoll, desgleichen Menschen mit Herz- und Lungenleiden.

Die Bekämpfung der Grippe ist in Epidemiezeiten außerordentlich schwierig, denn das Virus ist dann so gut wie überall verbreitet. Sie besteht im wesentlichen in der Beachtung allgemeiner hygienischer Maßnahmen. Wenn möglich sollen die ersten Grippefälle isoliert werden, Kranke und Krankheitsverdächtige vom Besuch von Menschenansammlungen aller Art ferngehalten werden. Denn gerade die Leichtkranken, die ihrer Beschäftigung nachgehen, sind die Hauptverbreiter der Epidemien.

Bei der unkomplizierten Grippe werden therapeutisch Schwitzkuren mit Aspirin, Pyramidon usw. und heißen Getränken (Limonade, Tee, Glühwein) durchgeführt. Eine besonders günstige Wirkung gegen die Grippe wird häufig auch vom Chinin beobachtet. Der Alkoholverabreichung bei der Grippe wird besonders in Laienkreisen nicht mit Unrecht eine gewisse praktische Bedeutung zugeschrieben.

Die Behandlung der komplizierten Grippe richtet sich nach der Art der Komplikation.

Papageienkrankheit

Die *Papageienkrankheit (Psittakose)* ist ursprünglich, wie schon der Name sagt, eine Erkrankung der Papageien, besonders der Wellensittiche. Hauptsächlich werden die aus Südamerika stammenden Papageien von dieser Krankheit befallen. Die Psittakose wird höchstwahrscheinlich durch ein Virus hervorgerufen und ist auf den Menschen übertragbar. Es sind auch Übertragungen von Mensch zu Mensch beobachtet worden.

Auch bei Tauben gibt es eine gleiche Viruserkrankung, die auf den Menschen übertragbar ist.

Die Ansteckung des Menschen von einem kranken Papagei erfolgt sehr leicht. Besonders sind die Vogelhändler, aber auch die Besitzer kranker Vögel sehr stark gefährdet. Die Eingangspforte für den Erreger sind die Rachenorgane. Die Psittakose des Menschen beginnt mit allgemeiner Schwäche, Kopf- und Gliederschmerzen, Frösteln. Hauptsitz der Erkrankung ist die Lunge, wo es zur Entwicklung von Entzündungsherden kommt, die mitunter ein sehr schweres Krankheitsbild verursachen.

Die Bekämpfung der Psittakose besteht in der genauen Untersuchung von eingeführten Papageien in den Hafenstädten, in der Vernichtung kranker und krankheitsverdächtiger Tiere und in der Vorsicht vor zu enger Berührung mit den Tieren. Die Behandlung ist symptomatisch.

Pfeiffersches Drüsenfieber

Das *Pfeiffersche Drüsenfieber* zeigt alle Eigenschaften einer Infektionskrankheit und kommt hauptsächlich im Kindesalter zur Beobachtung, ist jedoch auch im späteren Alter festzustellen. Die Erkrankung kann in Epidemien auftreten, dabei ist die Kontagiosität nicht selten ziemlich groß, während die sporadischen Fälle entweder nicht oder nur wenig kontagiös sind. Der Erreger der Krankheit ist nicht bekannt, doch wird als Krankheitsursache ein *lymphotropes Virus* angenommen. Die Inkubationsdauer beträgt ungefähr fünf bis acht Tage. Als Eintrittspforte ist für die meisten Fälle das lymphatische Gewebe des Nasen-Rachenraumes anzunehmen.

Das Krankheitsbild zeigt in der Hauptsache drei Symptome: Generalisierte Lymphknotenschwellung, Fieber und ein charakteristisches Blutbild. Ziemlich häufig, aber nicht regelmäßig, sind dabei akute entzündliche Veränderungen an den Tonsillen (Anginen) zu beobachten.

Die Lymphdrüsenschwellungen beginnen meist in einer bestimmten Körperregion, von dort kommt es dann sehr rasch, meist in Schüben, zur allgemeinen Lymphdrüsenschwellung. Am häufigsten werden die ersten Lymphknotenschwellungen an der linken Halsseite festgestellt, später schwellen auch die Lymphdrüsen der anderen Halsseite, ferner treten Schwellungen der Nacken-, Axillar-, Inguinal-, Bronchial- und Abdominallyphknoten auf. Im allgemeinen werden die Lymphknotenschwellungen nicht sehr hochgradig und bleiben nicht selten auch bei schweren Verlaufsformen unscheinbar, sie sind meistens bohnen- und haselnußgroß, seltener werden sie größer. Die Milz ist in der Mehrzahl der Fälle deutlich vergrößert. Manchmal bewirkt diese Erkrankung eine Leberzellschädigung im Sinne einer Hepatitis.

Besonders charakteristisch sind die Veränderungen im weißen Blutbild. Die Gesamtzahl der Leukozyten wird im akuten Stadium meist deutlich erhöht gefunden. Die Erhöhung der Leukozytenzahl ist beim Drüsenfieber abweichend von den sonst bei akuten Infektionskrankheiten üblichen Befunden durch eine Vermehrung der Monozyten und der Lymphozyten sowie durch das Auftreten sogenannter „Drüsenfieberzellen" bedingt.

Die Prognose des PFEIFFERschen Drüsenfiebers ist absolut günstig. Im allgemeinen ist die Krankheit kurzdauernd, doch ist mit Rezidiven zu rechnen. Die Behandlung ist rein symptomatisch.

Tollwut

Die *Tollwut (Lyssa, Rabies)* ist ursprünglich eine Tierseuche, vor allem der Hunde, dann der Wölfe, Füchse, Dachse usw. Der Erreger der Tollwut ist ein Virus. Die Übertragung auf den Menschen erfolgt so gut wie ausschließlich durch das tollwutkranke Tier. Die Verbreitung der Hundetollwut, der für den Menschen wesentlichsten Infektionsquelle, ist sehr verschieden; in Osteuropa, auf dem Balkan, im Mittelmeerraum ist sie stärker verbreitet als im Heimatgebiet.

Das Krankheitsbild beim Hund zeigt zwei Formen: die *rasende* und die *stille* Wut. Krankheitszeichen: Freßunlust, Stimmungsänderung, Unruhe, planloses Umherirren, Schlingkrämpfe, blinde Beißsucht, später Lähmungen der Hinterbeine und der Kinnmuskeln.

Die Übertragung auf den Menschen erfolgt überwiegend durch den Speichel des wutkranken Tieres, wobei in der Regel die Bißverletzungen die Eintrittsstelle der Infektion darstellen; es kommen jedoch auch ganz geringfügige Haut- und Schleimhautverletzungen dafür in Frage. Eine Infektion ist auch durch Belekken möglich.

Beim Menschen schwankt die Inkubationszeit von acht Tagen bis zu zwei Jahren. Das Virus wandert auf den Nervenbahnen in das Zentralnervensystem. Die Gefahr eines Haftens der Tollwutinfektion wird durch sofortige energische Behandlung der Wunde, durch Ausschneiden, Ausbrennen, Ätzen verhindert.

Das Krankheitsbild beim Menschen: Auf ein kurzes Prodromalstadium folgen Erregungs- und Lähmungszustände, bis der Tod durch Atemlähmung eintritt; es besteht das Bild einer Gehirnentzündung (Encephalitis), deren Besonderheit Schluckbeschwerden, Schluckkrämpfe und Speichelfluß sind, verbunden mit Angstzuständen. Die ausgebrochene Erkrankung verläuft beim Menschen fast immer tödlich. Nur bei Geimpften werden äußerst selten leichtere Formen gesehen, die in Heilung übergehen können.

Zur Verhütung der Erkrankung des Menschen erfolgt nach der Infektion oder bei Infektionsverdacht Schutzbehandlung durch Tollwutschutzimpfung. Dieselbe ist ohne jeden Verzug einzuleiten, da die Schutzwirkung erst nach Ablauf einer gewissen Frist eintritt. Eine völlige Auswirkung des Impfstoffes kommt erst etwa vier Wochen nach Beginn der Impfung zustande. Impfungen nach Auftreten klinischer Erscheinungen sind zwecklos.

Die Bekämpfung der Tollwut besteht in der Ausrottung der mit tollwütigen Tieren in Berührung gekommenen Hunde und rücksichtsloser, restloser Vernichtung der frei umherstreifenden Hunde sowie in der Hundesperre (Leinen-, Ketten-, Maulkorb-, Einsperrzwang).

Hepatitis epidemica

Die *Hepatitis epidemica (Hepatitis contagiosa)* ist eine von Mensch zu Mensch übertragbare, endemisch oder epidemisch auftretende Infektionskrankheit, deren Erreger ein Virus ist und als Virus A bezeichnet wird.

Die Hepatitis epidemica beginnt als *Allgemeinerkrankung* und führt zu einer *Leberparenchymschädigung,* die als auffälliges Symptom meist eine *Gelbsucht (Ikterus)* zur Folge hat. Es gibt jedoch auch epidemische Hepatitisfälle ohne Gelbsucht. Außer durch direkten Kontakt von Mensch zu Mensch (Tröpfchen-, Schmierinfektion) kann die Krankheit auch durch verunreinigte Gegenstände, Wasser und Nahrungsmittel weiterverbreitet werden. Die Bedeutung der Hepatitis epidemica liegt in ihrem gehäuften Auftreten in Schulinternaten, Kasernen, Lagern und anderen engen Wohngemeinschaften, so daß diese Erkrankung in

Kriegszeiten in größeren Epidemien zur Beobachtung gelangt. Die Hepatitis epidemica kommt also besonders dort vor, wo Menschen bei aufgelockerter Hygiene dichtgedrängt zusammenwohnen und daher Kontaktinfektionen leicht zustande kommen. Die einmal überstandene Krankheit hinterläßt eine langdauernde, vielleicht lebenslängliche Immunität.

Die Inkubation wird auf durchschnittlich drei bis fünf Wochen berechnet. Das klinische Bild läßt in typischen Fällen drei Krankheitsphasen erkennen: Ein fieberhaftes Anfangsstadium mit Magen-Darmerscheinungen („Magen-Darm-Katarrh", Appetitlosigkeit, Übelkeit, Erbrechen, Durchfälle, Bauchschmerzen) von mehrtägiger Dauer, manchmal auch bis zu zwei Wochen anhaltend. Bisweilen treten im Anfangsstadium verhältnismäßig starke Gelenkschmerzen auf. Das Gelbsuchtstadium, die dritte Krankheitsphase, wird meist vom Anfangsstadium durch das zweite Stadium, eine kurze Periode relativen Wohlbefindens, getrennt. Die Gelbsucht (Ikterus) ist meist leicht, kann aber auch von schwerer Natur sein und dauert durchschnittlich zwei bis vier Wochen, bei den seltenen schweren Erkrankungen kann sie auch Monate andauern. Sehr häufig ist auch eine starke Leber- und Milzschwellung zu beobachten. Im Laufe von drei bis sechs Wochen erfolgt meist Ausheilung ohne Restzustände, in seltenen Fällen kommt es zu einer akuten gelben Leberatrophie mit tödlichem Ausgang, ferner werden vereinzelt Übergänge in Leberzirrhose beobachtet.

Die Behandlung der Hepatitis epidemica ist symptomatisch. Bettruhe, Wärme sowie eine kohlehydratreiche, fettarme, obst- und gemüsereiche Leberschonkost mit mittlerem Eiweißgehalt genügen in der Mehrzahl der Fälle zur Ausheilung. Milde Abführmittel sind oft nützlich. In schweren Fällen sind Fruchtzucker-(Laevulose)injektionen angezeigt.

Zu Absperrmaßnahmen der Kranken von den Gesunden besteht kein besonderer Anlaß, da die Hepatitis epidemica vor allem im unerkannt bleibenden Anfangsstadium übertragen wird, im Gelbsuchtstadium dagegen die Übertragung seltener vorkommt und die Prognose der Erkrankung überwiegend günstig ist.

Spinale Kinderlähmung

Die *spinale Kinderlähmung (Poliomyelitis anterior acuta,* Heine-Medin*sche Krankheit)* ist eine durch ein Virus hervorgerufene Infektionskrankheit, die hauptsächlich Kinder und Jugendliche befällt, in einer Entzündung des Rückenmarkes, besonders in dem Gebiet der Ursprungszellen der die Muskeln versorgenden Nerven (in den sogenannten grauen Vorderhörnern) besteht und zu Lähmungen führt.

Die Inkubation dauert zwei bis acht Tage. Die Übertragung soll durch eingeatmeten Staub erfolgen. Da das Virus im Darminhalt und in Abwässern menschlicher Herkunft nachgewiesen werden konnte, bedarf es noch der Klärung, ob dieses auch durch das Wasser und durch Nahrungsmittel aufgenommen werden kann. Ländliche Bezirke werden nicht selten von der spinalen Kinderlähmung häufiger betroffen als eng bewohnte Großstädte.

Die Krankheit beginnt mit den uncharakteristischen Allgemeinerscheinungen einer Infektionskrankheit, mit Fieber, Schläfrigkeit, Gliederschmerzen und Neigung zum Schwitzen. Innerhalb weniger Stunden oder Tage treten Lähmungen auf, die alle Muskelgebiete befallen können, weitaus am häufigsten die Beine. Fast nie bleiben die Lähmungen in ihrer anfänglichen Ausdehnung und Stärke bestehen. Sie können sich in der folgenden Woche von selbst bedeutend zurückbilden. Häufig werden nur ganz kleine Muskelbezirke betroffen, die bald wieder ihre volle Funktion erreichen, so daß die Krankheit überhaupt der Beobachtung entgeht. Andererseits kommen schwere Formen vor, die das Zwerchfell und die Atemmuskeln in Mitleidenschaft ziehen und rasch zum Tode führen.

Ein spezifisches Mittel gegen die Kinderlähmung gibt es nicht. Die Serumbehandlung ist in manchen Fällen von Erfolg begleitet und ist daher angezeigt. Die Kranken sollen mindestens zwei bis drei Wochen bei strengster Bettruhe gehalten werden. Die dann noch bestehenden Funktionsstörungen werden mit Massage und Elektrotherapie behandelt. Völlig gelähmte Glieder, die nach einem Jahr noch nicht die geringste Bewegungsfähigkeit erreicht haben, müssen durch orthopädische Maßnahmen dem Körper dienstbar gemacht werden. In prophylaktischer Hinsicht ist die Schutzimpfung von grundsätzlicher Wichtigkeit.

Encephalitis epidemica

In den Jahren 1915 bis 1925 trat in Nordamerika und Europa eine schwere epidemische Infektionskrankheit auf, die in den meisten Fällen ausgesprochene Schlafstörungen aufwies und deshalb von dem ersten Bearbeiter Economo *Encephalitis lethargica* genannt wurde. Später lernte man den Formenreichtum und vor allem die Nachstörungen genauer kennen. Zur Zeit werden nur ganz vereinzelte derartige Encephalitisfälle beobachtet. Die *Encephalitis epidemica (lethargica)* ist eine Viruserkrankung, die besonders in den Wintermonaten zur Beobachtung gelangt und das jugendliche Alter bevorzugt. Ob die Grippeencephalitis mit der echten epidemischen Encephalitis zusammenhängt, steht noch nicht endgültig fest. Wahrscheinlich handelt es sich um zwei ätiologisch verschiedene, klinisch aber oft nur schwer voneinander zu trennende Krankheitsbilder.

Nach einem mehr oder weniger stark ausgeprägten Vorstadium (Mattigkeit, Kopfschmerzen) kommt es mit oder ohne Fieberanstieg zu Somnolenz, Delirien, später tiefer Schlafsucht, die noch nach Wochen zum Koma und Tode führen kann. Charakteristisch sind Hirnnervenlähmungen, doch kommen auch flüchtige Extremitätenlähmungen vor. In etwa 30 % der Fälle kommt es zum Tode, in 25 % stellt sich ein chronisches Endstadium *(Parkinsonismus)* ein, das durch eine eigentümliche Erstarrung gekennzeichnet ist: Reaktions-, Ausdrucks- und Mitbewegungen erlöschen, es kommt zum „Gesicht des versteinerten Erstaunens" (Amimie), zum „Salbengesicht", Speichelfluß, Tremor. Im akuten Stadium werden Behandlungsversuche mit Rekonvaleszentenserum und Jod durchgeführt. Im chronischen Endstadium werden Alkaloide der Radix Belladonnae in Anwendung gebracht.

Rickettsiosen

Fleckfieber

Das *Fleckfieber (Flecktyphus, Typhus exanthematicus)* ist eine Infektionskrankheit, deren Übertragung nur durch die Kleiderlaus erfolgt und die daher eine Erkrankung der Unhygiene ist. Kriegszeiten, sonstige Zeiten von Elend und Verwahrlosung haben dieser Erkrankung von jeher den Boden bereitet, die in derartigen Zeiten vermehrte Ungezieferplage hat ihr epidemisches Auftreten stets sehr begünstigt, auch in Gegenden, die sonst frei von Fleckfieber sind. Endemisch findet sich Fleckfieber in den östlichen und südöstlichen Gebieten Europas, in Zentralasien, in Kleinasien und in Mexiko.

Der Erreger des Fleckfiebers gehört zu den Rickettsien und heißt *Rickettsia Prowazeki.* Der Fleckfieberreger entwickelt sich ausschließlich in der Deckzellschichte der oberen Darmabschnitte der Kleiderlaus. Dorthin gelangt er beim Blutsaugen der Kleiderlaus am fleckfieberkranken Menschen, in dessen Blut er während des Fiebers kreist. Der infizierte Läusedarm und der von ihm ausgeschiedene Läusekot bildet sonach die eigentliche Quelle, von der aus die Fleckfiebererkrankung ihren Ausgang nimmt. Durch Kratzen und Reiben an der Stichstelle oder durch anderweitige Verschleppung des Erregers, z. B. in die Bindehaut des Auges, gelangt dieser in die Blutbahn. Seine Beständigkeit in kotumhülltem Zustand erlaubt andererseits auch die Aufnahme in Staubform, z. B. durch die Atmungsorgane. Eine Übertragung des Fleckfiebers von der Laus auf den Menschen erfolgt nur ausnahmsweise durch den Stich des Insekts, sondern fast stets durch den infizierten Läusekot.

Die Inkubationszeit beträgt im allgemeinen zehn bis vierzehn Tage. Nach meist nur geringen Vorbotenerscheinungen (Kopfschmerzen, Abgeschlagenheit) treten plötzlich Schüttelfrost, hohes Fieber, Erbrechen auf; der Kranke klagt über Kopfschmerzen, Rückenschmerzen, Gliederschmerzen, Schlaflosigkeit, schweres Krankheitsgefühl; dazu gesellen sich schwere Erscheinungen von seiten des Zentralnervensystems, die sich durch zunehmende Benommenheit und Niedergeschlagenheit ankündigen. Am Ende der ersten Krankheitswoche, meist am vierten bis sechsten Tag, kommt es zum raschen Ausbruch eines mehr oder minder charakteristischen fleckigen Ausschlages (Exanthem); in der Regel befällt er den Stamm, die Extremitäten sowie Hand- und Fußflächen; das Gesicht bleibt dabei meist frei. Fleckfieberfälle ohne Exanthem sind selten. Der Hautausschlag zeigt beim Abklingen des meist zwölf bis fünfzehn Tage andauernden Fiebers (40 bis 41^0) in der Regel kleienförmige Abschuppung. In der zweiten Krankheitswoche sind besonders schwere Krankheitssymptome zu beobachten (völlige Teilnahmslosigkeit, Bewußtseinsstörungen, Erregungszustände, Blutdrucksenkung, Darmträgheit, Muskelschwäche, Hör- und Sprachstörungen). Nach einer Krankheitsdauer von zwei bis zweieinhalb Wochen tritt mit der Entfieberung eine Besserung ein, der Kranke erholt sich. Geschwürsbildung und Brand der Haut, der Zehen, des Fußes, Lungen- und Brustfellentzündung, Entzündung des Mittelohrs oder der Ohrspeicheldrüsen können den Verlauf des Fleckfiebers komplizieren. Die Prognose ist stets ernst, die mittlere Sterblichkeit beträgt etwa zehn Prozent. Nach der Heilung tritt fast stets dauernde Immunität ein.

In Zweifelsfällen ist für die Diagnose einer Fleckfiebererkrankung die am achten bis zehnten Tag positiv werdende WEIL-FELIX-Reaktion sehr bedeutungsvoll, die die Agglutination eines bestimmten Proteusstammes (x 19) durch das Serum der Fleckfieberkranken darstellt.

Die erfolgreiche Bekämpfung und Verhütung des Fleckfiebers besteht in der Durchführung aller Maßnahmen, die zur Vernichtung der Kleiderlaus zur Verfügung stehen. Prophylaktische Impfungen in fleckfiebergefährdeten Zeiten und Gegenden haben sich vielfach bewährt und sind, soweit Zeit und Umstände dies verlangen, durchzuführen. Therapeutisch sind Tetracycline zur Anwendung zu bringen. Die Behandlung erfordert ferner energische Kräftigung und Stützung der Herz- und Kreislauftätigkeit.

Wolhynisches Fieber

Das *Wolhynische Fieber (Fünftagefieber, Febris quintana)* ist eine vorzugsweise im östlichen Europa und im Kriege vorkommende Erkrankung, deren Erreger ebenfalls zu den Rickettsien gehört und als *Rickettsia quintana* bezeichnet wird, sich auf der Deckzellschichte des Magens der Kleiderlaus aufhält, von der Kleiderlaus auf den Menschen übertragen wird und stets einen sehr günstigen Krankheitsverlauf aufweist.

Eine genaue Inkubationszeit ist nicht bekannt, sie dürfte höchstwahrscheinlich etwa drei Wochen betragen. Das Kennzeichnende ist in den meisten Fällen der häufig nur einige Stunden oder einige Tage dauernde Fieberanfall, der ungefähr alle vier bis fünf bis sechs Tage auftritt und meist mit einem Schüttelfrost beginnt. Es besteht ferner ein allgemeines Krankheitsgefühl, ohne daß außer dem Fieber besondere Störungen zu erkennen sind. Sehr häufig wird über ziehende Schmerzen in den Unterschenkeln geklagt *(Schienbeinschmerzen)*, die oft sehr erhebliche Grade erreichen und nicht selten im Vordergrund der Beschwerden stehen. Die Dauer der Erkrankung ist sehr verschieden, dieselbe beträgt manchmal nur einige Wochen, in anderen Fällen ist sie sehr hartnäckig und erstreckt sich über mehrere Monate. Besondere Komplikationen sind nicht zu beobachten.

Zur Bekämpfung und Verhütung ist die Vernichtung der Kleiderläuse notwendig. Die Behandlung ist rein symptomatisch, also lediglich auf die Verordnung von fieber- und schmerzbekämpfenden Mitteln beschränkt.

Q-Fieber (Queenslandfieber)

Das zuerst und vor allem in Australien, später auch in Amerika und Europa beobachtete *Q-Fieber* oder *Queenslandfieber* wird durch eine Infektion mit der *Rickettsia Burneti* hervorgerufen. Die Rickettsia Burneti wird durch Zecken übertragen, die besonders häufig Weidetiere befallen. Die Ansteckung erfolgt auf dem Luftweg durch Einatmung von Staub, der mit den getrockneten Exkrementen der Zecke vermischt ist. Das Q-Fieber wird hauptsächlich bei der ländlichen Bevölkerung und in den Städten bei Schlachthausarbeitern beobachtet, da vor allem die Kühe als Zeckenträger bei der Übertragung dieser infektiösen Erkrankung auf den Menschen eine bedeutende Rolle spielen.

Beim Q-Fieber bestehen Kopfschmerzen, Abgeschlagenheit, Gliederschmerzen, Appetitmangel, höheres Fieber in der Dauer von zwei bis vierzehn Tagen, Bronchitis und Entzündungsherde in den Lungen, manchmal solche von beträchtlichem Ausmaß. Bisweilen besteht eine deutliche Milzschwellung. Für die Diagnose sind die positive spezifische Agglutnationsprobe und die positive Komplementbildungsreaktion beweisend.

Therapeutisch werden beim Q-Fieber Tetracycline zur Anwendung gebracht.

Leptospirosen

Weilsche Krankheit

Die WEILsche *Krankheit (Morbus Weil, Icterus infectiosus Weil)* ist eine in kleineren, wohlumgrenzten Epidemien oder in Einzelfällen auftretende Infektionskrankheit, die durch die Spirochaeta icterohaemorrhagica *(Leptospira icterohaemorrhagica)* hervorgerufen wird.

Diese Erkrankung wird von leptospirenkranken Tieren auf den Menschen übertragen. Natürliche Infektionen mit dieser Spirochaete werden vor allem bei Ratten, Mäusen, Hunden, Katzen usw. beobachtet. Die infizierten Ratten und Mäuse, die die Erreger mit dem Urin ausscheiden und dadurch Gewässer und Lebensmittel verunreinigen, sind meist die Hauptinfektionsquelle für den Menschen. Die Erreger gelangen durch kleinste Hautwunden in den Körper, vermögen aber auch durch die scheinbar unverletzte Haut und Schleimhaut einzudringen. Die Infektion erfolgt beim Baden, Arbeiten in sumpfigem Boden, in Wasseranlagen, Kanälen, in rattenverseuchten Ställen, Schlächtereien und Lebensmittel-geschäften, aber auch auf gewöhnlichem Ackerboden.

Die WEILsche Krankheit beginnt meist plötzlich mit Schüttelfrost, Fieber und schweren Allgemeinerscheinungen, Kopf- und Rückenschmerzen, bald dar-nach mit den besonders kennzeichnenden Muskelschmerzen *(Wadenschmerzen);* etwa vom dritten Tag an tritt auch *Gelbsucht (Ikterus)* auf. Ferner kommen die Symptome einer *Nierenentzündung,* Leberschwellung, Neigung zu Blutungen, leichte Benommenheit, Hautjucken und nicht selten auch ein Hautausschlag dazu. Das Absinken des Fiebers erfolgt meist in der zweiten Krankheitswoche, aber nicht selten kommt es zu einem nochmaligen Fieberanstieg. Die Genesung geht nur sehr langsam vor sich. In den ersten Tagen der Erkrankung können die Erreger im Blut durch den Tierversuch (Meerschweinchen) nachgewiesen werden; später erfolgt der eindeutige Nachweis durch serologische Untersuchungen (spezi-fische Serumagglutination und Komplementbindung).

Die Vorbeugung gegen die WEILsche Krankheit besteht in der energischen Ratten- und Mäusevertilgung und Ratten- und Mäusesicherung von Küche und Speichern sowie in der Auswahl einwandfreier Badeplätze.

Therapeutisch wird neben der symptomatischen Beeinflussung eine Tetra-cyclinbehandlung durchgeführt. Auch Rekonvaleszentenserum erweist sich gele-gentlich als nützlich.

Feldfieber

Das *Feldfieber (Ernte-, Schlamm-* oder *Wasserfieber)* ist eine der WEILschen Krankheit verwandte Erkrankung, wird ebenfalls durch eine Spirochaete, die Spirochaeta grippotyphosa *(Leptospira grippotyphosa)* hervorgerufen und ist ebenfalls eine primäre Erkrankung der Ratten und Mäuse, von denen in gleicher Weise wie beim Morbus Weil die Übertragung auf den Menschen erfolgt.

Die Inkubation beträgt zwei bis zehn Tage. Die Krankheit beginnt mit Schüttelfrost und starkem Krankheitsgefühl, das Fieber zeigt kontinuierlichen Verlauf, meist besteht eine entzündliche Reizung der Augenbindehaut. Es treten ferner Magen-Darmstörungen auf, auch Lymphdrüsenschwellungen sind zu beob-achten. Dagegen sind Nierenschädigungen nur sehr selten festzustellen, auch eine Gelbsucht kommt nur ausnahmsweise dabei zur Entwicklung.

Rückfallfieber

Das *Rückfallfieber (Rekurrensfieber, Febris recurrens)* ist eine Infektions-krankheit, die durch eine Spirochaete (OBERMEIERsche Spirochaete, *Spirochaeta* oder *Leptospira febris recurrentis)* verursacht wird. Die Übertragung des Rück-fallfiebers erfolgt durch Läuse und Zecken. Das Rückfallfieber trat in Deutsch-land 1868 bis 1872 in größeren Epidemien auf, zuletzt 1879 bis 1880. Sehr häufig war es während des ersten Weltkrieges (1914 bis 1918) auf den Kriegs-schauplätzen des Südostens zu beobachten, im zweiten Weltkrieg kam es auch zur Beobachtung, besonders in den südrussischen Gebieten, aber nicht so häufig wie im ersten Weltkrieg. Das Rückfallfieber herrscht endemisch in Rußland, Ägypten, Nordafrika, Nordamerika, Ostindien, mit gelegentlich epidemischen Ausbrüchen, z. B. in Rußland in den Jahren 1919 bis 1922.

Nach einer Inkubation von fünf bis acht Tagen beginnt das Rückfallfieber mit jähem Temperaturanstieg bis 40°, Schüttelfrost, Pulsbeschleunigung, Kopf-schmerzen, Kreuzschmerzen, Überempfindlichkeit der Wadenmuskulatur, Milz- und Leberschwellung. Das weitere Krankheitsbild besteht vorzugsweise in star-

ken und langanhaltenden Fieberanfällen mit nachfolgenden heftigen Gliederschmerzen, Kopfschmerzen und Kräfteverfall. Unterscheidend von anderen Fieber-
formen ist die lange Dauer des Fieberanfalles (vier bis sieben Tage) und die
beträchtliche völlig fieberfreie Zeit (sechs bis vierzehn Tage), die zwischen dem
ersten und einem zweiten Anfall gelegen ist. Manchmal kommt es auch zum
Auftreten einer Gelbsucht.

Die Vorbeugung erfordert Vernichtung des Ungeziefers (Läuse, Zecken) und
Absonderung der Kranken. Therapeutisch wird durch Einspritzen von Neosalvarsan schnelle Genesung erzielt.

Weitere Leptospirosen

Diese *Leptospirosen* sind im allgemeinen durch Fieberzustände uncharakteristischer Art gekennzeichnet, wobei aber meist keine besonderen Organbefunde
zu erheben sind. Diese Leptospirenerkrankungen, die stets einen günstigen Verlauf nehmen, sind einer sicheren Diagnose häufig schwer zugänglich. Die spezifischen Agglutinationsreaktionen leisten dabei wertvolle Dienste. Hieher gehören
noch folgende Leptospirosen:

Die *Schweinehüterkrankheit,* die durch die *Leptospira pomona* hervorgerufen
wird und von Schweinen, die von dieser Infektion befallen sind, auf Menschen,
die mit Schweinen zu tun haben, übertragen wird.

Das *Canicolafieber,* dessen Erreger die *Leptospira canicola* ist, die in Hunden
lebt, bei diesen die Stuttgarter Hundeseuche verursacht und von ihnen auf den
Menschen übertragen wird.

Das *Schlammfieber in Dänemark* ist auf eine Infektion mit der *Leptospira
Sejro* zurückzuführen.

Das in Italien und Indonesien vorkommende *Reisfeldfieber* wird durch die
Leptospira Bataviae hervorgerufen, das von Feldmäusen auf den Menschen übertragen wird.

Das *Rohrzuckerfieber,* das hauptsächlich in Indonesien zur Beobachtung gelangt, wird durch die *Leptospira australis* verursacht und von Feldratten auf den
Menschen übertragen.

Protozoenerkrankungen

Malaria

Die *Malaria (Wechselfieber, Sumpffieber)* ist eine Infektionskrankheit mit
Fieberanfällen, die sich nach charakteristischem Zeitraum wiederholen und deren
Erreger die *Malariaplasmodien,* Parasiten der roten Blutkörperchen, sind, das
heißt, in den roten Blutkörperchen schmarotzen und sie vernichten. Die Plasmodien gelangen durch den *Stich der Anophelesmücke* ins menschliche Blut, dringen in die roten Blutkörperchen ein und machen hier den *ungeschlechtlichen* Ent-
wicklungsgang durch. Die *geschlechtliche* Vermehrung vollzieht sich in der Anophelesmücke.

Die in die roten Blutkörperchen als sogenannte Sichelkeime eingedrungenen Malariaplasmodien wachsen auf Kosten des Blutfarbstoffes, des Haemoglobins, bilden Pigment
und füllen schließlich das ganze Blutkörperchen aus. Dann zerfällt das bis dahin ein-
zellige Lebewesen (Schizont) in mehrere Teilprodukte (Merozoiten). Diese schwärmen nun
aus den Blutkörperchen aus und dringen wieder in andere bisher unversehrte Blutkörperchen ein, darauf beginnt die Entwicklung von neuem. Durch jede derartige Aussaat der reifen Teilungsformen wird der für das Krankheitsbild der Malaria charakteristische Fieberanfall hervorgerufen. In den roten Blutkörperchen entstehen aber auch

Geschlechtsformen, zugleich als Dauerformen, die Gameten. Durch das Blutsaugen der Anophelesmücke an dem Malariakranken gelangen die Geschlechtsformen (Gameten) aus dem menschlichen Blut in den Magen der Mücke, wo dann die Befruchtung eintritt. Aus dem befruchteten Gameten geht sodann ein wurmartiges aktiv bewegliches Gebilde hervor, das durch die Magenwand durchwandert und sich in kugelige Zysten umwandelt, in denen sich zahlreiche stäbchenförmige Keime, die sogenannten Sichelkeime (Sporozoiten) entwickeln. Durch Platzen der Zystenwand gelangen die kleinen Sichelkeime in die Leibeshöhle der Stechmücke und wandern schließlich in deren Speicheldrüse. Aus dieser dringen die Sichelkeime mit dem Stechakt in das Blut des Menschen. Die Malariaplasmodien sind im Blutpräparat leicht nachzuweisen.

Die Ausbreitung der Malaria ist von der Anwesenheit der Anophelesmücke abhängig. Diese Stechmücken bevorzugen vor allem Sümpfe, stehende Gewässer, Kanalbauten, Pfützen als Brutplätze. Hier halten sie sich auch tagsüber verborgen, überfallen hauptsächlich abends den Menschen, entfernen sich aber nicht weit von ihren Brutplätzen. Die Entwicklung der Malariaparasiten geht am besten bei Temperaturen zwischen 20 und 30° vor sich. Die Malaria tritt daher in den wärmeren Gegenden auf, besonders in den tropischen und subtropischen Gegenden (Indien, Afrika, Südeuropa). Innerhalb Europas ist sie aber auch im südlichen und mittleren Rußland, in der Poebene, Ostfriesland, Holland und vereinzelt auch in Wien zu beachten. Während der beiden Weltkriege wurde die Malaria durch Truppenverschiebungen und Flüchtlingsströme auch in andere Gegenden verschleppt.

Man unterscheidet drei Arten von Malariaparasiten, denen drei Fiebertypen entsprechen:

Plasmodium vivax, Erreger der Malaria tertiana,

Plasmodium malariae, Erreger der Malaria quartana,

Plasmodium immaculatum, Erreger der Malaria tropica.

Die *Malaria tertiana* ist die am häufigsten zu beobachtende Malariaform. Die Malaria tertiana und die Malaria quartana zeigen nach einer Inkubationszeit von neun bis siebzehn Tagen bis auf die zeitlichen Fieberverhältnisse völlig gleiche Erscheinungen: nach geringfügigen Vorbotenerscheinungen (Mattigkeit, Kopfschmerzen, Gliederschmerzen usw.) steigt die Körpertemperatur innerhalb weniger Stunden steil auf 40 bis 41°. Dieser Fieberanfall wird mit einem heftigen, bisweilen mehrere Stunden lang anhaltenden Schüttelfrost eingeleitet. Meist schwillt die Milz dabei an. Nach zwei-, fünf- bis siebenstündigem Fieber fällt die Temperatur plötzlich unter starkem Schweißausbruch ab und der Kranke erholt sich wieder. Je nach der Entwicklungszeit der Plasmodien tritt beim Tertianafieber in etwa 48 Stunden (also am ersten, dritten, fünften, siebenten Tag usw.), beim *Quartanafieber* in 72 Stunden (also am ersten, vierten, siebenten, zehnten Tag usw.) ein neuer Anfall auf, der wieder durch Schüttelfrost, Fieber, Milzschwellung, Schweißausbruch, Fieberanfall und schließlich Wohlbefinden des Kranken gekennzeichnet ist.

Die *Malaria tropica* gilt als schwere Malariaform. Die Inkubation beträgt vier bis sechs Tage, der Tropicaparasit braucht zu seiner Entwicklung 24 bis 48 Stunden. Das Tropicafieber kann nach dem Typus des Tertianafiebers beginnen, oft aber fehlt der typische einleitende Schüttelfrost. Die Afälle treten nicht selten täglich auf, oft besteht auch anhaltendes Fieber, es können sich weiterhin die verschiedensten Krankheitserscheinungen einstellen, die bald zum Tode führen oder der Malaria einen chronischen Verlauf geben: Störung der Herztätigkeit und des Kreislaufes, Erbrechen gallig gefärbter Massen, ruhrartige Durchfälle, Gelbsucht, Blutarmut, Benommenheit.

Neben der symptomatischen Therapie, die vor allem auf eine Stützung der Herz- und Kreislauffunktion gerichtet sein muß, sind die spezifischen Malariabehandlungsmittel *Atebrin, Resochin* und *Plasmochin* in Anwendung zu bringen. Durch diese Präparate wurde das Chinin, das seit alter Zeit gegen die Malaria ausgezeichnete Dienste leistete, in den Hintergrund gedrängt. Die Wirkung des Atebrins und Resochins richtet sich gegen die ungeschlechtlichen Formen, die Schizonten, die des Plasmochins gegen die Geschlechtsformen, die Gameten. Die Schutzmaßnahmen gegen die Malaria haben folgende Punkte zu berücksichtigen: die Behandlung der erwiesenen Parasitenträger, chemische Prophylaxe der infektionsgefährdeten Personen, Schutz vor den Anophelesmücken und Beseitigung bzw. Entseuchung der Anopheles-Brutplätze. Erwiesene Parasitenträger sind zu behandeln, auch wenn sie nicht klinisch krank sind. Die Chemoprophylaxe besteht darin, daß in malariaverseuchten Gegenden während der heißen Monate täglich kleine Dosen oder stoßweise erhöhte Dosen von Atebrin oder Chinin gegeben werden. Die Mückenstiche werden durch einen sogenannten mechanischen Schutz verhindert. Man schläft entweder unter dem Moskitonetz oder in einem Raum, dessen Fenster und Türen mit Drahtgaze bespannt sind. Die Malariaverhütung erfordert Vernichtung der Anophelesbrut im Wasser und Boden durch Petroleum (Petrolisieren), durch Schweinfurtergrün (Arsenisieren), Aussetzen von larvenfressenden Insekten oder Fischen, vor allem aber durch Trockenlegung von sumpfigen Niederungen.

Amöbenruhr

Die *Amöbenruhr (Amoebendysenterie)* tritt hauptsächlich in tropischen, jedoch auch in subtropischen und gemäßigten Zonen auf. Der Erreger derselben ist eine Amöbenart, *Entamoeba histolytica,* die ungefähr fünf- bis sechsmal so groß wie ein weißes Blutkörperchen ist. Die Amöbenruhr wird vorwiegend im Hochsommer verbreitet durch den Genuß von infiziertem Wasser, durch Kontakinfektion und Übertragung der Krankheitskeime durch Fliegen. Nach einer kurzen oder längeren Inkubationszeit (bis zu 24 Tagen) beginnt die Amöbenruhr schleichend oder auch akut, ohne Vorboten, mit Durchfällen, Fieber, Leibschmerzen und Stuhldrang. Die Stuhlentleerungen sehen wie Himbeergelee aus, in späteren Stadien stinken sie aashaft. Die bei der Amöbenruhr auftretenden Darmgeschwüre durchsetzen häufig die ganze Darmwand, durchbrechen diese auch manchmal und geben dadurch Anlaß zu einer Bauchfellentzündung. Die Heilung erfolgt nicht selten unter Narbenbildungen, die wieder Ursache von Darmstörungen sein können. Häufig ist die Amöbenruhr kompliziert durch Abszesse, vor allem in der Leber, aber auch in anderen Organen. Die Vorhersage ist wegen der Leberabszesse stets als ernst anzusehen. Die Vorbeugungsmaßnahmen bestehen in Isolierung der Kranken, genauester Desinfektion der Stühle, Sorge für entsprechende *Trinkwasserhygiene und Bekämpfung der Fliegen.*

Therapeutisch werden gegen Amöbenruhr mit gutem Erfolg *Yatren, Emetin* und *Resochin* verordnet.

Toxoplasmose

Der Erreger der Toxoplasmose ist ein Protozoon und heißt Toxoplasma gondii. Dieses hat eine besondere Neigung zum retikulo-endothelialen System und zum zentralen Nervensystem. Die Toxoplasmose ist unter den Tieren weit verbreitet. Für die Übertragung auf den Menschen spielen vor allem erkrankte Haustiere (Katzen, Kaninchen, Hunde, Schweine) eine Rolle. Die Übertragung erfolgt wahrscheinlich auf oralem Wege. Auch Tröpfcheninfektion und Schmierinfektion von Mensch zu Mensch ist wahrscheinlich möglich. Tierpfleger sind besonders gefährdet. Praktisch wichtig ist diese Erkrankung bei schwangeren Frauen, die bisweilen ohne bemerkenswerte Erscheinungen verläuft. Eine frühe Infektion des Foetus auf placentarem Weg führt meist zu dessen Absterben und damit zur Fehlgeburt. Der Erreger vermag die intakte Schleimhaut zu durchdringen. Die durch die placentare Parasitenübertragung auf den Foetus erworbene, sogenannte angeborene Toxoplasmose kommt am häufigsten als Entzündung des Gehirnes und des Rückenmarkes (Encephalomyelitis) vor, wobei als Spätfolgen charakteristische Symptome zu beobachten sind: Hydrocephalus (Liquorraum-Vergrößerung durch Gehirnsubstanzverlust), Chorioretinitis (Ader- und Netzhautentzündung) und Gehirnverkalkungen. Bei der Toxoplasmose des Kindes hat die encephalomyelitische Form die Hauptbedeutung. Bei der Toxoplasmose der Erwachsenen unterscheidet man zentralnervöse, lymphoglanduläre, enterocolitische und septische Formen. Eine wirksame Therapie gibt es nicht.

Erkrankungen des Kehlkopfes

Anatomische und physiologische Einleitung

Der *Kehlkopf (Larynx)* ist der Zugang zum Atmungsapparat, welcher entsprechend dem jeweiligen Atmungsbedürfnis erweitert oder verengt werden kann, und ist das Organ der Stimmbildung. Die Befähigung des Kehlkopfes zur Stimmbildung ist durch den Stimmapparat (Glottis) gegeben, der im wesentlichen aus einem Paar von Schleimhautleisten, den Stimmbändern, besteht, die mit freien, zugeschärften Rändern in den Kehlkopfraum hineinragen und einen Zwischenraum, die Stimmritze (Rima glottidis) zwischen sich bilden.

Das Grundgerüst des Kehlkopfes ist knorpeliger Natur und besteht: aus dem *Ringknorpel,* dem *Schildknorpel,* den beiden *Stell-* oder *Gießbeckenknorpeln* und dem *Kehldeckelknorpel.*

Der unpaarige Ringknorpel ist der Grundknorpel des Kehlkopfes, der die übrigen Knorpelplatten trägt; dieser besitzt die Form eines Siegelringes, dessen Platte die Hinterwand des Kehlkopfes bildet. Auf dem vorderen Teil des Ringknorpels befindet sich der Schildknorpel. Dieser besteht aus zwei annähernd vierseitigen Platten, welche sich vorne in einem nahezu rechten, nach hinten offenen Winkel vereinigen und mit diesem den Stimmapparat, die Platte des Ringknorpels und die beiden Gießbeckenknorpel umfassen. Zwei Paar, an den hinteren Enden abgehende Fortsätze, die oberen, längeren und die unteren, kürzeren Hörner, vermitteln die Verbindungen des Schildknorpels nach oben durch Bandmassen mit dem großen Zungenbeinhorn und nach unten durch ein Gelenk mit dem Ringknorpel. Hinten seitlich auf dem Ringknorpel sitzen die paarigen Stelloder Gießbeckenknorpel. Von diesen beiden Stellknorpeln ziehen je ein Taschenband und je ein Stimmband nach vorn konvergierend zum Schildknorpel. Die Taschenbänder, die auch falsche Stimmbänder genannt werden, liegen dicht oberhalb der echten Stimmbänder. Zwischen den beiden Stimmbändern besteht eine schlitzförmige Öffnung, die sogenannte Stimmritze, die durch entsprechende Muskeltätigkeit bei der Stimmgebung geschlossen (Phonationsstellung) und bei der Einatmung geöffnet (Inspirationsstellung) wird. Stellungsänderungen der Gießbeckenknorpel bewirken auch Änderungen der Stellung und der Spannung der Stimmbänder, die durch die durchstreichende Luft in Schwingungen versetzt und damit zur Stimmbildung gebracht werden. Die Stimmbänder bestimmen dabei den Ton, während die Laut- und Sprachbildung durch den Mund-Nasen-Rachen-Raum mit Hilfe von Lippen, Zunge und Zähnen entstehen. Der herzförmig gestaltete Kehldeckelknorpel bildet die Grundlage des Kehldeckels, welcher als Klappenvorrichtung am Eingang des Kehlkopfes angebracht ist. Der *Kehldeckel (Epiglottis)* vermag wie eine Klappe den Kehlkopfeingang zu verschließen und so den an diesem vorbeigleitenden Speisen das Eindringen in die Luftwege zu verwehren.

Die Innenauskleidung des Kehlkopfraumes bildet die Schleimhaut des Kehlkopfes, welche mit der elastischen Grundmembran fest verbunden ist und ohne Unterbrechung in die Schleimhaut der Luftröhre übergeht.

Die Bewegungen der Kehlkopfknorpel und der Stimmbänder werden durch mehrere Muskeln ausgelöst. Die Kehlkopfmuskeln bestehen aus quergestreiften Muskeln und lassen sich in drei Gruppen einteilen: in eine, welche die Stimmbänder spannt und den Schild- und Ringknorpel feststellt, in eine, welche die Stimmritze erweitert, und in eine, welche sphinkterartig den Stimmapparat und den Kehlkopfeingang beherrscht. Die Arterien des Kehlkopfes sind Zweige der beiden Schilddrüsenarterien. Die Nerven des Kehlkopfes sind Zweige des Nervus vagus. Diese Nervenzweige heißen Nervus laryngeus superior und Nervus laryngeus inferior; letzterer erscheint im wesentlichen als der motorische Nerv des Kehlkopfes.

Für die Beurteilung von Erkrankungen des Kehlkopfes ist die *Kehlkopfspiegelung (Laryngoskopie)* von Wichtigkeit. Die Kehlkopfspiegelung besteht in dem Betrachten des Inneren des Kehlkopfes entweder in der Form der *direkten Kehlkopfspiegelung* mit Hilfe eines Rohres, des *Bronchoskopes,* oder in der Form der *indirekten Kehlkopfspiegelung* mit dem *Kehlkopfspiegel.* Dieser kleine Kehlkopfspiegel wird bis an die Rachenhinterwand eingeführt, so daß das Innere des Kehlkopfes und der oberste Teil der Luftröhre besichtigt werden können. Die Zufuhr des Lichtes erfolgt durch einen Spiegelreflektor oder durch eine elektrische Lampe, die am Kopf des untersuchenden Arztes befestigt ist. Durch den Kehlkopfspiegel werden dem Arzt auch operative Eingriffe im Inneren des Kehlkopfes ermöglicht.

Eine *Schwäche der Stimmbänder (Stimmbandschwäche)* kann durch eine Schädigung des Nerves oder der Kehlkopfmuskeln verursacht werden; sie kann im Verlaufe von schweren Infektionskrankheiten und von schweren Allgemeinerkrankungen auftreten, aber auch durch stimmliche Überanstrengung und durch falsches Sprechen bewirkt werden. Eine *Lähmung eines Stimmbandes oder beider Stimmbänder (Stimmbandlähmung)* entsteht meistens infolge chronischer Kehlkopfkatarrhe, angeborener Muskelschwäche, stimmlicher Überlastung sowie durch Druck von Geschwülsten auf die den Kehlkopf versorgenden Nervenäste, durch Verletzungen der Nerven, z. B. bei Strumektomien, ferner durch Erkrankungen der Ursprungsstellen der Nerven im Gehirn und im Rückenmark. Behandlung: Elektrotherapie und Stimmübungen.

Ein *Stimmritzenkrampf* wird durch vorwiegend tonische Krämpfe der Kehlkopfmuskulatur bedingt, wobei eine Verengung oder ein Verschluß der Stimmritze entsteht. Es bestehen dabei ziehende, pfeifende, tiefe Inspirationen, es kann auch plötzlicher Atemstillstand eintreten. Leichte Fälle gehen schnell vorüber. Bei schweren, lang anhaltenden Anfällen treten zunächst Blässe, dann Zyanose auf; unter Umständen führen solche Anfälle unter Bewußtseinsverlust und eklamptischen Krämpfen durch Erstickung zum Tode.

Kehlkopfkatarrh

Der *Kehlkopfkatarrh* (die *Laryngitis*) ist durch eine Entzündung der Schleimhaut des Kehlkopfes gekennzeichnet; dieser erzeugt ein Brennen, ein Kitzeln, eine belegte, heisere Stimme, häufig auch Husten mit Auswurf und kann in akuter und in chronischer Form in Erscheinung treten. Beim chronischen Kehlkopfkatarrh bestehen dauernde Heiserkeit, Trockenheit, periodischer Krampfhusten und zuweilen auch erschwerte Atmung, besonders dann, wenn sich in der Folge Schleimhautpolypen und andere Wucherungen auf der Kehlkopfschleimhaut entwickelt haben. Bei kleinen Kindern verursacht der Kehlkopfkatarrh durch besondere Schwellung der Schleimhaut heiseren, bellenden Husten, langgezogene, pfeifende Einatmung und manchmal auch Erstickungsanfälle. Die häufigsten Ursachen eines Kehlkopfkatarrhs sind Erkältungen, Einatmung von kalter, staubiger oder rauchiger Luft sowie Überanstrengung des Stimmorgans durch Singen, Sprechen, Schreien. In chronischen Fällen ist der Kehlkopfkatarrh häufig die Folge behinderter Nasenatmung oder von eitrigen Prozessen im Nasenbereich.

Behandlung: Schonung des Stimmorgans (Vermeiden von Sprechen und Rauchen), Aufenthalt in warmer, nicht zu trockener, reiner Luft, Genuß warmer Flüssigkeit und Inhalation warmer Dämpfe, in chronischen, hartnäckigen Fällen örtliche Behandlung der erkrankten Schleimhaut mit Pinselungen, Ätzungen, Inhalationen, gegebenenfalls Beseitigung von Nasenerkrankungen, sommerliche Inhalationskuren in Bad Gleichenberg, Bad Reichenhall, Bad Ems, Bad Soden usw.

Kehlkopfödem

Das meist in rascher Form entstehende und die Atmung sehr gefährdende *Kehlkopfödem (Oedema laryngis)* ist durch eine umschriebene oder ausgedehnte blasse bis dunkelrote Schwellung der Kehlkopfschleimhaut charakterisiert. Dabei bestehen Atemnot, oft Stridor, Heiserkeit, Schluckschmerzen und Erstickungsgefahr. Für das Kehlkopfödem wird bisweilen die irreführende und veraltete Bezeichnung *Glottisödem* verwendet. Das *Glottisödem* ist eine sehr seltene Sonderform des Kehlkopfödems, bei dem nur der eigentliche Stimmapparat (Glottis) von dem Ödem betroffen ist. Es ist ein entzündliches und ein nichtentzündliches, durch Stauung bedingtes Kehlkopfödem zu unterscheiden. Das entzündliche Kehlkopfödem ist zurückzuführen: auf Entzündungen am Kehlkopf selbst, auf Entzündungen in der Umgebung, auf Verletzungen, auf Komplikationen bei Operationen, auf Röntgen-Bestrahlungen, Verätzungen, Verbrennungen, auf Infektionskrankheiten, z. B. Diphtherie, Grippe. Ein nichtentzündliches Kehlkopfödem kann durch Stauungen bei Geschwülsten des Halses, des Mittelfellraumes, bei Aneurysmen der Aorta, bei Herz-, Nieren- und Lungenkrankheiten entstehen.

Behandlung: Maßnahmen gegen den Entzündungsprozeß, Kalzium- und hochprozentige Traubenzucker- oder Fruchtzuckerinjektionen, Eisumschläge, gegebenenfalls Luftröhrenschnitt (Tracheotomie).

Kehlkopfpolypen

Die *Kehlkopfpolypen* sind kleine, gutartige, meist gestielte Geschwülstchen, die den Stimmbändern aufsitzen und Heiserkeit hervorrufen. Sehr große Polypen können auch Erstickungsgefahr bedingen. Die häufigste Ursache ist ein vernachlässigter chronischer Kehlkopfkatarrh. Die Behandlung besteht in der operativen Entfernung. Jeder entfernte Kehlkopfpolyp ist einer feingeweblichen (histologischen) Untersuchung zuzuführen, da solche Polypen zuweilen krebsig entarten.

Kehlkopftuberkulose

Die *Kehlkopftuberkulose (Tuberkulosis laryngis)* entsteht zumeist im Verlaufe einer Lungentuberkulose durch Ansteckung mit bazillenhaltigem Auswurf oder durch Fortleitung der tuberkulösen Entzündung auf dem Blut- oder Lymphwege. An der Stelle des Eindringens der Bazillen bildet sich ein Tuberkelknötchen in der Schleimhaut, besonders an den Stimmbändern. Durch Zerfall des erkrankten Gewebes entstehen Geschwüre. Die ersten Beschwerden sind Heiserkeit und Schmerzen. Bei Zunahme der Geschwürsbildung und Eindringen von Eitererregern kommt es zur Entzündung und zur Schwellung des umgebenden Gewebes mit starken Schmerzen besonders beim Schlucken.

Früher wurde die Behandlung mit Pinselungen, Ätzungen, Kauterisation, Einblasen von schmerzstillenden Pulvern usw. durchgeführt, jetzt besteht die Möglichkeit, mit Streptomycin und mit INH-Präparaten (Rimifon, Neoteben usw.) in kurzer Zeit eine Besserung, bisweilen eine Heilung herbeizuführen.

Kehlkopfkrebs

Der primäre *Kehlkopfkrebs (Karzinoma laryngis)* entwickelt sich fast nur bei älteren Personen an den Stimmbändern. Ein erstes Zeichen ist eine hartnäckige Heiserkeit. Die Krankheit führt, sich selbst überlassen, innerhalb kurzer Zeit zum Tode. Eine Heilung ist nur durch eine sehr frühzeitige Behandlung zu erreichen: durch Entfernung des erkrankten Stimmbandes nach Kehlkopfschnitt (Laryngofissur) oder bei bereits fortgeschrittener Erkrankung durch Entfernung des ganzen Kehlkopfes (Laryngektomie). Mit Erfolg werden auch Röntgen-, Radium-, Kobalt-60- und Betatron-Bestrahlungen angewendet. Häufig müssen Operation und Bestrahlung zusammen durchgeführt werden.

Erkrankungen der Luftröhre

Anatomische Einleitung

Die *Luftröhre (Trachea)* ist ein etwa 12 cm langer und 1,1—1,2 cm weiter, stets offener Schlauch, welcher mittels des Kehlkopfes in der Höhe des 6. Halswirbels von der vorderen Wand des Schlundkopfes abzweigt. Sie zieht dem Hals entlang von der Speiseröhre in die Brusthöhle bis zum 4. Brustwirbelkörper und zerfällt in dieser an der Teilungsstelle (Bifurcatio tracheae) unter einem beinahe rechten Winkel in die beiden *Luftröhrenäste (Bronchus dexter* und *Bronchus sinister).* Diese zwei Luftröhrenäste sind die Stämme für das ganze Gerüst der Luftwege in beiden Lungen. Die Grundlage der Luftröhre bildet die elastische Grundmembran, welche durch eingelagerte Knorpelplättchen gestützt wird. Dieses knorpelige Gerüst besteht an der Luftröhre und an den Luftröhrenästen aus 3—4 mm breiten flachen Spangen, welche in querer Lagerung die vordere und seitliche Wand einnehmen, etwa zwei Drittel des Umfanges des ganzen Rohres umgreifen und so dessen hintere Wand als membranösen Teil freilassen. Die Luftröhre besitzt etwa 16 bis 20, der rechte Luftröhrenast 6 bis 8 und der linke Luftröhrenast 9 bis 12 Knorpelringe. An den ersten Bronchialästen bilden die Knorpelringe durch Verschmelzungen größere gefensterte Plättchen. An den Bronchialzweigen werden die Plättchen immer kleiner und verschwinden an Zweigchen von 1—1,5 mm vollständig. Es ist zu bemerken, daß die Knorpelplättchen in den Bronchialzweigen die ganze Peripherie der Röhrchen umgeben. In die membranöse hintere Wand der Luftröhre und der beiden Luftröhrenäste sind zahlreiche querverlaufende glatte Muskelfasern eingelagert, die mit den hier in der Längsrichtung angeordneten reichlichen elastischen Fasern ein dichtes Netzwerk bilden. In sämtlichen Teilen der Luftröhrenwand befinden sich kleine Schleimdrüsen. Die Luftröhre ist mit einer dünnen Schleimhaut ausgekleidet, die der elastischen Grundmembran dicht anliegt und nicht verschieblich ist. Die die Schleimhaut bedeckende Epithelschichte ist mit Flimmerhärchen besetzt, welche einen nach oben gegen den Kehlkopf gerichteten Strom veranlassen. Die Arterien der Luftröhre sind im Halsgebiet Zweige der unteren Schilddrüsenarterie, in der Brust der Bronchialarterien. Die Nerven der Luftöhre entstammen dem Nervus laryngeus inferior.

Der *Luftröhrenkatarrh (Tracheitis)* ist eine Entzündung der Luftröhrenschleimhaut; dieser geht fast immer auf die Bronchien über und führt dann zu Bronchialkatarrh (Tracheo-Bronchitis). Die Ursachen, die Entstehung, die Erscheinungen, der Verlauf und die Behandlung sind beim Luftröhrenkatarrh ähnlich oder fast gleich wie beim Bronchialkatarrh.

Eine *Luftröhrentuberkulose* in Form von tuberkulösen Geschwüren kommt in häufiger Verbindung mit einer Kehlkopftuberkulose zur Entstehung, nicht aber als alleinige Erkrankung.

Eine *Verengung der Lichtung der Luftröhre (Luftröhrenverengung = Tracheostenose)* kann von außen durch Druck von Kröpfen und von Geschwülsten sowie von innen her durch Auflagerung von Entzündungen, besonders bei Diphtherie, oder durch schrumpfende Narben entstehen.

Bei Erstickungsgefahr wird die *Intubation* der *Luftröhre* oder das operative Eröffnen der Luftröhre in der Form des *Luftröhrenschnittes (Tracheotomie)* durchgeführt. Bei der Intubation handelt es sich um die Einführung eines Rohres vom Munde aus in den Kehlkopf und in die Luftröhre zur Bekämpfung akuter Kehlkopfstenosen mit drohender Erstickungsgefahr, z. B. bei Diphtherie, beim Kehlkopfödem. Nach einer Tracheotomie wird eine Doppelkanüle in die Luftröhre eingeführt, um die Tracheotomieöffnung für die Atmung offenzuhalten.

Erkrankungen der Lunge

Anatomische und physiologische Einleitung

Die *Lunge (Pulmo)* ist das Atmungsorgan und besteht aus zwei völlig getrennten Teilen, aus der rechten und aus der linken Lunge (Lungenflügel). Die Lunge ist ein schwammiges, außerordentlich *elastisches* Organ, das, unterstützt von den Atembewegungen des Brustkorbes, die *äußere Atmung* besorgt. Die Elastizität der Lunge ist für eine normale Atmungsfunktion sehr wichtig.

Die *äußere* Atmung besteht in dem Gasaustausch zwischen der Außenwelt und dem Lungenkapillarsystem durch Volumsänderungen des Brustkorbes und der Lunge, die *innere Atmung,* auch *Gewebsatmung* genannt, ist durch den Gasaustausch zwischen Kapillarblut und Körperzellen gekennzeichnet. Der sich bei der äußeren und bei der inneren Atmung vollziehende Gausaustausch ist durch die Aufnahme von Sauerstoff (O_2) und durch die Abgabe von Kohlensäure (CO_2) gekennzeichnet.

Durch das Brustfell *(Pleura),* eine seröse Haut[1], wird ein vollständig in sich abgeschlossener Raum, ein *rechter* und ein *linker* Lungenraum, zur Aufnahme der entsprechenden Lunge hergestellt. Das Brustfell kleidet einerseits als *Wandteil (Rippenfell)* die Brusthöhle aus und überzieht anderseits als *Lungenteil (Lungenfell)* die Lungen. Der Wandteil des Brustfells bedeckt die Rippenwand,

---

[1] *Seröse Häute* = mit Endothel überzogene Membranen, welche die Wände geschlossener Körperhöhlen auskleiden (Peritoneum = Bauchfell, Pleura = Brustfell, Perikardium = Herzbeutel). Die von diesen serösen Häuten ausgekleideten Körperhöhlen sind die Bauch- oder Peritonealhöhle, die Brust- oder Pleurahöhle, die Perikardial- oder Herzbeutelhöhle.

das Zwerchfell, und bildet die Mittelfellplatten, welche die Innenwand der Lungenräume darstellen. Zwischen den beiden Mittelfellplatten befindet sich der *Mittelfellraum* (Mediastinum), welcher vom Brustbein bis zur Wirbelsäule reicht, und das Herz mit den großen Gefäßen, den Thymus, die Luftröhre (Trachea), die Speiseröhre (Oesophagus), die großen Nervenstämme und den Milchbrustgang (Ductus thoracicus) enthält. Der zwischen dem Lungenteil und dem Wandteil der Pleura liegende spaltförmige Raum wird als *Pleurahöhle* bezeichnet, in der ein negativer Druck besteht.

Das *Zwerchfell (Diaphragma)* bildet die muskulöse, kuppelförmige, nach oben gewölbte Scheidewand zwischen der Brust- und Bauchhöhle, dessen motorischer Nerv der Nervus phrenicus ist, das drei große Öffnungen für den Durchtritt der Aorta zusammen mit dem Milchbrustgang, der Speiseröhre, der unteren Hohlvene und einige kleine Spalten für den Durchtritt von Venen und Nerven enthält.

Die äußere Konvexfläche der Lunge liegt allenthalben der Wand des Brustkorbes an, dabei gleitet die Lungenoberfläche bei der Atmung auf der Oberfläche des Brustfelles in gesundem Zustand völlig reibungslos. Die einwärts gekehrte, ausgehöhlte Fläche der Lunge bildet mit der gleichen gegenüberliegenden Lunge eine geräumige Nische für das Herz und die großen Gefäße. An der tiefsten Stelle dieser·Innenfläche liegt die sogenannte *Lungenpforte* (der *Hilus* der Lunge), diejenige Stelle, an der die Stammbronchien und die Lungenarterien eintreten und die Lungenvenen austreten. Die *rechte Lunge* ist in *drei,* die *linke* in *zwei Lappen* gesondert. Jede Lunge zeigt an der Oberfläche eine feine Abgrenzung von vieleckigen Feldern als Andeutung der die Lunge aufbauenden *Lungenläppchen.*

Der aus der Luftröhre an deren Gabelungsstelle (Bifurkation) hervorgehende und zu jeder Lunge ziehende *Stammbronchus* teilt sich in je einen *Hauptbronchus* für jeden Lungenlappen, innerhalb deren die weitere feinere Aufteilung erfolgt. Die Verzweigung der Bronchien erfolgt durch Abgabe von Seitenästen (Bronchialästen), die sich mehr und mehr verjüngen, verkleinern und enger werdende Lichtungen aufweisen. In jedes *Lungenläppchen* — das ist die Unterabteilung der Lungenlappen, die durch Bindegewebe untereinander abgegrenzt sind — tritt ein 0,4 mm weites Bronchialzweigchen *(Bronchiolus)* ein und verzweigt sich in diesem noch vier- bis fünfmal zu kleineren Röhrchen *(Bronchioli respiratorii).* Aus diesen entstehen die letzten, etwa 0,2—0,3 mm weiten Bronchialzweigchen, die *Alveolengänge (Ductuli alveolares),* von welchen etwa 20—25 ein Lungenläppchen bilden. Die Alveolengänge sind mit kleinen, halbkugeligen Ausbuchtungen, den *Lungenbläschen* oder *Lungenalveolen,* besetzt. Die Lungenalveolen sind die Endstücke der Alveolengänge und damit die bläschenförmigen Enden der Bronchien. Die Alveolengänge und die Lungenbläschen sind von einem besonderen Epithel bedeckt, das als *respiratorisches Epithel* bezeichnet wird. Die Wand der Alveolen besteht aus einem dünnen Bindegewebssaum mit elastischen Fasern und ist gegen den Hohlraum zu von diesem respiratorischen Epithel überzogen, unter dem sich unmittelbar ein Netz von Blutkapillarschlingen befindet. Diese enge räumliche Nachbarschaft der Blutkapillarschlingen in der Wand der Alveolen sowie um diese herum und des respiratorischen Epithels ermöglicht den Austausch gasförmiger Stoffe zwischen der Alveolarluft und dem Blute. Die Alveolengänge und die Lungenbläschen sind jene Teile der Lungen, auf deren Erweiterung und Verengerung die respiratorischen Volumsänderungen der Lungen vorzugsweise beruhen.

In der Wand der kleineren, bereits knorpelfreien Bronchien — nicht mehr in den Alveolengängen — befinden sich zirkulär verlaufende glatte *Muskelfasern,* welche die Weite der Bronchien verändern können. In den größeren Bronchien sind nur in deren hinterer, knorpelfreier Wand quergerichtete glatte Muskelfasern eingelagert.

Die zu Geflechten verbundenen *Nerven* der Lunge sind Abzweigungen des Nervus vagus und des sympathischen Nervensystems. Zwischen den Nervenfasern befinden sich Gruppen von Ganglienzellen. Der Nervus vagus bewirkt unter anderem eine Zusammenziehung der Bronchialmuskulatur, der Nervus sympathicus eine Erweiterung derselben.

Während die *Bronchien der Zufuhr der Einatmungsluft und dem Abtransport der Ausatmungsluft dienen, besorgen die Bläschen den Gasaustausch.* Das Innere der Bläschen ist mit atmosphärischer, sauerstoffreicher Luft gefüllt. In den und um die Lungenalveolen ist ein überaus feines *Haargefäßnetz* angeordnet, in das sich die kohlensäurereiches (venöses) Blut führenden Lungenarterien auflösen und in dem die sauerstoffreiches (arterielles) Blut führenden Lungenvenen ihren Anfang nehmen. Durch die Wandungen dieses Haargefäßnetzes und der Lungenalveolen hindurch gibt das Blut der Lungenarterien Kohlensäure in das Innere der Lungenalveolen durch Diffusion ab, nimmt dafür aus ihnen Sauerstoff auf und wird so zum arteriellen Blut der Lungenvenen. Die Diffusion ist durch die gegenseitige Durchdringung und Mischung der einander berührenden Gase durch die Alveolenwände und durch die Kapillarwände hindurch gekennzeichnet, wobei die Gase entsprechend dem Druckgefälle von Orten höheren Druckes zu Orten niederen Druckes wandern. Demgemäß diffundiert der Sauerstoff infolge der in der Alveolarluft herrschenden höheren Sauerstoffspannung aus der Alveolarluft durch die Alveolen- und Kapillarwände in das Blut und demgemäß diffundiert die Kohlensäure infolge der im venösen Blut bestehenden höheren Kohlensäurespannung aus dem Blut in die Alveolarluft. *Die Lungenarterien führen also venöses, die Lungenvenen arterielles Blut.*

Das *Transportmittel für den Sauerstoff* ist das Haemoglobin in den roten Blutkörperchen (Erythrozyten). Dieses besitzt die Eignung, Sauerstoff zu binden. Durch die Sauerstoffaufnahme verwandelt sich das Haemoglobin in das hellrote *Oxyhaemoglobin,* das die hellrote Farbe des Blutes in den Schlagadern (Arterien) und in den Lungenvenen bewirkt, durch die Sauerstoffabgabe in die Umgebung entsteht das dunkelrote *reduzierte Haemoglobin,* das die dunkelrote Farbe des Blutes in den Blutadern (Venen) und in der Lungenschlagader (Arteria pulmonalis) bedingt. Auf diese Weise vollzieht sich die *Atemfunktion des Blutes.* Der Vorgang der Sauerstoffaufnahme findet im sauerstoffreichen Gebiet der Lunge (im kleinen Kreislauf) statt, die Prozesse der Sauerstoffabgabe spielen sich in den sauerstoffarmen Körpergebieten des großen Kreislaufes ab.

Die *Lungenatmung* besteht aus zwei Teilen: aus der *Einatmung* und aus der *Ausatmung,* wobei sich diese beiden Atmungsphasen in rhythmischem Wechsel vollziehen und mit Volumsveränderungen des Brustkorbes und der Lunge verbunden sind. Die Atembewegungen bestehen in Erweiterung *(Einatmung, Inspiration)* und Verengerung *(Ausatmung, Exspiration)* des Brustkorbes. Der Einatmung, die einen aktiven Vorgang darstellt, dienen alle Muskeln, die die Rippen und das Brustbein heben *(Rippen- oder Brustatmung),* vor allem die Musculi intercostales externi und das Zwerchfell *(Zwerchfell- oder Bauchatmung)* sowie die Wirkung der Hilfsmuskeln der Atmung (Musculi scaleni, sternocleidomastoidei, obere Teile des Trapezmuskels und der Pektoralmuskulatur). Bei der Einatmung entsteht durch das Zusammenwirken der aktiven muskulären Hebung der Rippen und des Brustbeins sowie der Kontraktion des Zwerchfells mit dessen Abflachung und Tiefertreten eine erhebliche Volumenzunahme des Brustkorbes. Die Ausatmung besorgen die Zugwirkung der Musculi intercostales interni (Ausatmungsmuskel) und recti abdominis sowie die elastischen Kräfte der Lunge und des Brustkorbes. Beim Mann überwiegt die Bauchatmung, bei der Frau die Brustatmung.

Die mit jedem Atemzug eingeatmete Luft dringt nicht unmittelbar zu den Alveolen vor, vielmehr mischt sie sich mit der bereits vorhandenen. Der normale Weg für die Einatmungsluft ist derjenige durch die Nasenhöhlen (Nasenatmung). Die Mundatmung erfolgt im allgemeinen nur bei einer Behinderung der Nasenatmung. Die Nasenhöhlen enthalten in den Muscheln eine sehr wichtige Einrichtung, um die Einatmungsluft vorzuwärmen und zugleich soweit als möglich mit Wasserdampf zu sättigen. Die Einatmungsluft kommt praktisch körperwarm und mit Wasserdampf gesättigt in den Alveolen an. Bedeutungsvoll ist auch, daß Staub, Mikroorganismen usw. von dem klebrigen Sekret, das der Nasenschleimhaut aufgelagert ist, festgehalten werden. Durch ein Flimmerepithel wird es zusammen mit den aufgenommenen Produkten nach außen befördert. Der weitere Weg der Einatmungsluft ist durch den Nasen-Rachen-Raum, den Kehlkopf, die Luftröhre und die Bronchien mit ihren immer feiner werdenden Verzweigungen gegeben. Der Luftstrom selbst wird durch Druckunterschiede bewirkt. Während der Druck der Außenluft gleichbleibt, entsteht im intrapulmonalen Raum bei der Inspiration ein Unterdruck und damit ein Druckgefälle nach dem Lungeninneren zu, während bei der Exspiration das Umgekehrte der Fall ist.

Die Ausatmung erfolgt beim ruhigen Atmen passiv, bei angestrengter Atmung unter Muskeleinwirkung. Die Lunge folgt bei der Atmung entsprechend ihrem großen Elastizitätsvermögen ungehindert den Bewegungen des Brustkorbes. Bei ruhiger Atmung wird $^1/_2$ l Luft bei jedem Atemzug gewechselt, das heißt, wird $^1/_2$ l Luft eingeatmet und wieder ausgeatmet; diese Luftmenge nennt man die *Atmungs- oder Respirationsluft.* Es kann aber nach einer ruhigen Ausatmung noch nachträglich eine erhebliche Luftmenge ($1^1/_2$ l) durch starke Ausatmung ausgetrieben werden *(Reserveluft)* und ebenso durch angestrengte Einatmung dieselbe Menge *(Ergänzungs- oder Komplementärluft)* eingeatmet werden, so daß im ganzen maximal $3^1/_2$ l *(Vitalkapazität)* veratmet werden können. Die *Vitalkapazität der Lunge,* die also die größtmögliche ein- und ausatembare Luftmenge darstellt, besteht demnach aus *Respirations-, Komplementär-* und *Reserveluft* und wird mittels eines besonderen Atmungsmessers, des sogenannten *Spirometers,* bestimmt. Wir atmen also normalerweise mit ungefähr einem Siebentel der möglichen Stärke. Aber auch nach angestrengtester Ausatmung wird die Lunge nie ganz entleert, es bleibt noch ein Luftrückstand *(Residualluft)* von ungefähr $1^1/_2$ l in der Lunge. Da etwa 16 bis 20 Atemzüge in der Minute erfolgen, beträgt die in einer Minute gewechselte Luftmenge *(die sogenannte Atemgröße)* bei Muskelruhe ungefähr 8 bis 10 l. Eine vollständige Erneuerung der Luft tritt auch bei angestrengtester Atmung nie ein, da außer der in der Lunge verbleibenden Residualluft ein Teil der Luft noch in den am Gaswechsel nicht beteiligten Atmungswegen, im sogenannten *schädlichen Raum* (Mund-, Nasen-, Rachenhöhle, Kehlkopf, Luftröhre, Bronchien, zusammen etwa 150 ccm) hin- und hergeschoben wird.

Die ruhige Atmung erfolgt *unwillkürlich* durch die *automatische Tätigkeit des Atemzentrums im verlängerten Mark.* Die willkürliche Beeinflussung der Atmung ist nur in einem äußerst beschränkten Ausmaß möglich. Die Zahl und Tiefe der Atemzüge werden durch den Zustand des Blutes, das das Atemzentrum umspült, geregelt. In erster Linie ist die *Kohlensäure der natürliche Reizstoff für die Tätigkeit des Atemzentums.* Die im Atemzentrum entstehenden Reize gelangen dann zu den Nerven der Atmungsmuskulatur (Interkostalnerven, Nervi phrenici). Die Atmung vollzieht sich ferner in Form einer *Selbststeuerung*. Die *Selbststeuerung der Atmung* besteht in der durch den Nervus vagus vermittelten selbsttätigen Regulation der Atmung, d. h. durch Vermittlung des Nervus vagus entstehen bei der Einatmung in der Lunge nervöse Erregungen, welche die Beendigung der Einatmung und den Beginn der Ausatmung veranlassen, und ebenso kommen bei der Ausatmung nervöse Reize zur Entwicklung, welche die Beendigung der Ausatmung und den Beginn der Einatmung bewirken. Je mehr *Kohlensäure* sich im Blut anhäuft, desto rascher und tiefer wird die Atmung. In den Lungenbläschen (Lungenalveolen) vollzieht sich der Gasaustausch durch Diffusion, indem Sauerstoff durch die dünnen Wände der Bläschen in das Blut eintritt, Kohlensäure umgekehrt aus dem Blut in die Bläschen übertritt.

Die *Einatmungsluft* enthält 21 % Sauerstoff und 0,03 % Kohlensäure, die *Ausatmungsluft* 16 bis 17 % Sauerstoff und 3 bis 4 % Kohlensäure, der Rest der Einatmungs- und Ausatmungsluft 1 % Edelgase und 78 % Stickstoff. Der Sauerstoffverbrauch beträgt in der Minute in Ruhe etwa 250 bis 300 cm^3 = 15 bis 18 Liter pro Stunde, die Kohlensäureabgabe beträgt in der Minute etwa 210 cm^3 und darüber. Sobald eine Arbeitsleistung hinzukommt, steigt der Sauerstoffverbrauch sofort entsprechend an. Für mittlere Arbeit beträgt der Sauerstoffbedarf etwa 500 cm^3 in der Minute = 30 Liter pro Stunde. In der Hauptsache sind es die Muskeln, die an dem vermehrten Sauerstoff-Verbrauch teilhaben.

Das Volumenverhältnis zwischen ausgeatmeter Kohlensäure und verbrauchtem Sauerstoff ($CO_2 : O_2$) wird als *respiratorischer Quotient* bezeichnet. Dieser beträgt bei Kohlehydratverbrennung 1,0, bei Fettverbrennung 0,7, bei Eiweißverbrennung 0,8 und bei gemischter Nahrung etwa 0,85.

In der Gabelung der Luftröhre und in der unmittelbaren Nachbarschaft des Anfangsteiles der Luftröhrenäste, der sogenannten Stammbronchien, liegen Lymphdrüsen, die sogenannten *Tracheobronchialdrüsen,* die die Lymphe aus den Lymphbahnen der Lunge aufnehmen und vor allem als Filter für aus den Lungen abgeführte Staub- und Rußteilchen dienen.

Die *Perkussion* der Lunge ist eine medizinisch-diagnostische Untersuchungsmethode; diese besteht im Beklopfen (Finger-Finger-Perkussion) der Brustkorboberfläche, um aus dem Klopfschall die Beschaffenheit der darunterliegenden Lunge zu erschließen, sie ergibt somit den *Klopfbefund* oder *Perkussionsbefund* und dient der Erkennung von Krankheiten der Lunge.

Die *Auskultation* der Lunge ist eine medizinisch-diagnostische Untersuchungsmethode; diese besteht im Behorchen der Lunge durch Anlegen des Ohres oder mit Hilfe eines schalleitenden Instrumentes, eines sogenannten Hörrohres oder Stethoskopes, zwecks Feststellung von normalen oder veränderten Atmungsgeräuschen, ferner von Nebengeräuschen; sie ergibt also den *Horchbefund* oder *Auskultationsbefund* und ist für die Erkennung von Erkrankungen der Lunge von sehr großer Bedeutung.

Bronchitis

Bronchitis (Bronchialkatarrh) ist die Bezeichnung für verschiedene Formen der *Schleimhautentzündung* der *Luftröhrenäste (Bronchien),* die bei der Mitbeteiligung der Luftröhre *Tracheobronchitis* heißt.

Die *akute Bronchitis* kommt besonders im Frühjahr und Herbst bei Kindern und älteren Leuten vor, entweder als selbständige Erkrankung *(Erkältung, Einatmung von Staub, Rauch und schädlichen Gasen)* oder im Verlauf anderer Erkrankungen *(Masern, Keuchhusten, Grippe, Typhus abdominalis, Lungen-*

tuberkulose, allergische Krankheiten usw.). Solche Menschen zeigen eine besondere Disposition für Bronchitis. Die wichtigsten subjektiven Zeichen sind Husten, leichte Brustschmerzen, Gefühl von Wundsein im Hals, zäher, schleimiger, eitriger Auswurf, Atemnot, geringe Temperaturerhöhungen. Es ist besonders darauf hinzuweisen, daß eine Lungentuberkulose mit ähnlichen Erscheinungen beginnen kann.

Beim Absteigen einer akuten Bronchitis in die Bronchiolen kommt es zur *Bronchiolitis (= Bronchitis capillaris)*. Bei dieser handelt es sich um eine Entzündung der kleinsten Bronchien, die oft zu einer Verstopfung der Lichtung mit zur Organisation neigendem Exsudat führt *(= Bronchiolitis obliterans)*. Es besteht dabei ein sehr schweres Krankheitsbild mit Fieber, mit erschwerter, beschleunigter Atmung, mit Blausucht, häufig auch mit Herzstörungen und betrifft vor allem Kinder, z. B. bei Masern und Grippe.

Als Vorbeugung empfiehlt sich eine vernünftige Abhärtung gegen Erkältungen. Behandlung: Bei Erkältung mit Temperatursteigerung Bettruhe und Schwitzkuren mit Aspirin, Pyramidon usw., feuchte Einwickelung des Rumpfes (Brustwickel), warme Getränke (Brusttee, Milch mit Selterswasser, Emserwasser, heiße Limonade, Glühwein), bei trockenem Katarrh schleimlösende Mittel (Salmiakpastillen usw.), bei übermäßiger Schleimabsonderung Einatmung von Terpentinöl, Latschenöl, Inhalationen, z. B. mit Salzwasser usw. Bei jüngeren, herz- und kreislaufgesunden Menschen ist außerdem Heißluftbehandlung des Brustkorbes mit elektrischem Glühkasten von besonderem Wert.

Die *chronische Bronchitis* kann sich an die akute Form anschließen, meist aber entwickelt sie sich allmählich infolge einer immer wieder auftretenden Erkältung, nach anhaltender Einatmung von Staub, oft als *Berufskrankheit* (Müller, Bäcker, Wollarbeiter, Steinklopfer, Kohlenarbeiter usw.). Sie kann aber auch als Komplikation bei anderen Erkrankungen (Lungentuberkulose, Herz- und Nierenleiden) auftreten. Im weiteren Gefolge einer chronischen Bronchitis kann es zur Ausbildung von Bronchiektasien, besonders häufig aber infolge des dabei bestehenden chronischen Hustens zur Entwicklung eines Lungenemphysems kommen.

Aus einer akuten und aus einer chronischen Bronchitis kann bei Übergreifen der Entzündung auf das Lungengewebe eine Lungenentzündung im Sinne einer *Bronchopneumonie* entstehen.

Vorbeugende Maßnahmen: Gesunde Wohnungsverhältnisse, Vermeidung von Staub und Erkältungen, Atemübungen. Die Behandlung erfolgt wie bei akuter Bronchitis. Außerdem sind bei chronischer Bronchitis Injektionen von Kalzium, Eupulmon, Transpulmin, Pulmostabil, Olobintin, Milch usw., Jodinhalationen und Sommerkuren in Bad Gleichenberg, Bad Ems, Bad Reichenhall, Bad Soden usw. sehr empfehlenswert.

Sowohl bei der akuten als auch bei der chronischen Bronchitis kommt es manchmal sekundär zum Auftreten von Krampfzuständen der Bronchialmuskulatur *(Bronchospasmus)*, wodurch vor allem die Ausatmung eine bedeutende Behinderung erfährt. In diesen Fällen spricht man von einer *spastischen Bronchitis*. Bei der Behandlung derartiger Fälle von spastischer Bronchitis ist neben den schon erwähnten üblichen Maßnahmen die Verabreichung von Asthmolysin, Asthmatrin, Asthmocid, Astholyt, Atropin, Koffein, Ephedrin, Ephetonin, Aludrin, Priatan, Kalziumpräparaten usw. notwendig.

Bei sämtlichen Formen der Bronchitis und bei vielen Lungenerkrankungen mit einer Begleitbronchitis wird eine *Inhalations-Therapie* durchgeführt. Die Inhalations-Therapie ist eine in erster Linie an den Luftwegen angreifende

Behandlung und besteht in der Einatmung von Dämpfen, Gasen, fein zerstäubten Flüssigkeiten verschiedener Zusammensetzung und Konsistenz. Sie dient dem Zweck, Arzneimittel in Gas- oder Nebelform in die Atmungswege und in die Lungen zu bringen. Eine Gasinhalation wird außer der üblichen von Sauerstoff und Kohlensäure in der Regel nicht angewendet. Man bezeichnet Nebel mit Tröpfchen, deren Durchmesser über 30 μm beträgt, als feuchte Nebel oder Sprays, während diejenigen Nebel mit Tröpfchen, deren Durchmesser unter 30 μm gelegen ist, als Aerosole bezeichnet werden. Im allgemeinen werden Aerosole mit Teilchen in der Größenordnung um 10 μm und darüber benutzt. Die wesentlichen Merkmale der Aerosole sind ihre Schwebefähigkeit und ihre große Oberfläche. Für das Einbringen der Arzneimittel in Nebelform wird der Luftstrom der Einatmung benutzt. Die in die Luftwege eingebrachten Medikamente besitzen eine lokale Wirkung (Hyperaemie, Sekretionssteigerung, Schleimlösung oder Keimabtötung) und bisweilen, bei Resorption, auch eine allgemeine Wirkung. Für die Technik der Inhalation unterscheidet man Inhalationsapparate für den einzelnen Kranken und für eine Gruppe von Kranken. Für eine gleichzeitige Behandlung einer Gruppe von Kranken in der Form eines Gemeinschaftsinhalatoriums dient zur Zerstäubung ein hochleistungsfähiger Preßluftdüsenapparat, mit dessen Hilfe im gesamten Raum die therapeutisch notwendige Nebeldichte erzeugt werden kann. Die in der Praxis am meisten angewendete Inhalationsform ist die Einzelinhalation, für die verschiedene Apparate zur Erzeugung von feuchtem Nebel oder von Aerosolen zur Verfügung stehen: Vernebler für die Behandlung des Nasen-Rachen-Raumes, für die Behandlung der oberen Luftwege und Vernebler für die tiefen Luftwege. Die wichtigsten Mittel für die Inhalations-Therapie sind: *für die Lösung und Lockerung des Bronchialsekretes sowie dessen leichtere Herausbeförderung:* Kochsalz, Natrium bicarbonicum, Emser Salz, Gleichenberger Wasser, Jod, Sole, Ammonium chloratum, Calcium chloratum, Tacholiquin, ätherische Öle (Terpentinöl, Latschenöl, Eukalyptusöl, Zypressenöl), Gujakol-Glycerin, Thymipin usw.; *für die Lösung eines Bronchospasmus:* Adrenalin (Asthminhal), Aludrin, Priatan, Asthmolysin, Bronchovydrin, Ephedrin, Ephetonin, Euphyllin usw.; *für eine antibakterielle Behandlung:* Penicillin, Streptomycin, Erythromycin, Tetracycline usw.

Staubinhalationskrankheiten

Die *Staubinhalationskrankheiten (Staubeinatmungskrankheiten, Pneumokoniosen)* sind auf Einatmung von bestimmten Staubarten zurückzuführen. Man unterscheidet mehrere Formen:

Die *Kohlenlunge (Anthrakose),* bei der eine Schwarzfärbung der Lunge durch Ablagerung von Kohleteilchen und Ruß in den Lungenbläschen zu sehen ist und die sich bei bestimmten Berufsarten, besonders bei Kohlenbergbauarbeitern, findet.

Die *Kalklunge (Chalikose)* ist das Ergebnis der Anhäufung von eingeatmetem kalziumhältigen Staub im Lungengewebe und tritt besonders bei Arbeitern in Chlorkalk- und Zementfabriken sowie Kalkbrennereien auf.

Die *Eisenstaublunge (Siderose)* wird durch Eisenstaubeinatmung verursacht und bewirkt eine Rotfärbung der Lunge.

Die *Kiesellunge (Steinhauerlunge, Silikose)* entsteht hauptsächlich bei Steinhauern und bei Steinbrucharbeitern durch Einatmung von kieselsäurehältigen Salzen, wodurch es in den Lungen zur Schwielenbildung kommt. Hieher gehört auch die bei Asbestarbeitern sich entwickelnde *Asbestose* (Asbestlunge).

Die Staubinhalationskrankheiten verursachen in der Regel chronische Bronchitiden, teilweise sekundär fibröse Lungenparenchymveränderungen und führen in weiterer Folge zu Lungenemphysem. Die wichtigsten Verhütungsmaßnahmen sind eine gehörige Absaugung des Staubes am Arbeitsort und eine genügende Durchlüftung der Betriebsräume.

Bronchiektasien

Bronchiektasien sind *Erweiterungen der Bronchien,* die *zylindrische* oder *sackförmige* Form aufweisen können. Die *zylindrischen Bronchiektasien* finden sich hauptsächlich bei chronischer Bronchitis und Lungenemphysem, die *sackförmigen Bronchiektasien* sind besonders bei Lungen- und Rippenfellschrumpfung zu beobachten. Der Inhalt der Bronchiektasien ist ein schleimig-eitriges, manchmal blutiges, oft faulig zersetztes Sekret. Die Wand der Bronchiektasien ist nicht selten geschwürig zerstört, so daß diese den sogenannten Kavernen bei Lungentuberkulose ähnlich sind und zum Entstehen von Lungenblutungen (Bluthusten) Anlaß geben können. Bronchiektasien entstehen hauptsächlich durch Übergreifen des chronischen Entzündungsprozesses der Bronchialschleimhaut auf die ganze Bronchialwand, die dadurch in ihrer Widerstandsfähigkeit nachgiebiger wird und auf diese Weise zur Erweiterung neigt, besonders dann, wenn gleichzeitig das umgebende Gewebe der Bronchien durch chronisch entzündliche Vorgänge zu Schrumpfungen und damit zum Auseinanderziehen der Bronchialwände Anlaß gibt. Die Symptome sind ähnlich wie bei chronischem Bronchialkatarrh, nur ist der *Auswurf* meist viel reichlicher, oft übelriechend. Es kommt vielfach zu „maulvollen Expektorationen“. Der *Auswurf* bildet beim Stehen drei *Schichten,* wobei die obere Schichte von schaumiger, schleimiger, die mittlere von wässeriger, trüber, schleimiger und die untere von eitriger Beschaffenheit ist. Die Träger von Bronchiektasien zeigen manchmal eine kolbenförmige Verdickung der letzten Fingerglieder (Trommelschlegelfinger).

Therapeutisch sind bei Bronchiektasien die verschiedensten Inhalationsmittel, vor allem Terpentinöl, letzteres auch in Injektionsform, Durstkuren zur Verringerung der Sekretion, Entleerung der Bronchiektasien durch Aushusten in Tieflagerung des Oberkörpers, Salvarsankuren und bei bestimmten Fällen Pneumothoraxbehandlung zu empfehlen. In sehr schweren, therapeutisch sonst nicht beeinflußbaren Fällen wird eine chirurgische Behandlung in Form der Lobektomie mit guten Heilungsaussichten durchgeführt.

Bronchialasthma

Das *Bronchialasthma (Asthma bronchiale, Lungenasthma)* ist charakterisiert durch das *Auftreten von anfallsweiser Atemnot mit vorwiegender Erschwerung der Ausatmung,* die auf einem Krampf der glatten Muskulatur der feineren, meist chronisch entzündeten Bronchialäste beruht *(Bronchospasmus).* Das Asthma bronchiale besteht also im wesentlichen in krampfhaften Zusammenziehungen der Bronchialmuskulatur, welche durch Übererregung parasympatischer Nerven (Nervus vagus) erfolgt. Der Auswurf ist meist spärlich, zäh, erst am Ende des oft stundenlangen Anfalles werden nicht selten große Mengen eines glasig-schleimigen Auswurfes ausgehustet. Während eines derartigen Bronchialasthma-Anfalles bestehen die Zeichen einer akuten Lungenblähung. Über der Lunge hört man pfeifende Geräusche. Das Bronchialasthma findet sich häufig bei Patienten mit neuropathischer Konstitution und wird manchmal reflektorisch durch Einatmen bestimmter Stoffe, Gerüche, Staub usw. ausgelöst. *Das Bronchialasthma ist eine allergische*[1] *Erkrankung, bei der ein Zustand veränderter Reizbarkeit, eine Überempfindlichkeit gegenüber sonst belanglosen Reizen mit beschleunigter Reaktionsfähigkeit besteht, die hier in einer gesteigerten Krampfbereitschaft der Bronchialmuskulatur zum Ausdruck kommt.*

Vom praktisch klinischen Standpunkt ergibt sich aber die Notwendigkeit des besonderen Hinweises auf die Erfahrungstatsache, daß sehr häufig zwischen dem allergischen Bronchialasthma und der diffusen spastischen Bronchitis (Bronchospasmus bei diffuser Bronchitis) nicht in klarer Form unterschieden werden kann und daher für beide Zustände die Krankheitsbezeichnung *Asthma bronchiale (Bronchialasthma, Lungenasthma)* Anwendung findet.

Die Behandlung des Bronchialasthmas sucht allgemein an der Konstitution anzugreifen durch Atemgymnastik, Aufenthalt in See- oder Höhenluft, hydrotherapeutische Prozeduren, Brom- und Kalziumverabreichung. Im Anfall sucht man den Bronchialmuskelkrampf bei jüngeren Personen vorerst mit Schwitzkuren (Aspirin), heißen Getränken, Heißluftbehandlung in Form des elektrischen Glühkastens zu beeinflussen. Ferner erweisen sich Ephetonin, Ephedrin. Koffein, Atropin, Aludrin, Priatan usw. als sehr wirkungsvoll. Wenn diese Maßnahmen keine Erfolge bringen oder wenn es sich von vornherein um einen sehr schweren Anfall handelt, erweist sich die Verabreichung von Asthmolysin (Adrenalin + Hypophysin), Astmocid, Astholyt, Atropin, Koffein in Form von Injektionen, Inhalationen von Asthminhal, von Räucherpulvern, von Aludrin, Priatan usw. als notwendig, um den Asthma-Anfall zu lösen. Bisweilen werden auch Cortisonpräparate, wie Dacortin und Solu-Dacortin, zur Behandlung des Bronchialasthmas herangezogen. In manchen sehr schweren Anfällen wird eine Morphininjektion nicht zu umgehen sein.

Lungenemphysem

Als *Lungenemphysem (Lungenerweiterung, Lungenblähung, Lungendampf)* wird jener krankhafte Zustand der Lunge bezeichnet, bei dem deren *einzelne Bläschen (Alveolen) erweitert sind* und *in späteren Stadien durch teilweisen Schwund der Alveolenscheidewände zu größeren Hohlräumen zusammenfließen.* Durch die dauernde Alveolenüberdehnung wird ein Elastizitätsverlust des Lungengewebes verursacht, der zu einer Erschlaffung des Lungengewebes, zu einer verminderten Ausatmungskraft der Lunge und in weiterer Folge durch Störung des Gasaustausches in den Alveolen zu einer Überladung des Blutes mit Kohlensäure führt. Es treten Beklemmung und Atemnot auf, wobei besonders die Ausatmung erschwert ist. Bei den Emphysematikern ist eine ziehende und deutlich verlängerte Ausatmung zu beobachten. Das Lungenemphysem führt in späteren Stadien durch Überlastung der rechten Herzhälfte sehr häufig zu Zirkulationsstörungen.

Das Lungenemphysem entsteht teils durch Erschlaffung und Schwund der Zellwände der Lunge bzw. durch teilweisen Schwund der Alveolarwände, z. B. infolge hohen Alters (Alters- oder Greisenemphysem), wobei mit fortschreitendem Alter die zunehmende Starre des Brustkorbes die Emphysementwicklung

---

[1] *Allergie* = veränderte Reaktionsweise des Körpers. *Allergene* = Stoffe, die allergische Erkrankungen verursachen, z. B. *Hausallergene* (Bettfedern, Haare von Haustieren, Staub, Geruch usw.), *Nahrungsmittelallergene* (meist tierische oder pflanzliche Eiweißkörper), *Klimaallergene*. Bei allergischen Zuständen besteht im weißen Blutbild eine Vermehrung der eosinophilen Granulozyten, eine sogenannte *Eosinophilie.*

begünstigt. Teils kommt es dadurch zur Emphysembildung, daß eine Lungenpartie bei der Atmung dauernd stärker in Anspruch genommen wird, weil ein anderer Lungenteil durch meist chronische Lungenprozesse, wie Tuberkulose, Schrumpfung, Kompression usw., unbrauchbar geworden ist. Die häufigste Ursache des chronischen Lungenemphysems ist die chronische Bronchitis mit dem heftigen und oft andauernden Husten. Eine weitere häufige Ursache ist das Asthma bronchiale; ferner spielen Behinderung der Ausatmungswege (z. B. durch große Kröpfe) und übermäßige Anstrengung der Atmungswerkzeuge, z. B. infolge übertriebener sportlicher Betätigung, bei der Entstehung des Lungenemphysems eine große Rolle.

Das chronische Lungenemphysem ist eine sehr lästige Krankheit und seine Behandlung erfordert vor allem Beseitigung oder wenigstens Besserung der begleitenden, die Emphysementwicklung fördernden Bronchitis, Ruhe und Schonung, Vermeidung von körperlichen Anstrengungen, zeitweisen Aufenthalt in einer Gegend mit reiner, milder Luft (Seeluft, waldreiche, staubfreie Gegend) und Verhütung von Erkältungen. Ferner ist für die Behandlung die Atemgymnastik von großer praktischer Bedeutung, da durch eine gebesserte und daher kräftigere Ausatmung eine ausgiebigere Austreibung der gestauten Luft aus den erweiterten Alveolen erreicht wird. Bei Auftreten von Herzstörungen ist eine entsprechende Herzbehandlung notwendig.

Lungenentzündung

Als *Lungenentzündung (Pneumonie)* bezeichnet man die *Durchsetzung des Lungengewebes mit entzündlichen Ausschwitzungprodukten aus den Blutgefäßen (Infiltration) unter dem Einfluß bestimmter Bakterienwirkung.* Man unterscheidet zwei Hauptformen:

a) Die *primäre, kruppöse oder lobäre (Lappen-)Pneumonie,* bei der ein *ganzer Lungenlappen* von dem Entzündungsprozeß betroffen ist, ist die häufigste Form bei Erwachsenen. Es besteht zumeist gleichzeitig oder nachfolgend infolge Mitbeteiligung des serösen Überzuges der Lunge eine *trockene Lungenfell- und Rippenfellentzündung (Pleuritis sicca).* Ihr Verlauf ist meist typisch: Aus voller Gesundheit heraus erkrankt der Betreffende meist mit Schüttelfrost an nachfolgendem anhaltendem (kontinuierlichem) Fieber, Husten, Bruststechen und Atemnot, dabei bestehen Fieberbläschen an den Lippen (Herpes labialis), an der Nase (Herpes nasalis), Blauverfärbung der Lippen und Wangen (Zyanose), angestrengte, beschleunigte und schmerzhafte Atmung und der sehr charakteristische rostbraune (rubiginöse) Auswurf. Diese Symptome dauern mit zunehmender Stärke unter hohem Fieber (39—40°) 7—9—11—12 Tage, selten länger, dann tritt sehr häufig die *Krisis* ein. Unter heftigem Schweißausbruch sinkt die Temperatur zur Norm ab, alle Beschwerden lassen nach, ebenso geht die erhöhte Pulszahl auf Normalwerte zurück. Nach weiteren 8—14 Tagen ist das Befinden des Kranken derart gebessert, daß er das Bett bereits verlassen kann, die endgültige Wiederherstellung des Allgemeinzustandes und der Lunge nimmt jedoch noch eine längere Zeit in Anspruch. Von dieser *echten Krise* ist die sogenannte *Pseudokrise* streng zu unterscheiden, bei der es wohl auch zum Temperaturabfall kommt, die weitere hohe Pulszahl jedoch als Zeichen der eingetretenen Herz- und Kreislaufschwäche zu besonderer Vorsicht mahnt, das heißt, daß der Patient trotz Abfieberung allergrößte Schonung und vor allem weiterhin energische Herz- und Kreislaufbehandlung benötigt. Bisweilen klingt das Fieber bei der lobären Pneumonie *allmählich* oder *lytisch* ab *(Lyse).* Die häufigsten und wichtigsten Komplikationen sind das Hinzutreten von serösen oder eitrigen Entzündungen des Lungen- und Rippenfelles *(Pleuritis exsudativa* oder *Empyema pleurae),* von *Lungen- abszeß, Lungengangrän, Herzbeutelentzündung (Pericarditis), Herzmuskelentzündung (Myocarditis), Gehirnhautentzündung (Meningitis)* und *das Versagen von Herz und Kreislauf.*

Der anatomische Vorgang bei der kruppösen Pneumonie zerfällt im wesentlichen in drei Stadien. Im ersten Stadium kommt es zu einer prallen Füllung der Blutgefäße und zum Austritt von seröser Flüssigkeit, von roten und weißen Blutkörperchen, in die Lungenbläschen; im zweiten Stadium gerinnt die in die Lungenbläschen ausgetretene Flüssigkeit zu einer festen Masse, so daß die befallenen Lungenbläschen von der Atmung völlig ausgeschaltet werden; im dritten Stadium werden die entzündeten Lungenbezirke wieder weicher, wobei sich die geronnenen Massen auflösen und ausgehustet werden.

Die kruppöse Pneumonie ist eine bakterielle Erkrankung und wird vom *Pneumokokkus (Diplococcus lanceolatus)* hervorgerufen. Eine Ansteckung von Person zu Person erfolgt anscheinend nicht, dagegen wird wohl gelegentlich endemisches und epidemisches Vorkommen beobachtet.

Die medikamentöse Behandlung der Lungenentzündung besteht in der Verabreichung von *Sulfonamiden* und von *Penicillin.* Neben dieser Therapie ist bei jeder Pneumonie fortlaufend eine kräftige Herz- und Kreislaufbehandlung mit Strophanthin, Coffein, Strychnin, Cardiazol, Coramin, Corvitan usw. eine unbedingte Notwendigkeit. Auch Chinin enthaltende Injektionspräparate, wie Transpulmin, Eupulmon, Solvochin, sind bei der Pneumoniebehandlung von gewissem Wert; diese haben jedoch an Bedeutung verloren. Zur Milderung des oft starken Hustens wird innerlich Codein gegeben, streng verboten sind bei der Pneumonie Morphiumpräparate wegen der Gefahr der Lähmung des Atemzentrums. Zur Erleichterung des Auswurfes werden am besten Inhalationen angeordnet, während des Fiebers werden kalte Brustwickel meist sehr angenehm und wohltuend empfunden.

Eine äußerst seltene Form einer primären Lungenentzündung ist die sogenannte *Friedländer-Pneumonie,* die durch den Friedländer-Bazillus oder Pneumobazillus (Diplobazillus pneumoniae) hervorgerufen wird.

b) Die *sekundäre* oder *lobuläre (Läppchen-)Pneumonie,* auch *Bronchopneumonie* genannt, weil die Entzündung der kleinsten Bronchien in der Regel vorangeht, unterscheidet sich von der kruppösen Lungenentzündung besonders durch den Verlauf. Ein einheitliches Krankheitsbild dieser Pneumonieform gibt es nicht, da sie meist im Gefolge anderer Krankheiten auftritt. Diese sind: 1. *Infektionskrankheiten* (Masern, Scharlach, Keuchhusten, Diphtherie, Grippe, Lungentuberkulose, Typhus abdominalis usw.). 2. Bronchitis im Verlauf einer *Erkältungskrankheit.* 3. Alle Erkrankungen, die eine *Erschwerung des Schluckens* bewirken, wodurch der Schleim oder Speisereste in die Luftröhre und von da in die Lunge eindringen, wo sie dann als Entzündungserreger wirken (Aspirationspneumonie). 4. *Örtliche Blutstauungen* in den untersten Lungenlappenpartien, besonders bei alten, geschwächten Personen und bei Herzkranken (hypostatische Pneumonie). 5. *Einatmung reizender Dämpfe oder feinverteilter Staubkörnchen.*

Zum Unterschied von der kruppösen Pneumonie, die stets einen ganzen Lappen befällt, pflegt diese Form der Lungenentzündung in kleineren, bis zu erbsengroßen Herden aufzutreten, erst bei weiterer Ausdehnung fließen diese bronchopneumonischen Herde zusammen und können dann auch mehr oder weniger vollständig einen ganzen Lappen einnehmen *(konfluierende Lobulärpneumonie).*

Die Symptome der Bronchopneumonie sind Fieber von mäßiger Höhe, Husten mit schleimig, weißlichem Auswurf, manchmal Atemnot und Fieberbläschen. Der Verlauf der Krankheit ist wechselvoll: bei kräftigen Personen führt sie in der Regel zur Genesung, bei schwächlichen und bei Greisen häufig zum Tode.

Die Erreger der Bronchopneumonie sind Streptokokken, Staphylokokken, Diplokokken, Typhusbazillen usw. Es können aber auch bronchopneumonische Herde durch chemisch reizende Stoffe hervorgerufen werden. Die Behandlung ist ähnlich wie bei der kruppösen Pneumonie.

Neben diesen Pneumonieformen gibt es noch eine durch ein Virus ungeklärter Natur hervorgerufene Pneumonie, die sogenannte *Viruspneumonie,* die sich meist durch einen sehr chronischen Verlauf auszeichnet und deren Behandlung mit Sulfonamiden oder Penicillin wirkungslos ist. Die Verdachtsdiagnose ergibt sich, wenn bei sehr geringen klinischen Erscheinungen der Röntgen-Befund einen ausgedehnten Entzündungsprozeß feststellt, wenn im Sputum bakterielle Erreger vermißt werden und Sulfonamide sowie Penicillin unwirksam sind.

Lungenabszeß

Der *Lungenabszeß* ist eine *umschriebene eitrige Höhle (Kaverne)* im Lungengewebe, die einzeln oder mehrfach auftreten kann. Ein Lungenabszeß entsteht am häufigsten als Komplikation einer Lungenentzündung infolge Zerfalls des entzündeten Lungengewebes, ferner aus infizierten Lungeninfarkten, durch Verschleppung von Bakterien auf dem Blutwege von einem Infektionsherd in die Lunge bei Blutvergiftung, durch Verschlucken von Fremdkörpern, besonders von Speiseteilen, z. B. bei Kehlkopflähmung, im Rausch, oder von Absonderungen aus Geschwüren des Mundes, des Rachens, des Kehlkopfes oder nach einer Verletzung der Lungen. Beim Lungenabszeß findet sich ein schweres Krankheitsbild mit meist hohem Fieber, oft auch verbunden mit Schüttelfrost. Der meist reichliche *Auswurf,* der mengenmäßig zu bestimmen ist, ist rein *eitrig,* hat einen süßlichen Geruch und sondert sich beim Stehen in *zwei Schichten,* eine obere seröse und eine untere undurchsichtige Schichte, welche Eiterkörperchen enthält. Im Abszeß-Sputum sind *elastische Fasern* als Zeichen zerstörten Lungengewebes nachweisbar. Zur Diagnosestellung ist vor allem das Röntgenbild der Lunge wichtig. Kleinere frische Abszesse heilen meist von selbst aus, bei größeren Abszessen sind die Heilungsaussichten gering. Die Behandlung der Lungenabszesse erfolgt in ähnlicher Weise wie bei Pneumonie. Die manchmal notwendige operative Behandlung eines chronischen Lungenabszesses besteht in der Lobektomie.

Lungengangrän

Die *Lungengangraen (der Lungenbrand)* ist durch das *brandige Absterben eines Lungenteiles unter Höhlenbildung* gekennzeichnet. Die Lungengangraen entsteht durch Infektion der Lunge mit *Fäulniserregern* auf dieselbe Weise wie ein Lungenabszeß und gibt sich durch Fieber, große Hinfälligkeit, verfallenes Aussehen, röntgenologischen Nachweis von Zerfallshöhlen in der Lunge und vor allem durch einen oft unerträglichen *aashaften Geruch der Ausatmungsluft und des Auswurfes* zu erkennen. Der *Auswurf* läßt beim Stehen eine *Dreischichtung erkennen,* eine obere schleimig-schaumige, in der Mitte eine seröse, unten eine braune schmierig-eitrige Schichte mit Fetzen von abgestorbenem Lungengewebe. Die Aussichten auf Genesung sind bei der Lungengangraen sehr ungünstig. Bei der Behandlung sind im wesentlichen dieselben Maßnahmen durchzuführen wie bei Pneumonie und Lungenabszeß, nur ist hier zusätzlich die Verabreichung von desodorisierenden Mitteln (z. B. Myrthol) zur Milderung des üblen Geruches der Ausatmungsluft und des Auswurfes notwendig.

Rippenfellentzündung

Die *Rippenfellentzündung (Brustfellentzündung, Pleuritis)* ist durch *entzündliche Veränderungen* der die Pleurahöhle bildenden *Pleura (Lungenfell und Brust- oder Rippenfell)* gekennzeichnet. Sie tritt hauptsächlich als *Begleitaffektion bei Lungenerkrankungen,* besonders bei *Lungenentzündung, Tuberkulose, Lungeninfarkt* und *Krebs* in Erscheinung, in seltenen Fällen bei *Gelenkrheumatismus.* Auch die sogenannte *„selbständige" Pleuritis* beruht fast immer *auf tuberkulöser Grundlage,* wenn auch anfänglich oder später sonstige sichere tuberkulöse Krankheitszeichen der Lunge fehlen können. Nicht selten ereignet es sich, daß aber nach kürzerer oder längerer Zeit, oft nach mehreren Jahren, einwandfreie tuberkulöse Lungenveränderungen nachweisbar werden, die dann meist als Weiterentwicklung des ursprünglich nur pleuritischen Prozesses tuberkulöser Natur aufzufassen sind. Die Patienten klagen über Appetitlosigkeit, Mattigkeit, subfebrile oder febrile Temperaturerhöhungen in den späteren Nachmittags- oder frühen Abendstunden, Husten, Kurzatmigkeit, meist stechende Brustschmerzen auf der erkrankten Seite, besonders bei stärkerer Einatmung (Pleurodynie).

Man unterscheidet eine *trockene Rippenfellentzündung (Pleuritis sicca)* und *eine feuchte Rippenfellentzündung (Pleuritis exsudativa).* Bei der trockenen Rippenfellentzündung zeigen die beiden Pleurablätter durch Fibrinauflagerungen eine rauhe Beschaffenheit, durch die diese aufeinander reiben. Dieses Reiben der Pleurablätter, das sogenannte *pleurale Reiben,* ist durch das Abhorchen nachweisbar und oft auch für den Kranken unmittelbar hörbar. Bei der feuchten Rippenfellentzündung kommt es zur Bildung eines Flüssigkeitsergusses, eines sogenannten pleuritischen Exsudates innerhalb der Pleurahöhle, das die Lunge zusammendrückt und die Nachbarorgane, besonders das Herz, nach der gesunden Seite verdrängt. Die Pleuraflüssigkeit kann *klar* sein *(serös)* oder *eitrige Beschaffenheit* zeigen *(Pleuraempyem),* besonders bei Lungenentzündung und Lungenabszeß, oder *Blutbeimengungen* stärkeren Grades enthalten *(haemorrhagische exsudative Pleuritis),* manchmal bei Krebs, Tuberkulose, oder seltener von jauchiger Natur sein, z. B. bei Lungengangraen. Die Sicherung der Unterscheidung dieser verschiedenen Pleuritisformen kann durch *Probepunktion des Pleuraraumes* getroffen werden. Als Folge einer Rippenfellentzündung treten sehr oft Verwachsungen der beiden Pleurablätter, sogenannte Pleuraschwarten, auf.

Bei der trockenen und feuchten Rippenfellentzündung werden therapeutisch schmerzstillende und hustenbekämpfende Mittel, Einreibungen, Jodanstriche, Senfpflaster, Brustwickel, besonders in Form der Schmierseifenwickel, und Bestrahlungen, z. B. mit der Profunduslampe, in Anwendung gebracht. Größere seröse Pleuraexsudate werden in der Regel durch *Pleurapunktion in Form des Bruststiches (Thorakozentese)* mittels einer Pleurapunktionsnadel langsam abgelassen, wobei man sich zur Aspiration des Ergusses entweder der *Rotandaspritze* oder eines entsprechenden Saugapparates bedient.

Die serösen Pleuraexsudate sind von grünlich-gelber Farbe, besitzen einen hohen Eiweißgehalt und demgemäß ein hohes spezifisches Gewicht von über 1015. Ihre Menge ist manchmal nur gering, diese beträgt aber häufig 500 bis 1000 bis 1500 und mehr Kubikzentimeter.

Bei der Pleuritis exsudativa sind vom medizinischen Standpunkt *wiederholte Punktionen* zu befürworten, da dadurch zu starke Schwartenbildungen verhindert werden.

Pleurapunktion

Die *therapeutische Pleurapunktion* besteht in einem interkostalen Einstich in den Brustfellraum (Pleuraraum) mit einer entsprechenden Hohlnadel zum Zwecke des Ablassens von Pleuraergüssen und so zur Entlastung der Brustorgane. Vor Beginn der Punktion gibt man dem Patienten zur Vorbeugung einer Herz- und Kreislaufschwäche entsprechende Mittel, wie Coramin, Corvitan, Sympatol, Coffein usw., und zur Unterdrückung eines unter Umständen auftretenden Hustens Mittel, wie Codein, Dicodid usw. Die Punktion wird in sitzender Stellung am Bettrand mit Unterstützung einer Hilfsperson durchgeführt, wobei auf eine ausreichende feste Gesäßunterlage zu achten ist, der Kopf des Patienten an der Schulter der Hilfsperson festgehalten wird und die Füße auf einem Schemel stehen. Als Ort der Punktion wird in der Regel eine Stelle am Brustkorb gewählt, die hinten, tief unten und etwas nach außen gelegen ist, etwa im 9. oder 10. Interkostalraum in der hinteren Axillarlinie oder etwas einwärts davon. Der Einstich soll am oberen Rand einer Rippe oder in der Mitte des Interkostalraumes erfolgen. Nach der Bezeichnung der gewählten Punktionsstelle mit einem Jodtupfer, nach der Reinigung und Desinfektion dieser Gegend (Benzin, Alkohol, Äther oder Jod) und nach einer Infiltrationsanästhesie mit Novocain (2 %) oder Novanaest (2 %) wird die Entleerung von kleinen Mengen einer leicht beweglichen Flüssigkeit mit den gewöhnlichen Injektionsspritzen vorgenommen, die zugleich eine Ansaugung ermöglichen. In anderen Fällen verwendet man eine stärkere Hohlnadel oder einen Trokar. Ein Trokar wird aber nur zur Abpunktion von eitrigen Pleuraexsudaten verwendet. Die in der Regel zu verwendende Hohlnadel, womöglich mit Dreiweghahn, soll von mindestens 5 cm Länge, 1 mm Dicke und 0,5 mm lichter Weite sein und soll bei der Punktion zwecks besserer Führung vorerst an eine Rekordspitze angeschlossen werden. Erst nach durchgeführter Probepunktion wird die Spritze nach Schließen des Hahnes abgenommen und die Punktionsnadel mit einer Rotandaspritze verbunden und die langsame Entleerung des Pleuraraumes vorgenommen. Für die abzulassende Menge ist das vorliegende Krankheitsbild und der Allgemeinzustand von Bedeutung. Bei schnellerem Ablassen größerer Flüssigkeitsmengen droht die Gefahr des Lungenödems.

Die *Rotandaspritze* ist in ihrer Verwendung für Pleurapunktion sehr einfach, sie hat sich für diesen Zweck ausgezeichnet bewährt und wird daher sehr gerne gebraucht. Die Rotandaspritze kann einen verschiedenen Fassungsraum aufweisen (z. B. 50 oder 100 ccm) und besitzt vorne zwei verschließbare Ansatzstücke, von denen das eine durch einen dünnen Schlauch mit der Pleurapunktionsnadel, das andere mit dem Auffanggefäß in Verbindung steht. Durch entsprechende Einstellung der Ansatzstücke, z. B. Verschluß gegen das Auffanggefäß und Öffnung gegen den Pleuraraum, wird es ermöglicht, Pleuraflüssigkeit in die Spritze anzusaugen und nach Füllung derselben durch Verschluß gegen den Pleuraraum und Öffnung gegen das Auffanggerät den Inhalt der Spritze in dieses zu entleeeren.

Eine *eitrige Rippenfellentzündung (Pleura-Empyem)* benötigt vielfach eine chirurgische Behandlung nach der BÜHLAU-*Methode*. Diese ist eine Drainage-Behandlung und dient der fortlaufenden Entleerung von Pleura-Empyemen. Durch einen interkostal in den Pleuraraum eingestochenen Trokar wird ein Gummirohr eingeführt und die Trokarhülse über dem liegenden Gummirohr entfernt. Die Drainage erfolgt nach dem Heberprinzip (Heber-Drainage) oder auch durch Absaugen (Saug-Drainage).

Der *Trokar (Troikart)* besteht aus einer Kanüle (Röhre) verschiedener Weite und aus einem darin befindlichen Stilett (Stachel), welches die Kanüle mit seiner mehrkantigen dornförmigen Spitze überragt, er dient zur Ablassung großer

Ergüsse meist dickflüssiger Zusammensetzung. Mit der liegenden Spitze durchdringt die Kanüle die Wand der Flüssigkeitshöhle. Darauf wird das Stilett zurückgezogen, die Kanüle bleibt als Abflußrohr liegen, und so wird der abfließenden Flüssigkeit der Weg freigegeben.

Brustwassersucht

Bei der *Brustwassersucht (Hydrothorax)* kommt es zur Ansammlung von klarer gelblicher, seröser Flüssigkeit *(Transsudat)* in der Pleurahöhle zwischen Lunge und innerer Brustwand, die nicht auf einen entzündlichen Prozeß zurückzuführen ist, also nicht auf einer Rippenfellentzündung beruht, sondern sich, häufig beiderseits, meist aber rechts stärker als links, manchmal auch nur rechts allein als *Teilerscheinung einer allgemeinen Wassersucht* im Verlaufe von Herz- oder Nierenerkrankungen entwickelt. Auch Verschluß der abführenden Venen- und Lymphwege z. B. durch Geschwülste kann die Entstehung eines Hydrothorax verursachen. Gewöhnlich werden durch die Brustwassersucht die unteren Lungenteile komprimiert und dadurch mehr oder weniger funktionsunfähig. Der Hydrothorax ist nach seiner Entstehungsweise ein durch Stauung hervorgerufenes *Transsudat,* das einen geringeren Eiweißgehalt und ein niedrigeres spezifisches Gewicht als ein entzündliches Exsudat besitzt. Pleuraexsudate (Pleuritis exsudativa) weisen ein spezifisches Gewicht von über 1015 auf, während bei Pleuratranssudaten (Hydrothorax) das spezifische Gewicht unter 1015 liegt.

In therapeutischer Hinsicht ist vor allem die Behandlung des Grundleidens durchzuführen, oft ist eine Pleurapunktion mit Ablassen des Pleuraergusses notwendig.

Lungenatelektase

Bei der *Lungenatelektase* (Luftleere) werden aus verschiedener Ursache in einem größeren oder kleineren Bezirk die Lungenbläschen luftleer und fallen zusammen. Durch diese *Luftleere* werden die entsprechenden Lungenpartien verdichtet. Die Lungenatelektase kann angeboren oder erworben sein. *Die erworbene Lungenatelektase* entsteht am häufigsten durch den Druck von pleuritischen Exsudaten, Geschwülsten, eines stark vergößerten Herzens (z. B. Herzbeutelerguß) usw. auf die Lunge, wodurch die letztere in verschiedenem Ausmaße allmählich luftleer, blutarm, blaßgrau, lederartig, zähe und zur Atmung unfähig wird *(Kompressionsatelektase).* Eine Lungenatelektase kann auch dadurch zustande kommen, daß ein sich in einem Bronchus oder Bronchialast entwickelnder produktiver Prozeß, z. B. ein Bronchuskarzinom, die Lichtung desselben allmählich mehr oder weniger vollständig verstopft (obturiert), auf diese Weise dem von diesem jetzt unwegsam gewordenen Bronchus versorgten Lungenabschnitt keine Luft mehr zugeführt werden kann und dieser Lungenabschnitt allmählich nach Aufsaugung der verbliebenen Restluft zur Gänze luftleer wird *(Obturationsatelektase).*

Gasbrust

Die *Gasbrust* oder der *Pneumothorax* ist durch die Ansammlung von Luft in einer Pleurahöhle gekennzeichnet, wodurch die Atmung der betreffenden Lunge erschwert oder unmöglich gemacht wird. Der Pneumothorax entsteht infolge einer Kommunikation der Pleurahöhle mit der Außenluft durch die Thoraxwand bei Brustkorbverletzungen oder infolge einer Kommunikation der Pleurahöhle mit den Lufträumen der Lunge durch Perforation einer oberflächlich gelegenen tuberkulösen Kaverne, einer Abszeß- oder Gangränhöhle, bisweilen aber lediglich durch Berstung einer Emphysenblase bei einem Emphysema bullosum. Findet sich außer der Luft noch Serum im Pleuraraum, d. h. besteht gleichzeitig auch eine Pleuritis exsudativa, so spricht man von einem *Seropneumothorax,* bei gleichzeitiger Anwesenheit von Eiter von einem *Pyopneumothorax.*

Man unterscheidet einen *offenen,* einen *geschlossenen* und einen *Ventilpneumothorax.* Beim offenen Pneumothorax besteht dauernd diese Kommunikation, beim geschlossenen Pneumothorax fehlt eine derartige Verbindung, beim Ventilpneumothorax ist nur bei der Inspiration eine solche Verbindung vorhanden. Der Ventilpneumothorax wird dadurch gefährlich, daß jeweils bei der Einatmung Luft einströmt, bei der Ausatmung sich aber die Verbindung schließt, so daß der Druck in der Pleurahöhle immer mehr ansteigt und ein *Spannungspneumothorax* entsteht. Dabei tritt eine Verdrängung von Lunge, Herz und Gefäßen mit schwerer Schädigung des Blutkreislaufes ein. Beim Ventilpneumothorax ist daher in therapeutischer Hinsicht für eine Absaugung von Luft aus dem Pleuraraum Sorge zu tragen. Ist infolge pleuritischer Verwachsungen nur ein Teil der Pleurahöhle mit Luft gefüllt, so spricht man von einem *teilweisen* oder *abgesackten* Pneumothorax, anderenfalls von einem *totalen* oder *freien* Pneumothorax. Für die Erkennung eines Pneumothorax ist neben der klinischen Symptomatologie die Röntgenuntersuchung von großer Wichtigkeit.

Bei der Lungentuberkulose wird zu therapeutischen Zwecken sehr häufig die *künstliche Pneumothoraxbehandlung* angewendet, um die erkrankte Lunge ruhigzustellen und so die Ausheilung zu begünstigen.

Lungentuberkulose

Die *Lungentuberkulose* ist eine *spezifische entzündliche Erkrankung des Lungengewebes, die durch den Tuberkelbazillus* (Kochschen *Bazillus*) *hervorgerufen wird* und in verschiedenen Formen in Erscheinung treten kann[1].

Der Tuberkelbazillus ist sehr widerstandsfähig gegen hohe Temperaturen und Austrocknen, da er von einer wachsartigen Hülle umgeben ist; in schlecht gelüfteten, feuchten und dunklen Räumen bleibt er lange lebensfähig, dagegen wird er durch das Sonnenlicht bald unschädlich gemacht.

Es gibt drei Arten von Tuberkulose-Bakterien: den Typus humanus (den Erreger der Tuberkulose beim Menschen), den Typus bovinus (den Erreger der Tuberkulose beim Rind) und den Typus gallinaceus (den Erreger der Tuberkulose beim Geflügel). Der Typus humanus ist nur für den Menschen pathogen, nicht aber für das Rind. Der Typus bovinus ist dagegen sowohl für das Rind als auch für den Menschen pathogen. Der Anteil der beim erwachsenen Menschen durch den Typus bovinus hervorgerufenen Tuberkulose beträgt 4 %. Dem Typus gallinaceus kommt beim Menschen nur eine untergeordnete pathogene Bedeutung zu. Die Tuberkuloseübertragung erfolgt somit überwiegend von Mensch zu Mensch.

Die Infektion erfolgt durch *Anhusten,* das heißt *unmittelbar von Mensch zu Mensch (Tröpfcheninfektion) und durch Einatmen bazillenhältigen Staubes.* Die genaue Bestimmung der Inkubationszeit ist schwer, sie dürfte sechs bis sieben Wochen betragen.

Eine primäre Erkrankung der Lunge mit einem *Primärinfekt (Primärherd)* in Form eines kleinen umschriebenen Herdes von etwa Erbsen- bis Kirschengröße, häufig mit gleichzeitiger Affektion der umliegenden Lymphknoten *(Primärkomplex)* fällt meist in das Kindesalter und verläuft entweder unter unbe-

---

[1] Das Tuberkulose-Bakterium wurde von Robert Koch 1882 entdeckt, daher auch die Bezeichnung Kochscher *Bazillus.*

stimmten geringen Krankheitserscheinungen (Unlust, verminderter Appetit, vorübergehendes mäßiges Fieber) oder unter dem Bilde einer „Grippe". Der Primärinfekt bzw. der Primärkomplex zeigt in der Regel starke Neigung zur Ausheilung
durch Verkalkung.

Von einem Primärkomplex kann es durch Einbruch von Tuberkelbazillen
in die Blutbahn zum Auftreten von *tuberkulösen Metastasen, z. B. tuberkulöser
Knochencaries, Gelenktuberkulose (Fungus), Eileitertuberkulose, Nebenhodentuberkulose, Nierentuberkulose, tuberkulöser Pleuritis, Pericarditis, Peritonitis*
usw. kommen. Diese Metastasen kommen dadurch zur Entstehung, daß die von
einem Primärkomplex stammenden, in die Venen eingebrochenen Tuberkelbazillen
zum Teil im Lungengewebe tuberkulöse Herde erzeugten, zum Teil aber das
Lungenkapillarnetz passieren konnten und auf diese Weise ins arterielle Gefäßsystem kamen und diese Körperorgane befallen konnten.

Derartige, auf dem Blutweg entstandene *tuberkulöse Metastasen* können
wieder zum Ausgang von bestimmten Tuberkuloseformen in der Lnuge werden,
und zwar dadurch, daß von diesen Herden Tuberkelbazillen in die Venen einbrechen, in den rechten Vorhof, rechten Ventrikel, und von hier in die Lunge
gelangen. Auch von der Bronchialdrüsentuberkulose können direkt Einbrüche von
Tuberkelbazillen in das Venensystem erfolgen und so ihre Verschleppung in
die Lunge zustande kommen. Sind diese Einbrüche von Tuberkelbazillen in das
Venensystem *(haematogene Aussaat)* mit Verschleppung in die Lunge spärlich,
dafür aber sich häufig wiederholend, dann entstehen daraus bestimmte Formen
von Lungentuberkulose. Es bilden sich unter Fieber schubweise in den verschiedenen Teilen der Lunge, besonders in den oberen Partien, in den Lungenspitzen,
spärlich oder dichter stehende Herdchen *tuberkulös-produktiver Natur,* die Neigung zu fibröser Umwandlung zeigen und später narbig schrumpfen oder verkalken.

Die schwerste Form der auf dem Blutwege erfolgenden Aussaat ist die *akute
Miliartuberkulose* der Lunge mit *Bildung von zahlreichen hirsekorngroßen, über
die beiden Lungen mehr oder weniger dicht verstreuten Knötchen,* die dadurch
zur Entwicklung gelangt, daß ein massenhafter Einbruch hochvirulenter Tuberkelbazillen von einem tuberkulösen Herd, z. B. Knochentuberkulose, Gelenkstuberkulose usw., ins Venensystem und ihre Verschleppung in die Lunge erfolgt. Die
Knötchen stehen dabei am dichtesten in den Spitzen und nehmen nach der Lungenbasis hin an Dichte ab. Die Miliartuberkulose schreitet unter hohem Fieber,
stark erschwerter und beschleunigter Atmung, Pulsbeschleunigung, Appetitlosigkeit, Schwindel, Kopfschmerz und Benommenheit usw. sehr rasch fort und endet
häufig, trotz gewissen Erfolgen mit den modernen antibiotischen Mitteln, tödlich.

Eine besondere, sehr häufige Form der Lungentuberkulose stellt die *chronische Lungenschwindsucht (chronische Lungenphthise)* dar. Diese entsteht in der
Regel durch *erneute bronchogene Infektion (Reinfektion),* die sowohl *endogen,*
d. h. von *innen,* von tuberkulösen bronchialen Lymphknoten als auch *exogen,*
d. h. von *außen,* durch eine neuerliche Tröpfcheninfektion oder durch neuerliches
Einatmen bazillenhältigen Staubes zur Entwicklung gelangt und bei der sich als
erster Herd das durch eine *exsudative tuberkulöse Entzündung* entstandene
Frühinfiltrat nachweisen läßt. Dieses Frühinflitrat liegt häufig dicht unterhalb
des Schlüsselbeins *(infraklavikuläres Frühinfiltrat),* ist von runder Form und
zeigt die Größe einer Nuß bis einer Zehn-Schilling-Münze. Klinisch besteht dabei
ein grippeartiger Zustand mit manchmal höherem Fieber. Aus einem derartigen
Frühinfiltrat entsteht meist, besonders bei fehlender Schonung, durch Einschmelzung des tuberkulösen Gewebes eine Höhle (Kaverne), nicht selten unter Besse

rung des Allgemeinbefindens und Bestehenbleiben des Hustens. Der geringe Auswurf enthält fast stets Tuberkelbazillen. Beim Zerfall von tuberkulösem Lungengewebe kann es zur Zerstörung von Gefäßwänden und dadurch zum Auftreten von *Bluthusten (Haemoptoe)* kommen.

Die *frühzeitige Erkennung* dieser in Schüben verlaufenden *chronischen Lungenphthise,* besonders mit Unterstützung der Röntgenuntersuchung, ist äußerst wichtig, einerseits um dem Kranken alle Behandlungsmöglichkeiten rechtzeitig zu erwirken, andererseits aus Rücksicht auf die unmittelbare Umgebung des Patienten, die durch einen *Tuberkelbazillenhuster* sehr infektionsgefährdet ist. Ist die Diagnose gesichert, dann darf nichts unversucht gelassen werden, um einen derartigen Kranken dem sonst nach höchstens sieben bis acht Jahren drohenden Tod an Lungenschwindsucht zu entreißen. Vor allem sind länger dauernde Heilstättenbehandlungen mit Freiluftliegekur, Mastkur und eine möglichst frühzeitige Pneumothoraxtherapie in Verbindung mit antibiotischen und chemotherapeutischen Maßnahmen oder eine andere chirurgische Therapie unerläßlich, um die Krankheit erfolgreich und sicher zu bekämpfen.

Eine besonders bösartige Form der Lungentuberkulose ist die *galoppierende Schwindsucht* oder *käsige Lungenphthise,* die in unmittelbarem Anschluß an eine Primärinfektion durch Ausbreitung der Tuberkelbazillen auf dem Lymph-, Blut- und Bronchialweg zustande kommt. In solchen Fällen werden daher lymphogen entstandene Herde in den Tracheobronchialdrüsen, hämatogen zur Entwicklung gelangte, über die ganze Lunge und oft auch im übrigen Organismus zerstreute Herde und vor allem bronchogene Aspirationsherde, die rasch in kavernösen Zerfall übergehen, gefunden. Diese akute galoppierende Lungenschwindsucht mit dauernd hohem Fieber und raschem Kräftezerfall führt längstens innerhalb einiger Monate zu tödlichem Ausgang.

Die allgemeinen Krankheitserscheinungen sind im Beginn der verschiedenen Formen der Lungentuberkulose außerordentlich mannigfaltig und wenig eigenartig. Mitunter erscheinen sie unter dem Bilde einer auffallenden Blässe, gleichzeitig treten leichte Fieberbewegungen, meist in den Abendstunden auf, nicht selten findet sich das Bild einer „Grippe", bisweilen weisen wiederkehrende Luftröhren- und Kehlkopfkatarrhe, Lungenblutungen oder Brustfellentzündungen auf eine beginnende Lungentuberkulose hin. Es ist daher die Feststellung der Tuberkulose im Anfangsstadium, wobei wiederholte Röntgenuntersuchungen durchzuführen sind, manchmal äußerst schwierig. Schmerzen im Brustkorb sind außer bei Mitbeteiligung des Brustfelles kein regelmäßiges Krankheitszeichen. Ist die Krankheit weiter fortgeschritten, ist es bereits zur Erweichung und zum Zerfall von tuberkulösen Herden gekommen, so besteht auch ein Auswurf, in dem Tuberkelbazillen nachgewiesen werden können.

Sputumuntersuchung auf Tuberkelbazillen nach der Methode ZIEHL-NEELSEN: Der Objektträger, auf den das Sputum ausgestrichen wurde, wird nach Trocknung an der Luft mit Karbolfuchsin übergossen und bis zur Dampfbildung erhitzt. Nach dem Liegen in dieser Farblösung durch zwei Minuten wird das Präparat mit Wasser abgespült, dann mit einer *Salzsäure-Alkohol*-Mischung bis zur Entfärbung übergossen und hernach mit *Methylenblaulösung* durch eine Minute gefärbt. Die *Tuberkelbazillen sind dann in blauer Umgebung rot gefärbt.* Zur besseren Sichtbarmachung der Tuberkelbazillen wird das *Anreicherungsverfahren mit Antiformin* durchgeführt, wobei das Sputum zu gleichen Teilen mit Antiformin vermischt und so 24 Stunden stehengelassen wird. Dann wird dieses Sputumantiformingemisch zentrifugiert und der Bodensatz des Zentrifugates auf einen Objektträger ausgestrichen und nach der Methode ZIEHL-NEELSEN gefärbt.

Als *ansteckende,* somit die Umgebung gefährdende Lungen- und Kehlkopftuberkulose ist zu beurteilen: jede Erkrankungsform an *Kehlkopftuberkulose,* auch dann, wenn im Auswurf keine Tuberkelbazillen nachweisbar sind, jede Erkrankung an Lungentuberkulose mit Tuberkelbazillennachweis im Auswurf (sogenannte *offene Lungentuberkulose*), ferner auch jede Erkrankung an Lungentuberkulose mit *negativem* Tuberkelbazillenbefund im Auswurf, wenn nach dem klinischen und vor allem nach dem röntgenologischen Untersuchungsergebnis die Ausscheidung von bazillenhältigem Auswurf zu erwarten ist *(fakultativ offene Lungentuberkulose)*. Jene Tuberkuloseform der Lunge, bei der im Auswurf keine Tuberkelbazillen nachweisbar sind und auf Grund des klinischen Gesamtbildes auch keine Tuberkelbazillen zu erwarten sind, wird als *geschlossene Lungentuberkulose* bezeichnet, welche im allgemeinen für die Umgebung hinsichtlich Anstekkung keine Gefährdung bedeutet. Unter *aktiver Lungentuberkulose* ist eine fortschreitende, behandlungsbedürftige, unter *inaktiver Lungentuberkulose* ist eine stationäre, nicht behandlungsbedürftige Tuberkuloseform zu verstehen. Für die Beurteilung der Aktivität eines tuberkulösen Lungenprozesses ist die Überprüfung der Senkungsreaktion der Erythrozyten von grundsätzlicher Wichtigkeit. Denn eine *aktive Lungentuberkulose* geht in der Regel mit einer *Beschleunigung der Senkungsreaktion* einher, eine Ausheilung bewirkt wieder einen Rückgang der Senkungsreaktion auf Normalwerte.

Von ROBERT KOCH, dem Entdecker des Tuberkelbazillus, wurde das *Tuberkulin*, ein Stoffwechselprodukt des Tuberkelbazillus, hergestellt und zur Behandlung der Tuberkulose empfohlen, für welchen Zweck es aber kaum mehr bzw. nur bei ganz bestimmten, besonders ausgewählten und ausgewerteten Tuberkuloseformen, z. B. der Lunge, in sehr beschränktem Ausmaß Verwendung findet, während es mittels der sogenannten *Tuberkulinprobe* zur Erkennung, besonders der ohne deutliche Krankheitszeichen verlaufenden Ansteckung mit Tuber kelbazillen häufig in Anwendung gebracht wird. Da sich gezeigt hat, daß die *Tuberkulinempfindlichkeit (Tuberkulinallergie)* der Haut unter bestimmten Voraussetzungen einen Gradmesser zur Beurteilung der Tuberkuloseinfektion darstellt, so wird zu diagnostischen Zwecken das Tuberkulin entweder in die Haut eingespritzt *(intrakutane* oder *kutane Tuberkulinprobe)* oder auch als Salbe in die Haut eingerieben *(perkutane Tuberkulinprobe)*. Bei Verwendung entsprechend abgestufter Tuberkulinkonzentrationen läßt sich die jeweilige Höhe der Tuberkulinempfindlichkeit feststellen. Der bei Tuberkulösen positive Ausfall zeigt sich in einer alsbald auftretenden *Rötung und Schwellung an der Injektions- oder Einreibungsstelle* in der Regel nach 24 bis 48 Stunden. Manchmal erzeugt die Tuberkulinreaktion neben den *Veränderungen an der Applikationsstelle auch Fieber (Allgemeinreaktion)* und *Steigerung örtlicher Symptome (Herdreaktion)*.

Bei Kindern wird die Tuberkulinempfindlichkeitsprüfung (Tuberkulinallergieprüfung) meist in Form der PIRQUET*schen Reaktion* oder nach der *Methode* von MORO durchgeführt.

Bei der PIRQUETschen Reaktion wird ein Tropfen Alttuberkulin auf die Haut des Unterarms gebracht und an dieser Stelle mittels eines Impfbohrers in die Haut eingebohrt. Bei positivem Ausfall entsteht daselbst eine entzündliche Infiltration (Rötung und Schwellung).

Bei der *Methode* nach MORO wird ein erbsengroßes Stück einer 50%oigen Tuberkulinsalbe in die Brust- oder Bauchhaut eingerieben. Bei positivem Ergebnis kommt es zur Entwicklung von roten Knötchen.

Bei Erwachsenen wird zur Prüfung der Tuberkulinallergie die intrakutane Impfung mit abgestuften Lösungen von Alttuberkulin (ATK) nach der Methode von MANTOUX geübt, wobei ATK-Lösungen von 1 : 10 (I), 1 : 100 (II), 1 : 1000 (III), 1 : 10 000 (IV), 1 : 100 000 (V) und 1 : 1 000 000 (VI) Verwendung finden.

Als Verdünnungsflüssigkeit wird eine $^1/_4^0/_0$ige Karbollösung verwendet, die ein Sterilbleiben der Lösungen gewährleistet. Da diese Tuberkulinlösungen verhältnismäßig rasch ihre Wirksamkeit einbüßen, ist deren frische Zubereitung nach etwa vier Wochen durchzuführen. Wegen der großen Widerstandskraft des Tuberkulins gegenüber Hitze soll für jede Tuberkulinlösung eine eigene Tuberkulin-Injektionsspritze zur Verfügung stehen. Das Auftreten von Rötung und Schwellung an der Injektionsstelle zeigt hier ebenfalls eine positive Reaktion an, wobei eine positive Reaktion etwa erst bei ATK-Lösung III auf eine geringe Tuberkulinallergie hinweist.

Die *Behandlung der Lungentuberkulose* muß schon in den frühesten Stadien der Krankheit sorgfältig eingeleitet und weiter mit großer Umsicht und Energie durchgeführt werden. Die Ausheilung der Lungentuberkulose benötigt viel Geduld und Einsicht des Patienten und braucht oft mehrere Jahre. Neben den allgemeinen bedeutungsvollen Heilfaktoren Licht, Luft, Ruhe und gute vitaminreiche Ernährung steht an erster Stelle die Behandlung *mit antibiotischen und chemotherapeutischen Mitteln;* in zahlreichen Fällen ist zusätzlich eine *chirurgische Therapie* notwendig und fast stets ist außerdem eine unterstützende *Allgemeinbehandlung in Form der Heilstätten- und Klimatherapie* unerläßlich.

Von den gegen die Tuberkulose gerichteten antibiotischen Mitteln *Streptomycin und Viomycin* besitzt das Streptomycin den sicheren Vorrang, weil beim Viomycin stärkere Nebenwirkungen und eine schwächere spezifische Wirkungsweise zu beobachten sind. Dennoch ist das Viomycin wertvoll, weil es bei vorhandener Streptomycinresistenz einen antibiotischen Heileffekt ermöglicht. Das *Streptomycin,* als *Streptomycin-Sulfat* und als *Dihydrostreptomycin-Sulfat* zur Verfügung stehend, wird intramuskulär verabreicht, zumeist in einer Tagesdosis von 1,0 g, die auf einmal oder in zwei halben Dosen gegeben werden kann. Die Gesamtdosis beträgt in der Regel 30 bis 40 g. Infolge der schädigenden Nebenwirkungen dieser beiden Streptomycine, die beim Streptomycin-Sulfat stärker am Nervus vestibularis (Gleichgewichtsstörungen) und beim Dihydrostreptomycin-Sulfat stärker am Nervus cochlearis (Hörschäden) zur Entwicklung gelangen können, werden Kombinationspräparate von Streptomycin und Dihydrostreptomycin mit der halben Menge von jeder der beiden Substanzen in Anwendung gebracht, wie Aequostrept, Diplostrept, Miscomycin, Stellamycin, Amphomycin. Pantothensäurezusatz scheint die Toxizität der Streptomycine zu vermindern (z. B. *Streptothenat, Didrothenat*). Das *Viomycin* wird in einer Tagesdosis von 1 bis 2 g in ein bis zwei intramuskulären Injektionen, jedoch nur zweimal wöchentlich bis zu einer Gesamtmenge von 50 g zur Anwendung gebracht. Neben diesen antibiotischen Mitteln ist das Isonikotinsäurehydrazid, abgekürzt *INH* oder *Isoniazid,* das z. B. unter den Namen *Rimifon, Neoteben, Bacillin, Ertuban, Nidaton* usw. zur Verfügung steht, ein besonders wertvolles chemotherapeutisches Mittel zur medikamentösen Behandlung der Lungentuberkulose. Diese *INH*-Präparate, wie *Rimifon* und *Neoteben (0,05 g),* werden in der Regel als Tabletten in einer Tagesmenge von dreimal zwei Stück nach den Mahlzeiten eingenommen, diese können aber auch als intramuskuläre Injektion verordnet werden. Eine Behandlungsdauer mit *Rimifon* oder *Neoteben* beträgt drei bis sechs Monate. Ein weiteres chemotherapeutisches Mittel ist die *Paraaminosalicylsäure (PAS),* die in der Reihe nach dem Streptomycin und den INH-Präparaten steht, die eine befriedigende, jedoch schwächere Wirkung entfaltet, weitgehend ungiftig ist, auf dem Mundwege in einer Tagesmenge von zumeist 12,0 g und mittels intravenöser Infusion bis zu einer Menge von 24,0 g im Verlaufe einiger Stunden zur Verabreichung gelangt. Von großer praktischer Bedeutung ist der Hinweis, daß diese Tuberkulosemittel *in kombinierter Form* zu verordnen sind, um der die Heilwirkung herabsetzenden bakteriellen Resistenzbildung entgegenzutreten. Eine besonders intensive Wirkung wird durch die *kombinierte Behandlung mit Streptomycin und INH-Präparaten* gewährleistet.

Die wichtigsten *chirurgischen Maßnahmen* bestehen in der Anlegung eines *künstlichen Pneumothorax*, in der Durchführung der *Thorakokaustik*, der *Phrenicus-Ausschaltung*, der *Thorakoplastik*, der *Pneumolyse* und von *Lungen-Resektionen*. Beim *künstlichen Pneumothorax* erfolgt mit Hilfe einer entsprechenden Pneumothorax-Apparatur die Füllung der Pleurahöhle mit Luft zur Lungenkollapstherapie. Die einseitige und nicht so selten beiderseitige künstliche Pneumothoraxbehandlung kommt — sofern besondere pleurale Verwachsungen fehlen — vor allem bei tuberkulösen Lungenprozessen mit Kavernenbildung, ferner auch bei geschlossenen tuberkulösen Lungeninfiltraten zur Anwendung und erstreckt sich zumeist auf zwei bis drei Jahre. Durch den künstlichen Pneumothorax werden die mechanischen Momente und damit die Vorbedingungen für eine leichtere Ausheilung der tuberkulösen Prozesse geschaffen. Denn der künstliche Pneumothorax bewirkt einen Kollaps, eine Ruhigstellung und eine Entspannung der Lunge, wodurch eine Zusammenziehung der elastischen Elemente, eine Einengung der natürlichen und pathologischen Hohlräume, ein Aneinanderlegen der Kavernenwände und eine Abknickung der Bronchien — also den Heilungsprozeß fördernde Umstände — zustande kommen. Bei Erstanlegung und Nachfüllung des künstlichen Pneumothorax läßt man in der Regel 600 bis 800 ccm Luft einströmen, wobei die ersten Nachfüllungen in ein- bis mehrtägigen, die späteren in drei- bis vierwöchentlichen Zwischenräumen durchgeführt werden. Die *Thorakokaustik* besteht in der pleuralen Durchtrennung von strang- oder membranförmigen pleuralen Verwachsungen mittels eines Kauters und bezweckt durch Lösung solcher den Kollaps behindernder Verwachsungen die Herbeiführung eines vollwirksamen Pneumothorax. Die *Phrenicusausschaltung* wird zumeist in der Form der vorübergehenden Phrenicusausschaltung mittels Quetschung, Vereisung, Alkohol- oder Novocaininfiltration, seltener in der Form der dauernden Phrenicusausschaltung mittels *Phrenicotomie* (Durchtrennung des Nervus phrenicus) oder *Phrenicusexhairese* (Entfernung des Nervus phrenicus) durchgeführt. Die Phrenicusausschaltung ist beschränkt auf Unterlappenprozesse und bezweckt eine Lähmung des Zwerchfells, die ein Höhertreten desselben, damit eine gewisse Ruhigstellung, eine Entspannung der betreffenden Unterlappen und dadurch eine Förderung der Ausheilung bewirken soll. Mit der *Thorakoplastik* wird versucht, bei verödetem Pleuraraum durch operative Entfernung von Rippenteilen eine Einengung der betreffenden Brustkorbhälfte, einen Lungenkollaps und auf diese Weise eine Ausheilung zu erreichen. Bei der totalen Thorakoplastik werden aus allen Rippen — mit Ausnahme der zwölften — neben der Wirbelsäule Teile im Ausmaß von 5 bis 12 cm reseziert, bei der *Spitzen- und Obergeschoßplastik* beschränken sich die Rippenresektionen auf die oberen Rippen. Einen gleichen Zweck verfolgt die extrapleurale *Pneumolyse* bei Verödung des Pleuraraumes, die zur Förderung des Kavernenkollapses in der Weise durchgeführt wird, daß die Lunge, meist die Lungenspitze mit den schwieligen pleuralen Verwachsungen, von der Thoraxwand losgelöst wird. Diese extrapleurale Pneumolyse führt nur dann zu guten Erfolgen, wenn es gelingt, die durch die Pneumolyse geschaffene Höhle durch regelmäßige Luftfüllungen (extrapleuraler Pneumothorax) trocken und geschlossen zu halten. In Ergänzung zu diesen kollapstherapeutischen Maßnahmen wurden neue therapeutische Wege beschritten, die darin bestehen, daß bei Beschränkung einer chronischen kavernösen Lungentuberkulose auf ein mehr oder minder umschriebenes Gebiet und bei Aussichtslosigkeit oder Erfolglosigkeit der sonstigen Therapieformen die *operative Entfernung (Lungenresektion)* dieser kranken Lungenteile durchgeführt wird. Diese *Lungenresektionen* werden, je nachdem, ob ein Segment (ein Abschnitt) eines Lungenlappens, ein ganzer Lungenlappen oder ein ganzer Lungenflügel entfernt wird, als *Segmentektomie,* als *Lobektomie* oder als *Pneumonektomie* bezeichnet. Zum Zwecke der Wiederentfaltung der Lunge wird bisweilen die sogenannte *Dekortikation,* d. h. die operative Abtragung von Pleuraschwarten, durchgeführt.

Neben der medikamentösen Therapie und allfälligen chirurgischen Maßnahmen ist für den vollen Heilerfolg nach wie vor eine mehrmonatige stationäre *Heilstättenbehandlung* in Form einer Freiluftliegekur ein unbedingtes Erfordernis. Für eine Klimatherapie in einer Tuberkuloseheilstätte ist deren Lage in einer sonnenreichen, waldreichen, windgeschützten, staubfreien, nebelfreien Gegend, die nur eine geringe Luft- und Bodenfeuchtigkeit aufweist und in der nicht zu große Temperatur- und Luftdruckschwankungen zu beobachten sind, von großer Bedeutung. Sonnenbestrahlungen sind jedoch bei Lungentuberkulose strengstens zu vermeiden, da dadurch Herdreaktionen, Weiterverbreitung des Lungenprozesses und Lungenblutungen ausgelöst werden können.

Die *Tuberkuloseschutzimpfung nach Calmette* ist eine bereits bewährte *prophylaktische* Maßnahme und wird mit dem BCG-Impfstoff (BCG-Vakzine) durchgeführt. Diese BCG-Vakzine ist eine durch viele Jahre fortgezüchtete, abgeschwächte, unschädliche Kultur boviner Tuberkelbazillen, die nach ihren Entdeckern als BCG-Bazillen (Bazillen Calmette-Guerin) bezeichnet werden. Das Wesen der Calmette-Impfung besteht darin, daß der bis dahin von der Tuberkulose freie und daher Tuberkulin-negative Mensch durch Impfung mit dieser BCG-Vakzine eine Tuberkulinallergie und damit eine relative Immunität gegen die Tuberkulose, d. h. einen gewissen Schutz vor der krankmachenden Wirkung einer von außen erfolgenden Tuberkuloseinfektion erwirbt.

Lungengeschwülste

Die *Lungengeschwülste (Lungentumoren)* sind *Neubildungen meist bösartiger Natur* (sogenannte *maligne Neoplasmen*), Karzinome und Sarkome, die entweder primär in der Lunge selbst entstehen oder Metastasen (Tochtergeschwülste, Absiedelungen) darstellen, wobei letztere durch Verschleppung von Geschwulstzellen auf dem Wege des Blut- oder Lymphstromes auch von einem entfernt gelegenen Primärtumor zur Entwicklung gelangen.

Primäre Lungenkarzinome können von der Bronchialschleimhaut (Bronchuskarzinom) oder von der inneren Zellschicht (Endothel) der Lungenbläschen (Alveolarkarzinom) ihren Ausgang nehmen. Das Bronchuskarzinom ist eine sehr häufige Erkrankung, es wird im mittleren, höheren und höchsten Lebensalter beobachtet und befällt in deutlicher Bevorzugung besonders häufig die Männer, ist aber auch bei Frauen keine Seltenheit. Die Häufigkeit des Bronchuskarzinoms beim männlichen Geschlecht beträgt ungefähr das Vier- bis Fünffache gegenüber jener beim weiblichen Geschlecht. Das *Alveolarkarzinom* ist dagegen viel seltener zu beobachten.

Das *Bronchuskarzinom* sitzt mit Vorliebe in den großen Bronchien, besonders an ihren Teilungsstellen, weniger häufig in den kleinen Bronchien. Es sitzt am häufigsten nahe dem Lungenhilus an der Teilungsstelle der Hauptbronchien oder eines größeren Astes. Neben dieser *zentralen Form* des Bronchus-Karzinoms gibt es noch eine seltenere *periphere Form,* die von den kleinen Bronchien ihren

Ausgang nimmt und einen näher der Lungenoberfläche gelegenen Knoten bildet. Das Bronchuskarzinom breitet sich von seiner Ausgangsstelle teils entlang den Bronchialverzweigungen aus, teils wächst es schrankenlos in das umgebende Lungengewebe vor, kann manchmal den größten Teil eines Lungenlappens durchsetzen und bisweilen auch auf die Brustwand, den Mittelfellraum, den Herzbeutel und die Speiseröhre übergreifen. Eine derartige Krebsgeschwulst kann auch zerfallen und auf diese Weise eine Höhle (Kaverne) im Lungengewebe erzeugen. Beim Bronchuskarzinom kommt es sehr häufig durch das Vorwachsen des Tumors in die Lichtung des Bronchus zu einer teilweisen oder gänzlichen Verstopfung desselben (Obturation), so daß in dem von diesem Bronchus versorgten Lungenabschnitt eine Atelektase (Luftleere) entsteht. Infolge der Bronchusverstopfung durch ein Karzinom wird auch das Bronchialsekret zurückgehalten, wodurch die Entstehung einer Pneumonie (sogenannte Retentionspneumonie) begünstigt wird. Eine derartige Retentionspneumonie bei Bronchuskarzinom ist eine sehr häufige Erscheinung.

Die Anfangssymptome eines Lungenkarzinoms sind in jeder Weise uncharakteristisch, neben der Abmagerung und der sich einstellenden Kachexie klagen die Patienten über Husten, Appetitmangel und Brustschmerzen. Manchmal kommt es beim Bronchuskarzinom zum Auftreten von Hämoptysen, Hämoptoen oder eines *himbeergeleeartigen Sputums.* Hervorhebenswert ist beim Bronchuskarzinom noch besonders die oft sehr frühzeitige Entwicklung von Metastasen, nicht nur in regionären Lymphdrüsen (am Lungenstiel, in der Achselhöhle, in der Grube oberhalb des Schlüsselbeins), sondern auch in der Leber, in den Knochen und im Gehirn. Beim Bronchuskarzinom tritt nicht selten eine exsudative Pleuritis auf.

Die *sekundären oder metastatischen Lungengeschwülste* sind zum Teil karzinomatöser, zum Teil sarkomatöser Natur und treten häufig sehr zahlreich in Erscheinung. Die karzinomatösen Lungenmetastasen stammen von einem Bronchus-Karzinom, von einem Mamma-Karzinom, von einem Karzinom der Schilddrüse, der Speiseröhre, des Magens, der Bauchspeicheldrüse, der Harnblase usw. Die sarkomatösen Lungenmetastasen stammen von einem primären Weichteilsarkom, von einem primären Knochensarkom usw.

Zu den Lungengeschwülsten im weiteren Sinn gehören ferner die *Pleuratumoren,* die selten in primärer Form und häufig in sekundärer Form zur Entwicklung gelangen. Primäre Tumoren der Pleura sind *Endotheliome* und *Sarkome.* Das sich von den Pleuradeckzellen ableitende Pleuraendotheliom ist vom Bau eines Karzinoms, das sich in der Pleura flächenhaft ausbreitet, hier derbe Schwartenbildungen bewirkt und sehr häufig von einer haemorrhagischen exsudativen Pleuritis begleitet ist. Die sekundären Pleuratumoren (Pleurametastasen) sind zumeist karzinomatöser Natur, entstehen auf dem Blut- oder Lymphwege von einem in der Nachbarschaft gelegenen Karzinom, z. B. von einem Bronchus-Karzinom, Mamma-Karzinom usw. und gehen ebenfalls sehr häufig mit einer haemorrhagischen exsudativen Pleuritis einher.

Eine besondere Form von Lungenmetastasen ist auf eine primäre Geschwulst der Niere, das sogenannte Hypernephrom, zurückzuführen.

Für die Diagnose der primären und sekundären Lungengeschwülste ist die Röntgenuntersuchung der Lunge von ausschlaggebender Bedeutung. Vor allem sind es die *Tomographie,* die *Bronchographie* und die *Bronchoskopie,* die neben der gewöhnlichen Röntgenuntersuchung der Lunge bei der Erkennung von Lungengeschwülsten, in erster Linie bei der Feststellung des Brochuskarzinoms, eine führende Rolle spielen. Eine gewisse diagnostische Bedeutung besitzt ferner der mikroskopische Nachweis von *Karzinomzellen im Auswurf.*

Bei bestimmten Fällen von Bronchialkarzinom gelingt es bisweilen, je nach der Lage desselben, durch einen operativen Eingriff den Tumor zu entfernen. Diese Operation besteht in der Exstirpation einer ganzen Lunge *(Pneumonektomie, Pneumektomie)* oder eines oder mehrerer Lappen *(Lobektomie)*. Eine sonstige erfolgversprechende Behandlung der Lungengeschwülste gibt es nicht. Auch durch Röntgenbestahlung wird in der Regel kein Effekt erreicht.

Die *Tomographie* oder *Röntgen-Schichtuntersuchung* ist eine besondere Röntgenographie der Lunge mit einer eigenen Apparatur, die jeweils nur eine bestimmte Schichte der Lunge scharf zur Darstellung bringt, während die davor- und dahinterliegenden Schichten undeutlich und unscharf erscheinen.

Unter *Bronchographie* versteht man die Röntgendarstellung der Bronchien und Bronchiolen nach Einführung eines biegsamen Katheters in die anästhesierten Luftwege, d. h. in die Luftröhre, in den Stammbronchus, in den Hauptbronchus, und Füllung der Bronchien mit einem wasserlöslichen, viskösen, jodhältigen Kontrastmittel. Wenn die üblichen Methoden keine Klärung herbeiführen, ist die Bronchographie eine zusätzliche, ausgezeichnete Methode zur Erkennung von Bronchuskarzinomen, Bronchiektasien und kavernösen Lungenprozessen.

Die *Bronchoskopie* ermöglicht das direkte, unmittelbare Betrachten der Luftröhre und der Bronchien mit Hilfe eines besonderen Instrumentes, des sogenannten *Bronchoskopes,* das die Form eines Rohres aufweist, mit einem Handgriff und mit einer Lichtquelle versehen ist, durch den Mund eingeführt und in die anästhesierte Luftröhre und in die zu untersuchenden anästhesierten Bronchien eingeschoben wird. Bei der Bronchoskopie wird außerdem meist mit Hilfe einer Zange eine *Probeexzision,* d. h. die Entfernung eines Gewebsstückchens zwecks dessen histologischer Untersuchung und endgültiger Sicherung der Diagnose durchgeführt. Die *Bronchoskopie* ist sehr bedeutungsvoll für die Diagnostik von Erkrankungen im Bronchialsystem, insbesondere für die Erkennung von Geschwulstbildungen in diesem Bereich.

Lungenembolie

Eine *Lungenembolie* ist durch die Verstopfung des Hauptstammes oder eines Astes oder mehrerer Äste der Lungenarterie durch einen Blutpfropf (Embolus) oder durch mehrere Blutpfröpfe (Emboli) charakterisiert. Solche Blutpfröpfe können aus der rechten Herzkammer, aus dem rechten Vorhof oder aus dem Venensystem stammen. Es gibt auch sehr seltene Lungenembolien durch Luft, Fett oder Fremdkörper.

Die praktisch wichtigste Form der Lungenembolie ist diejenige, die durch losgelöste, mit dem Blutstrom in die Lungenarterie und deren Äste verschleppte Thromben und Thrombenteile zustande kommt. Im gewöhnlichen Sprachgebrauch versteht man unter der Bezeichnung *„Lungenembolie"* (= *Pulmonalembolie)* diese Art der Gefäßverstopfung. Es ist eine *zentrale* und eine *periphere Lungenembolie* zu unterscheiden.

Bei der *zentralen Lungenembolie* entsteht eine vollständige oder fast vollständige *Verstopfung des Hauptstammes der Lungenarterie,* wobei durch plötzliches Aufhören der Lungentätigkeit meist *schlagartig der Tod eintritt (Lungenschlag).* Bei diesem unerwarteten dramatischen Ereignis bestehen hochgradige Zyanose, schwerste Atemnot, Brustschmerzen und die Zeichen des Kreislaufversagens. Gleichzeitige Embolien mehrerer größerer Äste der Lungenarterie können ebenfalls einen Lungenschlag bewirken.

Bei der *peripheren Lungenembolie* wird ein Ast der Lungenarterie in den äußeren Lungengebieten verstopft, wobei plötzliches Beklemmungsgefühl, Seitenstechen und Atemnot, mitunter auch Frostgefühl, meist aber ohne Fieber und etwas blutiger oder blutig-schleimiger, bisweilen mit Blutklümpchen durchsetzter Auswurf auftreten. In dem Verbreitungsgebiet des verstopften Lungenarterienastes entwickelt sich als Folge der peripheren Lungenembolie ein *haemorrhagischer Lungeninfarkt.* Dieser ist eine umschriebene keilförmige Ausfüllung des Lungengewebes in den Randgebieten der Lunge mit Blut. Im Anschluß an einen Lungeninfarkt kommt es nicht selten zum Auftreten einer Entzündung des Lungenfells über dem Infarkt im Sinne einer *trockenen* oder *feuchten Infarkt-Pleuritis* (Pleuritis sicca oder Pleuritis exsudativa) oder zur Entwicklung einer *Pneumonie im Infarktgebiet (Infarkt-Pneumonie).* Bisweilen können beide Zustände gemeinsam auftreten.

Die Behandlung sucht vor allem weitere Embolien zu verhüten, ferner sind Bettruhe, Behandlung einer etwa vorhandenen Venenentzündung und die Verabreichung von Herzmitteln notwendig.

Lungenödem

Unter *Lungenödem* versteht man einen Zustand, bei dem *Lungengewebe und Lungenbläschen mit seröser Flüssigkeit,* die aus den Blutgefäßen ausgetreten ist, durchtränkt sind und so dem Atmungsvorgang entzogen werden. Das Lungenödem tritt vor allem bei einer *Stauung im Lungenkreislauf* auf, besonders bei Versagen der linken Herzkammer infolge von Herzfehlern, hohem Blutdruck oder bei allgemeiner Schwäche, z. B. sehr oft kurz vor dem Tode, weiters als Teilerscheinung einer allgemeinen Wassersucht bei Herz- und besonders bei Nierenerkrankungen und bei Einatmung von Kampfgasen (z. B. Phosgen). Die hauptsächlichsten Erscheinungen des Lungenödems bestehen in plötzlich auftretendem krampfhaften Husten, sehr starker Atemnot, reichlichem dünnflüssigen, blutigschaumigen Auswurf, Blauwerden der Lippen und Nägel, lautem, oft weit hörbarem Rasseln und Röcheln (sogenanntes Trachealrasseln) und schließlich in den zunehmenden Erscheinungen der Kohlensäurevergiftung. Dabei ist die Haut kühl, der Puls klein und fadenförmig und häufig kommt es außerdem zu zunehmender Bewußtlosigkeit. Die Behandlung besteht in Anwendung von Herz und Atmung anregenden Mitteln (Strophanthin, Lobelin), intravenöser Verabreichung von hochprozentigen (hypertonischen) Zuckerlösungen und Sauerstoffatmung, bei kräftigen Kranken kann ein Aderlaß versucht werden, der häufig von gutem Erfolg begleitet ist; ferner ist das in den Atemwegen angesammelte Sekret abzusaugen.

Bluthusten

Unter *Bluthusten* ist eine aus den Atmungsorganen erfolgende Blutung zu verstehen, die entweder in Form einer Blutbeimengung zum Auswurf *(Blutspucken, Hämoptyse)* oder als Aushusten größerer Mengen fast reinen Blutes *(Blutsturz, Hämoptoe)* in Erscheinung tritt. Das Blut stammt meist aus der Lunge, ist gewöhnlich von hellroter Farbe und von schaumiger Beschaffenheit. Eine derartige Lungenblutung kommt durch Annagung (Arrosion) eines Blutgefäßes besonders bei zerfallenden Lungenprozessen, z. B. tuberkulösen Kavernen, zustande. Weiters tritt Bluthusten bei Lungenabszeß, Lungengangrän, Bronchiektasien, Bronchuskarzinom, Lungeninfarkten, bei Durchbruch von Aneurysmen der Aorta in den Bronchialraum und bei Lungenverletzungen auf.

Die Erste-Hilfe-Leistung bei Bluthusten besteht in folgenden Maßnahmen: unbedingte Bettruhe in halbsitzender Stellung, Sprechverbot, keine feste Nahrung, kalte Umschläge (Eisbeutel) auf die Brust, etwas Wasser mit einem Eßlöftel Kochsalz und mit Zusatz von Fruchtsaft trinken lassen, eiskalte Milch, Eispillen, blutstillende Injektionen (vor allem Kalziumpräparate, Gelatine, Stryphnon, 10- bis 15%ige Kochsalzlösung intravenös, Sangostop, Clauden, Naphthionin, Koagulen, Vitamin C und K, Styptanon, Tachystyptan usw.); unter Umständen Bluttransfusion und Einwickeln der Arme und Beine von den Händen und Füßen nach dem Herzen zu.

Erkrankungen des Herzens und der Gefäße

Anatomische und physiologische Einleitung

Das *Herz (Cor)* ist ein kegelförmiges, muskulöses, etwa faustgroßes Hohlorgan. Dieses ist in den Herzbeutel eingeschlossen und liegt im Mittelfellraum (Mediastinum), dicht hinter dem Brustbein und dehnt sich ein wenig (ein Drittel) nach rechts, mehr aber (zwei Drittel) nach links hin aus. Die Längsachse verläuft von rechts hinten oben nach links vorne unten. Die *Herzspitze* liegt im fünften linken Zwischenrippenraum (Interkostalraum), nahe der vorderen Brustwand in der Medioklavikularlinie oder etwas einwärts davon. Die der Brustwand zugewendete Fläche des Herzens gehört der rechten, die nach hinten und abwärts dem Zwerchfell zugewendete und auf ihm ruhende Fläche der linken Herzkammer an. Der *Herzbeutel* (das *Perikard*) umschließt das Herz allseitig; sein *inneres (viszerales) Blatt, das sogenannte Epikard* überzieht die gesamte Herzoberfläche und schlägt sich an den Eintrittsstellen der großen Gefäße in das *äußere (parietale) Blatt* um. Zwischen den beiden Herzbeutelblättern befindet sich die Herzbeutelhöhle.

Das Herz ist ein schräg auf die Spitze gestellter Kegel, dessen Basis nach rechts oben und hinten gekehrt die Abgangsstellen der *Lungenarterie* und der *Hauptschlagader (Aorta)* enthält. In der Mitte der Vorderfläche des Herzens zieht eine *Längsfurche* von der Basis zur Spitze herab und teilt das Herz äußerlich in eine *rechte* und *linke Hälfte*. Die Längsfurche wird rechtwinkelig geschnitten durch die rings um das Herz herumlaufende *Kranz-* oder *Querfurche,* die die Grenze zwischen den Vorhöfen und den Herzkammern bildet. Im Innern entspricht der Längsfurche die größtenteils muskuläre *Kammerscheidewand (Septum ventriculorum),* der Kranzfurche eine Scheidewand zwischen den Vorhöfen und Kammern. Man unterscheidet also am Herzen die *linke Herzhälfte,* die die Triebkraft für den großen oder Körper-Kreislauf liefert, und die *rechte Herzhälfte* für den kleinen oder Lungen-Kreislauf. Jede Herzhälfte besitzt einen *Vorhof (Atrium)* und eine *Kammer (Ventriculus, Ventrikel).* In den rechten Vorhof münden die aus dem Körper stammende *obere* und *untere Hohlvene (Vena cava superior et inferior)* und der gemeinsame Stamm der Venen des Herzmuskels, der *Kranzblutleiter (Sinus coronarius);* aus der rechten Kammer geht die venöses Blut führende *Lungenarterie (Arteria pulmonalis)* hervor. In den linken Vorhof münden die vier arterielles Blut führenden *Lungenvenen (Venae pulmonales),* aus der linken Kammer geht die *Aorta* hervor. Die muskulösen Wände der Vorhöfe, deren jeder eine blinde, sackförmige Ausstülpung besitzt, das sogenannte *Herzohr,* sind dünn, während diejenigen der Herzkammern bedeutend stärker sind. Ferner ist die Wand der linken Herkammer dicker als die der rechten.

Die beiden Herzkammern wirken bei ihrer Arbeit als *Druckpumpe.* Wie nun jede Pumpe ein *Ein-* und *Ausflußventil* besitzt, um ein Zurückströmen der Flüssigkeit zu verhindern, so befinden sich in jeder Kammer *zwei Herzklappen (Valvulae cordis),* die eine in der Scheidewand zwischen Vorhof und Kammer *(Einflußventil),* die andere im Anfangsteil des aus der Kammer hervorgehenden Blutgefäßes, der Aorta, bzw. der Lungenarterie *(Ausflußventil)*. Die Klappen zwischen Vorhof und Kammer *(Atrioventrikular-, Kuspidal- oder Segelklappen)* bestehen aus zipfelförmigen, nach unten spitz zulaufenden häutigen Lappen („Segeln"), die durch zahlreiche, von besonderen Abschnitten des Herzmuskels, den sogenannten Kapillarmuskeln, ausgehende Sehnenfäden mit der Kammerwand verbunden sind. Bei der *Zusammenziehung (Systole)* der Kammer treibt das Blut die Segel gegen die Vorhöfe vor, diese verschließen dadurch die Vorhof-Kammeröffnung. Die *linke Segelklappe* besteht aus zwei Segeln und heißt auch die *zweizipfelige oder Mitralklappe (Valvula bicuspidalis oder mitralis)*, während die *rechte Segelklappe* aus drei Segeln besteht und deshalb als *dreizipfelige Klappe (Valvula tricuspidalis)* bezeichnet wird. Die Klappen am Anfangsteil der Aorta *(Aortenklappen)* und der Lungenarterie *(Pulmonalklappen)* werden von drei nach oben offenen, in einem Kreis zusammengestellten, halbmondförmigen Taschen gebildet *(Taschenklappen, Semilunarklappen, Valvulae semilunares)*. An der Aorta unterscheidet man eine rechte, eine hintere und eine linke Taschenklappe, an der Lungenarterie eine rechte, eine vordere und eine linke Taschenklappe. Diese Taschen legen sich beim Einströmen des Blutes in die Aorta bzw. in die Lungenarterie während der Kammersystole an die Arterienwand an und geben so den Weg frei, während sie sich beim Beginn der *Erschlaffung der Kammer (Diastole)* durch das zurückdrängende Blut füllen, aneinander legen und so das Zurückströmen von Blut aus der Arterie in die Kammer verhindern.

Der *große Kreislauf* nimmt in der linken Herzkammer seinen Anfang, dieser befördert das Blut durch die Aorta und ihre Äste in die Körperkapillaren und von hier durch die großen Hohlvenen zum rechten Vorhof zurück.

Der Beginn des *kleinen Kreislaufes* erfolgt in der rechten Herzkammer, der kleine Kreislauf umfaßt die Lungenarterie, die Lungenkapillaren und die Lungenvenen bis zur Einmündung derselben in den linken Vorhof.

An der *großen Körperschlagader (Aorta)* unterscheidet man die *aufsteigende Aorta (Aorta ascendens)*, den *Aortenbogen (Arcus aortae)* und die *absteigende Aorta (Aorta descendens)*. An der absteigenden Aorta werden zwei Teile unterschieden: die *Brustaorta (Aorta thoracica)* und die *Bauchaorta (Aorta abdominalis)*. Die Äste der Aorta sind nacheinander folgende: die *rechte* und die *linke Kranzarterie (Arteria coronaria dextra et sinistra)*, der *gemeinsame Stamm der Kopf- und Armschlagader (Arteria anonyma)*, die sich nach kurzem Verlauf in die *gemeinsame rechte Kopfschlagader (Arteria carotis communis dextra)* und in die *rechte Schlüsselbeinschagader (Arteria subclavia dextra)* teilt, die *linke gemeinsame Kopfschlagader (Arteria carotis communis sinistra)*, die *linke Schlüsselbeinschagader (Arteria subclavia sinistra)*, die *Bronchialarterien (Arteriae bronchiales)*, die *Speiseröhrenarterien (Arteriae oesophageae)*, die *Zwischenrippenarterien (Arteriae intercostales)*, die *Bauchhöhlenschlagader (Arteria coeliaca)*, die sich nach kurzem Verlauf in drei Äste aufteilt *(Magenarterie = Arteria gastrica sinistra, Leberarterie = Arteria hepatica, Milzarterie = Arteria lienalis)*, die *obere Gekröseschlagader (Arteria mesenterica superior)*, die *untere Gekröseschlagader (Arteria mesenterica inferior)*, die *Nebennierenarterien (Arteriae suprarenales)*, die *Nierenarterien (Arteriae renales)*, die *Arterien für die männlichen Geschlechtsdrüsen (Arteriae spermaticae)*, die *Arterien für die weiblichen Geschlechtsdrüsen (Arteriae ovaricae)*, die *Lendenarterien (Arteriae lumbales)*. In der Höhe des vierten Lendenwirbels teilt sich die Aorta gabelig in die *gemeinsame rechte und linke Hüftschlagader (Arteria iliaca communis dextra et sinistra)*.

Der *venöse Schenkel des Körperkreislaufes* bringt das Blut aus der Körperperipherie in den rechten Vorhof, und zwar auf dem Wege der *oberen Hohlvene*

(Vena cava superior) aus der oberen Körperhälfte und auf dem Wege der *unteren Hohlvene (Vena cava inferior)* aus der unteren Körperhälfte. Die obere Hohlvene entsteht hinter dem Brustbein aus zwei großen Venenstämmen, aus der *Vena anonyma dextra* und aus der *Vena anonyma sinistra.* Diese Venen entstehen beiderseits aus der *inneren Drosselvene (Vena jugularis interna)* und aus der *Schlüsselbeinvene (Vena subclavia).* Die Vereinigungstelle dieser beiden letzteren Venen wird als *Venenwinkel (Angulus venosus)* bezeichnet.

In den venösen Schenkel des großen Kreislaufes ist der *Pfortaderkreislauf* eingeschaltet, welchem die Aufgabe zukommt, das venöse Blut aus dem Magendarmtrakt, aus der Milz und aus der Bauchspeicheldrüse zur Leber zu schaffen. Von der Leber gelangt das Pfortaderblut nach Durchströmung des Leberkapillarsystems über die beiden Lebervenen in die untere Hohlvene und somit in den großen Kreislauf zurück. Vom Pfortaderkreislauf werden alle im Darm auf dem Blutwege aufgesaugten Stoffe zur Leber geleitet, bevor diese in den allgemeinen Kreislauf übertreten. Der etwa 6 cm lange Stamm der *Pfortader (Vena portae)* wird hinter dem Kopf der Bauchspeicheldrüse von zwei großen Venen, der Vena mesenterica superior und der Vena lienalis, zusammengesetzt. Eine dritte, kleinere Wurzel der Pfortader ist die Vena mesenterica inferior, die in das Endstück der Vena lienalis oder in die Vena mesenterica superior mündet. Die Pfortader besitzt die wesentliche Eigentümlichkeit, daß sie nach Art einer Arterie ein zuleitendes Gefäß der Leber darstellt, innerhalb dieser sich verzweigt und ein Kapillarsystem bildet, welches das Blut durchlaufen muß, bevor es neuerdings in Venen, d. h. in den Lebervenen, gesammelt, zur unteren Hohlvene und zum Herzen gelangt. Demzufolge sammelt sich in den Lebervenen nicht nur das Blut der Arteria hepatica, sondern auch sämtlicher unpaariger Eingeweideäste der Bauchaorta.

Der Abschluß des Kreislaufes erfolgt mit wenigen Ausnahmen (z. B. durch arteriovenöse Anastomosen an den Endgliedern der Finger und Zehen usw.) durch *Kapillargefäße* (Haargefäße). Diese Kapillaren verknüpfen als Übergangsgefäße die letzten Ausläufer der Arterien mit den ersten Anfängen der Venen und sind die feinsten, nur mit dem Mikroskop erkennbaren Blutgefäße. Die Kapillaren bilden ein dichtes Gefäßnetz, das die Gewebe bis zu den Zellen hin mit Blut versorgt. Durch die dünnen Wände der Kapillaren hindurch vollzieht sich die *innere Atmung.* Außer den Blutgasen und Nährstoffen können aber auch weiße und rote Blutkörperchen durch die Wandungen der Kapillaren ins Gewebe austreten.

Die Herzhöhlen mit Einschluß der Klappen werden von der glatten *inneren Herzhaut,* dem sogenannten *Endokard,* das sich in die innere Haut der großen Gefäßstämme fortsetzt, überkleidet. Der Herzmuskel selbst, das sogenannte *Myokard,* besteht aus quergestreiften Muskelzellen. Die *Ernährung des Herzens* erfolgt durch zwei besondere, in der rechten und linken Tasche der Aortenklappen entspringende Gefäße, durch die *rechte* und die *linke Kranz-* oder *Koronararterie,* die in den Längs- und Querfurchen des Herzens verlaufen und sich sodann in der Herzmuskulatur verzweigen.

Die *Herztätigkeit* erfolgt, ohne daß von anderen Organen ein Anreiz gegeben sein muß. Wegen dieser großen Selbständigkeit, der sogenannten *Automatie,* bezeichnet man das Herz als ein automatisches Organ und, weil sich seine Tätigkeit in regelmäßigem Wechsel wiederholt, als ein *rhythmisch automatisches Organ.* Diese Automatie der Herztätigkeit wird durch das sogenannte *Reizleitungssystem* bewirkt, das innerhalb der Herzmuskulatur eine Art von Leitungsbahnen bildet. *Das Reizleitungssystem besteht aus dem Sinusknoten und aus dem* Hisschen

Bündel. Die Impulse zu dieser regelmäßigen Herztätigkeit gehen von einer Stelle des rechten Vorhofes in der Nähe der Eintrittsstellen der Hohlvenen aus, dem *Sinusknoten (KEITH-FLACK-Knoten).* Der *Sinusknoten* bildet den Anfangsteil des *Reizleitungssystems.* Die Knoten sind Verdichtungen dieses Gewebes; ein Teil davon, der die sonst voneinander getrennte Vorhof-Kammer-Muskulatur miteinander verbindet, ist das sogenannte HISsche *Bündel.* Dieses beginnt mit dem *Atrioventrikularknoten (ASCHOFF-TAWARA-Knoten)* an der Vorhofscheidewand dicht oberhalb der Kammerscheidewand, verläuft zuerst als kurzer *Stamm* und dann mit *zwei Schenkeln* beiderseits an der Kammerscheidewand hinab, um sich mit den Papillarmuskeln und der Kammermuskulatur in Verbindung zu setzen. Der Atrioventrikularknoten steht auch mit dem Sinusknoten durch ein Fasersystem in reizleitender Verbindung. Die Ursprungsreize für die Herzbewegungen (70 bis 80 in der Minute) entstehen normalerweise im Sinusknoten *("primäres Reizbildungszentrum")* und werden von hier aus durch die Vorhöfe zum Atrioventrikularknoten und weiter durch das HISsche Bündel zu den Ventrikeln geleitet. Der Atrioventrikularknoten und das HISsche Bündel dienen unter normalen Umständen nur der Reizleitung. Ihre Fähigkeit zur automatischen Reizbildung *("sekundäres und tertiäres Reizbildungszentrum")* kommt nur bei Ausschaltung der Reizbildung im Sinusknoten zur Wirkung. Die vom Sinusknoten ausgehenden Impulse erreichen also zuerst die beiden Vorhöfe, dann die beiden Kammern.

Jede *Zusammenziehung* der Herzabschnitte wird als *Systole,* jede *Erschlaffung* als *Diastole* bezeichnet. Zwischen der Diastole und der folgenden Systole liegt die *Herzpause.* Der Blutstrom wird dabei durch die Herzklappen geregelt. Zunächst strömt das Blut in der Herzpause vom Körper und von den Lungen in den erschlafften rechten und linken Vorhof ein. Dann ziehen sich die Vorhöfe zusammen (Vorhofsystole) und treiben das Blut durch die sich öffnenden Segelklappen in die Herzkammern. Die Kammern sind in diesem Zeitabschnitt erschlafft (in Diastole), die Taschenklappen nach den großen Arterien zu geschlossen. Jetzt ziehen sich die Herzkammern zusammen. Dabei schließen sich die Segelklappen, so daß kein Blut in die Vorhöfe zurückströmen kann. Kurz nach dem Verschluß der Segelklappen öffnen sich die Taschenklappen an den Mündungen der großen Schlagadern. Das Blut wird bis auf einen kleinen Rest aus den Kammern ausgetrieben. Beim Erschlaffen der Kammern schließen sich die halbmondförmigen Klappen, so daß kein Blut zurückströmen kann. Für kurze Zeit ist jetzt das ganze Herz erschlafft (Herzpause). In dieser Zeit füllen sich die Vorhöfe, und die Herztätigkeit läuft wieder in der geschilderten Weise ab.

Die von *einer* Herzkammer während einer Systole in die Schlagader ausgeworfene Blutmenge wird als *Schlagvolumen* bezeichnet und beträgt im Ruhezustand ungefähr 50 bis 60 ccm, bei angestrengter Arbeit bis zu 200 bis 300 ccm. Die Herztätigkeit wird gewöhnlich charakterisiert durch das *Minutenvolumen,* das heißt durch die in einer Minute von einer Kammer ausgeworfene Blutmenge, das durch Multiplikation des Schlagvolumens mit der Anzahl der Herzkontraktionen (Pulszahl) errechnet werden kann. In der Ruhe beträgt das Minutenvolumen 3,5 bis 4,5 Liter, bei Arbeit steigt es entsprechend an. Die Herzarbeit ist die Summe der *Druckarbeit,* mit der das Schlagvolumen gegen den arteriellen Druck in die Aorta oder in die Lungenarterie gepreßt werden muß, und der *Strömungsarbeit,* d. h. der Arbeit, die dem Blut die nötige Strömungsgeschwindigkeit erteilt.

Durch außergewöhnliche Reize, die das Reizleitungssystem treffen oder in ihm entstehen, können *verfrühte* und zu *schwache Systolen,* sogenannte *Extra-*

systolen auftreten, denen aber nicht immer eine krankhafte Bedeutung zukommt. Nach einer solchen Extrasystole folgt stets eine sogenannte *kompensatorische Pause.* Die Extrasystole liegt zeitlich zwischen zwei Normalschlägen. Das Auftreten von Extrasystolen ist am Puls wahrnehmbar.

Dem sehr wechselnden Blutbedarf des Körpers vermag sich das Herz gut anzupassen, indem es entweder schneller schlägt und so in der gleichen Zeit seinen Inhalt häufiger austreibt oder indem es vor jeder Systole mehr Blut ansammelt, jeder Herzschlag also ergiebiger wird. Das trainierte Herz paßt sich erhöhten Anforderungen in erster Linie durch den zweiten Mechanismus an, das untrainierte Herz schlägt schon bei der kleinsten Anstrengung schneller. Dies geschieht durch Vermittlung der Herznerven, die das *automatisch schlagende Herz* in seiner Tätigkeit anregen oder hemmen können. *Anregend* und *beschleunigend* wirkt der *Nervus sympathicus (Nervus accelerans) hemmend* und *verlangsamend* der *Nervus vagus (Nervus parasympathicus).*

Für die reibungslose *Blutströmung* in den Blutgefäßen ist deren *elastische Beschaffenheit* noch von besonderer Wichtigkeit. Die Gefäße sind elastisch wie ein Gummischlauch. Ein Ausdruck dieser Elastizität ist die Pulswelle. Diese *elastische Dehnbarkeit* bewirkt weiter, daß in den Arterien trotz der rhythmischen Stöße des Herzens eine gleichmäßige kontinuierliche Strömung zustande kommt. Das Blut strömt stets von Stellen höheren zu Stellen niederen Druckes. Für die Funktion der Gefäße sind noch die *Gefäßnerven* von Bedeutung. Der *Nervus sympathicus* wirkt im Sinne einer Verengung, der *Nervus parasympathicus* im Gegensatz dazu im Sinne einer Erweiterung der Gefäße. Die Gefäßweite wird von der gegenseitigen Abstimmung dieser beiden Nerven abhängen.

Eine *verlangsamte Herzaktion* mit entsprechender Verminderung der Pulszahl wird als *Bradykardie,* eine *beschleunigte Herzaktion* mit entsprechender Pulszahlerhöhung wird als *Tachykardie* bezeichnet. Bei der *paroxysmalen Tachykardie* handelt es sich um das anfallsweise Auftreten von beschleunigter Herzaktion, häufig ohne nachweisbare organische Herzerkrankung mit einer Pulszahlsteigerung von 140 bis 200 und darüber.

Der *Herzspitzenstoß* äußert sich als eine fühlbare und oft auch sichtbare Bewegung oder Erschütterung einer meist im fünften linken Zwischenrippenraum etwas einwärts von der Medioklavikularlinie gelegenen Stelle der Brustwand. Er wird dadurch verursacht, daß das während der Diastole schlaffe Herz bei der Kammersystole hart wird und jetzt eine bestimmte Form annimmt, wobei die Herzspitzengegend gegen die Brustwand gedrängt wird und diese erschüttert.

Über dem schlagenden Herzen sind *zwei Herztöne* hörbar, von welchem der erste mit der Kammersystole zusammenfällt, während der zweite, kurz darauffolgende, die Diastole einleitet. Der erste Herzton ist tiefer, dumpfer und länger dauernd als der zweite Herzton und wird als *Muskelton* aufgefaßt. Der zweite Herzton ist höher und heller und wird mit dem Schluß der Taschenklappen in Zusammenhang gebracht *(Klappenton).* Wenn die Herzklappen erkrankt sind, bisweilen auch ohne eine derartige Herzklappenaffektion, finden sich neben diesen Tönen oder an Stelle derselben *Geräusche,* die je nach der Phase, in der sie hörbar sind, als *systolische* oder *diastolische Herzgeräusche* bezeichnet werden. Die bei der *Auskultation* oder dem Behorchen des Herzens mit dem Hörrohr *(Stethoskop)* festgestellten normalen, veränderten oder fehlenden Herztöne und Herzgeräusche ergeben den sogenannten *Auskultations-* oder *Horchbefund* des Herzens, der von hoher diagnostischer Bedeutung ist für die Erkennung von Herzerkrankungen, insbesondere von krankhaften Veränderungen an den Herzklappen, d. h. der Herzklappenfehler.

Die *Perkussion* oder das Beklopfen der Herzgegend in Form der Finger-Finger-Perkussion ergibt den sogenannten *Perkussions-* oder *Klopfbefund* des Herzens, der die Beurteilung hinsichtlich Lage, Form und Größe des Herzens enthält.

Eine wertvolle Methode für die Diagnostik und für die Beurteilung von Herzerkrankungen, vor allem von Herzklappenfehlern, ist die *Herzschallschreibung* oder *Phonokardiographie,* die ein Verfahren zur graphischen Aufzeichnung der während der Herztätigkeit entstehenden akustischen Phänomene darstellt. Durch Registrierapparate werden die bei der Herztätigkeit gebildeten akustischen Schwingungen in elektrische Schwingungen verwandelt und optisch aufgezeichnet. Mit dieser Methode lassen sich auch Schwingungen erkennen, die bei der einfachen Auskultation für das Ohr nicht wahrnehmbar sind.

Blutdruck

Der *Blutdruck* ist der vom Herz, d. h. der durch die Tätigkeit des Herzens erzeugte Druck, der dem strömenden Blut mitgeteilt, von diesem auf die *Gefäßwand* ausgeübt wird und welcher das Blut durch das große Blutgefäßsystem treibt. Bei diesem Blutdruck handelt es sich um den arteriellen Blutdruck. Der Blutdruck zeigt an jeder Stelle des Kreislaufes eine verschiedene Höhe und gibt den Widerstand an, den das Blut bis zum Einströmen in die Vorhöfe noch zu überwinden hat. Der Blutdruck ist in den herznahen Arterien am höchsten, ist in den übrigen Arterien noch hoch, nimmt in den Kapillaren sehr stark ab und wird in den großen herznahen Venenstämmen negativ. Für den Blutdruck sind im wesentlichen drei maßgebliche Einflüsse bestimmend, nämlich das *Schlag- und Minutenvolumen,* d. h. die *Förderleistung des Herzens,* die *Strömungswiderstände* und die *kreisende Blutmenge.* Man unterscheidet einen *systolischen* und einen *diastolischen Blutdruck.* Der systolische oder maximale Blutdruck besteht am Ende der Herzzusammenziehung (Systole), der diastolische oder minimale Blutdruck besteht am Ende der Herzerschlaffung (Diastole). Die Differenz zwischen systolischem und diastolischem Blutdruck ist die *Blutdruckamplitude.*

Im Zwischenhirn, verlängertem Mark und Rückenmark befinden sich die sogenannten *Blutdruckzentren* (Gruppen von Ganglienzellen). Diese regeln über die Gefäßnerven die Weite und die Elastizität der Blutgefäße und damit die Gefäßwiderstände, ferner über die Herznerven die Auswurfmenge des Herzens. Auf diese Weise sind die Blutdruckzentren wesentlich an der Regulierung des Blutdruckes beteiligt.

Die *Messung des Blutdruckes* erfolgt meist nach dem Prinzip, daß eine leicht zugängliche Arterie, in der Regel die Oberarmarterie mit meßbarem Druck von außen gegen den Oberarmknochen gedrückt und der Druck so lange verstärkt wird, bis gerade der Puls der Speichenarterie (Arteria radialis) am Handgelenk nicht mehr fühlbar ist. In diesem Augenblick ist der in der Arterie herrschende Blutdruck durch den äußeren Druck gerade aufgehoben, so daß die Blutströmung und die Fortpflanzung der Pulswelle aufhören. Der jetzt festgestellte Wert wird als systolischer Blutdruck bezeichnet. Fast gleichzeitig vernimmt man mit Hilfe eines Hörrohres, das am ausgestreckten Arm in der Ellenbeuge über der Schlagader aufgesetzt wird, bei Nachlassen des äußeren Druckes und dadurch bedingtem Einströmen der ersten Blutwelle in den Arm einen Ton, der ebenfalls den systolischen Blutdruck anzeigt. Bei weiterem Nachlassen des äußeren Druckes und weiterem Abhorchen dieses Gefäßtones ist jener Moment des Verstummens dieses Gefäßtones der Zeitpunkt der Feststellung des diastolischen Blutdruckes. Der

Gefäßton ist nur während des von außen auf der Arterienwand lastenden Druckes wahrzunehmen. Der zur Messung des Blutdruckes bestimmte *Blutdruckmeßapparat* besteht aus einer breiten Gummimanschette, die durch Gummischläuche mit einem Gebläse und mit einem Manometer in Verbindung steht, die um den Oberarm des zu Untersuchenden gelegt und durch ein Gummigebläse aufgeblasen wird. Der in der Manschette erzeugte Druck wird an einem *Quecksilber-* oder *Federmanometer* abgelesen. Der von RIVA-ROCCI (RR) angegebene Blutdruckmeßapparat ist einer der ältesten dieser Art. Der systolische Blutdruck beträgt in den großen Arterien etwa um 120 mm, der diastolische etwa um 80 mm. Körperliche Belastungen sowie seelische Erregungen führen zu Blutdrucksteigerungen. Mit zunehmendem Alter steigt der Blutdruck an. Von einer Blutdruckerhöhung, *Hypertonie,* spricht man zumeist, wenn die systolischen Blutdruckwerte trotz Körperruhe bei Zwanzig- bis Vierzigjährigen 140 mm und bei Fünfzig- bis Siebzigjährigen 160 mm übersteigen. Als Blutdruckerniedrigung, *Hypotonie,* gilt im allgemeinen ein Wert unter 110 mm.

Elektrokardiographie

Die *Elektrokardiographie* ist die Methode zur Registrierung der *Aktionsströme des Herzens.* Aktionsströme sind elektrische Ströme, die z. B. in tätigen Muskeln entstehen. Jede Kontraktion des Herzens ist wie die der übrigen tätigen Muskeln von Aktionsströmen begleitet. Bei der Herzaktion entsteht eine ganze Reihe von elektrischen Strömen. Maßgebend für die Entstehung der Aktionsspannungen des Herzens ist die Tatsache, daß die *erregten Muskelpartien* den unerregten gegenüber *elektronegativ* sind. So läuft die Erregung in einer bestimmten Gesetzmäßigkeit über das Herz ab, wobei zu jeder Zeit ein Punkt der Erregung als *negativer Pol* einem Punkt der unerregten Partien als *positivem Pol* gegenübersteht.

Die zur Ableitung der entstehenden Ströme geeigneten Apparate, die sogenannten *Elektrokardiographen,* sind befähigt, auch sehr raschen und schwachen Stromschwankungen zu folgen, und sind geeignet, diese Aktionsspannungen an der Körperoberfläche durch entsprechende Ableitungen mit Hilfe von Elektroden abzugreifen und diese in graphischer Form zur Darstellung zu bringen. Das *Elektrokardiogramm* (EKG) erhält man dadurch, daß diese über den Elektrokardiographen geleiteten Ströme hier unter gleichzeitiger Zeitschreibung bei den sogenannten Direktschreibern mittels Schreibhebel auf einen bewegten Papierstreifen übertragen werden. Diese Schreibarme zeichnen die EKG-Kurve auf einen Papierstreifen.

Das Elektrokardiogramm (EKG) ist somit die Aufzeichnung der mit Hilfe eines Elektrokardiographen gewonnenen resultierenden Kurve aus den Aktionsströmen der tätigen Herzmuskelfasern und ist als ein Summationsbild der Einzelerregungen der Herzmuskelelemente aufzufassen.

Nach der Elektrodenanordnung unterscheidet man die *Extremitäten-* oder *Standardableitungen* und die *Brustwandableitungen.* Bei den Extremitätenableitungen sind wieder die *bipolaren* und die *unipolaren Extremitätenableitungen* zu unterscheiden. Bei den *bipolaren Extremitätenableitungen* werden die Potentialdifferenzen zwischen zwei Punkten des elektrischen Feldes aufgezeichnet. Bei den *drei bipolaren klassischen Extremitätenableitungen* erfolgt die Ableitung erstens vom rechten Arm und linken Arm (Ableitung I), zweitens vom rechten Arm und linken Bein (Ableitung II) und drittens vom linken Arm und linken

Bein (Ableitung III). Bei den *unipolaren Extremitätenableitungen* nach Goldberger werden die Potentiale von einer Extremität, an der die sogenannte *differente Elektrode* liegt, gegen eine *indifferente oder Sammelelektrode* abgeleitet.
Dazu benutzt man die sogenannte Wilson*sche Sammelelektrode*. Bei den unipolaren Extremitätenableitungen nach Goldberger liegt die differente, von der Sammelelektrode abgeschaltete Elektrode an einer Extremität. Die Potentiale der
Herzaktion werden von dieser gegen eine indifferente Sammelelektrode abgeleitet,
die durch Zusammenschluß der Kabel der beiden anderen Extremitäten ohne
Widerstände gebildet wird. Auf diese Weise werden die unipolaren Ableitungen
des rechten Armes (aVR), des linken Armes (aVL) und des linken Beines (aVF)
geschrieben; diese zeigen die Potentialschwankungen an, die im Vergleich zur
Sammel-Elektrode im rechten Arm, im linken Arm und im linken Bein auftreten.
Neben diesen Extremitätenableitungen gelangen auch noch sogenannte *Brustwandableitungen* zur Durchführung. Durch diese ist es möglich, auch örtlich
beschränkte Herzmuskelveränderungen zu erkennen, die mit den Extremitätenableitungen nicht zu erfassen sind. Bei den *Brustwandableitungen* nach Wilson
wird die eine Elektrode der Brustwand in einer bestimmten Gegend des Herzens
als *herznahe differente Elektrode,* die zweite Elektrode als *herzferne indifferente
Elektrode (Sammelelektrode)* möglichst weit entfernt an einer Extremität angelegt, am besten am linken Fuß. Die indifferente Elektrode ist wiederum die
Wilson*sche Sammelelektrode,* die hier durch Zusammenschluß aller drei Etremi-
tätenableitungen nach Einschaltung von Widerständen für praktische Zwecke etwa
dem elektrischen Nullpunkt entspricht (= Nullpunktelektrode) und ein konstantes Potential aufweist. Schon bei geringer Verschiebung der herznahen Elektrode
entstehen ganz andersartige EKG-Bilder, während Lageveränderungen der herz-
fernen Elektrode nur ganz geringe Veränderungen verursachen. Die Ableitungs-
punkte der Brustwandableitungen, die bei Benutzung der Nullpunktelektrode
nach Wilson mit V (Voltage) bezeichnet werden, sind folgende: V_1 liegt im 4. Interkostalraum rechts parasternal, V_2 liegt im 4. Interkostalraum links parasternal,
V_3 liegt zwischen V_2 und V_4, V_4 liegt im Schnittpunkt der linken Medioklavicular-
linie mit dem 5. linken Interkostalraum, V_5 liegt in der vorderen Axillarlinie
in der Höhe von V_4, V_6 liegt in der mittleren Axillarlinie in gleicher Höhe,
Vr_3 und Vr_4 liegen rechts symmetrisch zu Punkt V_3 und V_4. Die Form der Elek-
trokardiogramme zeigt eine Abhängigkeit von der Art der Ableitung.

Die verschiedenen Ausschläge im Elektrokardiogramm werden als Zacken
bezeichnet. Man unterscheidet bei einem Elektrokardiogramm die *P-* oder Vor-
hof-Zacke, die *PQ*-Strecke oder Überleitungszeit, den *QRS-* oder Kammerkomplex,
das *ST-* oder Mittelstück und die *T*-Zacke oder Kammernachschwankung. Durch
das Elektrokardiogramm können vor allem *Rhythmusstörungen* und *Herzmuskelschädigungen* genauer erfaßt und erkannt werden. Die Brustwandableitungen
sind vor allem zur Feststellung der Myokardinfarkte von sehr hohem Wert.

Bezüglich der *Elektroden* ist zu erwähnen, daß für die Extremitäten-Ablei-
tungen *Platten*elektroden aus Silber, aus nichtrostendem Stahl usw., für die
Brustwand-Ableitungen meistens *Saugelektroden* verwendet werden. Ein guter
Kontakt der Elektroden mit der Körperoberfläche muß durch entsprechende
Anlagetechnik und Applikation von Kontaktpasten oder befeuchteten Stoffläpp-
chen absolut gewährleistet sein. Die Elektroden werden durch abgeschirmte
Drähte mit dem Elektrokardiographen verbunden. Es ist dabei von entscheidender Bedeutung, daß der Patient vollkommen entspannt, ohne die geringste Muskel-
bewegung, auf dem Bette liegt.

Herz-Röntgenuntersuchung

Die Röntgenuntersuchung des Herzens ermöglicht ein Urteil über die Lage, Form und Größe, sie erlaubt Rückschlüsse auf die Tätigkeit des Herzens, auf die Kraft und auf das Ausmaß der Aktionen der beiden Kammern. Diese Untersuchung hat eine wichtige Ergänzung erhalten in der *Angiokardiographie, d. h.* in der Kontrastdarstellung des Herzens und der großen Gefäße mit schattengebenden Flüssigkeiten. Für diesen Zweck werden etwa 50 ccm einer 70%igen Jodsalzlösung so schnell als möglich intravenös injiziert und wird unmittelbar anschließend innerhalb von sechs bis acht Sekunden mittels spezieller Apparate, die einen raschen Bildwechsel ermöglichen, eine Reihe von Röntgenaufnahmen gemacht. Auf diese Weise erhält man zunächst ein Bild von der Füllung des rechten Herzens, dann der Lungengefäße und einige Sekunden später von der des linken Herzens und der Aorta. Diese Methode leistet für die Erkennung der angeborenen Herzfehler gute Dienste.

Herzkatheterisierung

Die *Herzkatheterisierung* ist ein Verfahren, mit dem es unter Röntgen-Kontrolle gelingt, mittels eines durch die Armvene in das Herz eingeführten Katheters den Druck im rechten Vorhof, in der rechten Herzkammer und im Lungenkreislauf zu messen, ferner an den gleichen Stellen Blutproben zur Gasanalyse zu gewinnen und außerdem in diese Gebiete Röntgenkontrastmittel einzubringen. Diese Untersuchungsmethode dient auch zur Feststellung von Defekten in der Vorhof- und Kammerscheidewand. Der an sich schwierige Versuch einer Katheterisierung der linken Herzhälfte — gegen den kräftigen arteriellen Blutstrom — findet in den normalen Aortenklappen ein unüberwindliches Hindernis. Die Katheterisierung der linken Herzhälfte ist daher nur bei einer Schlußunfähigkeit der Aortenklappen möglich.

Lymphgefäßsystem

Das Lymphgefäßsystem bildet einen Abschnitt des Gefäßsystems und besteht aus den Lymphgefäßen, die meistens die Venen begleiten, und aus den in diese Lymphbahnen eingeschalteten *Lymphknoten (Lymphdrüsen).* Die Anfangsteile der Lymphgefäße, die sogenannten *Lymphkapillaren,* sind ähnlich wie die Blutkapillaren gebaut. Mit Hilfe der Lymphgefäße wird die *Lymphe,* die Gewebsflüssigkeit, die dem Blut entstammt, sich aber als solche erst im Gewebe durch Aufnahme von Stoffwechselprodukten entwickelt, wieder dem Blutkreislauf, d. h. dem Venensystem, zugeführt. Die Lymphe vermittelt den Stoffaustausch zwischen dem Blut und allen Zellen, die von Blutkapillaren unmittelbar nicht erreicht werden. Die Lymphe enthält in etwas anderen Mengenverhältnissen die gleichen Bestandteile wie das Blut, aber nur wenig zellige Elemente, vor allem die *Lymphozyten.* Die *Lymphknoten* stehen mit den Lymphgefäßen in unmittelbarem Zusammenhang. Diese sind kleine, erbsen- bis bohnengroße parenchymatöse Gebilde, in welche einerseits ein Bündel *zuführender Lymphgefäße* eintritt, aus denen anderseits ein Bündel *ausführender Lymphgefäße* austritt. Die gewöhnlich gruppenweise angeordneten *Lymphknoten* sind hauptsächlich in den Gruben an der Beugeseite der Gelenke, in den Gefäßräumen am Hals, an den seitlichen Beckenwänden, an den Gefäßpforten der parenchymatösen Organe, in den Gekrösen, im Retroperitonealraum und im Mittelfellraum anzutreffen. Aus den *Lymphgefäßstämmen* entwickelt sich der *unpaarige Hauptstamm des ganzen Lymphgefäßsystems, der Milchbrustgang (Ductus thoracicus).* Dieser beginnt in der Höhe des dritten Lendenwirbels mit einer kleinen Erweiterung *(Cisterna chyli),* nimmt in seinem weiteren Verlauf die umliegenden Lymphgefäße in sich auf, begibt sich durch den Aortenschlitz des Zwerchfells in die Brusthöhle und mündet nach dem Verlassen der Brusthöhle in den linken Angulus venosus (Vereinigungsstelle der Vena subclavia mit der Vena jugularis). Lediglich einige Lymphgefäßstämme der *rechten* Körperhälfte (des rechten Anteiles des Mittelfellraumes, der Gebiete der rechten Vena jugularis und subclavia) münden, zu einem besonderen Stamm vereinigt *(Ductus lymphaticus dexter)*, in den *rechten* Angulus venosus. Die Lymphknoten sind einerseits die Erzeugungsstätte der Lymphozyten und haben anderseits die Aufgabe eines Filters für gewisse Körperchen (z. B. Kohlenruß in der Lunge) und die Fähigkeit, gegen die Giftstoffe von gewissen Bakterien Gegenwirkungen zu entfalten. Diese Reaktion verläuft unter dem Bild einer entzündlichen, schmerzhaften Schwellung der Lymphknoten, unter Umständen als Vereiterung *(Lymphadenitis)*. Die Lymphknoten bilden dadurch einen Wall gegen eine allgemein Infektion. Auch die Zellen bösartiger Geschwülste gelangen auf dem Lymphwege von dem primären Sitz der Geschwulst zu den umliegenden, den sogenannten regionären Lymphknoten. Dadurch entstehen Lymphknotenmetastasen, die zunächst ebenfalls einen Wall bilden gegen eine allgemeine Überschwemmung des Körpers mit Geschwulstzellen. Mittelbar zum Lymphgefäßsystem gehören auch die Lymphknötchen und die Mandeln.

Herzerweiterung

Bei der *Herzerweiterung (Dilatatio cordis)* besteht eine *krankhafte Ausdehnung einer oder mehrerer Herzhöhlen.* Sie bildet sich immer nur dann aus, wenn die Triebkraft des Herzens zur Unterhaltung des Blutkreislaufes nicht mehr ausreicht oder gewisse Hindernisse dem Blutumlauf entgegenwirken. Die Ursache der Herzerweiterung sind entweder Krankheiten der Herzmuskulatur, besonders entzündliche Veränderungen und Entartungsprozesse bei Fettsucht, Arteriosklerose usw., durch die die Herzwand an Kontraktilität verliert und dem Druck der Blutsäule nachgibt, oder abnorme mechanische Strömungshindernisse im Blutkreislauf wie bei Herzklappenfehlern, Hochdruck usw., bei denen allerdings gewöhnlich Herzerweiterung und Herzhypertrophie gemeinsam vorkommen. Am häufigsten betroffen ist die linke Herzkammer. *Die Herzerweiterung ist keine Krankheit für sich, sondern nur die örtliche Folge einer Erkrankung im Kreislaufsystem,* sie kann ohne subjektive Krankheitserscheinungen bestehen oder mit Herzbeschwerden verbunden sein. Die Behandlung erfolgt je nach Art des zugrundeliegenden Kreislaufschadens.

Herzhypertrophie

Unter *Herzhypertrophie* versteht man die *abnorme Volumszunahme der Herzmuskulatur* und die dadurch bedingte Vergrößerung des Herzens. Sie tritt vorzugsweise dann ein, wenn der Herzmuskel infolge mechanischer Strömungshindernisse in der Blutbahn anhaltend eine gesteigerte Arbeit zu leisten hat, und betrifft bald nur die linke, bald nur die rechte, bald beide Kammern des Herzens. Gesellt sich zu der Hypertrophie noch eine krankhafte Erweiterung der Herzhöhlen hinzu, so kann das Herz einen ganz erstaunlichen Umfang annehmen. Am häufigsten entsteht die Hypertrophie nach anhaltenden übermäßigen Muskelanstrengungen (Arbeitshypertrophie, Sportherz), bei Herzklappenfehlern, bei chronischen Veränderungen der Aorta (Arteriosklerose, Mesaortitis luetica), bei hohem Blutdruck (Hypertonie), bei Nierenentzündung, bei Kropfträgern und bei chronischen Lungen- und Rippenfellerkrankungen. Bei solchen Kranken können sich infolge ungeeigneter Lebensweise, übermäßiger Anstrengung oder zunehmenden Alters Herzfunktionsstörungen einstellen, die schließlich zu den Erscheinungen der Herzinsuffizienz führen. Herzinsuffizienz oder kardiale Dekompensation bedeutet die Erlahmung der Triebkraft des Herzens mit Blutstauungen in der Organen und Wassersucht als Folgeerscheinung.

Herzversagen

Das *Herzversagen (Herzinsuffizienz, Kardiale Dekompensation, Herzschwäche)* ist durch das Nachlassen der Triebkraft des Herzens mit Stauungen von Blut in den Organen und mit Wassersucht als Folgeerscheinungen gekennzeichnet.

Das Herzversagen wird durch die verschiedenen Herzerkrankungen bewirkt, deren bisher bestandene Kompensation eine Beeinträchtigung erfuhr. Die durch die Störung der Kompensation (des Ausgleichs) einer Herzerkrankung eintretende *kardiale Dekompensation* bedeutet, daß in der Zeiteinheit nicht mehr zu jedem Gewebsabschnitt des Körpers die für eine normale Funktion notwendigen Mengen Blutes herangebracht werden und durch mangelhaftes, erschwertes Abströmen des Blutes Stauungen und Schäden zur Entwicklung gelangen. In Gegenüberstellung zu dieser sich *langsam* entwickelnden kardialen Dekompensation im Verlauf von zumeist chronischen Herzerkrankungen ist auf das *plötzliche* Herzversagen, das ein plötzliches Ableben zur Folge hat, bei anscheinend bisher herzgesunden Menschen hinzuweisen. Dieses akute Herzversagen ist auf den plötzlichen Verschluß mehrerer kleinerer Äste einer oder beider Koronararterien oder vor allem des Ursprungsgebietes einer Koronararterie infolge von Thrombosenbildung bei Arteriosklerose oder von stenosierender Koronarsklerose zurückzuführen. Bei der sich mehr minder allmählich entwickelnden kardialen Dekompensation infolge von chronischen Herzerkrankungen sind in der Regel folgende Zeichen zu beobachten: Erweiterung (Dilatation) bestimmter Herzabschnitte, z. B. einer Herzkammer oder beider Herzkammern mit Erweiterung eines Vorhofes oder beider Vorhöfe, Steigerung der Pulsfrequenz (Tachykardie), Zyanose (Blausucht), Atemnot (Dyspnoe), zuerst bei körperlicher Arbeit, später auch beim Gehen in der Ebene und bei völliger Körperruhe, sehr häufig in Form des Asthma cardiale, bisweilen mit Übergang in Lungenödem, venöse Stauung im großen und kleinen Kreislaufgebiet mit Drucksteigerung in den Venen und in den Kapillargebieten, dabei Ansteigen des Filtrationsdruckes und Abpressen von Flüssigkeit aus den Kapillaren in die Gewebe, demgemäß die Entwicklung einer Stauungsbronchitis, einer Stauungslunge, einer Stauungsleber, einer Stauungsmilz, einer Stauungsniere, einer Stauungsgastritis, ferner die Ansammlung von Flüssigkeit in den Körperhöhlen (im Pleuraraum = Hydrothorax, in der Perikardialhöhle = Hydroperikard, in der Bauchhöhle = Ascites), das Auftreten einer Verminderung der Harnmenge (Oligurie) und die Entstehung von teigigen symmetrischen Ödemen mit anfänglicher Bevorzugung der jeweils tiefsten Stellen des Körpers (in der Knöchelgegend, an den Unterschenkeln, in der Kreuzbeingegend) und spätere Erstreckung über die Haut des ganzen Körpers.

Je nach dem vorwiegenden Versagen der rechten oder der linken Herzhälfte kann man in Anfangsstadien zwischen einer *Rechts- und Linksinsuffizienz* unterscheiden: Bei der vorwiegenden Linksinsuffizienz betrifft die Stauung in erster Linie den kleinen Kreislauf mit Dyspnoe, Zyanose, Stauungsbronchitis und Stauungslunge, bei schwerer Linksinsuffizienz kann es ferner noch zu Asthma cardiale und Lungenödem kommen. Vorwiegendes Versagen der rechten Herzhälfte führt zu Stauung im großen Kreislauf mit Leberschwellung und Ansammlung von Flüssigkeit in den übrigen Organen, peripherer Ödembildung und schließlich zur allgemeinen Wassersucht. Auf die Dauer wird stets die andere, zunächst nicht betroffene Herzhälfte in die Kreislaufstörung miteinbezogen, so daß dann stets eine Insuffizienz beider Herzhälften vorliegt. Denn bei länger dauernder Lungenstauung versagt schließlich auch die rechte Kammer infolge der vermehrten Arbeit gegen den erhöhten Druck im kleinen Kreislauf. Bei länger dauernder Rechtsinsuffizienz erhält die linke Kammer für die eigene Blutversorgung zuwenig Blut.

Die *Behandlung* der Patienten mit kardialer Dekompensation erfordert strenge *Bettruhe* mit Hochlagerung des Oberkörpers unter Benützung einer entsprechenden Rückenlehne, eine *Flüssigkeitsbeschränkung* auf ein Ausmaß von insgesamt 500 bis 700 bis 1000 ccm für einen Tag, die Verabreichung einer *kochsalzfreien, leicht verdaulichen Kost* unter Vermeidung von blähenden Speisen, die Anwendung von *herzstärkenden, entwässernden und beruhigenden Mitteln.* In diätetischer Hinsicht ist ferner die Einschaltung von ein bis zwei *Karenztagen* in der Woche in Form von Milch-, Obst- und Gemüsetagen sehr zweckmäßig. Bei starker Lungenstauung ist bisweilen ein kräftiger *Aderlaß* von 500 ccm angezeigt und meist sehr wirkungsvoll. Die wichtigste Behandlung besteht in der Anwendung der *kardiotonischen Mittel Digitalis und Strophanthin.* Die Digitalis- und Strophanthinpräparate unterscheiden sich in erster Linie durch den Eintritt und die Dauer der Wirkung, weniger durch die Art der Wirkung. Die Digitalispräparate erreichen ihr Wirkungsoptimum verhältnismäßig spät, besitzen aber einen lang anhaltenden Effekt und eignen sich daher am besten zur Behandlung der chronischen Herzinsuffizienz. Strophanthin wirkt dagegen sehr rasch, ist daher besonders angezeigt bei der akuten Herzinsuffizienz, seine Wirkung hält aber nur einige Tage an. Die Verabreichung der Digitalispräparate ist besonders bei der Herzinsuffizienz mit rascher Herzschlagfolge (Tachykardie) angezeigt, diese ist aber im allgemeinen bei der Herzinsuffizienz mit normaler Herzschlagfolge eher nicht, keinesfalls aber bei einer solchen mit langsamer Herzschlagfolge (Bradykardie) durchzuführen. Neben der Digitalis- oder Strophanthinbehandlung werden besondere *Quecksilberdiuretika,* wie Salyrgan, Novurit, Esidron, Mersalpin usw., in Anwendung gebracht, die durch Entsalzung eine bedeutende Entwässerung herbeiführen. Auch *Euphyllin* und ähnliche Präparate, wie Stenovasan, Deriphyllin, Corphyllamin usw., sowie die neuen, in den Vordergrund getretenen, besonders empfehlenswerten Präparate, die sogenannten *Saluretica,* wie Chlotride, Dichlotride, Esidrex, Hygroton, Orpidan, Drenusil, Lasix, Brinaldix, Edecrin usw., leisten bei diesen Zuständen in diuretischer Hinsicht durch Entsalzung gute Dienste. Bei der bisweilen schweren Unruhe vieler Herzkranker ist eine *sedative Behandlung* notwendig, die mit Luminal, Agrypnal, Largactil, Prominal, Abasin, Somnifen usw. durchgeführt wird. Die Behandlung des Asthma cardiale erfolgt am besten mit Morphin. Von weiteren Hilfsmaßnahmen ist besonders auf die *Sauerstoffinhalationen* hinzuweisen, die den dyspnoischen Patienten eine große Erleichterung der Atmung bringen.

Die *Sauerstoffinhalationen* werden zumeist in der Form der *direkten Sauerstoffbeatmung,* zum Teil mit Hilfe eines *Sauerstoffzeltes* durchgeführt und bezwecken zusätzlich, den Sauerstoffmangel zu beheben, der durch die Störungen der Herz-Kreislauffunktionen sowie der Atmung eingetreten ist. Die einfachste Art der *direkten Sauerstoffbeatmung* erfolgt aus einer Stahlflasche mittels einer Atmungsmaske, die auf Mund und Nase locker aufgesetzt wird und diese bedeckt, wobei das Gas vorher durch Zwischenschalten eines Wassergefäßes angefeuchtet wird. Die direkte Sauerstoffbeatmung aus einer Stahlflasche kann ferner (unter Vermeidung der Maske) mit Hilfe einer sogenannten *Sauerstoffbrille* in bequemerer Form, vor allem für andauernde Beatmungen, durchgeführt werden. Dabei wird eine Nasensonde (Nasenkatheter) an einem Brillengestell befestigt, durch die ein gleichmäßiges, ununterbrochenes Einströmen von Sauerstoff in die Atemwege erreicht wird. Statt einer solchen direkten Sauerstoffbeatmung wird neuerdings für Sauerstoffinhalationen bei besonderen krankhaften Zuständen, z. B. bei Myokardinfarkten, mit Erfolg ein *Sauerstoffzelt* benützt. In diesem besteht eine gleichmäßig erhöhte Sauerstoffkonzentration. Bei einer derartigen Sauerstoffzelt-Behandlung wird der Kranke zur Gänze oder nur sein Oberkörper mit einem Dom aus Plexiglas oder mit einem Zelt aus Cellophan überdeckt, wobei der Sauerstoff von unten zugeleitet wird. In immer größerem Ausmaß wird auf eine zentrale Sauerstoffversorgung übergegangen, bei der durch ein eigenes Rohrsystem der Sauerstoff zu den einzelnen Betten geleitet wird.

Herzasthma

Der Ausdruck *Herzasthma (Asthma cardiale)* wird für eine schwere Form von Atemnot verwendet, die anfallsweise auftritt, hauptsächlich während der Nacht und durch eine Insuffizienz der linken Herzkammer hervogerufen wird. Die Anfälle werden meistens bei Herzkranken im Alter von 50 bis 70 Jahren beobachtet und sind vor dem 40. Lebensjahr selten. Männer werden davon häufiger als Frauen befallen, die Mehrzahl derartiger Kranker leidet an Hochdruck (essentieller Hypertonie), bei vielen von ihnen, aber auch bei vielen von den übrigen besteht fortgeschrittene Arteriosklerose, bei anderen bestehen eine Mesaortitis luetica, eine chronische Nierenentzündung, ein Herzfehler, eine Herzmuskelentartung usw. Stets ist bei allen diesen Zuständen eine Herzvergrößerung, in erster Linie der linken Herzhälfte, vorhanden.

Bei einem schweren Anfall wacht der Kranke aus dem Schlaf auf und muß sich sofort wegen des hochgradigen Erstickungsgefühles aufsetzen. Die Atmung ist beschleunigt und wird immer angestrengter. Der Kranke ist unruhig, klammert sich an das Bett und setzt sämtliche Hilfsatemmuskeln in Tätigkeit. Der Brustkorb wird aufgebläht, er nimmt an Umfang zu, aber seine Bewegungen werden immer weniger wirksam. Dieser Zustand ist äußerst quälend, es kann nur wenig Luft in die Lunge geatmet werden, und auch die Ausatmung ist verlängert und angestrengt, es tritt Zyanose auf, ebenso kommt es zu Schweißausbruch. Innerhalb kurzer Zeit gerät der Kranke in den Zustand schweren krampfartigen Lufthungers. Pfeifende und feuchte Rasselgeräusche erfüllen die Brust Der Kranke wird halb bewußtlos, manchmal wird etwas schaumiges und gewöhnlich blutig gefärbtes Sputum ausgehustet. Solch ein schwerer Anfall kann eine halbe Stunde, eine Stunde oder auch länger dauern, er ist lebensbedrohlich und endet manchmal in tödlichem Lungenödem.

Kranke mit derartigen nächtlichen Anfällen von Asthma cardiale müssen auf hohen Kissen oder auf steilgestellter Rückenlehne schlafen. In schweren Fällen ist neben herzstärkenden Mitteln vor allem sofort Morphium zu verabreichen, das in den meisten Fällen Erleichterung bringt, weiters ist künstliche Sauerstoffatmung durchzuführen; ferner erweist sich manchmal ein Aderlaß als sehr günstig. Auch die Absaugung des in den Atemwegen angesammelten Sekretes ist notwendig.

Angina pectoris

Die Bezeichnung *Angina pectoris (Stenokardie, Herzbräune)* bedeutet ganz allgemein *„Schmerz in der Herzgegend"*, der auf verschiedene Ursachen zurückgeführt werden kann. Die Angina pectoris ist also nur ein *Symptom,* das bei verschiedenen Zuständen vorkommen kann, und ist vor allem durch anfallsweises Auftreten von Herzschmerzen, drückenden, stechenden, bohrenden oder krampfartigen Charakters mit Ausstrahlung in den linken Arm, verbunden mit Beklemmungsgefühlen, gekennzeichnet, die sich bis zur Todesangst (Vernichtungsgefühl) steigern können.

Der unmittelbare, auslösende Anlaß für die anginösen Herzschmerzen ist eine *ungenügende Durchblutung des Herzmuskels,* also ein Mißverhältnis zwischen Blutbedürfnis und Blutzufuhr, das besonders bei körperlichen Anstrengungen in Erscheinung tritt. Ebenso können Kälteeinwirkung, Meteorismus und seelische Erregungen Anfälle von Angina pectoris auslösen. Die häufigste Ursache einer Angina pectoris sind die durch Arteriosklerose, bedeutend seltener durch Lues bewirkten krankhaften Veränderungen der Koronargefäße, besonders dann, wenn durch diese eine Verengerung der Koronargefäße, eine sogenannte Koronarstenose, erzeugt wird. Die Angina pectoris bei Koronarstenose wird auch als Angina pectoris ambulatoria bezeichnet, da die Schmerzen immer nach stärkerer Beanspruchung des Herzens erscheinen. Die schwersten Formen von Angina pectoris werden bei den Herzmuskelinfarkten (Myokardinfarkten) beobachtet.

Ferner sind Zustände von Angina pectoris bei gewissen Herzfehlern, bei akuten Blutdrucksteigerungen (Blutdruckkrisen), bei schweren Anämien, beim Herzjagen oder bei der paroxysmalen Tachykardie, bei Lungenembolien, bei Hyperthyreosen, im Klimakterium und bei Nikotinvergiftungen zu beobachten. Ein länger dauernder Zustand von schwerer Angina pectoris, der therapeutisch schwer beeinflußbar ist, d. h. nicht auf Nitrite anspricht, wird als *Status anginosus* bezeichnet, dieser ist stets ein sehr bedrohliches Ereignis und meist Ausdruck eines Myokardinfarktes.

Neben der Behandlung des Grundleidens und allgemein beruhigenden Maßnahmen leisten bei der Angina pectoris Nitroglyzerin, Nitroglyn, Erythroltetranitrat, Natrium nitrosum, Myocardon, Nitro-Tabletten, Euphyllin, Persantin, Segontin, Isoptin usw. ausgezeichnete Dienste. In schweren Fällen von Angina pectoris sind unter Umständen auch Morphiuminjektionen notwendig. Bei jeder Form von Angina pectoris ist Nikotinenthaltung eine unbedingte Notwendigkeit.

Herzmuskelinfarkt

Der *Herzmuskelinfarkt (Myokardinfarkt, Herzinfarkt)* wird durch eine weitgehende Einschränkung oder durch eine völlige Unterbrechung der Durchblutung in einem kleineren oder größeren Gebiet der Herzmuskulatur infolge *Verschluß der Koronararterien* oder deren Äste verursacht. Dieser ist zumeist durch das Auftreten eines *Status anginosus,* d. h. einer schweren, anhaltenden und durch die Verabreichung von Nitriten (Nitroglyzerin usw.) nicht beeinflußbaren Angina pectoris (Stenokardie, Herzbräune) gekennzeichnet und ist in der Regel von sehr charakteristischen *Veränderungen im Elektrokardiogramm* begleitet. Der Herzmuskelinfarkt ist stets eine schwere Herzerkrankung und vielfach ein lebensbedrohender Zustand.

Die einen Herzmuskelinfarkt bewirkende Verlegung der Koronararterien erfolgt in den meisten Fällen durch eine *Thrombose,* ferner nicht so selten durch eine *arteriosklerotische Koronarstenose* allein und in sehr seltenen Fällen durch eine *Embolie* einer Koronararterie. Die Thrombose einer Koronararterie entwickelt sich fast stets auf dem Boden von arteriosklerotischen Herdbildungen, es geht also dem Ereignis der Verstopfung einer Koronararterie ein chronisches Gefäßleiden voraus und bereitet den Boden für die Thrombose. Große Myokardinfarkte durchsetzen häufig die ganze Dicke der Herzmuskulatur, andere sind flacher und haben ihren Sitz mehr außen oder mehr innen, andere wiederum sind so gelagert, daß außen und innen noch eine Muskelschicht darüber liegt. Die Ausdehnung des Myokardinfarktes wird von der Größe der verschlossenen Koronararterie und damit von dem Ausmaß des Versorgungsgebietes derselben bestimmt. Im Bereich des Herzmuskelinfarktes besteht eine schwere Schädigung der Muskulatur, die zur Nekrose und zur Erweichung führt *(Myomalacie)*. Über dem Infarkt ist häufig eine bakterienfreie Herzbeutelentzündung *(Infarkt-Pericarditis)* festzustellen. Gelegentlich kann es in diesem frühen Stadium zur *Herzruptur* und damit zu einer tödlichen Blutung in die Herzbeutelhöhle mit Herzbeuteltamponade kommen. Bleibt der Kranke am Leben, dann werden die nekrotischen Teile verhältnismäßig rasch aufgelöst und weggeschafft. Der Defekt wird allmählich — im Verlauf von 5 bis 6 Wochen — auf dem Wege der Organisation durch Bindegewebe ausgefüllt, das dann in weiteren 5 bis 6 Wochen in eine *Herzschwiele (Infarktnarbe)* übergeht. Derartige Herzschwielen können sich ausbuchten und ein *Herzaneurysma* bilden, das bei dünner Wand früher oder später bersten und zu tödlicher Blutung in die Herzbeutelhöhle mit Herzbeuteltamponade führen kann.

Nach der Lokalisation werden verschiedene Infarkttypen unterschieden, die häufigsten und wichtigsten sind die *Vorder- und Hinterwandinfarkte.* Daneben gibt es verschiedene Mischformen und Abarten, wie Vorderwand-Spitzen-Infarkt, supraapikaler Vorderwand-Infarkt, Septum-Infarkt, Seitenwand-Infarkt, Vorderwand-Septum-Infarkt, Vorderwand-Seitenwand-Infarkt, Hinterwand-Septum-Infarkt, Hinterwand-Seitenwand-Infarkt usw. Sehr umfangreiche Herzmuskelinfarkte können in Form von Rieseninfarkten die Vorder- und die Hinterwand gleichzeitig betreffen. Für die Feststellung eines Myokardinfarktes ist die Elektrokardiographie, insbesondere die *Brustwand-Elektrokardiographie,* von entscheidender Bedeutung. Das Elektrokardiogramm (EKG) gibt im allgemeinen über die Lokalisation, über die Ausdehnung und über das Alter des Myokardinfarktes Auskunft.

Das klassische klinische Symptom des akuten Herzmuskelinfarktes ist zumeist eine Angina pectoris (Stenokardie) in Form eines Status anginosus, d. h. ein quälendes, beengendes Gefühl in der Brust, ein überwältigender Schmerz über dem Herzen mit Ausstrahlen in die linke Schulter und in den linken Arm, verbunden mit Todesangst, wobei der Zustand mehrere Stunden und bisweilen auch mehrere Tage andauern kann. Da fast alle Herzinfarkte in der Muskulatur des linken Ventrikels gelegen sind und dabei eine akute Vernichtung eines mehr oder weniger großen Anteiles der Muskulatur des linken Ventrikels erfolgt, ist das weitere klinische Bild des akuten Herzmuskelinfarktes häufig, aber nicht in jedem Fall durch eine akute Insuffizienz des linken Ventrikels verursacht: Abnahme des Schlagvolumens und Minutenvolumens des linken Ventrikels, beträchtliches Absinken des Blutdruckes, Tachykardie, Anämie des Gehirns mit Bewußtseinstrübung und Bewußtlosigkeit, Blässe, Kälte der Haut, kalter Schweiß, Asthma cardiale, Lungenödem.

Bei den Myokardinfarkten bestehen zumeist Temperatursteigerungen, eine Leukozytose, eine Senkungsbeschleunigung der Erythrozyten, eine Blutzuckererhöhung (Hyperglykämie) und Erhöhungen gewisser Fermente im Blut, sogenannte Hyperfermentaemien (Serum-Glutamat-Oxalacetat-Transaminase = SGOT, Lactat-Dehydrogenase = LDH usw.).

Wird der Myokardinfarkt überwunden, so bleibt eine dauernde Leistungsbeschränkung des Herzens bestehen, und es entsteht eine frühzeitige Neigung zur Herzinsuffizienz. Ferner besteht die Gefahr eines Infarktrezidivs oder eines Reinfarktes.

Bei einem Myokardinfarkt ist eine mindestens sechswöchentliche strenge *Bettruhe* unbedingtes Gebot. Bei einem größeren Herzinfarkt soll die Bettruhe bis zu einem halben Jahr eingehalten werden. Anschließend an die Bettruhebehandlung soll in einem Zeitraum eines halben Jahres allmählich die Herzbelastung bis zu einem gewissen mittleren Durchschnitt gesteigert werden. Erst nach einem vollen Jahr soll die Rückkehr zu einer beruflichen Arbeit erfolgen, wobei eine körperliche Arbeit kaum mehr in Frage kommen wird. Völlige *Nikotinenthaltung* ist eine unbedingte Notwendigkeit. Im akuten Anfall mit den Zeichen eines Status anginosus werden meist *Morphin* oder ähnliche Präparate, wie Domopon, Pantopon, Dolantin, Heptadon usw., ferner Sedativa und Hypnotica, wie Largactil, Megaphen, Luminal Agrypnal usw., verordnet. Bei schwerem bedrohlichem Kollaps bewährt sich in manchen Fällen eine intravenöse Dauerinfusion von Nor-Adrenalin. Besondere Mittel zur regelmäßigen Behandlung des Myokardinfarktes sind die *Gefäßpräparate Euphyllin*, Corphyllamin, Deriphyllin, Aminophyllin, Novophyllin, Stenovasan, Theoglycin, Labophyllin usw. und die *Nitrite* (Nitroglyzerin, Nitroglyn, Amylnitrit, Erythroltetranitrat, Antistenin, Myokardon, Nitro-Tabletten usw.). Bei bestehender Herzinsuffizienz ist die vorsichtige Verabreichung von *Strophanthin* in kleinen Dosen zu empfehlen. Die Behandlung mit Antikoagulantin, z. B. mit Liquemin, Dicumarol, Marcumar, Tromexan, wird vielfach geübt, hat aber bis jetzt keine einheitliche klare Beurteilung erfahren; diese ist nicht ungefährlich und ist anscheinend vielfach entbehrlich.

Herzmuskelerkrankungen

Herzmuskelerkrankungen sind krankhafte Zustände der Herzmuskulatur, des Myokards, die *entzündlicher* oder *degenerativer* Natur sein können.

Die *entzündliche Herzmuskelaffektion (Myokarditis)* kann in *akuter* oder in *chronischer* Form in Erscheinung treten. Die Myokarditis ist eine häufige Erkrankung, diese bleibt oft unerkannt und tritt besonders im Verlaufe oder nach verschiedenen Infektionskrankheiten auf, besonders nach Angina, akutem Gelenkrheumatismus, Diphtherie, Scharlach, Sepsis, Lungenentzündung, Typhus, Fleckfieber, Zahneiterungen usw. Die Myokarditis nach Angina und akutem Gelenkrheumtismus ist sehr häufig mit einer Endokarditis kombiniert. Für de Erkennung einer Myokarditis leistet neben den klinischen Erscheinungen (Herzklopfen, Atemnot, Tachykardie, Dilatation des Herzens, Temperaturerhöhungen usw.) der Elektrokardiogrammbefund oft äußerst wertvolle Dienste.

Die *degenerativen Herzmuskelaffektionen* werden unter der Sammelbezeichnung *Herzmuskelentartung (Myodegeneratio cordis, Myokardiopathie)* zusammengefaßt und stellen ebenso wie die Myokarditis immer eine *zweite Krankheit* dar, denn ohne äußere Ursache kommt es zu keiner Degeneration des Herzmuskels. Eine derartige Herzmuskelentartung ist z. B. Folge einer schweren Anämie, einer abgelaufenen Myokarditis, einer Fettsucht (Adipositas), einer BASEDOWschen Krankheit bzw. einer Hyperthyreose, eines Myxödems, einer Kachexie aus den verschiedensten Ursachen; man findet sie ferner nach Vergiftungen mit Phosphor, Alkohol oder nach einer Diphtherie.

Besondere Formen der Herzmuskelentartung entstehen, wenn nur die rechte oder nur die linke Herzhälfte einer dauernden Mehrbelastung ausgesetzt ist oder auch wenn beide Herzhälften eine ständige Mehrarbeit zu leisten haben. An die rechte Herzhälfte werden dauernd erhöhte Anforderungen gestellt, z. B. bei den verschiedensten Erkrankungen der Lunge (Lungenemphysem, chronische Bronchitis, Tuberkulose, chronische Lungenentzündung, chronischer Lungenabszeß, Rippen-Brustfellverwachsungen usw.), ebenso können schwere Verkrümmungen der Wirbelsäule (Kyphoskoliose), Kröpfe, welche die Luftröhre komprimieren (mechanisches Kropfherz), eine Druckerhöhung im Lungenkreislauf bewirken und dadurch erhöhte Anforderungen an die rechte Herzhälfte verursachen. Eine ständige Mehrbelastung der linken Herzhälfte kommt bei jeder

Form des hohen Blutdruckes zustande und bedingt dadurch eine Herzmuskelentartung. Im höheren Alter sind — die durch Hochdruck (Hypertonie), Lungenemphysem und Arteriosklerose der Herzkranzgefäße (Koronarsklerose) mit den Herzmuskelschwielen verursachten Zustände von Herzmuskelentartung (Myodegeneratio cordis, Myokardiopathie) — die weitaus häufigsten Herzmuskelaffektionen. Diese Herzmuskelaffektionen führen die Bezeichnung *Myokardiopathie* im Sinne eines *Cor hypertonicum* bei Hypertonie, *Myokardiopathie* im Sinne eines *Cor pulmonale* bei Lungenemphysem und *koronarsklerotische Myokardiopathie* bei *Koronarsklerose.* Auch das infolge übermäßiger körperlicher Anstrengung oder übertriebenem Sport hypertrophische Herz kann die Ursache einer Herzmuskelentartung bilden.

Eine derartige Herzmuskelentartung ist oft mit erheblichen Störungen der Herztätigkeit verbunden, mit unregelmäßigem Herzschlag, kleinem beschleunigtem, manchmal aussetzenden Puls, Atemnot und Angstgefühl und führt gewöhnlich zur Herzerweiterung. Außerdem können Reizleitungsstörungen auftreten. Bei fortgeschrittener Herzmuskelentartung kommt es zu Herzschwäche und Versagen des Blutkreislaufes, zur sogenannten *Herzinsuffizienz mit den entsprechenden Dekompensationserscheinungen (Atemnot, Zyanose, Stauungsorganen Schwellungen).*

Die Behandlung dekompensierter Herzmuskelerkrankungen erfolgt mit Digitalis und Strophanthin. Außerdem sind Flüssigkeitsbeschränkung und kochsalzarme bzw. kochsalzlose Diät häufig notwendig. Ferner ist das Nikotin zu verbieten.

Herzklappenentzündung

Bei der *Herzklappenentzündung (Endokarditis)* handelt es sich um eine *Entzündung des Endokards,* die gewöhnlich nicht das ganze Endokard, sondern nur das Endokard im Bereiche der *Herzklappen* betrifft, daher auch die Bezeichnung Herzklappenentzündung. Man unterscheidet eine *Endokarditis rheumatica (verrucosa)* und eine *Endokarditis septica (ulcerosa).* Die *rheumatische Endokarditis* ist eine sehr häufige Erkrankung und tritt besonders im Gefolge eines akuten Gelenkrheumatismus (Polyarthritis rheumatica acuta), einer Angina, eines Veitstanzes (Chorea minor) auf. Der häufigste Sitz der rheumatischen Endokarditis befindet sich an den Mitral- und an den Aortenklappen. Die Herzklappen werden dabei rauh, verdickt und mit warzenartigen (verrukösen) Auflagerungen überzogen, die durch den Blutstrom abgerissen werden können, dann in die Arterien verschleppt werden und in entfernten Organen (Gehirn, Lunge, Nieren usw.) Embolien hervorrufen können. Nach dem Ablauf des entzündlichen Prozesses kommt es dann gewöhnlich zu Verdickungen, Verhärtungen, Schrumpfungsvorgängen, Verziehungen des neugebildeten Bindegewebes und so zu Klappenveränderungen, die dann einen dauernden Herzfehler, vor allem an den Mitral- und Aortenklappen, bedingen. Diese erworbenen Herzklappenfehler bestehen in einer Schlußunfähigkeit (Insuffizienz) und in einer Verengung der betreffenden Klappenapparate. Eine Endokarditis rheumatica kann in seltenen Fällen auch ohne Folgezustände ausheilen. Die Krankheit verläuft akut oder von vornherein ganz schleichend, es sind dann nur geringe Temperaturerhöhungen und Pulsbeschleunigung festzustellen. Im Frühstadium ist die Diagnose oft schwierig, sie stützt sich neben dem klinischen Gesamtbild vor allem auf den Nachweis von Herzgeräuschen. Die subjektiven Symptome sind sehr unbestimmt und vielseitig.

Eine besonders schwere Form einer Herzklappenentzündung ist die *Endokarditis septica* oder *ulcerosa,* bei der im Rahmen eines septischen Prozesses ein septischer Entzündungsprozeß an den Herzklappen mit meist rascher Zerstörung derselben auftritt. Die durch den *Streptococcus viridans* hervorgerufene *Endokarditis lenta* ist eine ebenfalls prognostisch sehr ungünstige, nur sehr chronisch verlaufende Abart einer septischen Endokarditis, die in der Regel mit einer *Blutarmut (Anämie)*, einer *Nierenentzündung (Nephritis)* und einer deutlichen Milzschwellung *(Splenomegalie)* einhergeht. Die Behandlung der Endokarditis lenta erfolgt neben symptomatischen Maßnahmen (Bluttransfusion) vor allem mit hohen *Pencillindosen* und *Streptomycin*. Die sonstige Behandlung besteht in absoluter Bettruhe, kalten Umschlägen, Eisbeutel oder Herzkühler auf die Herzgegend und in der Anwendung von Herzmitteln.

Herzbeutelentzündung

Die *Herzbeutelentzündung (Perikarditis)* tritt selten als selbständige Erkrankung bei vorher gesunden Menschen auf, in der Regel im Verlaufe eines *akuten Gelenkrheumatismus*, einer *Lungentuberkulose*, einer *Lungenentzündung*, eines *Lungenabszesses*, einer *Urämie*, eines *septischen Prozesses*, eines *Herzmuskelinfarktes* usw. Die *rheumatische Herzbeutelentzündung* ist nicht selten mit einer Herzklappen- *(Endokarditis)* und einer Herzmuskelentzündung *(Myokarditis)* kombiniert. Bestehen gleichzeitig eine *Endokarditis*, eine *Myokarditis* und eine *Perikarditis*, handelt es sich also um eine Entzündung aller Schichten der Herzwand, so wird dieses Symptomenbild als *Pankarditis* bezeichnet. Man unterscheidet eine *trockene* und eine *feuchte Herzbeutelentzündung (Perikarditis sicca* und *Perikarditis exsudativa)*. Bei der *trockenen* Herzbeutelentzündung sind der seröse Überzug des Herzens und die Innenfläche des Herzbeutels in der Regel mit einer dünneren oder dickeren Schichte von ausgeschwitztem Blutfaserstoff überzogen. Bei der *feuchten* Herzbeutelentzündung ist im Herzbeutel neben oder anstelle dieser Faserstoffauflagerungen eine gewisse Menge von Flüssigkeit vorhanden, die *wäßrige (seröse)*, *blutige (hämorrhagische)* oder *eitrige (purulente)* Beschaffenheit aufweisen kann. Das wichtigste objektive Symptom einer Herzbeutelentzündung ist ein eigentümliches schabendes Geräusch, das man beim Abhorchen des Herzens hört und das durch das Aneinanderreiben der rauhen Innenflächen des Herzbeutels entsteht (perikardiales Reiben). Während in günstigen Fällen die Ausschwitzung in einigen Wochen wieder aufgesaugt wird oder nur minimale, umschriebene, weiche, praktisch belanglose Verwachsungen zurückbleiben und vollständige Genesung eintritt, kommt es in anderen zu einer teilweisen oder gänzlichen festen Verwachsung des Herzbeutels mit dem Herzen *(Herzbeutelverwachsung, Concretio pericardii cum corde)*, durch die mannigfache Beschwerden zurückbleiben. Die Beeinträchtigung der Herztätigkeit bei der Herzbeutelverwachsung ist durch die ungenügende Kontraktion und Entleerung des Herzens bei der Systole sowie durch die unzureichende Ausdehnung und Füllung des Herzens während der Diastole gekennzeichnet. In den durch die Herzbeutelverwachsung entstehenden Perikardschwielen kommt es manchmal zu einer stärkeren Kalkablagerung, wodurch das Symptomenbild des sogenannten *Panzerherzens* entsteht, ein Krankheitszustand, der die Herztätigkeit ganz besonders stark beeinträchtigt. Bei ungünstigem Verlauf kann die Herzbeutelentzündung, besonders wenn sie eitriger Natur ist, in wenigen Tagen zum Tode führen.

Die Behandlung besteht in unbedingter Bettruhe, in geeigneter Diät und in der Anwendung von Eisbeutel oder Herzkühler auf die Herzgegend, bei drohender Herzschwäche sind entsprechende Herzmittel zu verabreichen, bei sehr reichlichem Exsudat verschafft die künstliche Entleerung des Herzbeutelergusses (Herzbeutelpunktion) Besserung.

Herzfehler

Die *Herzfehler (Herzklappenfehler, Klappenfehler, Vitia cordis)* sind durch *angeborene* oder *erworbene anatomische Veränderungen des Herzens,* die mit Störungen der Blutzirkulation einhergehen, gekennzeichnet.

Die seltenen *angeborenen Herzfehler* entstehen am häufigsten durch Offenbleiben embryonaler Verbindungen, nämlich des ovalen Loches zwischen den beiden Vorhöfen (Foramen ovale apertum) oder des Botallischen Ganges zwischen Aorta und Lungenarterie (Ductus arteriosus Botalli apertus) oder durch unvollständige Bildung der Kammerscheidewand (Septumdefekt). Zu den angeborenen Anomalien gehören ferner die Isthmusstenose, die in einer mehr oder minder hochgradigen Verengerung der Aorta nach dem Abgang der linken Arterie subclavia besteht, und die Verengerung der Pulmonalarterie (Pulmonalstenose), besonders ihres Ostiums.

Bei den *erworbenen Herzfehlern* bestehen die anatomischen Veränderungen an den Ventilapparaten, d. h. an den sogenannten Herzklappen, weshalb sie auch als Herzklappenfehler bezeichnet werden. Die sehr häufigen *erworbenen Herzfehler* entstehen mit Ausnahme der luetischen Aorteninsuffizienz und der arteriosklerotischen Aortenklappenveränderungen immer durch eine Herzklappenentzündung. Dabei ist die Ventilwirkung der Klappen gestört. Man unterscheidet dabei eine *Insuffizienz,* das heißt *mangelhafte Schlußfähigkeit der Klappen,* und eine *Stenose,* das heißt *Unmöglichkeit einer vollständigen Öffnung der Klappen,* infolge narbiger Verengerung des sogenannten Ostiums, des Spaltes zwischen den beweglichen Teilen der Klappe. Bei einer Stenose ist praktisch fast stets auch eine Insuffizienz festzustellen, ebenso sind reine Insuffizienzfälle eine Seltenheit. Solche Klappenfehler finden sich am häufigsten an der Mitralklappe *(Mitralstenose, Mitralinsuffizienz),* nicht selten kombiniert, d. h. doppelsinnig, also gleichzeitig Stenose und Insuffizienz, dann folgt die Aorteninsuffizienz, deren luetische Form nie eine gleichzeitige Stenose aufweist, zum Unterschied von der durch eine Herzklappenentzündung oder Arteriosklerose hervorgerufenen Aorteninsuffizienz, die mit einer Aortenstenose kombiniert sein kann. Herzfehler der Trikuspidalklappe sind bedeutend seltener zu beobachten, Pulmonalklappenfehler sind eine ausgesprochene Seltenheit. Es ist noch in besonderer Form auf die *relative Trikuspidalinsuffizienz* hinzuweisen, d. h. auf die Schlußunfähigkeit der Dreizipfelklappe, die nicht durch eine organische Erkrankung dieser Klappe bedingt ist, sondern durch eine übermäßige Erweiterung der rechten Herzkammer als Folge einer beträchtlichen Drucksteigerung im Lungenkreislauf zustande kommt und bei einem solchen Zustand häufig zu beobachten ist.

Bezüglich der sehr häufigen kombinierten Mitralklappenfehler im Sinne einer Mitralstenose und Mitralinsuffizienz mit Vorherrschen der Mitralstenose ist noch hinzuzufügen, daß eine derartige Mitralstenose eine *Knopflochstenose* darstellen kann, d. h. den schwersten Grad einer Stenose darbieten kann, bei welchem nur eine sehr enge Öffnung von der Größe und Art eines kleinen Knopfloches bleibt. Die dabei miteinander verwachsenen Mitralsegel sind in eine starre Platte umgewandelt, sind außerordentlich derb und können auch Kalkablagerungen enthalten.

Das Vorhandensein eines Herzfehlers läßt sich mit Sicherheit nur durch eine genaue klinische Untersuchung des Herzens, vor allem durch den Horch- und Klopfbefund (Auskultation und Perkussion) erkennen, da alle subjektiven Beschwerden, wie Atemnot, Herzklopfen, Angstgefühl, Blausucht (Zyanose), wassersüchtige Anschwellungen (Hydrops, Ödeme) usw., fast allen Herzkrankheiten gemeinsam sind.

Unter günstigen Verhältnissen und bei vorsichtiger Lebensweise der Kranken tritt gewöhnlich eine teilweise *Ausgleichung (Kompensation)* der durch den Klappenfehler gesetzten Nachteile ein, indem die betreffende Herzkammer durch eine Vermehrung ihrer Muskulatur oft beträchtlich vergrößert (hypertrophisch) und dadurch befähigt wird, den Widerstand an der Klappe leichter zu überwinden. Kranke mit Herzfehlern können unter Umständen ein höheres Alter erreichen, wenn sie eine streng geregelte und vorsichtige Lebensweise einhalten und durch sorgsame Vermeidung aller Schädlichkeiten eine Erlahmung ihres teilweise hypertrophischen Herzmuskels und damit eine Störung der gebildeten Kompensation verhüten. Sie müssen sich vor allem jederzeit vor ungewohnten Anstrengungen, vor Aufregungen jedweder Art hüten, ihre Kost sei flüssigkeits- und kochsalzarm und leicht verdaulich. Wein und Bier sowie blähende Speisen sind womöglich ganz zu vermeiden, auf regelmäßige Stuhlentleerung ist sorgsam zu achten. Ebenso ist Nikotingenuß vollständig zu vermeiden. Weiterhin sind trokkene, sonnige Wohnräume, ein luftiges Schlafzimmer und hinreichender Schutz vor Erkältungen für Kranke mit Herzklappenfehlern durchaus erforderlich. Bei heftigem Herzklopfen und aufgeregter Herztätigkeit sind feuchte Umschläge, Herzkühler oder Eisbeutel auf die Herzgegend, auch Baldriantropfen usw. anzuwenden. Geht durch zu geringe Anpassungsfähigkeit des Herzens die Kompensation verloren, tritt die sogenannte *Dekompensation* ein, die sich durch gesteigerte *Atemnot, Blausucht, Wassersucht, Stauungsbronchitis, Stauungsgastritis, Stauungsleber, Stauungsniere* usw. ankündigen kann, so muß mit Herzmitteln (Digitalis, Strophanthin) und mit harntreibenden Mitteln eingegriffen werden.

Hochdruck

Der *primäre Hochdruck (primäre* oder *essentielle Hypertonie, primärer* oder *essentieller hoher Blutdruck)* ist zum Unterschied vom symptomatischen hohen Blutdruck bei Nierenerkrankungen eine *selbständige Krankheit,* bei der sich im Anfangsstadium außer dem erhöhten Blutdruck keine greifbaren anatomischen Veränderungen als Grundlage auffinden lassen und die eine Folge *einer Verengerung der präkapillaren und kapillaren Arterien in größeren Gefäßbezirken* ist.

Das Krankheitsbild des primären Hochdruckes kann man klinisch im wesentlichen in zwei Stadien einteilen. Das erste ist das *Stadium der schwankenden* oder *labilen Blutdruckwerte,* in dem die Blutdruckwerte nicht dauernd abnorm erhöht sind, sondern nur zeitweise, besonders unter dem Einfluß von psychischen Erregungen, geistigen und körperlichen Anstrengungen. Nur während des Schlafes oder nach längerer vollständiger Ruhe wird der Blutdruck normal. Die Feststellung dieses ersten Hochdruckstadiums ist wichtig, weil in diesem Stadium die Blutdruckhöhe beeinflußbar ist, und zwar durch flüssigkeitsarme, kochsalzarme, eiweißarme, reizlose Kost, Nikotin- und Alkoholenthaltung, Fernhalten jedes stärkeren psychischen Reizes, blutdrucksenkende Mittel, beruhigende Mittel (Brom, Baldrian usw.). Die Kranken klagen über Schwindel, gesteigerte Erregbarkeit, Kopfschmerzen und manchmal über Herzklopfen. Aus diesem ersten Stadium entwickelt sich früher oder später das zweite, das *Stadium des Dauerhochdruckes* oder des *fixierten Hochdruckes.* Es ist der Hinweis wichtig, daß zu einem fixierten hohen Blutdruck auch noch Krampfzustände im peripheren Gefäßsystem hinzutreten können, die den schon erhöhten Blutdruck noch weiter steigern *(Gefäßkrisen).* Hält der Hochdruck einige Zeit an, dann kommt es zu einer frühzeitigen *Hypertrophie mit Erweiterung der stark belasteten linken Herzhälfte,* besonders des linken Ventrikels, und später zur *Insuffizienz derselben*

(Cor hypertonicum). Eine weitere Folge eines lang dauerden Hochdruckes können arteriosklerotische Veränderungen besonders in den präkapillaren Arterien sein. Die *Herzschwäche (Herzinsuffizienz, Kardiale Dekompensation)* mit allen ihren Folgen gehört auch zu den häufigsten Folgeerscheinungen und Todesursachen beim Hochdruck. Eine weitere Folge der Hochdruckkrankheit ist der *Schlaganfall (Apolexia cerebri),* der mit Lähmungserscheinungen einhergeht und zuweilen auch plötzlich den Tod verursacht. In manchen Fällen kommt es noch durch die fortschreitende sekundäre Gefäßsklerose, besonders im Bereich der Nieren, zur Entwicklung einer besonderen Komplikation, der sogenannten *arteriosklerotischen Schrumpfniere mit Übergang in Urämie.* Bei Herzkomplikationen ist neben der sonstigen symptomatischen Therapie entsprechende Herzbehandlung notwendig, bei Nierenmitbeteiligung sind therapeutisch dieselben Gesichtspunkte zu beobachten wie bei der chronischen Nephritis. Arzneimittel gegen den Hochdruck sind z. B. Hypotrit, Pacyl, Subtonin, Jod-Calcium-Diuretin, Theominal, Hydergin, Ronicol, Direktan, Raupina, Serpasil, Nepresol, Adelphan, Repicin usw.

Unregelmäßige Herztätigkeit und Reizleitungsstörungen

Die *unregelmäßige Herzschlagfolge* wird als *Arhythmie* bezeichnet und kann verschiedene Formen aufweisen. Die *respiratorische Arhythmie,* die Zunahme der Herztätigkeit bei der Einatmung, wird schon normalerweise bei gesunden Individuen beobachtet, kann aber in der Rekonvaleszenz bei Kindern, Jugendlichen und auch bei älteren Leuten besonders stark ausgeprägt sein.

Eine weitere Form der unregelmäßigen Herztätigkeit ist die *extrasystolische Arhythmie.* Die *Extrasystolen* kommen unter verschiedenen Bedingungen vor und können ebenfalls bei herzgesunden Personen auftreten. Die durch einen Extrareiz ausgelöste Extrasystole kommt in der Regel zu früh und ist schwächer als die nächste Systole. Besondere auslösende Ursachen für Extrasystolen sind Überlastung des Herzens, z. B. bei Hochdruck, ferner seelische Erregungen, Gifte, wie Nikotin, starker Kaffee und übermäßiger Alkoholgenuß, akute Infektionskrankheiten, Schwangerschaft, Klimakterium, Hyperthyreosen und jede Form einer organischen Herzerkrankung.

Der stärkste Grad einer unregelmäßigen Herztätigkeit ist als Folge des *Vorhofflimmerns* zu beobachten. Dieses ist ein krankhafter Zustand, bei dem die *Vorhöfe* vorübergehend oder dauernd statt der normalen Vorhofkontraktion 300 bis 600 Flimmerbewegungen in der Minute ausführen, wodurch eine *vollkommene* oder *komplette Arhythmie der Herzschlagfolge (Flimmerarhythmie, Arhythmia perpetua)* hervorgerufen wird. Der Puls ist dabei meist beschleunigt, völlig unregelmäßig und von ungleicher Beschaffenheit. Das Vorhofflimmern findet sich besonders bei Mistralstenose, beim Morbus Basedow, bei Hyperthyreosen und verschiedenen Myokarderkrankungen. Die genaue Diagnose des Vorhofflimmerns ist nur durch das Elektrokardiogramm möglich.

Die *Reizleitungsstörungen* können ebenfalls nur durch das Elektrokardiogramm erkannt werden. Von den verschiedenen Reisleitungsstörungen ist die *verlängerte Überleitungszeit* vom rechten Vorhof in die beiden Kammern die einfachste und der *Herzblock* die wichtigste dieser Art. Dieser ist durch eine *Störung der Reizüberleitung vom Vorhof zur Kammer* gekennzeichnet und kann partieller oder totaler Natur sein, je nachdem, ob die Reizübertragung teilweise oder vollkommen aufgehoben ist. Die häufigste Ursache für das Auftreten dieser Reizleitungsstörungen sind arteriosklerotische Veränderungen an den Koronargefäßen, ferner myokarditische Herde, fibröse Herde, Tumoren und Gummen im Bereiche des Reizleitungssystems. Beim partiellen Block wird z. B. nur jeder zweite oder dritte Vorhofreiz zum Ventrikel übergeleitet (2 : 1, 3 : 1 Block), beim totalen Block fehlt überhaupt jede Überleitung vom Vorhof zur Kammer. Es schlagen also beim totalen Block Vorhöfe und Kammern völlig getrennt voneinander in der ihnen eigenen Automatie, die Herzkammern erhalten dann von ihren eigenen tertiären automatischen Reizzentren den Kontraktionsreiz, d. h. es setzt die Kammerautomatie ein, als deren Ausdruck eine hochgradige Pulsverlangsamung (Bradykardie) mit 30 bis 40 Pulsschlägen in der Minute zu verzeichnen ist. Das Auftreten eines kompletten Herzblockes ist meist mit Bewußtseinstrübung, Bewußtseinsverlust, Zuckungen, Krampfzuständen, Zyanose usw. verbunden (ADAMS-STOKES'scher Symptomenkomplex). Dieser Symptomenkomplex ist auch während des Bestehens eines totalen Herzblockes zu beobachten.

Eine besondere Blockform ist der sogenannte *Schenkelblock,* der in einen *Links-Schenkelblock* und in einen *Rechts-Schenkelblock* unterteilt wird. Dieser geht mit besonderen Veränderungen im Elektrokardiogramm einher und entsteht bei Erkrankungen eines oder beider Schenkel des Reizleitungssystems.

Herzneurose

Die *Herzneurose (Cor nervosum, Neurosis cordis)* ist eine funktionelle „Herzkrankheit" mit verschiedenen, auf das Herz hinweisenden Beschwerden, ähnlich denen bei organischen Herzleiden, aber *ohne anatomische Grundlage.* Es handelt sich dabei um Herzklopfen, Gefühl von Aussetzen der Herztätigkeit, Druckgefühl auf der Brust, Beklemmung, Atemnot, Angstgefühl, Schmerz in der Herzgegend (Herzstechen). Zu den Ursachen gehören, abgesehen von nervöser Konstitution, als auslösende Faktoren vor allem geistige Erregung, körperliche Überanstrengung, Übermüdung, Verdauungsstörungen, besonders solche, die mit Aufblähung des Leibes verknüpft sind, ferner übermäßiger Genuß von Kaffee, Tee und Nikotin.

Für die Behandlung sind folgende Grundsätze zu berücksichtigen: Beseitigung der schädlichen Ursachen, seelische Ruhe, körperliche Schonung, Regelung der Darmtätigkeit, Vermeidung von blähenden Nahrungsmitteln, ferner von Kaffee und Nikotin. Von guter therapeutischer Wirkung sind Beruhigungsmittel (Brom, Baldrian usw.), ferner Eisbeutel auf die Herzgegend, Herzkühler, Hydrotherapie (Fichtennadel- und Kohlensäurebäder).

Entzündung der Arterien

Die wichtigsten entzündlichen Erkrankungen an den Arterien sind: die *Endarteriitis obliterans (Morbus* WINIWARTER-BUERGER*),* die *Arteriitis nodosa* und die *Arteriitis luetica.*

Endarteriitis obliterans

Bei der *Endarteriitis obliterans (Morbus* WINIWARTER-BUERGER*)* handelt es sich um einen chronischen produktiven Entzündungsprozeß der Innenhaut der Arterien, der zumeist an den Arterien der unteren Extremitäten beginnt, vor allem diese befällt und auch auf andere Gefäßgebiete übergreifen kann. Es kommt häufig zu Thrombenbildungen, daher auch die Bezeichnung *Thrombangitis obliterans.* Mit oder ohne Thrombose führt ein solcher Prozeß zur bindegewebigen Verödung mit Verschluß von Gefäßen und somit zu schweren schmerzhaften Ernährungsstörungen und Gangrän. Ein häufiges Anfangssymptom ist das intermittierende Hinken. Bisweilen besteht eine Mitbeteiligung der Venen. Junge Männer werden bevorzugt befallen. Ursächlich werden infektiös-toxische Schäden angeschuldigt.

Arteriitis nodosa

Die *Arteriitis nodosa* ist eine seltene Krankheit jüngerer Personen, bei der an den kleinen Eingeweidearterien (Gekröse, Niere, Herz, Leber, Pankreas usw.) zahlreiche knotige Verdickungen entstehen. Es sind an diesen Stellen alle Gefäßwandschichten von dem Entzündungsprozeß betroffen. Da auf diese Weise die Wandbestandteile zerstört werden, bilden sich innerhalb der Herde Ausbuchtungen der Lichtung im Sinne von kleinen Aneurysmen. Auf der geschädigten Innenschicht kommt es zu verschließenden Thrombosen mit den verschiedensten Folgen. Diese Erkrankung wird neuerdings als Ausdruck einer Gewebsüberempfindlichkeit im Sinne einer allergischen Entzündung gedeutet.

Die Erkrankung zeigt einen sepsisartigen Verlauf mit hohem Fieber, Milzschwellung und nach dem betroffenen Gebiet verschiedene Krankheitssymptome: Anfälle von Angina pectoris, Bauchbeschwerden wechselnder Art mit peritonitischen Symptomen, nephritische, zur Urämie führende Erscheinungen, schwere Zustände von Polyneuritis und bisweilen beträchtliche arterielle Gefäßstörungen. Die Krankheit endet oft tödlich.

Arteriitis luetica

Die *luetische Arteriitis* ist besonders häufig an der Brustaorta, an den Koronar- und an den Hirnarterien anzutreffen. Der luetische Prozeß in der Aorta beginnt in der Media, dieser wird daher als luetische Mesaortitis oder kurzweg als luetische Aortitis bezeichnet. Wenn der Anfangsteil der Aorta von dem luetischen Prozeß betroffen ist, so ist zumeist auch eine Mitbeteiligung der Koronararterien festzustellen.

Mesaortitis

Bei der *Mesaortitis* besteht also ein chronischer *Entzündungsprozeß der mittleren Schichten der Aorta,* der auf eine *luetische Infektion* zurückzuführen ist. Die Mesaortitis luetica (Aortitis luetica) ist die weitaus häufigste Form der Eingeweidelues. Die Zeit, die gewöhnlich zwischen luetischer Infektion und Auftreten der ersten Erscheinungen der Aortenerkrankung verstreicht, wird mit 10 bis 25 Jahren berechnet; die kürzeste Frist beträgt vier bis fünf Jahre. Die Erkennung einer Mesaortitis ist in typischen Fällen nicht schwierig. Neben den klinischen Symptomen sind für die Diagnose die Angaben der Kranken über Brennen, über einen Druck hinter dem Brustbein, der besonders nach Anstrengungen auftritt (sogenannte *Aortalgie),* die positive WASSERMANNsche Reaktion[1], der positive NELSON-Test[2] und die Röntgenuntersuchung der Aorta, die häufig eine Erweiterung (Dilatation) derselben nachweisen kann, von besonderer Bedeutung. Viele Mesaortitisfälle sind sehr arm an Symptomen und dann der sicheren Erkennung schwer zugänglich. In höherem Alter sind die Mesaortitisfälle meistens mit einer Arteriosklerose kombiniert, wodurch die Diagnose einer Mesaortitis zuweilen sehr erschwert, manchmal unmöglich wird. In einer größeren Anzahl der Fälle von Mesaortitis sind auch Zeichen von Lues des zentralen Nervensystems nachweisbar (Tabes dorsalis, progressive Paralyse, Lues

---

[1] WASSERMANNsche *Reaktion (WaR)* = eine besondere serologische Reaktion zum Nachweis von Antikörpern, die als Blutuntersuchung zur Feststellung von Syphilis (Lues) dient.

[2] NELSON-*Test* = Serumreaktion zur Erkennung der Syphilis (Lues), die auf direkter Beeinflussung (Immobilisierung und Abtötung) des Syphiliserregers durch das Krankenserum beruht und danach auch als Immobilisationstest bezeichnet wird.

cerebrospinalis). Die Prognose der Mesaortitis ist wechselnd; es gibt sehr gutartige Fälle; die Krankheit kann in jedem Stadium zum Stillstand kommen. Jahrelange Krankheitsdauer ohne besondere Beschwerden ist ebenso möglich wie rascher, in wenigen Monaten zum Tode führender Verlauf. Die Mesaortitis luetica kann zu einem *Aortenaneurysma* führen, der mesaortitische Prozeß kann auf die Aortenklappe übergreifen, wodurch eine *luetische Aorteninsuffizienz* erzeugt wird, dieser kann auch die *Koronargefäße* ergreifen mit *Verengerung derselben* (Koronarstenose), wodurch Zustände von *Angina pectoris* und *Herzmuskelentartung* zur Entwicklung gelangen.

Die Behandlung besteht in der Verabreichung von herzstärkenden Mitteln, von Jod und in der Durchführung von antiluetischen Kuren mit Penicillin.

Aneurysma

Das *Aneurysma* ist eine *umschriebene Erweiterung der Herzwand* oder einer *Arterie*, die durch den Druck des strömenden Blutes bei krankhaften Wandveränderungen entsteht und durch die Möglichkeit des Berstens eine gefährliche Affektion darstellt. Es gibt also *Aneurysmen der Herzwand* und *der Arterien*. Im Herzen kommt es auf dem Boden von Erweichungsherden (Myomalacia cordis) als Folge eines Myokardinfarktes vor allem im Bereich der linken Herzkammer zur Ausbildung von Aneurysmen. Häufiger sind Aneurysmen der Gefäße, die besonders an der Aorta und der Kniekehlenarterie, weiters an den Hals- und Brustpartien sowie an den Hirnarterien vorkommen. Die Gefäßaneurysmen entstehen entweder durch äußere Schädigung der Gefäßwand *(Trauma)*, durch Gefäßwanddegeneration *(Arteriosklerose)* oder durch entzündliche Vorgänge, wie durch Lues und Endarteriitis. Insbesondere ist die luetische Entzündung der mittleren Gefäßschichten der Aorta, die sogenannte *Mesaortitis luetica*, eine Erkrankung, die häufig zu *Aneurysmabildung* der Aorta Anlaß gibt, denn zahlreiche Aortenaneurysmen beruhen auf Lues, diese entstehen aber auch häufig auf arteriosklerotischer Grundlage. Die luetischen Aneurysmen der Aorta sind zumeist im Bereiche der aufsteigenden Aorta, des Aortenbogens und der Brustaorta anzutreffen, die arteriosklerotischen Aneurysmen dagegen vor allem im Gebiet der Bauchaorta. Man unterscheidet nach der äußeren Form *umschriebene* und *diffuse* Aneurysmen. Ein umschriebenes Aneurysma kann Kindskopfgröße erreichen, ein diffuses Aneurysma kann sich z. B. über den ganzen Brustteil der Aorta erstrecken.

Die Gefährlichkeit der Aneurysmen besteht außer in der Möglichkeit des Berstens — Aneurysmen der Gehirnarterien können daher Schlaganfälle (Apoplexien) und Herzwandaneurysmen eine Herzbeutelamponade verursachen — in der Verdrängung und Kompression der Nachbarorgane. Bei dem häufigen Aneurysma des Anfangsteiles der Aorta können sogar Knochen (Brustbein, Rippenwirbel) durch Druck der Atrophie verfallen. Die subjektiven Erscheinungen eines Aneurysma sind demgemäß, je nach dem Sitz desselben, sehr verschieden. Das Aortenaneurysma erzeugt anfangs gewöhnlich Herzklopfen, Kurzatmigkeit, Stechen in der linken Brustseite, später kommen Beschwerden durch Kompression der Nachbarorgane hinzu, oft auch eine sichtbare Vorwölbung der Brustwand. Zur Klärung der Diagnose ist die Röntgenuntersuchung oft von ausschlaggebender Bedeutung. Große Aortenaneurysmen können infolge Durchbruchs in den Bronchialraum oder in die Speiseröhre zum plötzlichen Verblutungstod führen. Die luetischen Aortenaneurysmen sind häufig durch eine luetische Aorteninsuffizienz und luetische Herzkranzgefäßveränderungen, die zur Angina pectoris führen, kompliziert.

Aneurysmen der peripheren Arterien können durch chirurgische Maßnahmen entweder ausgeschaltet oder zur Verödung gebracht werden. Bei Aneurysmen auf luetischer Grundlage werden entsprechende antiluetische Kuren durchgeführt. Am wichtigsten ist, den Kranken vor körperlichen Anstrengungen zu bewahren.

Arteriosklerose

Die *Arteriosklerose* ist ein besonders nach dem 40. Lebensjahr häufiges Blutgefäßleiden mit chronischem Verlauf. Bei der Arteriosklerose handelt es sich um *Stoffwechselstörungen mit Degenerationsvorgängen in den Arterien,* die zu Elastizitätsverlust, Wandverdickung, Verhärtung, Verengerung des Lumens mit den entsprechenden Folgen und später zu teilweiser, sekundärer *Kalkablagerung* in diesen führen. Über die Ursachen der Arteriosklerose gehen die Meinungen noch auseinander. Meist wird diese als Abnutzungserscheinung angesehen. Schädigungen, die das Auftreten einer Arteriosklerose begünstigen, sind Nikotin, Alkohol, Fettleibigkeit, Gicht, chroniche Bleivergiftungen, Stoffwechselkrankheiten, Diabetes mellitus, Hypothyreose und anhaltende schwere körperliche Arbeit. Die Ausbreitung der Arteriosklerose innerhalb des Körpers ist sehr wechselvoll; bald ergreift sie herdförmig ein Gefäß, besonders die Aorta, bald befällt sie gleichmäßig alle kleinen Arterien, bald nur einzelne Gebiete von diesen, so besonders die Hirnarterien oder die Kranzarterien des Herzens (Koronarsklerose, Angina pectoris). Die Gefahr der Arteriosklerose besteht einmal in der Möglichkeit eines vollkommenen Gefäßverschlusses durch Embolie oder durch Thromben (Absterben von Teilen der Glieder, z. B. Zehen- und Fußgangrän, Erweichungsherde im Gehirn) und in der Erweiterung der Arterien (Aneurysma); weiters bewirkt die Wandverhärtung eine Elastizitätsverminderung der Gefäße, die das Herz zu erhöhter Arbeitsleistung zwingt, so daß es zur Blutdrucksteigerung kommt. Härte, Verdickung und Schlängelung der Arterien sind kennzeichnend für Arteriosklerose. Wenn die Arteriosklerose mit Atheromatose einhergeht, wird dieser Zustand als *Atherosklerose* bezeichnet. Bei der *Ahteromatose* der Arterien entsteht eine Ansammlung von Lipoiden, besonders von Cholesterinestern in der Innenschicht, mit nachfolgender Erweichung, Nekrose und Durchbruch dieser Herde in das Gefäßlumen, wobei es zur Bildung von atheromatösen Geschwüren kommt.

Bei schwerer Arteriosklerose (Atherosklerose) ist der Cholesteringehalt des Blutes sehr häufig erhöht (Hypercholesterinaemie).

Die Behandlung der Arteriosklerose hat die Vermeidung der angeführten Schädlichkeiten zu berücksichtigen. Die Diät soll eiweißbeschränkt sein, also relativ arm an Fleisch und Eiern. Übermäßige Flüssigkeitsaufnahme, auch in Form größerer Milchmengen, ist zu vermeiden, ebenso überflüssige Kochsalzzufuhr. Jodverordnung, besonders in Form von Jodtrinkkuren und Jodbäderbehandlungen (Bad Hall, Oberösterreich), erweist sich oft als sehr nützlich.

Intermittierendes Hinken

Das *intermittierende Hinken (Claudicatio intermittens)* tritt meist anfallsweise auf, häufig zunächst nur einseitig und nach anhaltender Bewegung, in fortgeschrittenen Fällen schon nach ganz kurzer Bewegung. Dabei entstehen meist heftige Schmerzen von krampfartigem Charakter und Vertaubungsgefühl in einem oder in beiden Beinen (Wadenschmerzen). Manchmal kommt es dabei auch zu heftigen Ruheschmerzen, die sich auch bei Bettruhe besonders nachts steigern können. Die betroffenen Extremitäten sind kalt und gefühllos, leichte Ermüdbarkeit und Schweregefühl in den Beinen sind ein häufiges Frühsymptom. Die Untersuchung ergibt die Zeichen von Störungen der arteriellen Blutzufuhr. Für die Feststellung von arteriellen Gefäßstörungen dieser Art sind das *Betasten (die Palpation)* der Pulsationen bestimmter Arterien und die Röntgenuntersuchung der Gefäße von besonderer Wichtigkeit. Es werden die Pulsationen der Arteria femoralis in der Leistengegend, der Arteria poplitea in der Kniekehle, der Arteria tibialis posterior hinter und unterhalb des inneren Knöchels sowie die Arteria dorsalis pedis am Fußrücken untersucht. Eine Röntgen-Aufnahme der Beine kann durch das Aufdecken von Kalkeinlagerungen in der Arterienwand die Diagnose einer arteriosklerotischen Gefäßerkrankung sicherstellen. Auch die Röntgen-Aufnahme der Gefäße nach intraarterieller Injektion von entsprechenden Kontrastmitteln kann wertvolle Aufklärung bringen.

Das intermittierende Hinken ist nur ein *Krankheitszeichen,* das bei verschiedenen Zuständen vorkommen kann. Die häufigste Ursache des intermittierenden Hinkens ist eine *periphere arteriosklerotische Gefäßerkrankung.* In der Regel handelt es sich dabei um Kranke von über 50 Jahren. Bei der Röntgenuntersuchung sind hier nicht selten Verkalkungsprozesse in der mittleren Schichte der Arterien *(Medialverkalkung)* festzustellenen.

Werden jüngere Personen, besonders Männer zwischen dem 20. und 30. Lebensjahr, vom intermittierenden Hinken befallen, so ist die Ursache dafür meist die *Endarteriitis (Thrombangitis) obliterans (Morbus* Winiwarter-Buerger*).*

In ganz seltenen Fällen ist das intermittierende Hinken durch einen *luetischen* Entzündungsprozeß in den Arterien verursacht.

Das intermittierende Hinken ist immer als eine *schwere Gefäßaffektion* aufzufassen, da derartige Fälle, wenn nicht entsprechende Behandlung einsetzt, in Gangrän übergehen können. Die Gangränbildung kündigt sich durch unerträgliche Schmerzen, Verfärbung der Haut und durch Blasenbildung an. Oft treten die ersten Beschwerden nach einem Trauma auf. Eine *diabetische* Stoffwechselstörung begünstigt das Auftreten von derartigen schweren Zirkulationsstörungen.

Die Behandlung muß in allgemeiner Hygiene, Vermeidung von Kälteschäden und Nässe, von Nikotin und Alkohol und von Überanstrengungen der Beine bestehen. Einer gleichzeitig bestehenden diabetischen Stoffwechselstörung muß therapeutisch besondere Aufmerksamkeit geschenkt werden. Weiters können vorsichtige Wärmeanwendung (Heißluftbehandlung, Kurzwellenbestrahlung) und gefäßerweiternde Mittel (Euphyllin, Natrium nitrosum, Priscol, Direktan, Duvadilan, Ronicol, Complamin usw.) Besserung bringen. Intraarterielle Injektionen von Eupaverin, Direktan, Azetylcholin und Jodpräparaten sind zuweilen von sehr gutem Erfolg begleitet. Falls diese oder ähnliche Maßnahmen keine Besserung bewirken, sind dann noch chirurgische Behandlungsarten heranzuziehen, besteht ein nächtlicher Ruheschmerz, so nützt eine Tieflagerung des Beines.

Die chirurgischen Maßnahmen bestehen in der *Entnervung der Arteria femoralis* und in der *lumbalen Sympathektomie.* Die Entnervung der Arteria femoralis wird auf zwei Wegen durchgeführt: entweder auf dem *mechanischen Wege* nach Leriche durch die Entfernung der Adventitia der Schlagader und damit des das Gefäß umgebenden sympathischen Nervengeflechtes in Form der sogenannten periarteriellen Sympathektomie oder auf dem *chemischen Wege nach* Doppler durch Pinselung der Schlagader mit Phenol. Bei der lumbalen Sympathektomie wird entweder einseitig oder beidseitig der lumbale Grenzstrang entfernt. Diese operativen Eingriffe bewirken eine Zirkulationsverbesserung infolge Erweiterung der peripheren Gefäße.

Venenentzündung

Eine *Venenentzündung (Phlebitis)* kann in *akuter* und in *chronischer Form* in Erscheinung treten. Die akute Venenentzündung entsteht entweder von außen fortgeleitet von einem Entzündungsherd (Furunkel, Abszeß, Zellgewebsentzündung) oder von einer infizierten Verletzung her oder von innen durch im Blut kreisende Erreger im Verlaufe von infektiösen Erkankungen oder nach solchen Zuständen. Ferner ist darauf hinzuweisen, daß in *Krampfadern (Varizen)* verhältnismäßig leicht eine Venenentzündung zur Entstehung gelangen kann. Die Krampfadern sind krankhaft erweiterte Venen, diese sind als gewundene dicke blaue Stränge unter der Haut sichtbar und haben zumeist ihren Sitz im Bereiche beider unterer Gliedmaßen. Bei umfangreicher Varizenbildung wird dieser Zustand als *Status varicosus* bezeichnet. Eine Venenentzündung führt meist zu einer *Thrombose (Thrombophlebitis).* Handelt es sich um eine ausgedehnte Thrombophlebitis mit schweren Entzündungserscheinungen, mit Übergreifen auf das umgebende Zellgewebe im Sinne einer stärkeren Periphlebitis und mit höherem Fieber, so wird dieser Zustand als *septische Thrombophlebitis* bezeichnet. Die Thrombophlebitis kann aber anderseits einen milden, reizlosen Verlauf zeigen, d. h. von sogenannter blander Natur sein. Treten die Entzündungserscheinungen ganz in den Hintergrund oder sind diese überhaupt nicht erkennbar, ist aber eine Gerinnselbildung in den Venen vorhanden, so wird dieser Zustand als *Phlebotrombose* bezeichnet. Eine Thrombophlebitis kann wieder völlig abheilen, manchmal können gewisse Reste zurückbleiben. Bisweilen können die Thromben verkalken, so daß Venensteine entstehen *(Phlebolithen);* auch eine Verdickung der Wand und eine Verengerung der Lichtung können als Folgezustände einer immer wiederkehrenden Thrombophlebitis eintreten.

Am häufigsten sind Venenentzündungen an den Unter- und Oberschenkeln zu beobachten, es besteht aber die Notwendigkeit des besonderen Hinweises auf die Tatasche, daß sich eine Thrombophlebitis im Inneren des Körpers ohne irgendwelche äußere Zeichen, z. B. in den Beckenvenen während einer Schwangerschaft, entwickeln kann, die dann plötzlich unerwartet und überraschend, z. B. nach einer Entbindung, einen Lungeninfarkt oder gar eine tödliche Lungenembolie (Lungenschlag) bewirken kann.

Im *akuten Stadium* bestehen Temperatursteigerungen, die entzündeten Venen bilden harte und schmerzhafte Stränge, die Umgebung ist dabei entzündlich geschwollen (kollaterales Ödem). Bei Verstopfung größerer Venen infolge gleichzeitiger Thrombose findet sich eine Schwellung des ganzen Gliedes (Stauungsödem). Durch Fortschreiten des Prozesses auf dem Venenwege entstehen schwere Stauungserscheinungen und gefährliche Schädigungen wichtiger Organe. Die Hauptgefahr einer Thrombophlebitis ist die Lungenembolie, die im Falle der Verstopfung des Hauptstammes der Pulmonalarterie durch einen großen Embolus den sofortigen Tod herbeiführt, bei kleinerem Embolus einen Lungeninfarkt bewirkt. Handelt es sich dabei um Verschleppung infizierter Thromben bei einer sogenannten septischen Thrombophlebitis, so entstehen metastatische Abszesse in den Lungen.

Die Behandlung besteht in Bettruhe, Ruhigstellung und Hochlagerung des erkrankten Gliedes, feuchten Umschlägen (Burow-Umschlägen), Hirudoid-, Venostasin-, Lasonil-, Cehasol-Ichthyolsalbenanwendung, Auflagen von Antiphlogistin, Diphlogen usw. Ferner kommen bei Thrombophlebitis die Mittel *Venostasin, Heparin (Liquemin), Tromexan, Dicumarol* und *Marcumar* zur Anwendung. Nach Abklingen der akuten Erscheinungen wird ein Druckverband, in der Regel in Form eines Zinkleimverbandes, angelegt.

Erkrankungen des Blutes

Physiologische Einleitung

Das *Blut* besorgt die *Heranbringung* des von der Lunge bei der Atmung aufgenommenen *Sauerstoffes* und der während der Verdauung im Magen-Darmkanal aus den Nährstoffen entstandenen, vom Dünndarm resorbierten Substanzen an die einzelnen Zellen und den *Abtransport der Kohlensäure* sowie der weiteren im Stoffwechsel gebildeten *Schlacken,* wobei die Ausscheidung der Kohlensäure durch die Lungen und diejenige der sogenannten harnfähigen Stoffwechselprodukte durch die Nieren erfolgt.

Das Blut besteht aus der *Blutflüssigkeit (Blutplasma)* und den *körperlichen Elementen (= den roten und den weißen Blutkörperchen und den Blutplättchen).* Die Blutmenge beträgt ungefähr 5 bis 7,5 % des Körpergewichtes (= ¹/₁₂ bis ¹/₁₃ des Körpergewichtes = 5 bis 7 Liter). Vom Gesamtblut entfallen 50 bis 60 % auf das Blutplasma und 40 bis 50 % auf die körperlichen Elemente. Das Blutplasma ist eine weißgelbliche, von selbst gerinnende Flüssigkeit, die ungefähr 90 % Wasser und 10 % feste Bestandteile enthält. Zu diesen Bestandteilen gehören: *7 % Eiweißkörper (Albumine, Globuline, Fibrinogen), Fette und fettähnliche Stoffe (Lipoide), Blutzucker (Traubenzucker, 90 bis 120 mg%), Gallenfarbstoff (Bilirubin), anorganische Bestandteile (Phosphor, Schwefel, Chloride, Natrium, Magnesium, Silizium, Kalium, Kalzium und die Spurenelemente Fluor, Brom, Jod, Aluminium, Mangan, Eisen, Kupfer, Zink, Zinn, Blei), Hormone, Fermente, Schutzstoffe (Antikörper[1]), Isoagglutinine[2], Stoffwechselendprodukte des Eiweißabbaues (Harnstoff, Aminosäuren, Kreatin, Kreatinin, Ammoniak, Indikan, Harnsäure usw.).*

Die von Blutkörperchen und von Fibrinogen bzw. von Fibrin befreite Blutflüssigkeit heißt *Serum.*

Das Verhältnis von Erythrozytenvolumen zu Plasmavolumen wird durch den *Haematokrit-Wert* angegeben. Der zur Bestimmung dieser quantitativen Verhältnisse zwischen Plasma und Blutkörperchen dienende Apparat heißt *Haematokrit.* Dieser ist ein graduiertes Röhrchen, in dem Oxalat- oder Citratblut zentrifugiert wird. Dadurch läßt sich das Volumenverhältnis von Plasma und Blutkörperchen (Haematokritwert) feststellen. Beim Mann betragen das Blutkörperchenvolumen etwa 46 % und das Plasmavolumen 54 %, bei der Frau sind diese Werte etwa 42 % und 58 %.

Die *roten Blutkörperchen* oder *Erythrozyten* sind mikroskopisch kleine, kreisrunde, elastische, in der Mitte eingedellte, kernlose Scheibchen, die in der Blutflüssigkeit *suspendiert*[3] sind und in deren Eiweißgerüst der die rote Farbe des Blutes bedingende *rote Blutfarbstoff (Hämoglobin)* eingelagert ist. Die absolute Hämoglobinmenge beträgt beim Mann 16 g% und bei der Frau 14,7 g%. Bei einer Blutmenge von 5 l beträgt die gesamte Hämoglobinmenge 600 bis 800 g. Das Hämoglobin besteht aus einer Eiweißkomponente *Globin* und aus einem

---

[1] *Antikörper* = Stoffe von Eiweißnatur (Schutzstoffe), die im Organismus nach Einverleibung von *Antigenen* enstehen. *Antigene* sind bestimmte Eiweißkörper, die im Organismus Antikörper erzeugen.

[2] *Isoagglutinine* = Isoantikörper = Antikörper, die im Organismus entstehen, ohne daß vorher eine Zufuhr körperfremder Stoffe erfolgt ist. Zu diesen gehören z. B. die beiden im Blutplasma vorkommenden Substanzen α und β, die für die Blutgruppenbestimmung von grundsätzlicher Bedeutung sind.

[3] *Suspension* = Aufschwemmung feinster Teilchen eines festen Körpers oder feinster fester Körperchen in einer Flüssigkeit.

eisenhältigen Farbstoff *Häm*. Das Hämoglobin übt die Funktion der *Sauerstoff-übertragung* aus, indem es mit dem Sauerstoff die Verbindung *Oxyhämoglobin* eingeht, die in den Geweben wieder leicht in ihre Teile zerfällt und dabei den zum Abbau der Nahrungsstoffe notwendigen Sauerstoff abgibt. Die Verbindung *Oxyhämoglobin* entsteht in den Lungen, das nach Sauerstoffabgabe in den Geweben entstandene Hämoglobin führt die Bezeichnung *reduziertes Hämoglobin*. Die beiden Vorgänge, Oxydation des Hämoglobins in den Lungen und Reduktion des Hämoglobins in den Geweben, werden durch das im Hämoglobin enthaltene Eisen gefördert. Das Hämoglobin bringt nicht nur den gesamten Sauerstoff aus dem Kapillarsystem der Lungenalveolen in die Gewebe, sondern unterstützt auch den Kohlensäuretransport aus den Geweben in das alveoläre Kapillarsystem. Die *Kohlensäure* ist im Blut nur zu einem sehr geringen Teil (ca. $1/20$) in freier Lösung absorbiert, zum größeren restlichen Teil in chemischer Form gebunden, und zwar zwei Drittel davon im Plasma als Bikarbonat und an die Plasmaeiweißkörper und ein Drittel an das Hämoglobin in den Erythrozyten. Die Zahl der roten Blutkörperchen beträgt beim Mann 5 000 000 und bei der Frau 4 500 000 in einem Kubikmillimeter. Die Erythrozyten entwickeln sich aus den kernhaltigen Erythroblasten, deren Bildung beim Erwachsenen *im roten Knochenmark* erfolgt. Die Lebensdauer der roten Blutkörperchen währt 90 bis 120 Tage, ihr Abbau erfolgt in der Leber und Milz. Aus dem Hämoglobin zugrunde gegangener roter Blutkörperchen entsteht der Gallenfarbstoff *Bilirubin*. Das Oxydationsprodukt von Bilirubin führt die Bezeichnung *Biliverdin*.

Zur Bestimmung des Hämoglobingehaltes wird das *Hämoglobinometer* nach SAHLI verwendet. Dieser SAHLI-Apparat besteht aus einem Gestell, in dem sich drei Röhrchen befinden, von denen die beiden seitlichen, die braune Testlösung enthaltenden Röhrchen verschlossen sind, während das mittlere, mit einer Einteilung versehen, offen ist und zur Aufnahme des zu untersuchenden Blutes dient. Zur Durchführung der Hämoglobinbestimmung wird zunächst in das offene Röhrchen $n/10$ Salzsäure bis zur Marke 10 eingefüllt. Sodann wird das in die sogenannte SAHLI-Pipette angesaugte Blut in das mit Salzsäure beschickte Röhrchen ausgeblasen. Durch leichtes Aufschütteln wird das Blut mit der Salzsäure im Röhrchen gut vermischt. Man tropft nun zu dieser Lösung im Meßröhrchen, die zunächst eine dunkelbraune Farbe zeigt, langsam destilliertes Wasser zu, bis eine Farbengleichheit mit den Teströhrchen erreicht ist. Die jetzt im Meßröhrchen abgelesene Zahl ergibt den Hämoglobingehalt in Prozenten des Normalgehaltes. Der normale Hämoglobinwert beträgt im Idealfall 100. Ein Maß für den Hämoglobingehalt der einzelnen roten Blutkörperchen ist der *Färbe-* oder *Hämoglobinindex*, der für praktisch-klinische Zwecke nach folgender Formel berechnet wird:

$$\text{Färbeindex} = \frac{\text{Hämoglobinwert}}{2 \times E},$$

wobei in den Zähler der gefundene Hämoglobinwert und in den Nenner die verdoppelten Hunderttausenderstellen der Erythrozyten kommen. Betragen z. B. der Hämoglobingehalt 100 und die Erythrozytenzahl 5 000 000, so ergibt sich nach dieser Formel:

$$\text{Färbeindex} = \frac{100}{2 \times 50} = 1,$$

d. h. normaler Hämoglobingehalt der einzelnen Erythrozyten.

Die *weißen Blutkörperchen* oder *Leukozyten* sind farblose, kernhaltige, aktiv bewegliche Zellen, die größer als die roten Blutkörperchen sind und in erster Linie der Bekämpfung von in den Körper eingedrungenen mikroskopisch kleinen

Fremdkörpern dienen, vor allem kämpfen sie gegen die Bakterien, durch deren Gifte oder Stoffwechselprodukte sie chemotaktisch angelockt werden. Sie besorgen z. B. bei einer bakteriell verunreinigten Wunde die Abgrenzung des infizierten Gewebes gegen das gesunde durch Bildung von Eiter, der zum größten Teil aus weißen Blutkörperchen besteht. Die Leukozyten, die aus den Blutgefäßen auszuwandern vermögen, haben die Fähigkeit, keimtötende Stoffe zu bilden und zu Freßzellen (Phagozyten) zu werden, indem sie Bakterien in den Zelleib aufnehmen, diese verdauen und so unschädlich machen *(Phagozytose)*. Die Leukozyten sind daher nach ihrer Funktion als die Polizei des menschlichen Organismus bezeichnet worden. Die normale Leukozytenzahl beträgt 5000 bis 8000 im Kubikmillimeter. Eine Zunahme der Zahl der weißen Blutkörperchen wird als *Leukozytose,* eine Abnahme derselben als *Leukopenie* bezeichnet. Eine vorübergehende Leukozytose findet sich z. B. bei Infektionen und bei der Verdauung. Die Leukozyten werden nach ihrer Beschaffenheit in *Granulozyten,* auch segmentkernige Leukozyten genannt (60 bis 70 %), *Lymphozyten* (20 bis 25 %) und *Monozyten* (6 bis 8 %) eingeteilt. Beim Erwachsenen werden die Granulozyten im Knochenmark, die Lymphozyten in den Lymphknoten (Lymphdrüsen), die Monozyten wahrscheinlich im Knochenmark, in der Leber und in der Milz gebildet. Unter den Granulozyten finden sich im normalen Blutbild noch ungefähr 6 bis 8 % sogenannte *stabkernige,* d. h. noch nicht völlig ausgereifte Granuloztyen, die einen stabförmigen Kern aufweisen, deren Kern also noch unsegmentiert ist. Die Granulozyten werden dann weiter entsprechend der Färbbarkeit ihrer Protoplasmakörnchen (Granula) in *neutrophile* (60 %), *eosinophile* (1 bis 3 %) und *basophile* (0,5 %) Leukozyten unterschieden.

Bei der Verminderung der Leukozyten oder Leukopenie handelt es sich meist um eine Herabsetzung der Granulozyten. Besteht eine Leukopenie im Sinne einer Granulozytopenie sehr erheblichen Ausmaßes oder ist ein Schwund der Granulozyten eingetreten, so wird dieser Zustand als *Agranulozytose* bezeichnet.

Zur Bestimmung der Gesamtzahl der roten und weißen Blutkörperchen *(Blutkörperchenzählung)* wird eine aus der Fingerbeere oder aus dem Ohrläppchen entnommene kleine Menge *Blut* in einer Mischpipette (Melangeur) für Erythrozyten und in einer Mischpipette für Leukozyten mit einer eigenen Zählflüssigkeit für die Erythrozyten und für die Leukozyten verdünnt, die entweder die weißen oder die roten Blutkörperchen zerstört und die anderen, die man zählen will, stärker hervortreten läßt. Das verdünnte Blut kommt dann in die besonders konstruierte Zählkammer, in der dann die Zählung unter dem Mikroskop vorgenommen wird.

Die roten und die weißen Blutkörperchen werden außerdem in besonders gefärbten Ausstrichpräparaten einer speziellen mikroskopischen Untersuchung zugeführt. In den zumeist nach der PAPPENHEIM-*Methode* mit der MAY-GRÜNWALD-Lösung und mit der GIEMSA-Lösung gefärbten Ausstrichpräparaten erscheinen: die *roten Blutkörperchen* rot, die Kerne der reifen *Leukozyten (Granulozyten)* bläulich-violett, die neutrophilen Granula blaß-rötlich-violett, die eosinophilen Granula leuchtend rot, die basophilen Granula dunkelblau, die verhältnismäßig kleinen *Lymphozyten* mit großem, rundem, dunkelgefärbtem Kern und mit schmalem Protoplasma blau und die verhältnismäßig großen *Monozyten* mit gelapptem oder rundem, stärker gefärbtem Kern lichtblau.

Die *Blutplättchen (Thrombozyten)* sind keine Zellen, sondern abgeschnürte Zellteile von Riesenzellen des Knochenmarkes. Sie sind kleiner als die roten Blutkörperchen, sind von rundlicher Gestalt und liegen in Gruppen beisammen. In einem Kubikmillimeter finden sich 150 000 bis 300 000 Thrombozyten. Die

Blutplättchen spielen eine große Rolle bei der Blutgerinnung, die sie durch Zusammenkleben und ihren Zerfall einleiten, wobei die Thrombokinase entsteht. Jener krankhafte Zustand, bei dem eine Verminderung der Thrombozyten besteht, wird als *Thrombozytopenie (Thrombopenie)* bezeichnet.

Blutgerinnung

Unter *Blutgerinnung* versteht man die Verwandlung des aus einem Blutgefäß ausgetretenen, zuerst noch flüssigen Blutes in eine gallertartige Masse, den *Blutkuchen*. Die Blutgerinnung ist ein fermentativer Vorgang und beruht im wesentlichen auf einer Überführung des im Blutplasma gelösten Eiweißstoffes *Fibrinogen* in den geronnenen Blutfaserstoff, das *Fibrin,* das ein filzartiges Fasernetz bildet, in dem die Blutkörperchen eingeschlossen sind. Die bei der Blutgerinnung aus dem Blutkuchen abgepreßte Blutflüssigkeit heißt *Blutserum* und unterscheidet sich vom Blutplasma durch das Fehlen des Fibrinogens bzw. des Fibrins und der Blutkörperchen. Die Umwandlung des Fibrinogens in Fibrin erfolgt durch das *Fibrinferment Thrombin,* das sich in einer unwirksamen Vorstufe als *Prothrombin* im Blute vorfindet und dessen Bildung in der Leber unter der *Mitwirkung des Vitamin K* erfolgt. Die Aktivierung der Fibrinfermentvorstufe, also des Prothrombin, erfolgt durch das beim Zerfall der Thrombozyten oder Gewebszellen freiwerdende Ferment *Thrombokinase* unter der Mitwirkung der *Kalksalze* des Plasmas sowie durch gerinnungsbeschleunigende Faktoren, die als Globuline im Plasma enthalten sind. Die Vorbedingungen zum Eintritt der Blutgerinnung im strömenden Blut werden erst durch pathologische Prozesse (Entzündung, Stauung usw.) geschaffen, die eine Gefäßwandschädigung verursachen.

Senkungsgeschwindigkeit der roten Blutkörperchen (Senkungsreaktion)

Die Prüfung der Senkungsgeschwindigkeit der roten Blutkörperchen ist eine medizinisch-diagnostische Untersuchungsmethode, die auf der Beobachtung der allmählichen Senkung der roten Blutkörperchen innerhalb der Blutflüssigkeit im ungerinnbar gemachten Blut beruht.

Senkungsreaktion nach der Methode Westergren. In eine 2-ccm-Spritze zieht man 0,4 ccm einer 3,8⁰/oigen Natriumcitratlösung auf. Dann wird mit einer nicht zu dünnen, sterilen Nadel aus der kurz gestauten Vene Blut auf 2 ccm in die Spritze aufgezogen (also Verdünnung 4 : 1). Das Blutcitratgemisch wird durch Schwenken der Spritze gut durchgemischt, sodann in ein Uhrschälchen entleert und schließlich in ein Westergren-Röhrchen aufgezogen. Die Westergren-Röhrchen sind in der Regel 300 mm lang, etwa 2,4 mm weit und besitzen eine Millimetereinteilung bis 200 mm. Das Blut wird 200 mm hoch, d. h. bis zur Marke 0, aufgezogen. Das Röhrchen wird sodann in einem Gestell senkrecht aufgestellt und mit einer Feder an seinem unteren Ende auf eine Gummiunterlage aufgepreßt, so daß das Blut nicht mehr ausfließen kann. Die Ablesung erfolgt gewöhnlich nach einer und nach zwei Stunden, wobei der Abstand der Blutkörperchensäule vom Ausgangspunkt in Millimetern (= Höhe der Plasmasäule) festgestellt wird. Die oberen normalen Grenzwerte nach einer Stunde sind beim Mann 6 bis 8 mm und bei der Frau 8 bis 12 mm. Die Zweistundenwerte betragen im Durchschnitt ungefähr das Doppelte des Einstundenwertes oder überschreiten diese Zahl in geringem Maße.

Senkungsreaktion nach der Methode Poindecker. Die für diese Methode verwendeten Röhrchen sind 7 mm weit und 80 mm hoch, sie besitzen eine Millimetereinteilung und tragen in 50 mm Höhe eine Marke. Das Blut wird mit 3,8⁰/oigem

Natriumcitrat im Verhältnis 4 : 1 verdünnt und bis zur obersten Marke aufgefüllt. Die Ablesung erfolgt nach 45 Minuten, wobei die Höhe der Plasmasäule in Millimetern abgelesen wird. Die Regelwerte sind für Männer 5 mm, für Frauen 8 bis 10 mm.

Die Senkung der roten Blutkörperchen ist beschleunigt in der *Schwangerschaft*, bei den meisten *Entzündungsprozessen*, besonders bei Rippenfellentzündung, Lungenentzündung, Lungenabszeß, Lungentuberkulose, Herzklappenentzündung, Herzbeutelentzündung, Bauchfellentzündung, Nierenbeckenentzündung, Nephrosen, Gelenkrheumatismus, Phlegmone, Furunkulose usw., ferner bei *Blutarmut* und sehr häufig auch bei *Krebserkrankungen*. Die beschleunigte Senkungsreaktion der roten Blutkörperchen ist ein allgemeines Krankheitszeichen, ihr Rückgang zu Normalwerten hinkt der klinischen Besserung und der klinischen Ausheilung dieser Erkrankungen vielfach nach.

Knochenmarkspunktion

Die Knochenmarkspunktion bezweckt die Gewinnung von Knochenmarksgewebe. Durch die Untersuchung des *Knochenmarkspunktates* können der Aufbau und die Funktion des blutbildenden Markorgans beurteilt werden. Die Knochenmarkspunktion wird zumeist in der Form der *Sternal(Brustbein)punktion* durchgeführt. Diese Punktion wird nach der Hautdesinfektion und der Lokalanästhesie in der Höhe des zweiten oder dritten Interkostalraumes durchgeführt. Die für die Knochenmarkspunktion konstruierte Nadel ist mit einem Mandrin und mit einer verstellbaren Arretierung ausgerüstet. Vom Periost wird die Nadel noch etwa 4 mm in den Knochen hineingebohrt. Dann wird der Mandrin entfernt und eine gut saugende Rekordspritze aufgesetzt und mit dieser etwas Knochenmark, das meist mit Blut vermischt ist, abgesaugt. Das auf diese Weise gewonnene Knochenmark wird dann der entsprechenden Untersuchung zugeführt. Manchmal wird die Knochenmarkspunktion am Vorsprung des Darmbeinkammes durchgeführt.

Blutgruppen

Die *Blutgruppen* der Menschen sind durch die wechselnde Anwesenheit bestimmter Substanzen im Blut gekennzeichnet. Diese Substanzen sind zum Teil als sogenannte *Agglutinogene* in den roten Blutkörperchen (Erythrozyten) und zum Teil als sogenannte *Agglutinine* (Isoagglutinine) im Blutplasma oder Blutserum enthalten und als solche nachweisbar. Diese *Agglutinogene*, deren es *zwei* gibt, sind agglutinabler Natur und werden mit A und B bezeichnet. Ebenso gibt es *zwei* verschiedene *Agglutinine*, welche die Bezeichnung α und β führen. Sowohl die in den roten Blutkörperchen befindlichen Agglutinogene A und B als auch die im Blutplasma oder Blutserum enthaltenen Agglutinine α und β können *einzeln* oder *gemeinsam* vorkommen oder können auch *fehlen*. Zwischen den Substanzen A und α und ebenso zwischen den Substanzen B und β besteht eine Unverträglichkeit, denn α ist gegen A und β gegen B gerichtet. Im Blut eines Menschen kann nie ein Agglutinogen zugleich mit dem dagegengerichteten Agglutinin vorkommen. Beim Zusammentreffen von A und α oder von B und β tritt nämlich *Agglutination der roten Blutkörperchen auf*, in weiterer Folge kann bei stärkerer Einwirkung bisweilen auch eine *Hämolyse* derselben in Erscheinung treten. Diese zusätzliche Hämolyse wird durch *Hämolysine*, die ebenfalls im Blutplasma enthalten sind, bewirkt. Unter *Agglutination* versteht man hier eine Zusammenballung der roten Blutkörperchen zu kleinen Klumpen oder Häufchen unter dem Einfluß von Agglutininen. Unter *Hämolyse* versteht man die Auflösung der roten Blutkörperchen und den Austritt des roten Blutfarbstoffes (des Hämoglobins) aus diesen in die umgebende Blutflüssigkeit unter der Einwirkung von Hämolysinen.

Nach diesen Eigenschaften des Blutes, d. h. nach dem wechselnden Gehalt an den Agglutinogenen A, B in den roten Blutkörperchen, und nach dem verschiedenen Gehalt an deren Gegenkörpern, an den Agglutininen α, β im Blutplasma oder Blutserum, werden *vier klassische Blutgruppen* oder *Hauptblutgruppen* unterschieden:

$$\text{Gruppe } 0 \ (\alpha, \beta),$$
$$\text{Gruppe } A \ (\beta),$$
$$\text{Gruppe } B \ (\alpha),$$
$$\text{Gruppe } A B \ (0, 0).$$

Es ist aber ferner zu wissen, daß die *Hauptblutgruppe A* aus mehreren *Untergruppen* besteht. Die Hauptblutgruppe A zerfällt in *drei Untergruppen* mit folgender Bezeichnung: A_1, A_2, A_3. Die Untergruppen A_2 und A_3 sind auch in der Blutgruppe AB enthalten, so daß es *mit Einbeziehung der Untergruppen acht Blutgruppen gibt,* die folgende Bezeichnung führen: 0, A_1, A_2, A_3, B, $A_1 B$, $A_2 B$, $A_3 B$. Die Untergruppe A_3 hat keine praktische Bedeutung.

Die Blutgruppeneigenschaften sind angeboren, diese werden in bestimmter Weise vererbt und bleiben während des ganzen Lebens unverändert. Die Häufigkeit der einzelnen Blutgruppen ist sehr unterschiedlich. Die Blutgruppen 0 und A sind am häufigsten anzutreffen, diese finden sich in Mitteleuropa ungefähr bei je 40 $^0/_0$, die Gruppe B bei 15 $^0/_0$ und die Gruppe AB bei 5 $^0/_0$ der Menschen.

Die *Bestimmung der Blutgruppen* erfolgt *durch Testung von Blutstropfen* des zu Untersuchenden mit Hilfe von *zwei Standardseren der Blutgruppen A und B,* die in verschieden gefärbten Glasröhrchen (Gruppe A weiße, Gruppe B braune Röhrchen) vorrätig gehalten werden. Bisweilen wird auch noch ein Testserum der Gruppe 0 (blaue Röhrchen) zur Blutgruppenbestimmung herangezogen. Die Testsera sind kühl und dunkel aufzubewahren. Ein derartiges Testserum zur Blutgruppenbestimmung ist das staatlich geprüfte *Haemotest*. Die Bestimmung der Blutgruppen findet ihre große praktische Verwertung vor allem bei der Auswahl der Blutspender für Bluttransfusionen, ferner für gerichtsmedizinische Zwecke (Vaterschaftsausschließung) und für Rassenforschung.

Die Prüfung der Blutgruppenzugehörigkeit wird in der Form durchgeführt, daß je ein Tropfen des zu untersuchenden Blutes mit je einem Tropfen der beiden Testseren A und B zusammengebracht und vermischt werden. Tritt im Testserum A und B Agglutination auf, so handelt es sich um die Blutgruppe AB. Tritt im Testserum A Agglutination auf, so handelt es sich um die Blutgruppe B. Bei Auftreten der Agglutination im Testserum B liegt die Blutgruppe A vor. Bei Fehlen der Agglutination in beiden Testseren handelt es sich um die Blutgruppe 0.

Völlig unabhängig von diesen Blutgruppensystemen ist noch ein weiterer Blutfaktor, der sogenannte RHESUS-Faktor *(Rh-Faktor),* von sehr großer praktischer Bedeutung. Der RHESUS-Faktor, von dem es auch verschiedene Untergruppen gibt, scheint in seiner Verteilung bei 85 $^0/_0$ aller Menschen vorzukommen und ist in den roten Blutkörperchen enthalten. Diejenigen Menschen, die den RHESUS-Faktor besitzen, werden als *Rhesus-positiv,* diejenigen Menschen, denen dieser mangelt, als *Rhesus-negativ* bezeichnet. Es gibt also ungefähr 85 $^0/_0$ Rhesus-positive und 15 $^0/_0$ Rhesus-negative Menschen.

Die Lehre vom RHESUS-Faktor beruht auf folgender Erfahrungstatsache: bei *Zusatz von Meerschweinchenserum,* das von Meerschweinchen nach deren Vorbehandlung mit Injektionen von roten Blutkörperchen der Affenart Macacus rhesus in ihre Bauchhöhle gewonnen wurde, zu *Rhesus-positivem Blut* wird eine *Agglutination* der betreffenden menschlichen roten Blutkörperchen bewirkt. Der Rhesus-Faktor unterscheidet sich durch eine wesentliche Tatsache von den gewöhnlichen Hauptblutgruppen. Die *Rhesus-negativen Individuen* besitzen nämlich normalerweise *keine* gegen den Rhesus-Faktor gerichteten angeborenen *Agglutinine.* Denn die Bildung von gegen den Rhesus-Faktor gerichteten Agglutininen im Blutplasma der Rhesus-negativen Menschen erfolgt erst, wenn dem Blut derselben Rhesus-Faktor zugeführt wurde. Dies geschieht in der Regel auf *zwei* Wegen: durch *Bluttransfusionen* und *bei Frauen in der Schwangerschaft,* in zunehmendem Ausmaß besonders *nach wiederholten* Bluttransfusionen und bei *wiederholten* Schwangerschaften. Die Möglichkeit des Zusammentreffens von Rhesus-positivem und Rhesus-negativem Blut und damit die Auslösung von Unverträglichkeitsreaktionen (Agglutination, Hämolyse) sind also gegeben, wenn Rhesus-negative Menschen gelegentlich einer Bluttransfusion Blutkörperchen eines Rhesus-positiven Spenders erhalten und in ihrem Blutplasma nunmehr auch Agglutinine gegen den ihnen fremden Rhesus-Faktor bilden oder aber, wenn eine Rhesus-negative Frau in der Schwangerschaft, falls der Vater eine Rhesus-positive Eigenschaft aufweist, gegen den Rhesus-positiven Foetus Agglutinine erzeugt, die sich dann hämolysierend im Blut und schädigend auf andere Gewebe des Foetus (Gelbsucht, Blutarmut, Schwellungen) auswirken. Grundsätzlich sind bei Bluttransfusionen alle *Rhesus-negativen Personen* besonders *gefährdet.* Es besteht also die Notwendigkeit, neben der Bestimmung der Hauptblutgruppen auch diejenige des Rhesus-Faktors mittels eines Testserums durchzuführen und darauf zu achten, daß nur Rhesus-gleiches Blut übertragen wird.

Die genaue Kenntnis der Blutgruppen und der Rhesus-Eigenschaften ist für Bluttransfusionen unbedingt notwendig, da zwecks Vermeidung von bisweilen sogar tödlichen Zwischenfällen nur gruppengleiches Blut übertragen werden darf. Durch die Verwendung von gruppengleichem Blut wird verhindert, daß die roten Blutkörperchen des Spenders vom Blutplasma des Empfängers agglutiniert und in weiterer Folge hämolysiert werden. Die Agglutinine des Spenders werden im Empfängerblut infolge der geringen Menge so stark verdünnt, daß sie unwirksam werden. Die durch unpassendes Spenderblut beim Empfäger ausgelösten Unverträglichkeitsreaktionen im Sinne von Agglutination und Hämolyse verursachen einen schweren Schock, Fieber, Beklemmung, Angst, Nierenschmerzen, Bewußtseinstrübung, Bewußtseinsverlust, Gelbsucht und bisweilen auch eine Urämie.

Außer der Blutgruppenbestimmung muß zwecks Sicherung gegen mögliche Fehler vor jeder Bluttransfusion der *Kreuzversuch* durchgeführt werden. Zu diesem Zweck gewinnt man Serum vom Spender und vom Empfänger, gibt davon eine kleine Menge (0,2 ccm) auf einen Objektträger und setzt je einen Tropfen (2%ige) Aufschwemmung der Empfänger- bzw. Spendererythrozyten in physiologischer Kochsalzlösung zu. Die beiden Mischungen von Empfängerserum und Spendererythrozyten bzw. Spenderserum und Empfängererythrozyten werden durch 30 Minuten in der feuchten Kammer belassen. Bei Ausbleiben von Agglutination und Hämolyse ist der Spender geeignet.

Eine letzte Sicherung bildet endlich die *biologische Vorprobe,* die darin besteht, daß dem Empfänger unmittelbar vor der Blutübertragung 10 ccm Spenderblut in die Blutbahn eingespritzt wird. Bei Unverträglichkeit kommt es innerhalb von zehn Minuten zu deutlichen Reaktionserscheinungen, die aber wegen der geringen Blutmenge noch nicht gefährlicher Natur sind.

An Stelle von Frischblutübertragungen werden auch Transfusionen von — mit Natrium citricum und Traubenzucker — konservierten Blutlösungen, von sogenannten *Blutkonserven* durchgeführt. Diese Blutkonserven besitzen eine Haltbarkeit von nur zwei Wochen bei Aufbewahrung bei einer Temperatur von $+3^0$, sie eignen sich besonders für sehr dringende Fälle und für solche, bei denen größere Blutmengen übertragen werden.

Anämien

Die Krankheitsbezeichnung *Anämie* ist der medizinische Fachausdruck für Blutarmut. Der in der Volksmedizin vielgebrauchte Krankheitsbegriff Blutarmut wird gern, aber vielfach mit Unrecht, auf blasse und leicht ermüdbare Personen angewendet. Diese beiden Symptome sind aber keine sicheren Zeichen von Blutveränderungen, denn dieselben können nur durch genaue Untersuchungen des Blutes festgestellt werden. Anämie bedeutet — mit Ausnahme der akuten Blutungsanämie nach plötzlichem Blutverlust stärkeren Grades — nicht Verringerung der Blutmenge, sondern zu niedrigen Gehalt des Blutes an den für den Sauerstofftransport wichtigen roten Blutkörperchen (Erythrozyten) und dem in ihnen enthaltenen roten Blutfarbstoff (Hämoglobin). *Eine Anämie ist also durch die Herabsetzung der Zahl der roten Blutkörperchen und des Hämoglobingehaltes charakterisiert.* Eine Anämie kann nur durch Zählen der roten Blutkörperchen und durch Bestimmung des Hämoglobingehaltes mit Sicherheit festgestellt werden. Die Erythrozytenwerte und der Hämoglobingehalt sind dabei nicht immer gleichmäßig vermindert. Manchmal ist die Erythrozytenzahl stärker verringert als die Verminderung des Hämoglobingehaltes, auch das Umgekehrte kann der Fall sein; dementsprechend kann der Färbeindex größer als 1 oder kleiner als 1 sein. Liegt bei einer Anämie der Färbeindex über 1, so wird diese als *hyperchrome Anämie,* liegt der Färbeindex unter 1, als *hypochrome Anämie* bezeichnet. Die *hyperchromen Anämien* sind demgemäß solche, bei denen die einzelnen Erythrozyten einen *vermehrten Hämoglobingehalt* aufweisen und die *hypochromen Anämien* solche, bei denen die einzelnen Erythrozyten eine *verminderte Hämoglobinmenge* enthalten. Die *hypochromen Anämien* sind in der Mehrzahl der Fälle auf einen *Eisenmangel* zurückzuführen, diese sind dann meist auch *eisenempfindlich,* d. h. durch *Eisenbehandlung* können diese Anämieformen wieder beseitigt werden. Die eindeutig *hyperchromen Anämien,* deren Hauptvertreter die perniziöse Anämie darstellt, sind in der Regel *leberempfindlich* und *Vitamin-B$_{12}$-empfindlich,* d. h. durch Verabreichung von Leber oder Leberpräparaten oder von Vitamin-B$_{12}$-Präparaten werden diese Anämien zum Schwinden gebracht. Findet sich bei einer Anämie ein normaler Färbeindex von 1, so spricht man von *normochromer Anämie.* Jene Zustände, die mit Blässe als Folge von mangelhafter Durchblutung der Haut und Schleimhäute einhergehen, aber einen normalen Blutbefund aufweisen, werden als *Schein-* oder *Pseudoanämien* bezeichnet. Diejenigen Anämieformen, die keine Krankheit für sich sind, sondern nur Symptome oder Folgeerscheinung verschiedener krankhafter Zustände, also keine primäre Erkrankung darstellen, lediglich sekundären oder symptomatischen Charakter besitzen, werden häufig mit dem Beiwort *„sekundär"* oder *„symptomatisch"* näher umschrieben. Diese sekundären oder symptomatischen Anämien weisen meist einen Färbeindex unter 1 auf, sind also in der Regel hypochrom. Zu jenen Anämien, die nicht Folge eines anderswo lokalisierten Grundleidens und daher mehr oder minder als *primäre Anämien* anzusprechen sind, gehören die perniziöse Anämie, die primäre hypochrome Anämie, der familiäre hämolytische Ikterus und die Bleichsucht. *Aplastische* oder *aregenerative Anämien* sind jene durch infektiöse oder toxische Prozesse verursachten, meist tödlich endenden Krankheitszustände, die auf einer Vernichtung der Blutzellbildung im Knochenmark beruhen und denen also die Fähigkeit zur Regeneration der Blutzellen durch eine schwere Knochenmarksschädigung verlorengegangen ist.

Stärkere Grade von Anämie führen gewöhnlich zu einer mangelhaften Sauerstoffversorgung der Gewebe, die allerdings lange Zeit bei Vermeidung größerer Belastungen latent bleiben kann. Durch Erhöhung der Pulszahl, durch Dilatation der Herzkammern und damit des Minutenvolumens, durch Vergrößerung der Sauerstoffausnützung und einige andere Faktoren kann der Organismus diesen Zustand kompensieren. Bei Anstrengungen kommt es aber dann doch meist zu Herzklopfen, Atemnot, Beklemmung, Schwäche, Ermüdbarkeit, Schwindelzuständen, Ohnmachtsanwandlungen, Ohrensausen usw.

Symptomatische Anämien

Die *symptomatischen sekundären Anämien* sind Folge von Blutungen oder von andersartigen, zu einer Schädigung des Knochenmarks führenden Erkrankungen und zeigen hypochromen Charakter, d. h. ihr Färbeindex ist kleiner als 1.

Die *akute Blutungsanämie,* ein meist sehr dramatisches Ereignis, wird bei äußeren und inneren Verletzungen, bei Lungenblutungen, bei Magen-Darmblutungen, bei Gebärmutterblutungen, Eileiterschwangerschaft usw. beobachtet. Beim Menschen dürfte die Grenze des eben noch erträglichen Blutverlustes bei 2 bis $2^1/_2$ Liter liegen. Als Ursache der *chronischen Blutungsanämie* kommen in erster Linie wiederholte Blutungen aus Magen- und Zwölffingerdarmgeschwüren, aus Karzinomen des Magen-Darmtraktes, aus Hämorrhoiden, aus der Nase und bei Frauen aus dem Genitale, vor allem in Form von lang anhaltenden oder gehäuften Menstruationsblutungen in Frage. Beim Vorliegen einer abnormen *Blutungsbereitschaft* kann es endlich in den verschiedensten Körpergebieten zu solchen gehäuften Blutverlusten kommen.

Manche *Infektionskrankheiten* gehen wohl meist infolge Schädigung des Knochenmarkes mit mehr oder minder schweren symptomatischen Anämien einher, so vor allem die verschiedenen septischen Prozesse, die chronische Polyarthritis, die Endokarditis lenta, die Malaria usw.

Weitere Beispiele für symptomatische Anämien sind die *Schwangerschaftsanämien, die Anämien bei Veränderungen des Magen-Darmkanals, bei Leber- und Pankreaserkrankungen, bei Nierenerkrankungen, bei Leukämien, beim Lymphogranulom, die Karzinomanämien und die Anämien bei chronischen Vergiftungszuständen durch Eingeweidewürmer und chemische Gifte (Benzol, Blei, Arsen, Quecksilber).* Weiters gehören in diese Gruppe von symptomatischen Anämien jene Formen, die bei *Radium- und Röntgenschäden* in Erscheinung treten. Auch bei *innersekretorischen Störungen* und *Avitaminosen* sind symptomatische Anämien anzutreffen.

Eine symptomatische Anämie ist ferner bei *Osteomyelosklerose* zu beobachten, bei der es aus noch unbekannten Gründen zu einer Ausfüllung der Markhöhle und Verdrängung des blutbildenden Markes durch Knochensubstanz kommt.

Die Behandlung dieser symptomatischen Anämien hat in erster Linie die Beseitigung der jeweiligen Grundursache anzustreben. In vielen derartigen Fällen werden Bluttransfusion mit ausgezeichnetem Erfolg durchgeführt. Medikamentös sind Eisenpräparate in großen Dosen zu verabreichen, diätetisch ist eine vitamin- und fleischreiche gemischte Kost angezeigt.

Bleichsucht

Die *Bleichsucht (Chlorose)* ist eine heute sehr selten zu beobachtende, nur beim weiblichen Geschlecht, besonders in den Pubertätsjahren und der kurz darauf folgenden Zeit vorkommende Form von Blutarmut unbekannter Herkunft, die eine selbständige Krankheit darstellt und auf einem zu *geringen Hämoglobingehalt* der in ihrer Anzahl nur sehr wenig herabgesetzten roten Blutkörperchen beruht. Da also vor allem der Hämoglobingehalt stark vemindert ist und die Erythrozytenzahl sehr wenig oder kaum herabgesetzt ist, ergibt der jeweilige Färbeindex einen auffallend niedrigen Wert. Die Ursache des auffallenden Rückganges dieser früher häufigen Krankheit ist nicht ganz klar. Am ehesten muß man annehmen, daß Änderungen der Ernährung oder der ganzen Lebensweise ihn bewirkten.

Äußerlich fallen die Kranken durch eine blaßgelbe, oft leicht ins Grünliche gehende Hautfarbe auf. Manchmal kommt es zum Sistieren der Menstruationsblutungen, nicht selten ist eine Unterentwicklung des Genitale festzustellen. Neben Müdigkeit, rascher Erschöpfung, Atemnot bei körperlicher Anstrengung, Herzklopfen, bestehen Verdauungsbeschwerden mit Appetitmangel, oft verbunden mit abnormen Geschmacksgelüsten. Als hervorragend wirksames Medikament gegen die Bleichsucht dient das Eisen.

Primäre hypochrome Anämie

Die *primäre hypochrome Anämie (essentielle hypochrome Anämie, achylische Chloranämie, achylische Anämie)* ist eine *primäre Blutarmut* mit einem Färbeindex unter 1, bei der sehr häufig Magensekretionsstörungen mit *fehlender* oder *herabgesetzter Salzsäureproduktion* festzustellen sind und *Eisen* das Therapeuticum der Wahl darstellt. Das weiße Blutbild zeigt dabei zumeist keine wesentlichen Abweichungen von der Norm. Bisweilen ist eine Leukopenie festzustellen. Es besteht ein starkes Überwiegen der Beteiligung des weiblichen Geschlechts an dieser Erkrankung, so daß diese Fälle bei Männern beinahe zu den Seltenheiten gehören. Die Abgrenzung gegen manche symptomatische Anämien nach chronischen Blutverlusten, nach gehäuften Schwangerschaften und operativen Eingriffen im Magen-Darmtrakt ist oft nicht ganz scharf zu ziehen. Die Prognose der Krankheit ist günstig, die spontane Heilungstendenz ist aber sehr gering. Der Allgemeinzustand ist dabei meist gut. Sehr häufig werden die Finger- und Zehennägel brüchig. Nicht selten zeigen die Fingernägel statt der Wölbung eine Eindellung (Hohlnägel). An den Mundwinkeln finden sich häufig Rhagaden, nicht selten wird über Brennen der Zunge, im Rachen und in der Speiseröhre geklagt. Es besteht ferner eine Neigung zu Rückfällen, so daß die Fälle einer gewissen Überwachung, manchmal auch einer Dauertherapie mit Eisen bedürfen. Neben der Eisentherapie ist in vielen Fällen auch die Verabreichung von Salzsäure und Pepsin (z. B. Acidol-Pepsin) notwendig.

Perniziöse Anämie

Die *perniziöse Anämie (*ADDISON-BIERMER*sche Anämie)* ist eine chronisch fortschreitende schwere Form einer *primären Blutarmut,* die durch einen *eigentümlichen charakteristischen Blutbefund,* durch *Magenveränderungen,* nicht selten auch durch *nervöse Störungen* gekennzeichnet ist, durch *Leber- oder Vitamin-B$_{12}$-Behandlung* beseitigt und deren Rezidivneigung ebenfalls durch ständige *Leber- oder Vitamin-B$_{12}$-Verabreichung* verhindert wird.

Die perniziöse Anämie tritt ganz überwiegend im höheren Alter auf, in der Verteilung auf die beiden Geschlechter dürfte keine besondere Geschlechtsdifferenz vorhanden sein. Vielleicht werden in unseren Gegenden die Frauen etwas häufiger als die Männer von der Perniziosa befallen. Der Verlauf ist meist schleichend, oft stehen nur die uncharakteristischen Anämiebeschwerden im Vordergrund: Schwäche, Ermüdbarkeit, Herzklopfen, Atemnot, Schwindel, Neigung zu Ohnmachten und gelegentlich Ohrensausen. Fast nie fehlt das Zungenbrennen als Ausdruck der bestehenden Glossitis, die durch eine entzündlich gerötete, glatte Zungenoberfläche gekennzeichnet ist. Magenbeschwerden können in erheblichem Grade vorhanden sein, oft werden auch Durchfälle beobachtet. Manchmal klagen die Kranken über das Gefühl des „Ameisenlaufens", des „Eingeschlafenseins" an den Beinen und Unsicherheit beim Gehen sowie Schwäche der Gliedmaßen.

Die Hautfarbe ist blaß oder strohgelb mit einem Stich ins Gelbgrüne. Die Augen sind meist subikterisch verfärbt. Die Körpertemperatur ist vielfach erhöht, so gut wie immer subfebril, sie kann aber auch 38⁰ überschreiten. Die *Erythrozyten* sind stets stark *vermindert, nicht* in demselben Ausmaß der Hämoglobingehalt, so daß die einzelnen roten Blutkörperchen relativ hämoglobinreich sind und der Färbeindex höher als 1 ist. Die Erythrozyten sind hier vielfach *abnorm groß* und *hämoglobinreich (Megalozyten).* Im Blutserum findet sich ein erhöhter Gallenfarbstoffgehalt, im Harn ist Urobilinogen vermehrt.

Die Zahl der weißen Blutkörperchen und der Thrombozyten ist ebenfalls vermindert *(Leukopenie, Thrombopenie).* Im Magen findet sich fast regelmäßig eine histaminrefraktäre Achylia gastrica, d. h. auch nach Histaminverabreichung tritt keine Salzsäure- und keine Pepsinsekretion auf. In vielen Fällen von perniziöser Anämie sind auch neurologische Syptome zu beobachten, die auf Degenerationsprozesse der Hinter- oder Seitenstränge im Rückenmark *(funikuläre Myelose)* zurückzuführen sind und sich in Parästhesien, Unsicherheit beim Stehen und Gehen, in schweren Fällen sogar in vollkommener Steh- und Gehunfähigkeit, Blasen- und Mastdarmstörungen äußern. Seltene perniziöse Anämieformen werden mitunter bei *Magenkarzinomen, Darmstenosen, Lues, Gravidität, Botriocephalus* und nach *Magenresektionen* beobachtet und sind hier als symptomatische perniziöse Anämiefälle zu charakterisieren.

Die praktisch in jedem Falle von perniziöser Anämie wirksame *Lebertherapie* wird in Form einer Frischleberdiät oder in Form von Leberextraktpräparaten, die peroral oder mittels intramuskulärer Injektionen verabreicht werden. zur Anwendung gebracht. Für die Behandlung der perniziösen Anämie steht eine Reihe hochwirksamer peroraler und parenteraler Leberpräparate zur Verfügung. Andere antiperniziöse Mittel mit lebergleichem Effekt sind *Magenpräparate, Thymin, Folsäure und Vitamin B₁₂.* Von besonders großer praktischer Bedeutung ist das gegen die perniziöse Anämie stets wirksame Vitamin B₁₂, das sich auch gegen die gleichzeitigen degenerativen Rückenmarkserscheinungen als sehr gut brauchbar erweist und das wichtigste Behandlungsmittel ist. Außerdem ist die Verabreichung von Salzsäure und Pepsin (z. B. Acidol-Pepsin) notwendig.

CASTLE wurde durch die erfolgreiche Anwendung der Leber- und Magentherapie bei der perniziösen Anämie zu seinen grundlegenden Versuchen angeregt, die seine Theorie von der Entstehung der perniziösen Anämie begründen. CASTLE konnte zeigen, daß weder Fleisch noch Magensaft für sich allein einen Einfluß auf die Krankheit ausüben. Eine lebergleiche Wirkung tritt aber ein, wenn beide Stoffe nach vorheriger gegenseitiger Einwirkung oder auch nur zusammen dem Kranken verabfolgt werden. Voraussetzung ist allerdings die Herkunft eines

Magensaftes von einem Nichtperniziosakranken. Er folgerte daraus, daß der Magensaft der Nichtperniziosakranken einen Stoff enthalten muß, den er *endogenen Faktor (intrinsic factor)* nannte. Dieser endogene Faktor, auch *Magenfaktor* genannt, der von der normalen Magenschleimhaut, vor allem der Pylorusgegend abgesondert wird, besitzt Fermentcharakter und heißt nach dem Entdecker CASTLE-*sches Ferment.* Dieses CASTLEsche Ferment findet sich aber nicht nur im Magen, sondern auch im Dünndarm (Duodenum) und Dickdarm, hier aber in bedeutend geringerer Menge. Durch Einwirkung des CASTLEschen Fermentes auf eine Substanz in der Nahrung, welche die Bezeichnung *exogener Faktor* (extrinsic factor) oder *Nahrungsfaktor* führt, entsteht jener für den Blutaufbau notwendige *Antiperniziosawirkstoff (= Vitamin B_{12}),* der in der Leber abgelagert wird. Dieser exogene Nahrungsfaktor ist sowohl tierischen als auch pflanzlichen Ursprungs und findet sich im Fleisch, im Eidotter, in Hefe, in Reiskleie, Gersten- und Weizenkleie. Der Mangel oder die starke Verminderung des CASTLEschen Fermentes oder Resorptionsstörungen des Antiperniziosawirkstoffes im Dünndarm verursachen offenbar die Entstehung einer perniziösen Anämie.

Panmyelopathie

Als *Panmyelopathie* wird ein Krankheitssyndrom bezeichnet, bei dem *sämtliche Elemente des Knochenmarks,* also die roten Blutkörperchen (Erythrozyten), die weißen Blutkörperchen (Leukozyten) und die Blutplättchen (Thrombozyten) sowohl im strömenden Blut als auch im Knochenmark *vermindert sind* (Anämie, *Leukopenie im Sinne einer Granulozytopenie, Thrombopenie),* bei dem aber noch Regenerationszeichen des Knochenmarks vorhanden sind, das in der Regel mit schweren Allgemeinerscheinungen einhergeht und einen akuten, subakuten oder chronischen Verlauf aufweisen kann. In vielen Fällen führt diese Erkrankung trotz energischer therapeutischer Maßnahmen durch Übergang in eine *Panmyelophthise (Knochenmarkschwund)* zum Tode. Die Abgrenzung zwischen Panmyelopathie und Panmyelophthise ist vielfach nicht mit Sicherheit durchzuführen. Von Panmyelophthise wird dann gesprochen, wenn bei vorhandenen Panmyelopathiesymptomen Regenerationszeichen vollständig fehlen.

Das stets schwere Krankheitsbild beginnt bisweilen schleichend, tritt aber häufig sehr rasch mit folgenden Symptomen in Erscheinung: auffallende Blässe, Müdigkeit, allgemeine Schwäche, Appetitlosigkeit, Körpergewichtsabnahme, Nasenbluten, Zahnfleischbluten usw. In der Regel sind febrile Temperaturen festzustellen, manchmal sind Temperatursteigerungen aber nur von subfebriler Natur nachweisbar. Die Blutungsneigung nimmt später meist deutlich zu, es treten Haut- und Schleimhautblutungen auf, oft solche von sehr ausgedehntem Ausmaß, auch Organblutungen können sich einstellen (Magen-Darmblutungen, Nierenblutungen, Genitalblutungen, Lungenblutungen.) Die Anämie schreitet weiter fort, ebenso nehmen die Leukozyten (Granulozyten) und Thrombozyten weiterhin an Zahl ab. Es kommt durch die Leukopenie infolge Fehlens jeglichen Gewebsschutzes zu reichlichen Geschwürsbildungen und Nekrosen in der Mundhöhle, im Rachen, in der Speiseröhre, im Magendarmtrakt usw. Die Senkungsgeschwindigkeit der Erythrozyten ist dabei immer sehr stark erhöht.

Derartige Fälle von Panmyelopathie bzw. Panmyelophthise sind zum Teil auf Infekte, ferner auf Benzolvergiftungen, auf Verabreichung von Salvarsan, Goldpräparaten, Sulfonamiden usw., bisweilen auch auf Schädigungen mit Röntgen- oder Radiumstrahlen zurückzuführen, zum Teil sind dieselben jedoch unbekannten Ursprungs.

Therapeutisch sind wiederholte Bluttransfusionen durchzuführen, ferner sind Eisen- und Leberpräparate, Präparate von Vitamin B$_6$ und B$_{12}$, Vitamin C und Folsäure zur Anwendung zu bringen. Auch eine antibiotische Therapie mit Penizillin erweist sich in vielen Fällen als notwendig.

Familiäre hämolytische Anämie mit Ikterus
(familiärer hämolytischer Ikterus)

Anämie, Ikterus und *Milztumor* sind die Hauptsymptome des *familiären hämolytischen Ikterus,* der wegen des dabei bestehenden abnorm starken Erythrozytenzerfalles und der dadurch bedingten, nicht selten sehr ausgeprägten Anämie zu den Blutkrankheiten gerechnet wird. Dieser abnorm gesteigerte Erythrozytenzerfall ist einerseits auf die herabgesetzte Widerstandskraft der konstitutionell minderwertigen Erythrozyten zurückzuführen, andererseits dürften auch Störungen und Veränderungen der Milzfunktion im Sinne einer Überfunktion bei der vermehrten Hämolyse eine Rolle spielen. Der starke Erythrozytenzerfall verursacht durch den Abbau des freiwerdenden Blutfarbstoffes eine vermehrte Bilirubinbildung, wodurch der Ikterus bewirkt wird. Es handelt sich also hier um eine Gelbsuchtform, die durch vermehrte Bilirubinbildung als Folge von abnorm gesteigertem Erythrozytenabbau zustande kommt.

Diese Erkrankung führt den Zusatz „*familiär*" deswegen, weil die Veranlagung zu dieser Erkrankung sehr häufig innerhalb einer Familie vorkommt. Es ist zweckmäßiger, dieses Krankheitsbild als „*familiäre hämolytische Anämie mit Iktereus*" zu bezeichnen und dafür nicht die Krankheitsbeizeichnung „*familiärer hämolytischer Ikterus*" zu verwenden.

Der Verlauf des familiären hämolytischen Ikterus ist außerordentlich schwankend. Besonders die im Vordergrunde der klinischen Erscheinungen stehende *Gelbsucht* zeigt häufigen Wechsel ihrer Intensität, verschwindet jedoch nur selten völlig. Der Milztumor ist ein sehr konstantes Zeichen dieser Erkrankung. Oft finden sich auch Entwicklungsanomalien (Infantilismus, Hypogenitalismus, Turmschädel). Der Grad der *Anämie* ist sehr großen Schwankungen unterworfen. Die Anämie ist in vielen Fällen, aber nicht regelmäßig hyperchrom, d. h. der Färbeindex ist größer als 1, und besonders dadurch gekennzeichnet, daß die roten Blutkörperchen zum Großteil auffallend klein sind *(Mikrozyten)* und Kugelform zeigen. Im roten Blutbild sind ferner die Zeichen einer stark vermehrten Regeneration und daher eine starke Vermehrung der Retikulozyten festzustellen. Die herabgesetzte Widerstandskraft der Erythrozyten wird objektiv erhärtet durch den Nachweis der Resistenzverminderung derselben gegenüber hypotonischen Kochsalzlösungen. Die Zahl der weißen Blutkörperchen ist meistens etwas erhöht, die Zahl der Blutplättchen ist normal.

Neben der symptomatischen Behandlung der Anämie mit Eisenpräparaten wird das Grundleiden durch die *Milzexstirpation (Splenektomie)* meist sehr günstig beeinflußt.

Polyzythämie

Unter *Polyzythämie* ist ein Zustand zu verstehen, bei dem die Zahl der *roten Blutkörperchen* in der Raumeinheit und dadurch auch der *Hämoglobingehalt* erhöht sind. Hochgradige Polyzythämie ist schon äußerlich durch die deutliche Rotfärbung der Haut und sichtbaren Schleimhäute zu erkennen.

Eine krankhafte Vermehrung der roten Blutkörperchen kann auch symptomatisch in Erscheinung treten, diese wird dann als *Polyglobulie (Erythrozytose)* bezeichnet und findet sich bei längerem Aufenthalt in Höhenklima, bei Herzfehlern, Vergiftungen (Kohlenoxyd, Phosphor), bei Milzerkrankungen usw.

Die *Polyzythämie vera* oder echte *Polyzythämie (sogenannte Erythrämie)* stellt ein selbständiges Krankheitsbild dar und ist als Ausdruck einer Hyperplasie des erythropoetischen Gewebes zu werten. Die Krankheitsbeschwerden sind: Hitzegefühl, Schwindelanfälle, Kopfschmerzen, Ohrensausen, Druckgefühl in der Herzgegend usw. Es besteht Neigung zu Thrombenbildungen und zu Schlaganfällen. Die Krankheit erstreckt sich mit periodischen Besserungen und Verschlechterungen über viele Jahre. Die Milz ist in der Regel mäßig vergrößert, in den meisten Fällen findet man einen erhöhten Blutdruck. Die Zahl der roten Blutkörperchen ist konstant erhöht, sie erreicht durchschnittlich Werte von 7 bis 9 Millionen, doch werden auch wesentlich höhere Werte beobachtet. Ebenso ist der Hämoglobingehalt beträchtlich erhöht.

Therapeutisch werden neben fleischarmer, mehr vegetarischer Kost, Röntgenbestrahlungen der Knochen und wiederholte Aderlässe angewendet. Außerdem findet bisweilen das Mittel *Phenylhydrazin* dagegen Anwendung, das aber nur in vorsichtiger Dosierung gegeben werden darf. Eine neue gute Behandlungsmethode ist die Anwendung von Radio-Phosphor P^{32}.

Bluterkrankheit

Die *Bluterkrankheit (Hämophilie)* ist eine meist schon in der Kindheit in Erscheinung tretende Krankheitsbereitschaft zu starken, sehr schwer stillbaren Blutungen, die teils spontan ohne besondere Ursache, teils infolge geringer Verletzungen eintreten. Die an Bluterkrankheit Leidenden nennt man *Bluter* oder *Hämophile.*

Es handelt sich dabei meist um Haut- oder Schleimhautblutungen, aber auch Gelenkblutungen, die zu Versteifung führen. Ganz geringfügige Verletzungen, z. B. Zahnziehen, ebenso Nasenbluten, können bei Blutern zum Tode führen. Die Blutungsbereitschaft nimmt in den späteren Jahren meist etwas ab. *Die Bluterkrankheit ist erblich.* Die weiblichen Familienmitglieder der Bluterfamilien pflegen nicht zu erkranken, vererben aber die Krankheit. Von der Krankheit werden in der Regel nur die männlichen Familienmitglieder befallen. Äußerst selten wird die Bluterkrankheit auch bei weiblichen Individuen beobachtet. Bei der Bluterkrankheit ist die Blutgerinnungszeit, die normalerweise 5 Minuten beträgt, bis auf 30 Minuten und darüber, somit beträchtlich verlängert. Die Zahl der Blutplättchen ist normal.

Man unterscheidet die *häufigere klassische Hämophilie A* und die *seltenere Hämophilie B.* Das Wesen der Hämophilie besteht in der verzögerten und mangelhaften Umwandlung von Prothrombin in Thrombin infolge Blockierung oder erheblicher Verzögerung der Bildung von Thrombokinase. Die Ursache dieser Störung ist bei der Hämophilie A der erbliche Mangel des Faktors VIII (= des antihämophilen Globulins A), bei der Hämophilie B der erbliche Mangel des Faktors IX (= des antihämophilen Globulins B).

Bluter müssen alle mechanischen Schädigungen, z. B. durch Turnen, Sport usw., vermeiden, ebenso sollen nach Möglichkeit operative Eingriffe unterlassen werden. Neben einer vitaminreichen Kost werden gegeben: blutstillende Mittel, vor allem Kalziumsalze, synthetische Vitaminpräparate, Mittel, die Thrombokinase und Thrombin enthalten, sowie antihämophiles Globulin (= AHG). Bei schweren Blutungen wirken Bluttransfusionen bisweilen lebensrettend.

Blutfleckenkrankheit

Die *Blutfleckenkrankheit* im engeren Sinne, die Werlhofsche *Krankheit (Morbus maculosus Werlhofi)*, deren Hauptsymptom das Auftreten von Haut- und Schleimhautblutungen darstellt, ist durch eine deutliche Verminderung der Blutplättchen (Thrombopenie), ferner durch eine Milzschwellung und durch oft schwere Allgemeinstörungen gekennzeichnet. Wegen der in der Regel sehr starken Herabsetzung der Thrombozyten wird diese Form der Blutfleckenkrankheit auch als *thrombopenische Purpura* bezeichnet. Infolge der Thrombopenie ist die Nachblutungszeit deutlich verlängert. Die Haut- und Schleimhautblutungen sind meist sehr ausgedehnt. Außerdem finden sich bisweilen Blutungen in die Gelenke, in die Pleurahöhlen, vereinzelt sogar im Gehirn, ähnlich einem Schlaganfall, ferner sind Nasen-, Magen-, Darm- und Nierenblutungen zu beobachten. Nicht selten bestehen ein schlechter Allgemeinzustand und unregelmäßiges Fieber. Die Krankheit kann sich monatelang hinziehen, verläuft meist günstig, kann aber auch durch Erschöpfung oder sogar akut in wenigen Tagen zum Tode führen.

Häufig kommt es bei chronischem Verlauf dieser Erkrankung zur Entwicklung einer Anämie, die bisweilen stärkere Grade erreicht.

Die Behandlung besteht in der lokalen und allgemeinen therapeutischen Beeinflussung der Blutungen mit Stryphnon, Koagulen, Clauden, Kalkpräparaten, Vitamin C, Vitamin K usw., in der Verordnung von Vitamin-C-haltiger Kost (frisches Gemüse, Salat, Obst). In schweren Fällen gelangen Bluttransfusionen und Röntgenbestrahlungen der Milz zur Durchführung, in vereinzelten Fällen ist die operative Entfernung der Milz (Splenektomie) angezeigt, die in der Regel zu günstigen Ergebnissen führt.

Außer diesem Morbus Werlhofi gibt es noch eine andere Blutfleckenkrankheit, bei der die Hautblutungen fast nur an den Unterschenkeln auftreten und daneben noch die Erscheinungen eines akuten Gelenk- oder Muskelrheumatismus bestehen, weshalb diese als *Purpura rheumatica* bezeichnet wird. Die Behandlung der Purpura rheumatica erfolgt mit Salizylpräparaten.

Solche kleine Blutergüsse in Haut und Schleimhäute, die allgemein als *Purpura* bezeichnet werden, können auch anderer symptomatischer Natur sein: bei Infektionskrankheiten (Scharlach, Masern), Insektenstichen, Arzneimittelvergiftungen, bei Leukämien, Vitamin-C-Mangel usw. *(Purpura symptomica)*. Die durch Altersveränderungen der Gefäße im Greisenalter auftretenden, vor allem an den Händen und Vorderarmen lokalisierten Hautblutungen werden als *Greisenpurpura (Purpura senilis)* bezeichnet.

Leukämie

Leukämie ist im alten Sinn der Sammelname für hyperplastische Systemerkrankungen des leukopoetischen Apparates, wobei es zur Neubildung zahlreicher Leukozyten kommt. Nach neuer Auffassung wird die *Leukämie (= Leukose)* den echten Geschwulstbildungen (Tumoren) zugezählt. Die Leukämie ist ein meist chronisch verlaufendes Leiden mit sehr starker Vermehrung der weißen Blutkörperchen im Blut (Leukozytose) und in den Geweben. Es werden dabei nicht selten Leukozytenzahlen von 300 000 bis 600 000 festgestellt. In den fortgeschrittenen Fällen besteht gleichzeitig eine mehr oder weniger ausgesprochene sekundäre Anämie. Nach dem Ursprungsort des hyperplastischen Gewebes und der Vermehrung der entsprechenden weißen Blutkörperchen werden zwei Hauptformen unterschieden: die *lymphatische Leukämie (leukämische Lymphadenose)* und die *myeloische Leukämie (leukämische Myelose)*.

Bei der *lymphatischen Leukämie* stehen die *Lymphdrüsenschwellungen* infolge *lymphatischer Hyperplasie* im Vordergrund. Diese Lymphdrüsenschwellungen können bohnen- und pflaumengroß sein, können aber auch Apfelgröße erreichen und sind selten an den verschiedenen Körperstellen gleich stark ausgeprägt. Meist steht vielmehr eine Region im Vordergrund. Die Lymphdrüsenschwellungen können am Hals, in der Achselhöhle, im Mittelfell- und Retroperitonealraum, im Gekröse, in der Leistengegend oder selten auch noch anderweitig lokalisiert sein. Das Knochenmark ist in der Mehrzahl der Fälle mehr oder minder diffus von lymphatischen Wucherungen durchsetzt. Ebenso sind in den meisten Fällen die *Leber* und besonders die *Milz* infolge der lymphatischen Hyperplasie deutlich *vergrößert.* In den typischen Fällen sind die Leukozyten stark vermehrt, ihre Werte liegen hier im allgemeinen um 100 000 bis 200 000 Leukozyten im Kubikmillimeter. Das *weiße Blutbild* wird zu *80 bis 95 %* von den *Lymphozyten beherrscht.* Fälle von lymphatischer Leukämie, bei denen die absolute Leukozytenzahl nur geringgradig erhöht ist, werden als *subleukämische* und solche, bei denen die absolute Leukozytenzahl normale Werte aufweist, als *aleukämische Lymphadenose* bezeichnet.

Bei der *myeloischen Leukämie* handelt es sich um eine *hyperplastische Wucherung des Granulozytenapparates,* die vor allem außerhalb des Knochenmarkes vor sich geht, so besonders in der *Milz* und in der *Leber.* Der *Milztumor* ist in der Regel ganz beträchtlich und gehört zu den konstantesten Symptomen dieser Krankheit. Ein derartiger leukämischer Milztumor nimmt dabei oft die ganze linke Leibeshälfte ein. Ziemlich regelmäßig ist auch die Leber myeloisch verändert und vergrößert. Die *Leberschwellung* aber hält sich meist in mäßigen Grenzen. Lymphdrüsenschwellungen sind nicht nachweisbar. Die Leukozytenzahl ist meist sehr stark erhöht (300 000 bis 600 000). Das *Blutbild* wird fast vollständig beherrscht von *myeloischen Elementen* aller Reifestadien, d. h. von sämtlichen unreifen Vorstufen der Granulozyten (Myeloblasten, Promyelozyten, Myelozyten, Metamyelozyten usw.), die normalerweise nur im Knochenmark und nicht im strömenden Blut vorkommen. Myeloische Leukämiefälle mit normaler absoluter Leukozytenzahl werden als *aleukämische* und solche mit nur geringer Vermehrung der Leukozytenzahl als *subleukämische Myelosen* bezeichnet.

Im fortgeschrittenen Stadium besteht oft Neigung zu Blutungen, sehr häufig kommt es ferner zu erheblichem Kräfteverfall. Die Dauer des Leidens beträgt meist zwei bis vier Jahre. In einzelnen Fällen ist eine erheblich längere Krankheitsdauer zu beobachten.

Als *akute Leukämie (= unreifzellige Leukose)* kann die Krankheit manchmal mit verschiedenen Blutveränderungen unter dem Bild einer *hochfieberhaften sepsisähnlichen Erkrankung* verlaufen, die von schweren nekrotischen Gaumen-Mandelentzündungen, Zahnfleisch- und sonstigen Mundschleimhautentzündungen sowie allgemeinen Haut- und Schleimhautblutungen, auch solchen innerer Organe, begleitet sein kann. Bei dieser Leukämieform steht die Vermehrung der unreifsten Vorstufen der Granulozyten, der Myeloblasten, im Vordergrund. Die Zahl der Leukozyten übersteigt selten 100 000, sie ist oft sogar vermindert und zeigt bisweilen beim gleichen Patienten stark wechselnde Werte. Die akute Leukämie pflegt in wenigen Wochen zum Tode zu führen.

Eine voll wirksame Behandlungsart gegen die Leukämie gibt es nicht. Röntgen- und Radiumbestrahlungen sowie die neuen Bestrahlungsarten mit Kobalt 60 und mit Betatron bringen vorübergehend Besserung und Erleichterung, vor allem Verkleinerung der hyperplastisch gewucherten Organe und Lymphdrüsen, aber keine Heilung. Im gleichen Sinne, aber nicht so intensiv, wirken die bei diesen Erkrankungen zur Anwendung kommenden Arsenkuren. Neue Wege der Behandlung der chronischen Leukämie wurden mit der Anwendung von sogenannten *Cytostatica* beschritten. Mit Hilfe dieser Cytostatica gelingt es, die krankhaften Zellwucherungen zurückzudrängen, nicht dagegen, sie zu vernichten oder die Erkrankungen auszuheilen. Zu diesen Mitteln gehören *Urethan, Stickstofflost, Myleran, Sulfabutin, TEM* (= Triaethylenmelamin) usw. Das Myleran und Sulfabutin zeigen eine gute Wirkung auf die leukämische Myelose, und das TEM beeinflußt in günstiger Weise die leukämische Lymphadenose.

Entzündliche Lymphdrüsengeschwülste

Entzündliche Lymphdrüsengeschwülste, die sogenannten Granulomatosen der Lymphdrüsen, sind chronische entzündliche, geschwulstartige, durch spezifische Erreger hervorgerufene Lymphdrüsenschwellungen, die durch einen spezifischen Gewebsbau charakterisiert sind. Es werden im wesentlichen zwei Arten von generalisiert im lymphatischen Apparat vorkommenden Granulomatosen unterschieden: das *tuberkulöse* und das *luetische Granulom.*

Regionäre, mehr lokale *tuberkulöse Granulome* der Lymphknoten sind sehr häufig, besonders in der Lokalisation am Hals. Weit seltener ist eine mehr generalisierte tuberkulöse Affektion des lymphatischen Apparates. Im klinischen Verlauf solcher Fälle spricht der Befund einer Verkäsung und Fistelbildung in den vergrößerten Lymphknoten mit Sekretabsonderung am ehesten für eine tuberkulöse Infektion. Durch Probeexzision und histologische Untersuchung eines Lymphknotens kann die Diagnose in unklaren Fällen sichergestellt werden. Therapeutisch sind durch Tuberkulinkuren, Höhensonnenbestrahlung, Lebertranverabreichung und lokale Jodapplikation, insbesondere aber durch Streptomycin, Rimifon, Neoteben usw., allerbeste Heilerfolge zu erreichen.

Von besonderer Bedeutung sind die neueren Erkenntnisse hinsichtlich der Entstehung der tuberkulösen Halslymphome, die besagen, daß die Lymphknotentuberkulose am Hals zum Großteil auf eine Infektion mit dem Typus bovinus zurückzuführen ist. Die Gelegenheit zur Bazillenaufnahme ist dort gegeben, wo Rindertuberkulose und die Gepflogenheit des Genusses von roher Milch besteht. Die Abkochung der Milch stellt das einzig sichere prophylaktische Verfahren dar zum Schutz gegen eine Infektion mit bovinen Tuberkelbazillen.

Lokale *Lymphknotenschwellungen* sind bei der *Lues* eine häufige Erscheinung. Mehr generalisierte Lymphknotenschwellungen leichterer Natur kommen auch schon in den Frühstadien der Lues vor. Bei der Spätlues sind aber generalisierte Lymphknotenschwellungen stärkeren Grades ungemein selten. Diagnostisch entscheidend ist hier vor allem der Ausfall der WASSERMANNschen Reaktion. Mit einer antiluetischen Kur ist in den Fällen von luetischen Granulomen ein voller Heilerfolg zu erzielen.

Retikulosen

Bei den *Retikulosen* handelt es sich um Wucherungsprozesse der Retikulumzellen. Die Retikulumzellen sind Bestandteile des retikulo-endothelialen bzw. des retikulo-histiozytären Systems. Zu den Retikulosen gehören das *Retikulumzellensarkom,* die *Lymphogranulomatose* und das *Plasmozytom.*

Das *Retikulumzellensarkom* ist eine bösartige Erkrankung, die zumeist an einem bestimmten Standort des lymphatischen Systems in tumorartiger Form zur Entwicklung gelangt. Am häufigsten tritt diese Geschwulst an den Tonsillen, an

den Halslymphknoten oder in einer anderen Lymphknotengruppe auf. Sie kann
aber auch in der Milz, im Knochenmark oder an anderer Stelle entstehen. Die
Geschwulst wächst schrankenlos in die Umgebung ein. Es kommt bald zur Bildung von Metastasen in der Milz, in der Leber, im Knochenmark und in der
Haut. Eine wirkungsvolle Behandlung gibt es nicht.

Die *Lymphogranulomatose (Lymphogranulom, malignes Granulom,* Paltauf-
Sternbergsche *Krankheit)* ist eine chronische Erkrankung des lymphatischen
Systems, d. h. der *Lymphknoten* und des *lymphatischen Gewebes* in den verschiedenen Organen (Milz, Leber, Darm usw.). Die Lymphogranulomatose äußert
sich in einem allmählichen Anschwellen und Wachstum, zuerst meist einer Gruppe
von Lymphknoten, z. B. der Halslymphknoten, später von anderen Lymphknotengruppen und der lymphatischen Gewebe des ganzen Körpers. Dabei treten intermittierendes Fieber, Hautjucken, häufige Schweiße, oft auch Durchfälle auf. Dazu
gesellen sich starke Abmagerung und Blutarmut. Die Erkrankung verläuft meist
in wenigen Jahren tödlich. Die Behandlung mit *Röntgenbestrahlung* vermag nur
kurzdauernde Erfolge herbeizuführen. Besteht gleichzeitig eine Anämie, so ist
vor allem diese einer entsprechenden Behandlung zuzuführen. Die neue Behandlung mit Stickstofflost, Endoxan, Mitomen und Sanamycin bewirkt bisweilen
gewisse vorübergehende Erfolge.

Das *Plasmozytom (Myelom),* eine unheilbare Krankheit, ist durch das Auftreten zahlreicher weißgrauer bis rötlichgrauer Knoten im Skelettsystem gekennzeichnet. Im Bereich der Knoten ist der Knochen zerstört, so daß bei der Röntgen-Untersuchung Lücken im Skelettsystem nachweisbar sind. Am auffälligsten
sind in der Regel die Herdbildungen in der Wirbelsäule, wo sie sich in den
Wirbelkörpern, aber auch in den Dornfortsätzen entwickeln. Häufig ist auch das
Schädeldach von vielen Knoten der gleichen Art durchsetzt, nicht selten auch das
Brustbein, auch in den langen Röhrenknochen kommen solche Wucherungen zur
Entwicklung. Die Knochen im allgemeinen und die Wirbel im besonderen sind
in solchen Fällen deformiert, es kann eine Querschnittsläsion des Rückenmarkes
zur Entstehung gelangen mit Lähmungen, Blasenlähmung und aufsteigender tödlicher Cysto-Pyelonephritis. Diese Wucherungen sind aus abartigen Plasmazellen
aufgebaut. Diese Plasmozytom-Plasmazellen sind im Knochenmark, das mit Hilfe
der Sternalpunktion gewonnen wird, nachweisbar. Die Senkungsreaktion der
Erythrozyten ist stets beträchtlich erhöht. Ein häufiges klinisches Symptom ist
die beträchtliche Vermehrung der Globuline im Plasma- und Serumeiweiß *(Hyperglobulinaemie),* die meist auch eine Erhöhung des Gesamteiweißgehaltes im Plasma
und Serum bewirkt (Hyperproteinaemie). Im Harn dieser Kranken tritt bisweilen
ein niedermelokularer Eiweißkörper auf, der sogenannte Bence-Jonessche Eiweißkörper. Dieser Eiweißkörper wird beim Erwärmen im Harn ausgeflockt, geht aber
dann bei 60° wieder in Lösung.

Erkrankungen der Speiseröhre

Anatomische und physiologische Einleitung

Nach der Aufnahme der Nahrung in die Mundhöhle erfolgt gleichzeitig mit
der *Einspeichelung* derselben der *Kauakt,* der sich aus drei Arten von Bewegungen zusammensetzt: Beißen, Zerreißen und Zermahlen. Für einen guten Kauakt
ist ein normales *Gebiß* von entscheidender Bedeutung. Das Gebiß des erwachsenen
Menschen besteht aus 32 Zähnen, welche im Ober- und Unterkiefer symmetrisch

aneinandergereiht sind. Man unterscheidet eine obere und eine untere Zahnreihe, von welchen jede in jeder Kieferhälfte aus zwei Schneidezähnen, einem Eckzahn, zwei Backenzähnen und drei Mahlzähnen besteht. Der Mundspeichel wird von drei großen paarigen Speicheldrüsen (Glandula parotis, submaxillaris, sublingualis) und zahlreichen kleinen Drüsen der Mundschleimhaut geliefert. Die Menge des sezernierten Mundspeichels schwankt zwischen 300 und 1500 ccm innerhalb von 24 Stunden. Der normale Speichel ist fadenziehend, durchsichtig, schaumbildend, enthält Salze (Kochsalz, Natriumbikarbonat, Kaliumchlorid, Kalziumsalze, Rhodankalium), Mucin, Albumine und ein Ferment (Ptyalin), das in sehr geringem Ausmaß pflanzliche Stärke (Amylum) und tierische Stärke (Glykogen) zu Dextrinen und Maltose spaltet. Der Speichel dient vor allem zum Aufweichen und zum Schlüpfrigmachen der Nahrung, die so für den Schluckakt und für die Ösophaguspassage vorbereitet wird. Eine Vermehrung der Speichelsekretion erfolgt durch die Erregung des Vagus, eine Verminderung derselben durch eine Lähmung des Vagus. Die Speichelsekretion wird durch mechanische, chemische und psychische Reize reflektorisch vom Großhirn aus ausgelöst.

Der *Schlundkopf (Pharynx)* stellt einen Vorraum für den Verdauungskanal und für den Atmungsapparat dar, der hinter der Nasen- und Mundhöhle gelegen ist. Dieser wird zum Großteil nur hinten und an den Seiten durch selbständige weiche Wände begrenzt. Diese Wände werden von breiten Muskelplatten (Schlundkopfmuskulatur) gebildet. Der völlige Abschluß der weichen Wände im ganzen Umfang des Rohres erfolgt erst unterhalb des Kehlkopfes am Übergang in die Speiseröhre. Der Schlundkopf umgreift die hinteren Öffnungen der Nasenhöhle und der Mundhöhle sowie den Zugang zum Kehlkopf. Am Schlundkopf werden drei Abteilungen unterschieden. Die obere Abteilung wird als Nasen-Rachen-Raum bezeichnet. An der Seitenwand desselben liegt die dreieckige Schlundkopfmündung der Ohrtrompete. Die mittlere Abteilung ist der Mundteil des Schlundkopfes, in dem sich der Übergang der hinteren Gaumenbögen in die Seitenwände des Schlundkopfes vollzieht. Die untere Abteilung ist der Kehlkopfteil, in dem sich in der Mitte der vorderen Wand der Kehlkopfeingang befindet, der vom Kehldeckel und den zwei nach unten konvergierenden Falten begrenzt wird.

Die *Speiseröhre* oder der *Ösophagus* befindet sich zwischen dem Schlundkopf und dem Magen, er stellt ein muskulöses Rohr von zirka 25 cm Länge und zirka 1,5 cm Breite dar und wird innen von einer Schleimhaut überzogen. Die Schleimhaut enthält zahlreiche Schleimdrüsen. Man unterscheidet einen Hals-, Brust- und Bauchteil. Der Durchtritt durch das Zwerchfell erfolgt in der Höhe des elften Brustwirbels. Der Bauchteil ist sehr kurz und mündet in den Magen ein. Die Muskelwand besteht anfangs aus quergestreiften Muskelfasern, den Fortsetzungen der Schlundkopfwand, dann treten glatte Muskeln in einer äußeren Längs- und inneren Ringschicht hinzu. Die engste Stelle der Speiseröhre liegt am Durchtritt durch das Zwerchfell.

Nach erfolgter Bissenbildung in der Mundhöhle kommt es zum *Schluckakt,* der aus der harmonischen Zusammenarbeit der Gaumen-, Schlundkopf- und Ösophagusmuskulatur besteht, wobei nach dem Bissen eine Verengung des Raumes erfolgt und eine magenwärts gerichtete Weiterbeförderung der Speisen zustandekommt. Der erste Teil des Schluckaktes ist willkürlich, nach der Überschreitung des Racheneinganges beginnt der unwillkürliche Teil des Schluckaktes Beim Schluckakt muß sowohl der Nasenrachenraum als auch der Kehlkopfeingang verschlossen werden. Dies geschieht einerseits durch Hebung der Uvula und des Gaumensegels und Annäherung derselben an die hintere Rachenwand infolge

Kontraktion ihrer Muskeln und andererseits infolge entsprechender Muskelwirkung dadurch, daß sich der Kehlkopfdeckel (Epiglottis) über den Kehlkopfeingang legt.

Die Weiterbeförderung der Bissen erfolgt durch die Peristaltik[1] des Ösophagus. Die Peristaltik des Ösophagus besteht in einer nach dem Magen fortschreitenden Kontraktionswelle der Ringmuskelschichte mit Verengung der Ösophaguslichtung, der jeweils eine Kontraktionswelle der Längsmuskelschichte mit Erweiterung derselben vorangeht. Auf diese Weise gelangen die Bissen zur Kardia, deren Öffnung reflektorisch vom untersten Teil der Ösophagusschleimhaut erfolgt.

Die Innervation der Speiseröhre besorgen der Nervus vagus (parasympathicus) und der Nervus sympathicus. Eine Vagusreizung führt zur Kontraktion der Speiseröhre und zur Erschlaffung der Kardia, eine Reizung des Sympathikus bewirkt einen Spasmus des Sphinkters der Kardia.

Eine wichtige Untersuchung der Speiseröhre ist die *Speiseröhrenspiegelung (Ösophagoskopie)*. Diese Ösophagoskopie wird mit Hilfe eines Ösophagoskopes durchgeführt und ermöglicht die direkte Betrachtung des Inneren der Speiseröhre. Das Ösophagoskop ist ein rohrartiges Instrument mit einer Lichtquelle und wird durch den Mund und den Rachen eingeführt. Dieses dient auch zum Entfernen von Fremdkörpern.

Die wichtigsten Krankheiten der Speiseröhre sind: *Speiseröhrenkrebs, Speiseröhrendivertikel* und *Speiseröhrenverengerung*.

Der *Speiseröhrenkrebs* oder das *Ösophaguskarzinom* ist eine von der Schleimhaut des Ösophagus ausgehende bösartige Geschwulst (Krebsgeschwulst), die sehr frühzeitig eine Verengerung der Speiseröhre und somit schwere Schluckbeschwerden verursacht. Für die rechtzeitige Erkennung eines Ösophaguskarzinoms sind die Röntgenuntersuchung und die Ösophagoskopie von entscheidender Bedeutung. Bei günstiger Lage kann bisweilen auf operativem Wege das Karzinom entfernt werden.

Die *Speiseröhrendivertikel* sind umschriebene, blindsackartige Ausbuchtungen eines Teiles der Speiseröhrenwand. Dieselben kommen entweder durch Druck von innen, durch Stauung von Speisen oberhalb einer organisch oder durch Krampf verengten Stelle *(Pulsionsdivertikel)* oder durch Zug von außen infolge von Verwachsungen *(Traktionsdivertikel)* zustande. Durch derartige Speiseröhrendivertikel werden Schluckbeschwerden verschiedenster Art, Steckenbleiben von Speisen, Aufstoßen, Schlingbeschwerden bewirkt. Die Erkennung der Speiseröhrendivertikel erfolgt mit Hilfe der Röntgenuntersuchung.

Eine *Speiseröhrenverengerung (Ösophagusstriktur, Ösophagusstenose)*, die in der Regel mit Schluckbeschwerden einhergeht und deren Diagnose ebenfalls durch die Röntgenuntersuchung ermöglicht wird, wird durch Narbenbildungen nach Verätzungen mit Säuren und Laugen, durch Krebsgeschwülste und Entzündungsprozesse hervorgerufen. Ferner treten auch infolge Druckes von Nachbarorganen die Erscheinungen einer Speiseröhrenverengerung auf, z. B. bei Aortenaneurysma, bei Lymphknotenschwellungen verschiedener Genese, bei Geschwülsten der Lunge, des Kehlkopfes usw. Die Behandlung richtet sich nach dem vorliegenden Grundleiden.

---

[1] *Peristaltik* = die langsam von einem zum anderen Ende fortschreitende Zusammenziehung muskulöser Hohlorgane vor allem von Speiseröhre, Magen und Darm, die der Weiterbeförderung des Inhaltes dient und somit Ausdruck von Transportbewegungen ist.

Erkrankungen des Magens

Anatomische und physiologische Einleitung

Der Magen (Ventriculus) liegt im oberen Teil der Bauchhöhle zwischen Speiseröhre und Dünndarm. Man unterscheidet an ihm die Eintrittsstelle der Speiseröhre, den *Magenmund (Kardia)*, das links davon liegende blindsackartige Stück, den *Magengrund (Fundus)*, den *Magenkörper (Korpus)*, den *Pförtnerkanal (Canalis pyloricus)* und an diesem den *Pförtner (Pylorus)*, der sich in den oberen Teil des Dünndarms (Zwölffingerdarm, Duodenum) öffnet. Zumeist wird aber die Bezeichnung *Fundus* für den ganzen oberen Magenabschnitt zur Unterscheidung vom pylorischen Anteil gebraucht, so daß dann die Bezeichnung *Fundus* den *Magengrund und den Magenkörper* umfaßt. Der Pförtnerkanal heißt auch *Vorraum des Pförtners (Antrum pyloricum)*. Dieser ist also der unterste Teil, der sich an den absteigenden Magenkörper unter einer Winkelbildung nach rechts anschließt, der mehr horizontal verläuft und vor der Wirbelsäule gelegen ist. Der Pförtner besteht aus einer starken, ringförmigen Muskelschichte, wodurch die Öffnung verschlossen werden kann. Der linke Magenrand ist länger als der rechte und wird als *große Krümmung (Kurvatur)* bezeichnet, der rechte Magenrand führt die Bezeichnung *kleine Krümmung (Kurvatur)*. Die mittlere Länge des Magens beträgt beim Erwachsenen 30 bis 35 cm, seine Breite 10 bis 15 cm, so daß er 3 bis 5 Liter Flüssigkeit zu fassen vermag. Der Magengrund liegt unter der linken Zwerchfellkuppe, grenzt links an die Milz, die vordere Fläche des Magens wird zum Teil vom linken Leberlappen bedeckt, zum Teil liegt sie frei der vorderen Bauchwand an (oberhalb des Nabels, sogenannte Magengrube). Hinter dem Magen liegt die Bauchspeicheldrüse (Pankreas) und die linke Niere. Entlang seinem unterem Rand (dem unteren Teil der großen Krümmung) zieht der Quergrimmdarm (Colon transversum). Der tiefste Punkt des Magens liegt in der Regel in der Höhe des Nabels, kann aber auch, besonders in gefülltem Zustand, weit tiefer liegen.

Die Wand des Magens besteht im wesentlichen aus einem *äußeren serösen* (peritonealen) *Überzug (Serosa)*, einer *mittleren Muskelschichte* und der *innersten Schichte*, der sogenannten *Schleimhaut*. Die *mittlere Muskelschichte (Muscularis)* enthält zuinnerst die sogenannten *schiefen Fasern*, die aber zum Großteil nur in zerstreuten Bündeln vorkommen, dann die *innere Kreisfaserschichte* und die *äußere Längsfaserschichte*. Die Schleimhaut (Mucosa) zeigt samtartige Beschaffenheit, ist reichlich mit Blutgefäßen versorgt und enthält die schlauchförmigen *Magendrüsen*. Die Schleimhaut des Magens trägt eine Muscularis mucosae in Form von glatten Muskelfasern. Auf diese Schichte folgt die aus einem lokkeren Bindegewebe bestehende Submucosa zur Verbindung mit der Muskulatur des Magens. Der Muskelschichte liegt außen eine dünne lockere Bindegewebslage, die Subserosa, auf, welche von der Serosa überzogen ist. Die Magenschleimhaut ist durch mehrere in der Länge des Organs verlaufende Falten ausgezeichnet. Einige von ihnen, besonders hohe, begrenzen an der kleinen Krümmung eine Rinne, die sogenannte *Magenstraße,* durch die Flüssigkeiten unmittelbar vom Magenmund zum Pförtner fließen können. Im Bereich der Magenstraße ist die Schleimhaut fester mit ihrer Unterlage verwachsen, dünner und gefäßärmer als als in den anderen Magenabschnitten.

Die Nervenversorgung des Magens erfolgt durch den *Nervus vagus* und durch den *Nervus sympathicus*. Dem Nervus vagus kommt die *fördernde,* dem Nervus sympathicus die *hemmende* Wirkung auf die Magenfunktionen zu. Die automatischen Bewegungen des Magens stehen unter der Führung eines eigenen lokalen, zwischen den Muskelschichten des Magens gelagerten autonomen Nervengeflechtes, des sogenannten AUERBACHschen Plexus. Unterhalb der Schleimhaut liegt ein zweites autonomes Nervengeflecht, der sogenannte MEISSNERsche Plexus, der die nervöse Versorgung der Schleimhaut und der Drüsensekretion darstellt.

Der Magen ist auf Grund seines anatomischen Baues zur Erfüllung von zwei Aufgaben befähigt: als *Behälter* der eingeführten Speisen zu dienen, welcher seinen Inhalt nach entsprechender Durchmischung nur in kleinen Mengen allmählich an den Darm weitergibt, und als *Aufbereitungsorgan* zu dienen, durch das die Speiseteilchen in eine möglichst feine physikalische Suspension und Emulsion gebracht werden, so daß der nachfolgenden chemischen Verdauung im Darme eine möglichst große Oberfläche geboten wird. Eine wesentliche Resorption findet im Magen nicht statt. Von hier aus vermögen nur Alkohol, Kohlensäure sowie bestimmte Arzneimittel in die Blutbahn aufgenommen zu werden.

Die Verdauungsarbeit des Magens wird durch den *Magensaft* besorgt. Die innerhalb eines Tages abgesonderte Magensaftmenge beträgt 1,5 bis 2 Liter. Der Magensaft wird von sämtlichen Magendrüsen geliefert. Es werden zwei Arten von Magendrüsen unterschieden: die *Fundusdrüsen* und die *Pylorusdrüsen*. Die Fundusdrüsen enthalten zwei verschiedene Formen von Zellen: die sogenannten *Hauptzellen* und die sogenannten *Belegzellen*. Von den *Hauptzellen* werden *Fermente*[1], insbesondere das *Pepsin,* und von den *Belegzellen* die *Salzsäure* produziert. Die Salzsäureproduktion steht unter dem Einfluß eines besonderen, von der Schleimhaut des Antrums abgesonderten Wirkstoffes (Gastrin), der durch bestimmte Stoffe der Nahrung aktiviert wird und über den Blutweg die Belegzellen der Fundusdrüsen zur Bildung von Salzsäure anregt. Die Pylorusdrüsen enthalten nur eine Zellform, die einen ähnlichen Aufbau wie die Hauptzellen der Fundusdrüsen aufweist und produzieren ein Sekret, das von schleimartiger Beschaffenheit ist und das CASTLEsche *Ferment* enthält. Im Magensaft sind auch noch Schleim, Wasser und Salze vorhanden. Der Schleim stammt aus im Magenepithel gelegenen Schleimzellen, ist besonders reichlich im Pylorusteil zu finden und ist für die Durchmischung, Auflockerung und Gleitfähigkeit des Speisebreies von Bedeutung.

Der von den Magendrüsen gelieferte *Magensaft* ist eine klare Flüssigkeit *von saurer Reaktion,* die auf den Gehalt von *freier Salzsäure* (0,5 %), von an Eiweißkörper und deren Abbauprodukte *gebundener Salzsäure,* von sauren Salzen (Phosphaten und Karbonaten) und von organischen Säuren (Essigsäure, Milchsäure, Buttersäure) zurückzuführen ist. Die *Salzsäure* stammt vom Kochsalz des Blutes, wird durch die *Belegzellen* der Fundusdrüsen in den Magensaft ausgeschieden und bewirkt in ihrer freien Form eine Blauverfärbung des roten Kongopapieres. Die Magensäurewerte von 100 ccm Magensaft betragen für die *freie Salzsäure* 20 bis 40, für die *Gesamtacidität (Gesamtsäuregehalt)* 40 bis 60, wobei diese Zahlen die Anzahl der Kubikzentimeter einer n/10 normalen Natronlauge angeben, die zur Neutralisierung der freien Salzsäure und Gesamtacidität in 100 ccm Magensaft notwendig sind.

Der Magensaft enthält ferner das besonders wichtige *eiweißspaltende Ferment Pepsin,* das *Labferment,* ein *fettspaltendes Ferment Lipase* und das CASTLEsche *Ferment.* Durch die *Salzsäure* wird das *Pepsin,* das nur bei saurer Reaktion

---

[1] *Fermente (Enzyme)* = Stoffe, die komplizierte organische Verbindungen bei Gegenwart und meist unter Mitwirkung von Wasser in einfachere Moleküle spalten, ohne selbst dabei zersetzt zu werden, daher als Katalysatoren wirken.

seine Wirkung entfaltet, *in die aktive Form* übergeführt. Durch die Salzsäureeinwirkung kommt es ferner zum *Aufquellen der Eiweißkörper* in der Nahrung, wodurch diese dem Pepsin leichter zugänglich gemacht werden. Durch die Salzsäure wird außerdem der größte Teil der mit der Nahrung verschluckten *Bakterien vernichtet,* wird ferner die Fleischverdauung durch Quellung des Bindegewebes und dessen Umwandlung in Leim und ebenso die Verdauung der pflanzlichen Nahrungsmittel durch Quellung der Zellulose erleichtert. Das *Pepsin* wird von den *Hauptzellen* der Fundusdrüsen abgesondert und zerlegt fast alle *Eiweißstoffe in nieder-molekulare Eiweißkörper (Peptone, Peptide),* deren weitere Verdauung im Dünndarm erfolgt. Das Labferment bringt die aufgenommene *Milch zum Gerinnen.* Die geronnene Milch verläßt den Magen nicht so schnell wie Flüssigkeit, so daß das Eiweiß der Milch (Kasein) dann von der Salzsäure und dem Pepsin vorverdaut werden kann. Die Magen-*Lipase* hat eine untergeordnete Bedeutung, diese ist nur in geringer Menge vorhanden und besorgt in geringem Ausmaß die Einleitung der Fettverdauung, aber lediglich jenes Fettes, das sich in einem Zustand feinster Verteilung, wie z. B. in der Milch und im Ei, befindet.

Im Magensaft befindet sich noch ein weiteres sehr wichtiges Ferment, das von den Pylorusdrüsen geliefert wird, für die normale Blutbildung von Bedeutung ist und als CASTLEsches *Ferment* bezeichnet wird. Dieses CASTLEsche Ferment, das auch die Bezeichnung *endogener Faktor (intrinsic factor)* oder *Magenfaktor* führt, bildet während der Magenverdauung durch Einwirkung auf einen gewissen Stoff, der im Fleisch und anderen Nahrungsmitteln vorkommt *(exogener Faktor, extrinsic factor, Nahrungsfaktor),* den *Antiperniziosawirkstoff,* der in der Leber abgelagert wird (= Vitamin B$_{12}$). Das Fehlen des CASTLEschen Fermentes verursacht das Auftreten der sogenannten perniziösen Anämie.

Die *Absonderung des Magensaftes* wird bei normaler Nahrungsaufnahme auf nervösem Wege über das Großhirn reflektorisch eingeleitet. Alle appetitanregenden Reize (Geruch, Geschmack, auch Gesichtseindrücke) führen über den Nervus vagus zur Magensaftabsonderung *(„Appetitsaft").* Ist die Absonderung dann normal im Gang, so genügen die Zerfallsprodukte des Eiweißes zur Anregung der weiteren Magensaftabsonderung. Derartige Reizstoffe sind in der Fleischbrühe in großer Menge enthalten.

Der Magenmund (Kardia) ist in der Regel durch die Wirkung eines Muskels geschlossen und öffnet sich reflektorisch, wenn der untere Speiseröhrenabschnitt durch eine Speise leicht gereizt wird. Auch bei gefülltem Magen schließt sich der Magenmund fest, so daß keine Speise in die Speiseröhre zurücksteigen kann.

Durch die *Magenbewegungen,* die gleichfalls dem Nervus vagus unterstehen, wird der *Mageninhalt gemischt* und von Zeit zu Zeit durch den Pförtner *in den Darm entleert.* Man unterscheidet daher *Mischungs-* und *Entleerungsbewegungen.* Die *Mischungsbewegungen* sind wellenförmig, die zur Entleerung führenden Bewegungen *(Entleerungsbewegungen)* bestehen in auf den Pförtner zu fortschreitenden Einschnürungen *(Magenperistaltik).* Die Magenperistaltik besteht in einer nach dem Pförtner zu gerichteten Kontraktionswelle der Ringmuskelschichte mit Verengerung der Magenlichtung, der jeweils eine Kontraktionswelle der Längsmuskelschichte mit Erweiterung derselben vorausgeht. Die Öffnung des Pförtners wird vom Zwölffingerdarm aus geregelt. Solange dieser Darmteil stark gefüllt ist oder sein Inhalt noch stark sauer reagiert, bleibt der Pförtner fest geschlossen. Die Magenverdauung einer größeren Mahlzeit dauert zwei bis drei Stunden, im Höchstfall sechs bis acht Stunden. Die einzelnen Speisen zeigen eine verschieden lange *Verweildauer* im Magen. Die Speisen mit kürzerer Verweildauer sind im allgemeinen bekömmlicher.

Eine besondere Untersuchung des Magens ist die *Gastroskopie (Magenspiegelung)*. Die Gastroskopie wird mit Hilfe eines *Gastroskopes* durchgeführt. Das Gastroskop ist ein 40 bis 50 cm langes Rohr in starrer oder biegsamer Form, das besondere optische Einrichtungen und eine Lichtquelle besitzt. Dieses Gastroskop wird durch den Mund, den Rachen und die Speiseröhre in den luftgeblähten Magen eingeführt, mit dem bei Beleuchtung des Magens die direkte Besichtigung der Magenwände ermöglicht wird. Die Befunde können auch photographisch festgehalten werden.

Probefrühstück: Zur Durchführung einer exakten Magensaftuntersuchung, besonders zur Bestimmung der Magensäureverhältnisse, empfiehlt sich die vorherige Verabreichung einer genormten Kost, da die jeweilige Magensaftsekretion erheblich von der vorangegangenen Verdauungsleistung des Magens abhängig ist. Nach Verabreichung eines bestimmten Probefrühstückes zwecks Gewinnung des Magensaftes erfolgt die Magenausheberung. Die gebräuchlichsten Formen eines derartigen Probefrühstückes sind folgende:

a) *Das Probefrühstück* nach Boas-Ewald besteht aus einer trockenen Semmel und zwei Tassen Tee (300 bis 400 ccm) ohne Zucker.

b) *Der Bouillonreiztrunk* besteht aus 250 bis 300 ccm leerer Bouillon.

c) *Der Koffeinprobetrunk* besteht aus 0,2 g Coffeinum purum auf 300 ccm Aqua destillata.

d) Das Alkoholprobefrühstück besteht aus 300 ccm 5%igem Äthylalkohol.

Die Ausheberung wird entweder *einmalig* mit dem Magenschlauch, durchschnittlich 40 bis 45 Minuten nach Einnahme des Probefrühstückes, oder *fraktioniert (absatzweise)* mit der dünneren Verweilsonde durchgeführt. *Die fraktionierte Ausheberung hat den Vorteil,* den gesamten Sekretionsablauf für längere Zeit verfolgen zu können. Zur fraktionierten Ausheberung wird eine dünne, etwa bleistiftdicke *Duodenalsonde,* die am Ende mit einer durchlöcherten Metallolive versehen ist, benützt. Man läßt den Oliventeil schlucken und schiebt den Gummischlauch so lange nach, bis der Sondenkopf sicher im Magen liegt (beim Erwachsenen etwa 60 bis 70 cm Schlauchlänge bis zur Zahnreihe). Der herausragende Schlauchteil wird fixiert. Mittels aufgesetzter Rekordspritze wird z. B. in Abständen von je 10 Minuten während einer Stunde und länger Mageninhalt aspiriert. Die auf diese Weise gewonnenen einzelnen Magensaftportionen werden dann der entsprechenden Untersuchung zugeführt.

Neben der Anwendung eines dieser Probefrühstücke erweist es sich in vielen Fällen als notwendig, auch die *Histaminprobe* durchzuführen, da das Histamin den stärksten Magensäurereiz darstellt. Das Histamin wird durch subkutane Injektion in der Stärke von 0,0005 bis 0,001 g verabreicht. Ist die Histaminprobe negativ, d. h. sind auch trotz Histamininjektion im Magensaft nach Probefrühstück keine freie Salzsäure und kein Pepsin nachweisbar, so spricht man von einer *histaminrefraktären Achylia gastrica,* die als Ausdruck einer chronischen Gastritis mit Schleimhautschwund (Schleimhautatrophie) zu werten ist. Fehlt im Magensaft nur die Salzsäure, ist aber gleichzeitig Pepsin vorhanden, so wird dieser Zustand als *Anacidität* bezeichnet.

Magenausheberung. Die Entleerung des Magens, die zum Zweck der *Untersuchung des Magensaftes* (sofern nicht eine fraktionierte Untersuchung mit der Verweilsonde zur Durchführung gelangt) oder zum *Entfernen von Giften* aus dem Magen sowie zur *Entlastung und Reinigung des Magens* bei Magenerweiterung und Verengerung des Magenausganges vorgenommen wird, erfolgt in der Regel mit dem *Magenschlauch.* Der Magenschlauch ist ein runder elastischer, zirka 70 cm langer Schlauch, der an dem einen Ende mit seitlichen Fenstern versehen ist. Er wird durch den Mund, den Rachen und die Speiseröhre hindurch in die Magenhöhle eingeführt. Durch Betätigung der Bauchpresse kommt es zur rückläufigen Entleerung des Mageninhaltes durch den Schlauch in ein Auffanggefäß. Für die gewöhnliche Magensaftuntersuchung genügt meist dieses einfache Verfahren.

Sind aus therapeutischen Gründen *Magenspülungen* vorzunehmen, so benützt man zu diesem Zweck meist das sogenannte *Heberverfahren:* Es wird auf den eingeführten Magenschlauch ein Verbindungsstück aus Glas und auf dieses ein langer Schlauch angeschlossen, auf den ein Trichter aufgesetzt wird. Zunächst wird dieser Trichter in die Höhe gehoben und durch den Trichter Wasser in den Magen eingegossen und dann das Ende dieses Schlauches mit dem Trichter bis auf den Boden gesenkt, wodurch ein ungleichschenkeliger Heber gebildet wird, durch den der Magen entleert wird. Der gewonnene Magensaft wird weggeschüttet. Es wird so oft als nötig frisches Spülwasser in den Trichter nachgegossen und wie beschrieben weiterverfahren, bis eine völlige Reinspülung des Mageninhaltes erreicht wird.

Magenkatarrh

Beim *Magenkatarrh (Gastritis)* besteht eine *Entzündung der Magenschleimhaut.* Man unterscheidet eine *akute* und eine *chronische Form.* Der sogenannte „verdorbene Magen" ist im wesentlichen nichts anderes als eine akute Gastritis. Dieser Entzündungsprozeß ist durch vermehrte Schleimbildung sowie durch Rötung und Schwellung der Magenschleimhaut charakterisiert. Bei schweren Fällen kann es auch zu oberflächlichen kleineren Schleimhautblutungen kommen. Im weiteren Verlauf nehmen auch die Schleimhautdrüsen an Zahl ab und die *Schleimhaut* wird *dünner (atrophisch).* In anderen Fällen wieder ist die *Schleimhaut* oft *gewuchert (hyperthrophisch).* Häufig sind dabei Störungen in der Magensaft- und Magensäureabsonderung zu beobachten, die bei akuten Zuständen wieder vorübergehen, bei chronischen aber bestehenbleiben; und zwar kann es auf dem Boden einer chronischen Gastritis einerseits zur *Herabsetzung* der *Magensäurewerte (Hypacidität)* oder zum *Fehlen der Salzsäure (Anacidität)* oder zum *Versiegen der Salzsäure- und Pepsinproduktion (Achylia gastrica)* kommen, andererseits aber auch zur *Hyperacidität, zur Übersäuerung des Magensaftes,* d. h. Absonderung eines zu stark sauren Magensaftes mit oder ohne *Hypersekretion,* d. h. mit oder ohne Zunahme der Magensaftmenge.

Die Ursachen der akuten Gastritis sind in erster Linie hastiges Essen, schlechtes Kauen, mangelhaftes Gebiß, Diätfehler, Überladung des Magens, Genuß von zu heißen und zu kalten Speisen und Getränken, von unreifem Obst, zu reichliche Alkoholzufuhr, starker Bohnenkaffee, verdorbene Nahrungsmittel usw. Häufig ist nicht allein der Magen, sondern auch der Darm mitbetroffen *(Magendarmkatarrh).* Dauern diese Schädigungen längere Zeit an, so wird aus der akuten Form eine chronische Gastritis. Als besondere Ursache kommen ferner noch Infektionskrankheiten in Betracht, wie Tuberkulose, Typhus, Dysenterie, Polyarthritis usw.; auch bei akutem Magengeschwür und Magenkrebs sind häufig Entzündungserscheinungen der Schleimhaut zu erkennen. Auch chronische Kreislaufstörungen rufen eine Gastritis hervor (Stauungsgastritis).

Der akute Magenkatarrh äußert sich in dyspeptischen Beschwerden, Druck in der Magengegend, Appetitlosigkeit, belegter Zunge, schlechtem Geschmack, mehr oder minder üblem Geruch aus dem Munde, manchmal Erbrechen und Abgeschlagenheit. Bei der chronischen alkoholischen Gastritis ist sehr häufig ein morgendliches Erbrechen (Vomitus matutinus) zu beobachten. Besteht gleichzeitig auch ein Darmkatarrh, so treten Durchfälle auf. Bei der chronischen Gastritis leidet außerdem das Allgemeinbefinden oft ganz erheblich, deutliche Gewichtsverminderung ist dabei nicht selten. In derartigen Fällen ist mit größter Sorgfalt nachzuforschen, ob nicht ein anderes Leiden dahintersteckt, etwa ein Magengeschwür, ein Krebs, eine Tuberkulose, eine schwere Blutarmut usw.

Der akute Magenkatarrh geht bei Ruhe, Wärme, Enthaltung von allen Speisen außer etwas Tee und Schleimsuppe für ein bis zwei Tage und folgender sorgfältiger Diät in der Regel im Verlaufe von mehreren Tagen zurück. Beim Magenkatarrh sind unbedingtes Vermeiden von Alkohol, Nikotin, Bohnenkaffee, gewürzten und sauren Speisen, von groben und blähenden Nahrungsmitteln, ferner disziplinierte Lebensweise, regelmäßige, kleine und häufigere Mahlzeiten von stets frisch zubereiteten Speisen Voraussetzungen für die Besserung. Medikamentös helfen manchmal kleine Mengen von Salzsäure, Pepsin, appetitanregende Mittel, Kamillentee, Käsepappeltee usw. In anderen Fällen von zu starker Säureabsonderung erleichtern Calzium carbonicum, Magnesia usta, Trinkkuren (Karlsbader usw.) die Behandlung. In gewissen Fällen von akuter oder chronischer Gastritis erweisen sich Magenspülungen mit dem Magenschlauch, wobei Kamillentee oder Karlsbader Wasser verwendet werden, als sehr günstig.

Magengeschwür

Das *Magengeschwür (Ulcus ventriculi)* ist ein häufiges, nicht ungefährliches Magenleiden, bei dem sich ein rundlicher oder ovaler, oberflächlicher oder auch von der Schleimhaut in die tieferen Schichten der Magenwand dringender Substanzverlust verschiedenen Ausmaßes, von Erbsen- bis zu Schillingstückgröße und darüber hinaus, vorfindet.

Das Magengeschwür entsteht durch eine Selbstverdauung des Magens bei primär entzündlich veränderter Schleimhaut (Gastritis), indem durch die Einwirkung des sauren Magensaftes an solchen Stellen der entzündeten Magenschleimhaut die Geschwürsbildung gefördert wird, wo der Blutkreislauf durch örtliche Gefäßkrämpfe (Angiospasmen) der Magenarterien verlangsamt oder aufgehoben ist. Daneben spielen örtliche Verhältnisse eine gewisse Rolle, indem die Geschwüre zum Großteil an der kleinen Krümmung (Kurvatur) entlang der sogenannten Magenstraße sitzen, also in einem Gebiete, durch das bei der beginnenden Füllung des Magens die Speisen ihren Weg nehmen und diese Magenpartien mechanisch reizen. Eine solche mechanische Reizung entlang der Magenstraße trifft ein Gebiet, in dem die Schleimhaut durch die feste Verwachsung mit ihrer Unterlage und durch die dünne, gefäßarme Beschaffenheit leicht verletzbar erscheint. Ferner hat sich herausgestellt, daß die Träger solcher Geschwüre fast immer die Zeichen gesteigerter nervöser Erregbarkeit aufweisen und sehr häufig starke Raucher sind (Nikotinabusus). Außerdem besteht bei den Magengeschwürskranken bisweilen eine Vermehrung der Magensäurewerte, vor allem der Salzsäure *(Hyperacidität)*.

Das Magengeschwür kommt hauptsächlich im jüngeren und mittleren Lebensalter vor, ist aber auch im hohen Alter keine Seltenheit und ist beim weiblichen Geschlecht etwas häufiger anzutreffen als beim männlichen. Frische Geschwüre sind meist oberflächlich und stellen mehr oder minder runde oder ovale, wie mit einem Locheisen ausgestanzte Lücken der Schleimhaut dar. Langbestehende, sogenannte chronische Geschwüre gehen sehr viel tiefer, durchdringen auch die Muskelschichte des Magens und reichen unter Umständen bis zum Bauchfellüberzug. Bestehen Verwachsungen mit den Nachbarorganen *(Perigastritis)*, so vermag sich das Geschwür auch in diese einzufressen, z. B. in die Bauchspeicheldrüse oder in den Darm *(penetrierendes oder durchdringendes Ulcus)*. Die chronischen Magengeschwüre mit schwielig verdickten Rändern heißen *callöse* Geschwüre. Bei einem Magengeschwür in der unmittelbaren Nachbarschaft des Pförtners (Pylorus) kann sich infolge narbiger schrumpfender Verwachsungen der Pförtnergegend eine geringere oder stärkere *Verengerung des Pförtners (Pförtnerenge, Pylorusstenose)* entwickeln, wodurch die Magenentleerung sehr erschwert oder fast völlig aufgehoben und auf diese Weise eine sekundäre Magenerweiterung hervorgerufen wird.

Die durch das Magengeschwür verursachten Beschwerden sind verschiedenartig und oft uncharakteristisch. Manchmal spüren die Patienten überhaupt nichts oder klagen nur über leichten Magendruck, etwas saures Aufstoßen, Sodbrennen, Völlegefühl, Stuhlverstopfung, bis sie eines Tages durch Arrosion (Annagung) eines Blutgefäßes von einer heftigen *Blutung (Bluterbrechen, Darmblutung)* überrascht werden. In anderen Fällen stellen sich außerordentliche Schmerzen ein, häufig während des Tages in einem bestimmten Wechsel mit schmerzfreien Zeiten, meist im Anschluß an Nahrungsaufnahme entstehend, besonders nach Genuß von stark gewürzten und sauren Speisen, und dauern manchmal nur einige Minuten, häufiger aber $^1/_2$ bis 1 bis 2 Stunden. Außerdem ist für die Geschwürskrankheit das Abwechseln von Schmerzperioden in der Dauer von mehreren Wochen und Monaten mit kürzeren oder oft auch längeren schmerzfreien Perioden in der Dauer von Wochen, Monaten und selbst Jahren sehr bezeichnend. Eine wichtige, sehr ernst zu nehmende Komplikation ist die *Magenblutung*. Sie kann gering sein, das Blut kann dann im Stuhl nur durch chemische Untersuchungsmethoden nachgewiesen werden *(okkulte Blutung)* oder sie ist ausgiebig und äußert sich in Bluterbrechen *(Hämatemesis)* und in der *Entleerung teerfarbener (pechschwarzer) Stühle (Melaena)*. Als Folge der Geschwürsblutungen kommt es zur Entwicklung von *Blutarmut (Anämie)* verschiedenen Schweregrades.

Eine weitere gefährliche Komplikation kommt dadurch zustande, daß tiefgehende Geschwüre bis an den Bauchfellüberzug des Magens reichen und oft unvermutet in die Bauchhöhle durchbrechen. Ein derartiger *Magendurchbruch (Magenperforation)* führt zur *Bauchfellentzündung (Peritonitis)* und ist unbedingt tödlich, falls der Zustand nicht sofort erkannt und operiert wird. Neben diesem plötzlich auftretenden Magendurchbruch in die freie Bauchhöhle gibt es auch noch eine sogenannte *gedeckte Perforation*, die dadurch zustande kommt, daß ein langsam in die Tiefe dringendes, allmählich die ganze Magenwand durchsetzendes und schließlich durchbohrendes Magengeschwür durch frühzeitig, in stärkerem Ausmaß entstandene, dichte Verwachsungen im Sinne einer Perigastritis gegen die freie Bauchhöhle abgedeckt und abgeschirmt wurde.

Außerordentlich wichtig und beweisend für die Feststellung eines Magengeschwürs ist die *Röntgenuntersuchung*. Es lassen sich dabei tiefgehende Geschwüre nachweisen in Form von *Nischen* und spastischen Einziehungen der Magenwand gegenüber dem Sitz des Geschwürs. Die durch ein Magengeschwür verursachte *Pförtnerenge (Pylorusstenose)* kommt bei der Magen-Röntgen-Untersuchung ebenfalls in besonders kennzeichnender Form zum Ausdruck. Bisweilen wird bei der Magen-Röntgen-Untersuchung ein sogenannter *Sanduhrmagen* festgestellt, der eine besondere Magenform mit Einschnürung durch zirkuläre Einziehung als Folge von schrumpfenden Narben bei oder nach Magengeschwüren darstellt.

An dieser Stelle besteht die Notwendigkeit des besonderen Hinweises auf die Möglichkeit der *Entstehung eines Karzinoms aus einem chronischen Magengeschwür,* eines sogenannten *Ulcuskarzinoms,* eine Erfahrungstatsache, die bei der Frage der operativen Behandlung eines chronischen Magengeschwürs entsprechend zu berücksichtigen ist.

Die Behandlung des Magengeschwürs erfordert körperliche Ruhe, Wärme, Nikotinentzug, Alkohol- und Kaffeenthaltung und entsprechende diätetische Maßnahmen. Die diätetischen Vorschriften sind in verschiedenen Diätschemen zusammengefaßt und erstreben die Verabreichung einer reizlosen, stets frisch zubereiteten, zum Großteil flüssig-breiigen, salzarmen Kost unter strenger Vermeidung von blähenden und groben Speisen, von Gewürzen und sauren Stoffen. Außerdem ist darauf zu achten, daß zwecks Schonung des Magens die Nahrungsaufnahme in Form von *kleinen,* dafür aber *häufigeren* Mahlzeiten erfolgt. Sehr wohltuend wird die zwei- bis dreistündliche Verabreichung von warmem leerem Tee (Kamillentee, Käsepappeltee) oder von Milch (mit Obers) empfunden. Häufig ist eine Targesin-Rollkur angezeigt, wobei eine 3%ige Targesinlösung in einer Verdünnung von einem Eßlöffel auf ein Glas lauwarmen Wassers Verwendung findet. Bei einer Magenblutung sind blutstillende Mittel (Calziumpräparate, Stryphnon, Gelatine, Clauden, Sangostop, Vitamin C usw.) zu verabreichen, unter Umständen ist eine Bluttransfusion angezeigt, ferner sind das Schlucken von Eispillen oder kleinen Eisstückchen und das Trinken kleiner Mengen eisgekühlter Milch zu empfehlen. Völlige Nahrungskarenz ist dabei nicht notwendig, im Gegenteil, es sollen sogar gewisse Nahrungsmittel in flüssig-breiiger Form und abgekühltem Zustand gegeben werden. Von Arzneimitteln werden kohlensaurer Kalk (Calzium carbonicum), gebrannte Magnesia (Magnesia usta) und Wismut zur Neutralisierung der meist im Überschuß vorhandenen Salzsäure mit Erfolg gegeben. Bei Schmerzzuständen werden krampflösende Mittel, wie Belladonna, Atropin, Papaverin, Buscopan usw., verordnet. Infolge dieser längeren Dauer der Geschwürskrankheit sind oft mehrere Kuren erforderlich, Führen auch diese nicht zu einem Erfolg, dann ist je nach der Lage des Falles eine Operation in Erwägung zu ziehen. Magengeschwüre mit Perforation, Pylorusstenose oder Penetration in die umgebenden Organe sind stets einer operativen Behandlung zuzuführen. Außerdem werden bisweilen gewisse Fälle von Magengeschwüren mit Blutungen einer operativen Behandlung zugeführt.

Die aus Anlaß eines Magengeschwürs zur Durchführung gelangenden *Magenoperationen* erfolgen nach den Methoden BILLROTH I und BILLROTH II, wobei zumeist die zwei unteren Drittel des Magens herausgeschnitten (reseziert) werden *(Zwei-Drittel-Resektion).* Bei der Methode nach BILLROTH I erfolgt nach der Resektion die direkte Vereinigung des Duodenums mit dem Magen, bei der Methode nach BILLROTH II werden nach der Resektion der Verschluß der Duodenal- und der Magenöffnung und die Vornahme einer Gastrojejunostomie (Verbindung zwischen Magen und Leerdarm) durchgeführt. Eine solche ausgedehnte Zwei-Drittel-Resektion des Magens bezweckt nicht nur die Entfernung des Geschwürs, sondern auch eine sekretionshemmende Wirkung und eine wesentliche Verkleinerung der säuresezernierenden Fläche. Denn mit der Entfernung der Antrumpartie (Pars pylorica) wird jener Teil ausgeschaltet, der wohl selbst keine Säure produziert, aber durch Einwirkung gewisser Substanzen die chemische Sekretion in den mittleren und oberen Magenabschnitten vermittelt.

Magenkrebs

Der *Magenkrebs (das Magenkarzinom, Carcinoma ventriculi)* ist eine meist im späteren Lebensalter, zuweilen auch schon im dritten oder vierten Lebensdezennium, bei Männern häufiger als bei Frauen, auftretende *bösartige Wucherung der Magenschleimhaut,* meist verbunden mit ausgesprochener *Tumorbildung.* Der Magenkrebs befällt vorzugsweise die engen Stellen, also den Mageneingang und vor allem aber den Magenausgang, doch kommen krebsartige Wucherungen auch in den übrigen Magenteilen vor.

Die ersten Anzeichen sind meist ganz unbestimmter Natur. Sie äußern sich in leichten Schmerzen, Druckgefühl, Aufstoßen und werden anfänglich häufig für harmlos angesehen. Nicht selten ist ausgedehnte Geschwulstbildung festzustellen, ohne daß die vorangegangenen Schmerzen allzugroß waren. Verhältnismäßig frühzeitig stellen sie sich dann ein, wenn die Geschwulstmassen den Durchtritt der Nahrung am Mageneingang oder Magenausgang behindern. Bei der Verengerung des Pförtners versucht der Magen zunächst durch energische, oft sehr schmerzhaft empfundene Zusammenziehungen den Inhalt durchzupressen. Gelingt dies nicht mehr in genügendem Maße, so sammelt sich der ganze Speisenbrei am Boden des Magens an und zersetzt sich mehr oder weniger, wobei niedrige Fettsäuren, besonders *Milchsäure* und Fäulnisstoffe, gebildet werden. Der Magen entleert dann seinen Inhalt durch Erbrechen. Gleichzeitig wird die Magenwand ausgedehnt. Das Allgemeinbefinden leidet sehr stark, infolge der ungenügenden Nahrungsaufnahme und infolge der durch das Krebsleiden bedingten Auszehrung magert der Patient zusehends ab, oft bis zum höchsten Grad *(Krebskachexie)* und geht schließlich an seinem Leiden oder an einer anderen hinzugetretenen Erkrankung zugrunde.

Die Krebswucherungen beschränken sich vielfach nicht allein auf den Magen, sondern gehen auf die Nachbarorgane oder auf den serösen Überzug der Bauchhöhle und Eingeweide über. Werden Blutgefäße durch zerfallende Geschwulstmassen angenagt, so treten *Blutungen* auf; sind diese gering, so geht das Blut mit dem Stuhl ab und kann durch chemische Untersuchung nachgewiesen werden. Sind sie stark, so erfolgt *Bluterbrechen (Hämatemesis),* bisweilen in Form eines kaffeesatzartigen Erbrechens, und die *Stuhlentleerungen* werden *teerfarbig (Melaena).* Auch ein *Durchbruch (Perforation)* einer derartigen Krebsgeschwulst des Magens in die freie Bauchhöhle kann zur Entstehung gelangen. Durch Verschleppung von Geschwulstzellen auf dem Lymph- oder Blutwege kommen häufig in den umliegenden benachbarten Lymphknoten sogenannte *regionäre Lymphknotenmetastasen,* aber auch in anderen, entfernteren Organen Krebsknoten *(Metastasen, Tochtergeschwülste)* zur Entwicklung, besonders häufig in der Leber.

Die Diagnose des Magenkrebses stützt sich in fortgeschrittenen Fällen außer den erwähnten Anzeichen auf das Fühlbarwerden einer Geschwulst durch die Bauchdecke hindurch, ferner auf die Untersuchung des Mageninhaltes (Fehlen der freien Salzsäure und des Pepsins, Nachweis von Speiseresten, Blut, Milchsäure und Milchsäurebazillen) und auf den Blutnachweis im Stuhl. Zur frühzeitigen Erkennung des Magenkrebses dient ferner und vor allem die *Röntgenuntersuchung,* die meist schon Veränderungen der Magenwand erkennen läßt *(Aussparungen, Füllungsdefekte, Verengungen),* wenn die anderen Untersuchungen noch kein sicheres Bild geben.

Die Behandlung des Magenkrebses besteht einzig und allein in der *operativen Entfernung der Geschwulst.* Die Operation muß sehr *frühzeitig* und *umfassend* erfolgen. Es besteht nur dann Aussicht auf dauernden oder wenigstens längeren Erfolg, wenn die Geschwulst noch begrenzt ist und die in der Nähe befindlichen Lymphknoten und Nachbarorgane noch nicht mitergriffen sind. Dabei müssen erhebliche Teile des Magens fortgenommen werden. Bisweilen wird eine Exstirpation des ganzen Magens durchgeführt (totale Gastrektomie). Ist die vollständige Entfernung der Krebsgeschwulst geglückt, d. h. sind nicht irgendwo kleinste Reste zurückgeblieben, die sich im Laufe der Zeit wieder zu großen Geschwulstmassen entwickeln können, so ist eine dauernde Heilung erreicht. Dies kann aber erst nach mindestens fünf Jahren festgestellt werden. Da die Mehrzahl der Krebskranken zu spät zum Arzt kommt, so ist die Zahl der Dauerheilungen noch immer äußerst gering.

Magenerweiterung

Die *Magenerweiterung (Gastrektasie)* ist eine über das gewöhnliche Maß hinausgehende *Ausdehnung des Magens.* Die unmittelbare Ursache ist stets eine *Erschlaffung der Magenmuskulatur,* wodurch die Magenbewegungen aufhören. Der Mageninhalt senkt sich auf den Boden und bleibt dort länger als normal liegen. Die dauernde Belastung und das Fehlen der normalen Spannung (des Tonus) wirken wechselseitig aufeinander und bewirken Überdehnung und Erweiterung. In geringem Grad ist dies die Folge einer *mangelhaften Anlage,* die sich in zunehmender Senkung des Magens zeigt und auch an der Schlaffheit der Körpermuskulatur und der Gelenksbänder zu erkennen ist (Asthenie). Man spricht in diesem Fall von *atonischer oder funktioneller Magenerweiterung.* Auch ein *Krampf des Magenpförtners (Pylorusspasmus)* kann ähnliche Erscheinungen hervorrufen. Sehr viel höheren Grad kann die Erweiterung des Magens erreichen, der früher normal funktioniert hat, bei dem aber ein *Hindernis am Magenausgang* die Entleerung erschwert oder gänzlich unmöglich macht, wie es nicht selten durch *schrumpfende Narbenzüge infolge eines chronischen Magengeschwürs oder eines chronischen Zwölffingerdarmgeschwürs* an dieser Stelle oder *bei krebsigen Magenwucherungen* geschieht. Zunächst versucht der Magen durch verstärkte, oft *schmerzhafte Peristaltik (Magensteifung)* sich seines Inhaltes zu entledigen. Gelingt ihm dies aber nicht mehr, so bleibt der Inhalt auf dem Boden des Magens liegen. Infolge dieser großen Belastung erweitert sich der Magen nach und nach, sein unterer Pol kann dabei bis zur Höhe der Schambeinfuge und noch tiefer herabtreten. Wird die Magenfüllung zu stark, so entleert er sich durch rückläufige Zusammenziehung *(Antiperistaltik)* nach der Speiseröhre zu und es erfolgt Erbrechen. Die zuletzt beschriebene Magenerweiterung beruht auf *organischer Grundlage infolge Pylorusstenose* und wird daher als *organische Magenerweiterung* bezeichnet.

Ein leichter Grad der Magenerweiterung macht sich durch Druck in der Magengegend, Gefühl der Völle, Aufstoßen, trockene Zunge, Appetitlosigkeit bemerkbar, stärkere Grade führen zum Erbrechen und schweren Störungen des Allgemeinbefindens, vor allem zu starker Abmagerung, da nicht mehr genügend Nahrungsstoffe in den Darm und damit zur Aufsaugung gelangen.

Die Behandlung der atonischen Magenerweiterung kann durch Ruhe, Regelung der Kost, Kräftigung des Allgemeinbefindens, gelegentlich durch Massage zu einem gewissen Erfolg führen. Bei der organischen Magenerweiterung besteht die einzige wirksame Behandlung in der operativen Entfernung des Hindernisses (Resektion) oder, falls dies nicht möglich ist, in der Anlegung eines *zweiten* Magenausganges (Gastro-Enteroanastomose).

Magensenkung

Der *abnorme Tiefstand des ganzen Magens* infolge Erschlaffung der Aufhängebänder oder der Bauchdeckenmuskulatur oder dieser beiden Momente zusammen wird als *Magensenkung* bezeichnet *(Gastroptose, Ptosis ventriculi).* Ersteres beruht auf einer anlagebedingten allgemeinen Schwäche des gesamten Band- und Muskelapparates und findet sich häufig zusammen mit der Senkung der übrigen Eingeweide (Leber, Nieren, Dickdarm) vergesellschaftet. Letzteres tritt nach starker Ausdehnung der Bauchhöhle ein, besonders durch wiederholte Schwangerschaften, doch ist auch hiebei eine angeborene Schwäche der Muskulatur Voraussetzung. Der Tiefstand des in die Länge gezogenen Magens kann so groß sein, daß sein unterer Teil, wie im Röntgenbild deutlich zu sehen ist, die Schambeinfuge erreicht oder sogar in das kleine Becken eintritt. Die Magensenkung ist nicht mit der Magenerweiterung zu verwechseln, die nur ein nicht unbedingt notwendiger Folgezustand sein kann. Die Magensenkung kann ohne alle Erscheinungen längere Zeit bestehen und macht nur gelegentlich Beschwerden, manchmal nur dann, wenn die Aufmerksamkeit auf sie gelenkt ist.

Die Behandlung der Magensenkung erfolgt zunächst durch Kräftigung des Körpers, wodurch auch die Funktion der Aufhängebänder und der Muskulatur verbessert wird, durch Massage, durch gymnastische Übungen, bei schlaffen Bauchdecken durch Entlastung mittels einer gutsitzenden Leibbinde und durch geeignete Diät. Gewicht ist auch auf die psychische Behandlung zu legen, da erfahrungsgemäß gleichzeitige Störungen des Nervensystems nicht selten sind.

Erkrankungen des Darms

Anatomische und physiologische Einleitung

Der *Darm* stellt beim Erwachsenen ein 8 bis 9 m langes häutiges Rohr dar, das in der Bauchhöhle liegt und in zwei Hauptabschnitte zerfällt: den *Dünndarm,* einen glatten Schlauch von 7 bis $7^{1}/_{2}$ m Länge, der in zahlreichen, beweglichen Schlingen und Windungen, den sogenannten *Dünndarmschlingen,* die Bauchhöhle erfüllt und für die *Aufsaugung der Nahrungsstoffe (Resorptionsorgan)* bestimmt ist, und in den 1 bis $1^{1}/_{2}$ m langen, an der Oberfläche vielfach ausgebuchteten *Dickdarm,* der vorzugsweise der *Eindickung unverdauter Stoffe, der Kotbildung,* dient.

Der *Dünndarm* zerfällt wieder in mehrere Abschnitte: in den mit dem Magen in Verbindung stehenden, hufeisenförmigen, an der Hinterbauchwand angehefteten *Zwölffingerdarm (Duodenum),* der die Ausführungsgänge der Leber und der Bauchspeicheldrüse an der Hinterseite seines absteigenden Schenkels an der Papilla Vateri in sich aufnimmt, daran schließt sich mittels der Flexura duodenojejunalis der *Leerdarm (Jejunum)* und der *Krummdarm (Ileum),* die beide ohne scharfe Grenze ineinander übergehen. Am untersten Ende des Krummdarms beginnt der Dickdarm, der sich auf das Doppelte des Umfanges des Dünndarms ausdehnen kann. Er ist erkenntlich an den sehr regelmäßigen, in dreifacher Reihe nebeneinander stehenden Ausbuchtungen *(Haustra)* und den dazwischen verlaufenden drei Bändern der Längsmuskulatur *(Taenien).*

Der *Dickdarm* beginnt mit einem kurzen, weiten, sackförmigen Anhang, dem sogenannten *Blinddarm (Coecum),* der der rechten Darmbeingrube aufliegt und an dem der ungefähr bleistiftdicke, blind endigende, in der Regel 5 bis 6 cm lange *Wurmfortsatz (Processus vermiformis, Appendix)* hängt. Auf den Blinddarm folgt der *aufsteigende Grimmdarm (Colon ascendens),* an der rechten Seite des Unterleibes von der rechten Beckenschaufel gerade nach aufwärts zur unteren Fläche der Leber emporsteigend, hier an der Flexura hepatica scharf nach rechts umbiegend, dann der *querlaufende Grimmdarm (Colon transversum),* in horizontaler Richtung unter dem unteren Rand des Magens von der rechten auf die linke Körperhälfte übergehend, in der Gegend der Milz an der Flexura lienalis nach abwärts umbiegend, endlich der *absteigende Grimmdarm (Colon descendens),* auf der linken Bauchseite bis zur linken Darmbeingrube herabsteigend und nach einer *S-förmigen Krümmung (Flexura sigmoidea)* in den ca. 17 cm langen *Mastdarm (Rectum)* übergehend. Dieser liegt in der Höhlung des Kreuzbeines und verläuft nach abwärts. Der unterste Teil des Mastdarmes liegt vor dem Steißbein und mündet durch den mit einem kräftigen inneren und äußeren ringförmigen Schließmuskel umgebenen After nach außen. An der Stelle, wo in der rechten Darmbeingrube der Dünndarm in den Dickdarm übergeht, befindet sich die sogenannte Bauhinsche *Klappe (Valvula Bauhini),* eine aus zwei Lippen bestehende Einbuchtung der Darmwand, die unter normalen Verhältnissen den Rücktritt des Dickdarminhaltes in den Dünndarm verhindert.

Das *Bauchfell (Peritoneum)* ist eine seröse Haut von glatter, feuchter Beschaffenheit, welche die Innenwand der Bauchhöhle und die Oberfläche der meisten Bauchorgane überkleidet. Es bildet einen in sich geschlossenen Sack, die Bauchfellhöhle (Bauchhöhle). Die in diesem Bauchfellsack befindlichen Organe sind durch Doppelblätter des Bauchfells mit der hinteren Bauchwand verbunden. Diese Bauchfell-Duplikaturen nennt man Gekröse. Das Bauchfell besitzt eine große Resorptionskraft. Es hat ferner die Eigenschaft, auf Reize rasch mit einer örtlichen Entzündung zu antworten, wobei vor allem Fibrin (Faserstoff) abgesondert wird.

Der Dünndarm wird in seiner Lage befestigt und gehalten teils durch die umgebenden anderen Organe der Bauchhöhle, teils durch die Spannung der Bauchdecke, teils endlich durch das sogenannte *Gekröse (Mesenterium).* Das aus zwei Blättern bestehende Gekröse ist eine große Falte des Bauchfelles, die an der Hinterbauchwand schief vom zweiten Lendenwirbel zur rechten Kreuzdarmbeinfuge verläuft und sich derart an die konkave Seite des Dünndarms anheftet, daß ihre beiden Blätter auseinanderweichen und so den ganzen Umfang des Darmrohres umschließen. Da der Dünndarm zahlreiche Krümmungen und Windungen bildet, so muß sich das Gekröse gleichfalls nach Art einer Halskrause in vielfache Falten legen. Auf diese Weise wird der Dünndarm einerseits vor Verdrehungen und Umschlingungen geschützt, andererseits aber auch mit der außerordentlichen Beweglichkeit versehen, die seine Funktionen erfordern. Zwischen den beiden vom Bauchfell gebildeten Blättern des Gekröses treten die Blut- und Lymphgefäße und die Nerven von der Hinterbauchwand zum Darm. Dort liegen auch die Gekröselymphknoten. Auf- und absteigender Dickdarm sind an der Hinterbauchwand, querverlaufender Dickdarm vor allem am großen Netz befestigt. Am Gekröse (Mensenterium) wird ferner das *große Netz (Omentum majus)* und das *kleine Netz (Omentum minus)* unterschieden. Das große Netz ist die von der großen Magenkurvatur schürzenförmig herabhängende Bauchfellbildung, das kleine Netz ist jene Gekröseplatte, welche die kleine Magenkurvatur und den Anfangsteil des Zwölffingerdarms mit der Leber verbindet.

Die *Wand des Darmrohres* besteht aus *drei Häuten,* einer äußeren, glatten, serösen Haut (Serosa), einer mittleren Muskelschichte (Muscularis) und der zuinnerst gelegenen Schleimhaut (Mucosa). Die Schleimhaut ist an die Muskulatur durch die bindegewebige Submucosa, die Serosa an die Muskelschichte durch die bindegewebige Subserosa geheftet. Der zarten serösen Haut, die vom Bauchfell des Gekröses stammt, verdankt der Darm seine glatte und gegen die Umgebung leicht verschiebliche Oberfläche. Die kräftige *Muskelhaut* zerfällt in eine *äußere Längsfaserschichte* und in eine *innere Ringfaserschichte,* deren Fasern kreisförmig um das Darmrohr herum verlaufen. Die Längsmuskulatur des Dickdarmes zeigt streifenförmige Verdichtungen, die als *Taenien* bezeichnet werden. Am Dickdarm bestehen Ausbuchtungen der Wand, die als Haustra coli bezeichnet werden. Die Kontraktion der Längsfasern macht das Darmrohr kürzer und weiter. Die innere Ringfaserschicht bewirkt durch ihre Zusammenschnürung Verengerung und Verlängerung des Darms. Durch das reflektorisch geregelte Zusammenwirken der Ring- und Längsmuskulatur — das heißt, bei der wechselweisen Kontraktion der Ring- und Längsmuskulatur, durch die ein Teil des Darmes nach dem anderen zur Kontraktion gebracht wird — entsteht die *Peristaltik des Darmrohres,* jene wurmartig fortschreitende Zusammenziehung, die als Wellenbewegung über den Darm verläuft und durch die der Darminhalt weitergeschoben und durchgemischt wird.

Die *Auslösung der Darmbewegungen* erfolgt *automatisch* durch ein automatisches nervöses Zentrum, durch den sogenannten AUERBACHschen *Plexus, das ein* selbständiges und unabhängiges Geflecht zwischen Längs- und Ringschichte der Darmmuskulatur darstellt. Diese, in Form der Peristaltik ablaufenden Darmbewegungen erhalten den *fördernden Antrieb* mit Beschleunigung derselben vom *Nervus vagus,* den *hemmenden Einfluß* mit Verlangsamung vom *Nervus sympathicus.*

Die *Verrichtungen des Dünndarms* bestehen zunächst in der weiteren chemischen Umwandlung des aus dem Magen übergetretenen Speisebreies mit Hilfe des *Bauchspeichels,* der *Galle* und des von den Dünndarmdrüsen abgesonderten *Darmsaftes,* die sich während der Verdauung gemeinschaftlich in den Zwölffingerdarm und in den übrigen Dünndarm ergießen. Der *Bauchspeichel* (= der *Pankreassaft)* enthält: das fettspaltende Ferment *Lipase,* von dem Neutralfette mit Unterstützung der Galle in *Glyzerin* und *Fettsäuren* gespalten werden, das eiweißspaltende Ferment *Trypsin,* durch dessen Einwirkung der Abbau der Eiweißkörper zu Aminosäuren erfolgt, und die kohlehydratspaltenden Fermente *Amylase* und *Maltase,* von denen die *Amylase* die Überführung der pflanzlichen Stärke *Amylum* und der tierischen Stärke *Glykogen* in das Disaccharid *Maltose (Malzzucker)* besorgt und die *Maltase* den notwendigen Abbau dieser hier entstandenen und sonst noch vorhandenen *Maltose* in *Glukose* bewirkt. Die Bedeutung der Galle für die Fettverdauung besteht darin, daß die in der Galle vorhandenen *Gallensäuren* die Pankreaslipase aktivieren und eine kleinsttropfige Verteilung der Fette, die sogenannte *Emulgierung der Fette* bewirken, wodurch eine größtmögliche Oberfläche und damit eine bessere Einwirkungsmöglichkeit für die Lipase geschaffen wird. Die durch die Lipaseeinwirkung aus dem emulgierten Fett entstandenen Substanzen Glyzerin und Fettsäuren werden von den Zotten getrennt aufgenommen, diese vereinigen sich aber bereits in der Darmwand wieder zu Neutralfett. Unter dem *Darmsaft* versteht man das Sekret der LIEBERKÜHNschen Drüsen des Dünndarms und der BRUNNERschen Drüsen des Duodenum. In diesem Darmsaft sind folgende Fermente enthalten: *eiweißspaltende Fermente,* die in ihrer Gesamtheit als *Erepsin* bezeichnet werden, die aber nur Peptone und Peptide zu Aminosäuren abzubauen vermögen, nicht aber unvorverdaute Eiweißkörper, die kohlehydratspaltenden Fermente *Saccharase, Maltase* und *Laktase.* von denen die Saccharase die *Saccharose* (Rohrzucker, Rübenzucker) in Glukose und Fruktose, die Maltase die *Maltose* (Malzzucker) in zwei Moleküle Glukose, die *Laktase,* die *Laktose* (Milchzucker) in Glukose und Galaktose aufspaltet, ein

Ferment, die *Nuklease,* zur Verarbeitung der aus den Zellkernstoffen stammenden *Nukleinsäuren* und außerdem noch ein Ferment, die *Enterokinase,* die das Trypsin der Bauchspeicheldrüse aktiviert. Ferner wird von der Schleimhaut des oberen Dünndarms ein Wirkstoff abgesondert, der die Bezeichnung *Sekretin* führt, auf dem Blutwege zur Bauchspeicheldrüse gelangt und die Sekretion des Bauchspeichels bewirkt. Die so durch fermentative Auflösung der Nährstoffe entstandenen resorptionsfähigen Substanzen werden sodann von den Darmzotten aufgesaugt, zum Teil in die Chylusgefäße, zum Teil in die Pfortaderäste und somit auf diesen beiden Resorptionswegen in den allgemenen Blutkreislauf übergeführt.

Die *Dünndarmschleimhaut* endlich, der bei der Aufsaugung der Nahrungsstoffe die bei weitem wichtigste Rolle zukommt, ist eine weiche, etwa 1 mm dicke, in zahlreiche Querfalten gelegte und mit zarten zapfenförmigen Erhebungen, den sogenannten *Darmzotten* besetzte Schichte, die einen außerordentlichen Reichtum an Blut- und Lymphgefäßen sowie an einzelnen oder in größeren Haufen stehenden Drüsen besitzt. Für die *Resorption im Dünndarm* sind besondere Kräfte, die sogenannten *Resorptionskräfte* erforderlich, die hauptsächlich in der Tätigkeit der Darmepithelien gelegen sind und durch Vorgänge wie Osmose[1], Diffusion[2], Filtration[3] sowie durch die Pumpbewegungen der Zotten wesentlich unterstützt werden. Durch die Darmzotten, deren Gesamtzahl auf etwa 4 Millionen geschätzt wird, wird die Oberfläche der Darmschleimhaut vergrößert. Die Darmzotten enthalten in ihrer Achse einen oder zwei Hohlräume, die die Anfänge der Darmlymphgefäße *(Chylusgefäße)* darstellen und die von einem reichen Haargefäßnetz umgeben sind; durch eingelagerte glatte Muskelfasern vermögen sich die Darmzotten rhythmisch zusammenzuziehen, und auf diese Weise wird es möglich, aufgesaugten Chylus (verdauten Darminhalt) nach den größeren Chylusgefäßen und Gefäßkapillaren vorwärts zu treiben. Das nervöse Zentrum für die automatisch erfolgende Funktion der Zotten ist der MEISSNERsche *Plexus,* ein selbständiges Geflecht, das unter der Schleimhaut des Darmes gelegen ist. Die Darmzotten besitzen also infolge der in ihrer Längsrichtung angeordneten glatten Muskelfasern die Befähigung, rhythmische Kontraktionen und auf diese Weise Pumpbewegungen durchzuführen. Durch diese Pumpbewegungen werden das Abfließen aus dem Inneren der Zotten nach den Blut- und Lymphgefäßen gefördert und eine Saugwirkung in der Richtung von der Darmoberfläche nach dem zentralen Zottenraum hin ausgeübt. Bei diesen Bewegungen verkürzen sich die Zotten auf die Hälfte ihrer Länge, nach Entleerung ihres Inhaltes verlängern sich diese wieder langsam auf das ursprüngliche Ausmaß. Die abführenden Venen aus dem Kapillarnetz der Darmzotten bilden die Wurzeln der Pfortader.

Zwischen den Deckzellen der Darmschleimhaut liegen die sogenannten *Becherzellen,* die Schleim absondern. Im gesamten Darm finden sich die schlauchförmigen

---

[1] *Osmose* = Ausgleich der Dichte (Konzentration) von zwei verschieden konzentrierten, durch eine halbdurchlässige Membran getrennten Lösungen, wobei das Lösungsmittel von der schwächer zur stärker konzentrierten Lösung wandert. Der dabei entstehende Druck wird als osmotischer Druck bezeichnet.

[2] *Diffusion* = die gegenseitige Durchdringung einander berührender Gase, mischbarer Flüssigkeiten oder verschieden konzentrierter Lösungen infolge der Wärmebewegung ihrer Moleküle. Die Diffusion ist von Stellen höherer nach Stellen geringerer Konzentration gerichtet.

[3] *Filtration* = Abtrennung feinverteilter unlöslicher Stoffe von Flüssigkeiten mit Hilfe von Filtern. Ein Filter ist eine poröse Substanz, welche Flüssigkeiten mit suspendierten Teilchen beim Durchseihen von diesen befreit und reinigt.

LIEBERKÜHN*schen Drüsen,* die in ungeheurer Zahl zwischen den Darmzotten ausmünden und den dünnen alkalischen Darmsaft absondern, der sich dem Speisebrei beimengt. Weiter befinden sich über die ganze Dünndarmschleimhaut zerstreut kleine, hirsekorngroße Lymphknoten, die sogenannten *Follikel.* Der untere Abschnitt des Dünndarmes endlich ist der Sitz der sogenannten PEYERschen Haufen, die eine Anhäufung vieler solcher Follikel darstellen. Die Schleimhaut des Dickdarms ist glatt, sie hat keine Falten und keine Zotten, sondern nur LIEBERKÜHNsche Drüsen und solitäre Lymphfollikel.

Das Venenblut des gesamten Darmes fließt in die Pfortader und durch sie in die Leber. Die Lymphgefäße des Darms führen von den Dünndarmzotten aus den verdauten Inhalt (Chylus) zum Hauptlymphstamm und durch diesen in die Blutbahn. Ein zweiter Resorptionsweg führt in die Blutgefäße, durch die Pfortader zur Leber und nach deren Passage in den allgemeinen Kreislauf. *Die Fettresorption erfolgt zum allergrößten Teil durch die Lymph(Chylus)gefäße, während alle übrigen Stoffe (Monosaccharide, Aminosäuren usw.) durch die Pfortader abgeführt werden.*

Die im *Dickdarm stattfindenden Vorgänge* sind vor allem *Gärungs-* und *Fäulnisprozesse,* die unter der Mitwirkung bestimmter Bakterien, in erster Linie der Koli- und Milchsäurebakterien, zustande kommen. Dabei erfolgt auch Gasentwicklung. Zu Gärungsprozessen im Dickdarm führt in erster Linie die bakterielle Zersetzung der Kohlehydrate, die Fäulnisprozesse werden dagegen durch die bakterielle Aufspaltung der Eiweißkörper bewirkt. Die Kolibakterien bilden ferner das Vitamin K, die Folsäure, und das Vitamin B_{12} in großen Mengen. Der unverdaute und unbrauchbare Teil der Nahrungsstoffe wird im Dickdarm durch Aufsaugung seiner flüssigen Bestandteile eingedickt und in Kot (Fäzes) umgewandelt. Dieser wird schließlich nach Auftreten des Stuhldranges durch die peristaltischen Bewegungen des Darmrohres und die Kontraktionen der Bauchmuskulatur (Bauchpresse) bei gleichzeitiger willkürlicher Erschlaffung des inneren und äußeren Afterschließmuskels (Sphincter ani internus und externus) und Hebung des Anus durch den Musculus levator ani durch den After nach außen entleert. Die Zuammensetzung des braungefärbten Kotes oder der Fäzes ist abhängig von der Art der zugeführten Nahrung und daher sehr verschieden. Der Kot besteht hauptsächlich aus unverdaulichen oder besonders schwer verdaulichen Bestandteilen der Nahrung, Ballaststoffen, Gärungs- und Fäulnisprodukten, Schleim, Sekreten der Verdauungsdrüsen, abgestoßenen Darmepithelien, Leukozyten, Mineralsalzen, Abkömmlingen der Gallenfarbstoffe und großen Mengen von Bakterien (Coli-Bakterien). Der fäkale Geruch des Kotes ist durch die Fäulnisprodukte und durch den Schwefelwasserstoffgehalt bedingt.

Zwölffingerdarmgeschwür

Das *Zwölffingerdarmgeschwür, Duodenalgeschwür, Ulcus duodeni,* hat seinen Sitz meist im oberen Teil des Zwölffingerdarms, im sogenannten Bulbus duodeni, dicht hinter dem Magenpförtner und gleicht in seiner Entstehungsweise, seinen Erscheinungen und seinem Verlauf dem Magengeschwür. Es treten vor allem periodisch, meist gegen die rechte Oberbauchwand zu empfundene, oft sehr heftige Schmerzen auf, die besonders stark längere Zeit nach der Nahrungsaufnahme einzusetzen pflegen *(Spätschmerz, Hungerschmerz),* während sie umgekehrt durch Nahrungsaufnahme gemildert werden oder ganz verschwinden. Das Zwölffingerdarmgeschwür ist praktisch immer von einem Katarrh des Magens und des Zwölffingerdarms *(Gastroduodenitis)* begleitet und geht fast regelmäßig mit einer *Übersäuerung des Magensaftes (Hyperacidität)* einher. Beim Zwölffingerdarmgeschwür können ähnliche Komplikationen wie beim Magengeschwür auftreten: Bluterbrechen, Teerstuhl, Blutarmut, Durchbruch in die freie Bauchhöhle mit Bauchfellentzündung, gedeckter Durchbruch, Durchdringung in Nachbarorgane, Verwachsungen, Pförtnerenge. Die Diagnose eines Ulcus duodemi erhält ihre Bestätigung durch die Röntgen-Untersuchung. Das Ulcus duodemi erscheint dabei bei der Darstellung von vorne (en face) als Fleckschatten mit strahliger Faltenkonvergenz, bei der frontalen Darstellung mit einer Drehung um 90⁰ als Nische. Das chronische Ulcus duodeni ist sehr häufig durch eine kleeblattförmige Deformierung des Bulbus duodeni gekennzeichnet. Die Behandlung des Zwölffingerdarmgeschwürs erfolgt im wesentlichen in gleicher Weise wie beim Magengeschwür. In vielen Fällen ist ebenfalls wie beim Magengeschwür eine operative Behandlung notwendig.

Darmkatarrh

Der *Darmkatarrh* ist durch eine *Entzündung der Darmschleimhaut* gekennzeichnet und kann in *akuter* oder in *chronischer* Form auftreten. Ist beim akuten Darmkatarrh nur die Schleimhaut des Dünndarms erkrankt, so spricht man von einer *Enteritis acuta*. Ist auch die Dickdarmschleimhaut betroffen, so wird der akute Darmkatarrh als *Enterocolitis* bezeichnet. Ist auch die Magenschleimhaut im Sinne eines Katarrhs besonders mitbeteiligt, so heißt das Krankheitsbild *Gastroenteritis* bzw. *Gastroenterocolitis*. Ist nur die Dickdarmschleimhaut von dem Entzündungsprozeß betroffen, so wird dieser Zustand als *Colitis* bezeichnet. Ein auf den Mastdarm beschränkter Dickdarmkatarrh, eine sogenannte Mastdarmentzündung, führt die Bezeichnung *Proktitis*.

Der *akute Darmkatarrh* ist eine sehr häufige Erkrankung als Folge von Diätfehlern (nach Genuß von verdorbenen oder unverdaulichen Speisen, kalten Getränken, zu reichlichen Mahlzeiten usw.) oder tritt auch als Folge von Gebrauch scharfer, die Darmschleimhaut reizender Mittel auf. Auch durch Blutstauung im Gebiete der Eingeweidegefäße bei Herz- und Leberkrankheiten und bei Darmparasiten kann ein Darmkatarrh auftreten. Sehr häufig ist er aber durch Erkältung und Infektion bedingt, auch wenn man die die Entzündung verursachenden Infektionskeime meist nicht nachweisen kann. Es sind dies nicht selten Bakterien, die für gewöhnlich als harmlose Schmarotzer im Darm leben, aber durch eine Gelegenheitsursache, z. B. nach starker Abkühlung oder Diätfehlern zu Krankheitserregern werden können. In anderen derartigen Fällen lassen sich besondere Erreger züchten (Typhus-, Paratyphus-, Ruhrbazillen, Bacillus enteritidis Breslau bzw. Gärtner).

Fast immer ist der akute Darmkatarrh mit einer Magenstörung verbunden, daher auch die häufige Bezeichnung Magen-Darmkatarrh. Beim akuten Darmkatarrh finden sich Rötung und Schwellung der Schleimhaut mit Absonderung eines wässerigen oder schleimigen Sekrets, bei schweren Erkrankungen erfolgen auch häufig kleine Blutungen in die Darmschleimhaut und an deren Oberfläche. Beim chronischen Darmkatarrh pflegen Schwellung der Schleimhaut und Schleimabsonderung geringer zu sein.

Nach und nach kann es auch zu einer Verdünnung der Darmschleimhaut mit Schwund der oberflächlichen Epithelschichte und deren Schleimdrüsen kommen.

Die Symptome des *akuten Darmkatarrhs* sind je nach der Schwere der Erkrankung verschieden. Im Vordergrund steht die *Entleerung eines abnormalen Stuhles*. Nach den ersten noch breiigen Stühlen folgen dünnere, durch Fäulnisvorgänge übelriechende und nach Entleerung des noch im Darm vorhandenen

Inhaltes schließlich nur noch wässerige, mit Schleim vermengte Stühle, die oft auch Blutspuren enthalten. Bei Ruhrerkrankungen kommt es zu sehr zahlreichen schleimigen, blutigen Stuhlentleerungen. Dabei bestehen auch mehr oder minder heftige Schmerzen, die auf die lebhaften Darmkontraktionen und den damit verbundenen Zug an dem stark schmerzempfindlichen Gekröse zurückzuführen sind. Der Bauch ist leicht gespannt, häufig etwas eingezogen. Das Allgemeinbefinden leidet außerordentlich rasch, es können erhöhte Temperaturen auftreten, der Patient klagt über Mattigkeit, Frösteln, bei gleichzeitiger Erkrankung des Magens über Magendruck. Bisweilen kommen Dickdarmgeschwüre (Ulcerationen) zur Entwicklung, die schwere Darmblutungen verursachen können, die auch in die freie Bauchhöhle durchbrechen können und dann eine Bauchfellentzündung (Peritonitis) bewirken *(Colitis ulcerosa)*. Wird Bettruhe eingehalten und Enthaltung jeglicher Nahrung geübt, so verschwinden in den unkomplizierten Fällen die Erscheinungen meist rasch, die dünnflüssigen Stühle werden spärlicher, es folgt eine Periode völliger Stuhllosigkeit, die auch nach Beginn der Nahrungsaufnahme noch einige Tage anhalten kann. Die ersten Stühle sind zunächst spärlich, nicht geformt, nach und nach erfolgen wieder normale Stuhlentleerungen.

Beim *chronischen Darmkatarrh* wechseln bisweilen Durchfälle mit Verstopfung ab. Der Ernährungszustand leidet zum Teil auch durch die Beschränkung der Nahrungsaufnahme aus Angst vor Diätfehlern mit der Zeit oft erheblich. Der chronische Darmkatarrh entsteht aus der akuten Form oder entwickelt sich allmählich durch unzweckmäßige Ernährung, besonders bei Alkoholmißbrauch, ferner findet er sich bei chronischem Magenkatarrh (Gastritis) mit fehlender Salzsäureproduktion.

Die *Behandlung des akuten Darmkatarrhs* hat in Bettruhe und zunächst in völliger Nahrungsenthaltung zu bestehen. Nur ungesüßter Pfefferminztee, Käspappeltee oder Kamillentee ist gestattet. Hält man die Entleerung des Darmes für ungenügend, so wird gleich zu Beginn der Erkrankung ein Abführmittel gegeben, um die im Darm entstehenden Fäulnisprodukte möglichst bald zu entfernen. Es wäre falsch, anfangs stopfende Mittel zu verabreichen. Später kann vorsichtig die Verabreichung von Schleimsuppen, Wasserkakao ohne Zucker, geröstetem Weißbrot einsetzen. Allmählich können gedünsteter Reis, Nudeln, geschabtes Fleisch und vielleicht auch fallweise passiertes Gemüse verordnet werden. Alkohol und Kaffee sind bis zur völligen Wiederherstellung strengstens verboten. Mit sauren und gewürzten Speisen soll man noch längere Zeit vorsichtig sein. Es ist in den meisten Fällen ohne besondere Arzneimittel auszukommen. Bei infektiösen Darmkatarrhen kommen besondere Sulfonamidpräparate, die sogenannten *Sulfaguanidine,* zur Anwendung. Bei stärkeren Schmerzen sind am besten Belladonnapräparate zu geben. Bei Erkältungsdurchfällen ist wegen Gefahr eines Rückfalls noch längere Zeit eine Leibbinde zu tragen. Bei starker Zersetzung des Darminhaltes kann man zumeist Tierkohle zum Aufsaugen der Fäulnisprodukte geben. Liegt dem Darmkatarrh eine Magenerkrankung mit fehlender oder verminderter Salzsäurebildung zugrunde, dann ist auch durch Salzsäuredarreichung Besserung oder Heilung zu erzielen.

Blinddarmentzündung

Die Krankheitsbezeichnung „*Blinddarmentzündung*" wird in der Laiensprache in nicht ganz richtiger Weise meist im Sinne von *Wurmfortsatzentzündung* gebraucht. Medizinisch ist aber zu unterscheiden zwischen der *Wurmfortsatzentzündung (Appendicitis)* und der eigentlichen *Blinddarmentzündung (Typhlitis).*

Die *Wurmfortsatzentzündung (Appendicitis)* kann in *akuter* und *chronischer Form* in Erscheinung treten. Die akute Appendicitis beruht stets auf einer *bakteriellen Infektion,* die meist vom Darminnern aus erfolgt, durch Bakterien, die mit dem Darminhalt dorthin gelangen. Daß eine Infektion gerade hier sehr häufig auftritt, liegt darin begründet, daß es in dem blind endigenden, oft gebogenen, ja sogar abgeknickten Wurmfortsatz leicht zu einer Stauung des Inhaltes kommt, wodurch eine bakterielle Infektion sehr begünstigt wird. Fremdkörper, wie Kirschkerne und Eingeweidewürmer verursachen keine Appendicitis, sondern begünstigen nur ihre Entstehung, indem sie die Stauung des Inhaltes im Wurmfortsatz verstärken.

Die Anfangssymptome der Appendicitis sind Fieber, Frösteln, manchmal Schüttelfrost, Erbrechen, Aufstoßen, Übelkeiten, Pulsbeschleunigung, meist Verstopfung (selten Durchfälle), belegte und trockene Zunge, *Schmerzen in der rechten Unterbauchgegend,* besonders am Mac-Burneyschen Punkt, d. h. zwischen dem mittleren und äußeren Drittel einer Linie vom Nabel zum oberen vorderen Darmbeinstachel, Druckempfindlichkeit daselbst und reflektorische Bauchmuskelspannung (defense musculaire) der rechten Unterbauchgegend. In vielen Fällen von akuter Appendicitis ist eine deutliche Temperaturdifferenz zwischen der axillaren und der rektalen Temperaturmessung festzustellen, wobei die in der Regel höhere rektale Temperatur eine gewisse diagnostische Bedeutung besitzt, besonders dann, wenn dieser Unterschied einen Grad und darüber beträgt. Meist bestehen auch eine Leukozytose und eine Senkungsbeschleunigung der Erythrozyten.

Die Appendicitis schreitet nach dem Bauchfell zu fort. Der Wurmfortsatz schwillt allmählich an, in seinem Hohlraum befindet sich ein eitriges Exsudat, außen auf dem Bauchfellüberzug kommt es zum Auftreten von Fibrinauflagerungen. Es handelt sich jetzt noch um eine *einfache Appendicitis.* So ist der Zustand etwa 12 bis 24 Stunden nach dem Auftreten der ersten Krankheitszeichen. Entweder bildet sich nun der ganze Prozeß zurück unter Abschwellung des Wurmfortsatzes, Abklingen des Fiebers und der übrigen Krankheitszeichen, oder die Krankheit entwickelt sich durch Vordringung der Bakterien nach außen gegen das Bauchfell zu, zur *komplizierten Appendicitis.* Es treten Fieberanstieg, stärkere Störung des Allgemeinbefindens, stärkere Bauchdeckenspannung im rechten Unterbauch auf. Örtlich findet sich eine eitrige Einschmelzung der äußeren Schichte des Wurmfortsatzes, es kommt zur Bildung von *Wandabszessen,* die nach innen oder *nach außen durchbrechen (perforieren)* können. *Der Durchbruch (Perforation)* nach außen ist sehr gefährlich, da der Inhalt dieser Abszesse Bakterien enthält, die so auf das Bauchfell gelangen und eine schwere *bakterielle Bauchfellentzündung (Peritonitis)* hervorrufen. Auch in diesem Stadium kann noch ein allmähliches Erlöschen der Entzündung erfolgen. Häufig aber bleiben in Abszeßresten noch lebensfähige Bakterien zurück, die zu neuen Anfällen (Recidiven) und damit zur *chronischen Appendicitis* führen können. Es können aber auch die nekrotischen Wandstellen breit perforieren, so daß sich der ganze Inhalt des Wurmfortsatzes in die Bauchhöhle ergießt. So entsteht meist die *diffuse Bauchfellentzündung (Peritonitis),* oder es gelangen so viele Keime ins Blut, daß es zur *Blutvergiftung (Sepsis)* kommt, die auch nur sehr geringe Heilungsaussichten bietet.

Die Behandlung der akuten Appendicitis ist vorwiegend chirurgisch und besteht *in rechtzeitiger Entfernung des Wurmfortsatzes (Appendektomie),* d. h. in den ersten 24 bis 48 Stunden. Auch im Intervall, d. h. sechs bis acht Wochen nach dem Anfall, kann eine Operation wegen der Möglichkeit von Rezidiven noch angezeigt sein. Der Kranke soll, ehe ärztliche Behandlung einsetzt, strenge Bettruhe einhalten und keine Speisen zu sich nehmen, ein feuchter Umschlag ist von Nutzen, dagegen ist die Anwendung von Abführmitteln, Einläufen, Opiumpräparaten zu vermeiden, da durch derartige Maßnahmen das Krankheitsbild verändert, verschleiert und der Arzt dadurch in seinem therapeutischen Vorgehen auf eine falsche Bahn gelenkt werden könnte.

Die *chronische Appendicitis* ist meist der Folgezustand einer akuten Appendicitis. Die Symptome sind unbestimmter als bei der akuten Form, zeitweise Schmerzanfälle, Druckempfindlichkeit in der Blinddarmgegend mit Muskelspannung, Appetitlosigkeit, Störung des Allgemeinbefindens, Stuhlverstopfung. Auch bei der chronischen Appendicitis ist die operative Behandlung (Appendektomie) die Methode der Wahl.

Die eigentliche *Blinddarmentzündung, die Typhlitis,* entsteht entweder durch Übergreifen der Entzündung vom Wurmfortsatz auf den Blinddarm oder als selbständige Erkrankung. Es kann sich dabei um eine katarrhalische Entzündung handeln, es kann aber auch eine eitrige Entzündung mit Bildung von Geschwüren vorliegen; eine derartige Typhlitis wird entweder durch gewöhnliche Eitererreger verursacht oder durch sogenannte spezifische Entzündungserreger (Typhus- oder Tuberkelbazillen usw.) hervorgerufen. Erkrankt der Bauchfellüberzug des Blinddarms mit, so spricht man von Perityphlitis bzw. perityphlitischem Infiltrat, dabei bilden sich Verklebungen mit den Nachbarorganen. Es gibt eine akute und eine chronische Typhlitis. Die klinischen Symptome sind ähnlich der Appendicitis. Behandlung: Ruhe, Diät, Umschläge, schmerzstillende Mittel und unter Umständen Operation.

Darmtuberkulose

Die *Darmtuberkulose,* auch *Darmschwindsucht* genannt, kommt durch eine *tuberkulöse Infektion des Darms* zustande, diese ist meist *sekundärer Natur,* d. h. sie entsteht im Verlauf einer Lungentuberkulose durch Verschlucken von bazillenhältigem Auswurf und zeigt verschiedene Erscheinungsformen.

Für gewöhnlich hat sie ihren Sitz in den *Lymphfollikeln des unteren Dünndarms.* Hier entstehen kleine Knötchen, die verkäsen und geschwürig zerfallen, dieselben werden durch Zusammenfließen von mehreren zerfallenden Herden größer, es entstehen dadurch mehr ringförmige Geschwüre, schließlich kommt es zur Bildung von Geschwürsflächen über große Darmabschnitte. Die Erscheinungen äußern sich in Schmerzen, Blähungen und hartnäckigen Durchfällen. Der Ernährungszustand der Kranken wird dadurch außerordentlich ungünstig beeinflußt und der vollkommene Körperverfall macht rasche Fortschritte. Im Stuhl sind Tuberkelbazillen nachweisbar.

Die zweite Form ist eine *Tuberkulose des Blinddarms (Ileocoecaltuberkulose).* Diese beginnt ganz uncharakteristisch mit allgemeinen Beschwerden, leichten Verdauungsstörungen, geringen Bauchschmerzen. Erst allmählich entwickelt sich eine Geschwulst in der rechten Unterbauchgegend, die zu einer Darmverengung führen kann.

Endlich können tuberkulöse Geschwüre im *Mastdarm* entstehen und Ursache von Durchfällen und schmerzhaftem Stuhldrang sein. Häufig brechen diese nach außen durch, wodurch es zur Entwicklung von Mastdarmfisteln kommen kann.

Die Behandlung der Darmtuberkulose verlangt schmerzstillende und darmruhigstellende Mittel (Opiumpräparate), auch Mittel wie Tannin, Wismuth usw. bringen manchmal Erfolg. Bei rechtzeitigem Erkennen einer tuberkulösen Blinddarmgeschwulst vermag die operative Entfernung des ganzen erkrankten Darmstückes zuweilen Heilung zu bringen. Ebenso muß die Mastdarmtuberkulose chirurgisch behandelt werden (Ätzen, Ausschneiden des erkrankten Gewebes bei Fistelbildung). Für die Behandlung der Darmtuberkulose sind die Tuberkulosemittel Streptomycin, Conteben, Neoteben, Rimifon usw. von großer praktischer Bedeutung.

Darmgeschwülste

Die *Darmgeschwülste* sind *gut-* oder *bösartige Neubildungen* des Darms. Gutartige Formen, wie Ademone, Lipome, sind sehr selten und meist ohne besondere praktische Bedeutung, von den bösartigen dagegen ist *der Krebs (das Karzinom)* sehr häufig. Er befällt mit Vorliebe den Dickdarm, wo er besonders im Mastdarm, an den beiden Flexuren und im Coecum aufzutreten pflegt. Die Karzinombildung führt sehr häufig zur *Verengung des Darms.* Die ersten Erscheinungen sind Windverhaltung, meist hartnäckige Verstopfung mit Abgang von Blut, Eiter oder Gewebsfetzen im Stuhl. Diese Erscheinungen werden nicht selten anfangs für Zeichen von Hämorrhoiden gehalten, sollten jedoch stets möglichst frühzeitig durch ärtzliche Untersuchung genauestens geklärt werden, denn die Heilung kann einzig nur durch frühzeitige Operation herbeigeführt werden. Bei Krebserkrankungen im Dickdarm ist die Senkungsreaktion der Erythrozyten zumeist beschleunigt. Es kann dabei infolge der Blutverluste, die häufig nur in okkulter Form erfolgen, eine Anämie zur Entwicklung gelangen. Die Untersuchung der Stühle auf eine okkulte Blutung ist daher bei Verdacht auf ein Dickdarmkarzinom sehr wichtig. Ohne Operation führt der Darmkrebs zum Tode entweder durch *Darmverschluß* oder infolge *Durchbruchs in die Bauchhöhle mit Bauchfellentzündung,* in den meisten Fällen aber durch Aussaat von *Tochtergeschwülsten (Metastasen),* die mit Vorliebe in der Leber sitzen. Zugleich entwickelt sich schneller Kräfteverfall (Kachexie). Der Darmkrebs ist bei Männern häufiger als bei Frauen und tritt selten vor dem 40. Lebensjahre auf.

Für die klinische Beurteilung des Dickdarms im allgemeinen sind neben den gewöhnlichen Untersuchungsmethoden die *Irrigoskopie,* für diejenige des Enddarms im besonderen die *Rektoskopie* und die *digitale rektale Untersuchung* von sehr hoher diagnostischer Bedeutung.

Die *rektale digitale Untersuchung* besteht in der Austastung des untersten Bereiches des Mastdarms mit dem Zeigefinger. Zu diesem Zwecke soll der Kranke entweder in Seitenlage mit maximal an den Bauch gezogenen Knien liegend, in Knie-Ellbogenlage oder in Hockstellung untersucht werden. Die letztere Art ist besonders zu empfehlen, weil dadurch, insbesondere wenn der Kranke der Aufforderung zum Pressen Folge leistet, Darmabschnitte in das kleine Becken eintreten, die sonst mit dem untersuchenden Finger nicht erreicht werden können. Die rektale digitale Untersuchung gibt Aufschluß über krankhafte Veränderungen im untersten Mastdarmabschnitt, vor allem über das Vorhandensein von inneren Hämorrhoiden, Geschwüren, Geschwülsten (Mastdarmkrebs oder Rektumkarzinom), ferner können durch die rektale digitale Untersuchung beim Mann Vergrößerungen der Vorsteherdrüse (Prostatahypertrophie, Prostatakarzinom) und bei der Frau Veränderungen am inneren Genitale festgestellt werden.

Unter *Rektoskopie* versteht man die Besichtigung (Endoskopie) des Mastdarminneren mittels eines in den Mastdarm eingeführten sogenannten Rektoskopes, das mit einer Beleuchtungseinrichtung versehen ist. Mit Hilfe der Rektoskopie ist es nach entsprechender Reinigung des Darms möglich, die Innenverhältnisse des Mastdarms, insbesondere dessen Schleimhautveränderungen, bis zu einer Höhe von 15 bis 20 cm, bisweilen sogar von 25 cm der direkten Sicht zugänglich zu machen.

Unter *Irrigoskopie* versteht man die röntgenographische Darstellung des Dickdarms nach rektaler Füllung desselben mit Kontrastbrei.

Darmverengung

Unter *Darmverengung (Darmstriktur, Darmstenose)* versteht man einen Krankheitszustand, bei welchem die *Durchgängigkeit des Darmrohres und dadurch die Fortbewegung des Darminhaltes behindert ist.* Auf diese Weise kommt es zu Kotstauung, die unter Umständen höhere Grade erreichen kann. Eine Darmstenose wird zum Großteil durch Geschwülste, durch schrumpfende entzündliche Prozesse des Darms, Drehungen, Abschnürungen, Einstülpungen des Darms usw. verursacht.

Die Symptome der Darmverengung sind hartnäckige Stuhlverstopfungen, Auftreibung des Bauches, Windverhaltung, mehr oder minder starke Koliken, auch Darmblutungen können dabei zur Beobachtung gelangen. Die Darmstenose bildet sich *langsam* aus, im Gegensatz zum meist *plötzlich* in Erscheinung tretenden Darmverschluß. Eine Darmstenose kann begreiflicherweise durch allmähliche Zunahme der Verengung des Darmrohres schließlich auch in einen Darmverschluß übergehen. Die einzige Hilfe bei Darmstenosen ist die Operation.

Darmverschluß

Beim *Darmverschluß (Ileus)* ist die *Darmdurchgängigkeit vollkommen aufgehoben.* Man unterscheidet einen *mechanischen Ileus,* der durch ein mechanisches Hindernis verursacht ist, und einen *paralytischen Ileus,* der durch eine Lähmung der Darmmuskulatur bedingt ist. Der Darmverschluß kann *mechanisch* bedingt sein: durch *Verstopfung (Obturation)* der Darmlichtung (Fremdkörper, Gallensteine, Geschwülste, Kotballen, Eingeweidewürmer usw.), ferner durch *schrumpfende entzündliche Prozesse des Darms, durch Drehungen (Volvulus), Abschnürungen (Umschnürungen, Strangulation), Einstülpungen (Invagination)* usw. Nach dem Sitz des Darmverschlusses unterscheidet man den *Dünndarmileus* und den *Dickdarmileus.* Von diesem mechanischen Darmverschluß ist die *Darmlähmung, der paralytische Ileus,* abzugrenzen, der *Zustand völliger Bewegungslosigkeit einzelner Abschnitte oder des ganzen Darms,* wodurch jede Weiterbeförderung des Darminhaltes trotz Fehlen eines mechanischen Hindernisses unmöglich ist. Den paralytischen Ileus (Darmlähmung) finden wir bei Schock infolge heftiger Gewalteinwirkung auf den Leib, zuweilen auch als gefürchtete Komplikation nach Bauchoperationen, bei Bauchfellentzündung (Peritonitis), bei plötzlicher Verstopfung (Embolie) einer Darmarterie, bei schweren Gallen- und Nierensteinkoliken und bei Erkrankung des zentralen Nervensystems. Der paralytische Ileus ist bei diesen Zuständen zumeist auf eine reflektorische Lähmung der Darmnerven und somit der Darmmuskulatur zurückzuführen, beim paralytischen Ileus infolge Peritonitis wirken Bakterientoxine lähmend auf die Darmperistaltik.

Der Darmverschluß setzt meist akut ein, wobei folgende Symptome in Erscheinung treten: schwere Störungen des Allgemeinbefindens, trockene belegte Zunge, rascher kleiner Puls, Bauchschmerzen, Blässe des Gesichtes, Schweißausbruch, Auftreibung des Leibes (Meteorismus), Erbrechen, später infolge beträchtlicher Kotansammlungen bis in den Magen hinauf, Koterbrechen, vollkommene Stuhl- und Windverhaltung.

Der Zustand des Darmverschlusses ist sehr gefährlich und muß unter allen Umständen möglichst bald beseitigt werden, da der Kranke sonst unter raschem Verfall (Koterbrechen, Herzschwäche) an Vergiftungserscheinungen durch Aufnahme giftiger Stoffe aus dem Darm zugrunde geht. Beim mechanischen Ileus soll keine kostbare Zeit versäumt und frühzeitig zur Operation geschritten werden. Beim paralytischen Ileus, der bei Steinkoliken mit dem Anfall wieder schwindet, sonst aber eine höchst bedrohliche Erscheinung darstellt, ist mit allen Mitteln zu versuchen, Bewegungen des Darmes hervorzurufen; bisweilen gelingt dies durch Heißluftbehandlung, durch Abführmittel und Einläufe, insbesondere Einläufe mit Rindergalle. Man verwendet zu diesem Zweck auch Mittel in Injektionsform, die die Darmtätigkeit anregen, z. B. Prostigmin, Cholin, Pituitrin und verwandte, aus der Hypophyse gewonnene Präparate mit oft gutem Erfolg. Bleibt aber die Lähmung trotz aller therapeutischen Versuche bestehen, so geht der Kranke unter den Erscheinungen des Darmverschlusses zugrunde.

Drehung und Abschnürung des Darms

Die *Drehung einer Darmschlinge* kann um die eigene Achse, um eine andere Darmschlinge *(Darmverschlingung)* oder um die Achse des zugehörigen Gekröses (Mesenterium) erfolgen, diese führt zum Ileus und wird als *Volvulus* bezeichnet. Durch Drehung einer Darmschlinge kommt es zur Unwegsamkeit des Darms und, falls die Drehung nicht behoben wird, durch die Abklemmung der Venen zu hämorrhagischer Infarzierung, Nekrose und Peritonitis. Am häufigsten gelangt ein solcher Volvulus an der Flexura sigmoidea zur Beobachtung, wenn sie ein langes Gekröse besitzt und wenn vielleicht zeitweise abnorme Bewegungen zustande kommen. Seltener sind Drehungen im Bereiche des Dünndarms. Sie können einzelne Schlingen oder den ganzen Dünndarm betreffen.

Ähnliche Zustände bewirkt die *Abschnürung (Strangulierung)* eines Darmteils durch bindegewebige Stränge in der Bauchhöhle. Solche bindegewebige Strangbildungen sind meist entzündlichen Ursprungs (z. B. nach Bauchoperationen, sogenannte postoperative peritoneale Adhäsionen), und diese spannen sich zwischen Darm, Bauchwand und den übrigen Organen der Bauchhöhle aus. Diese bindegewebigen Stränge können Brücken darstellen, unter welchen eine Darmschlinge durchschlüpft und dann bei stärkerer Füllung festgehalten werden kann. Dadurch entstehen eine Abklemmung und ein vollständiger Verschluß des Darmrohres. Ein derartiger Darmverschluß wird als *Adhäsionsileus* bezeichnet. Auch eine Drehung des Darms um derartige Stränge kann eintreten. Wird dieser Zustand nicht *sofort* einer Operation zugeführt, so kommt es nach wenigen Tagen zu Darmbrand und Bauchfellentzündung. In diesem Stadium erscheint eine Operation bisweilen auch noch möglich, dann müssen aber die betreffenden Darmteile reseziert, d. h. operativ entfernt werden, wodurch die Aussichten auf Erfolg häufig viel geringer werden.

Darmeinstülpung

Bei der *Darmeinstülpung (Darminvagination)* kommt es zur Einschiebung eines Darmabschnittes in den zunächst folgenden unteren, wodurch eine *Darmverengerung* oder ein *Darmverschluß* herbeigeführt wird. Am häufigsten ist die Einstülpung des Ileum und Coecum in das Colon. Da mit dem Darm naturgemäß auch das die Gefäße führende Gekröse eingestülpt und an der Eintrittsstelle zusammengepreßt wird, kommt es durch Kompression der abführenden Venen bald zu einer hämorrhagischen Infarzierung und beträchtlichen Schwellung des eingestülpten Darmteiles mit anfänglicher Einengung und späterem

Verschluß der Darmlichtung. Die Einstülpung kann sich in seltenen Fällen bei Ruhigstellung von selbst wieder lösen, meist verfällt aber der eingestülpte Darmteil der Nekrose und Gangrän, die gewöhnlich von einer tödlichen Peritonitis gefolgt ist. Es tritt jedoch in seltenen Fällen dadurch eine Spontanheilung ein, daß sich das eingestülpte abgestorbene Stück abstößt und mit dem Stuhl abgeht.

Darmbrand

Der *Darmbrand (Darmgangrän)* entsteht durch *Absterben eines mehr oder weniger großen Darmstückes* infolge Absperrung der den Darm ernährenden Blutgefäße. Die Ursache liegt in einer Abschneidung der Blutzufuhr durch Verstopfung der zuführenden Arterie infolge Embolie, Druck von Geschwülsten oder durch Darmeinklemmung, Darmverschlingung und Darmeinstülpung. Bei Darmbrand muß stets operativ eingegriffen werden, da sonst die Bakterien des Darmkanals durch die erkrankte Darmwand in den Bauchraum austreten und dadurch Bauchfellentzündung (Peritonitis) hervorrufen.

Hämorrhoiden

Die *Hämorrhoiden* sind Varizen (Erweiterungen) der unteren Mastdarmvenen, die innerhalb und außerhalb des Afters gelegen sein können und große Neigung zu Blutungen zeigen. Die anfangs dünnwandigen, bläulichen, breit aufsitzenden erweiterten Venen erheben sich unterhalb der Schleimhaut und können allmählich zu Knoten, manchmal bis zur Größe einer Kirsche, heranwachsen. Diese Hämorrhoidalknoten können sich in den Mastdarm bis zu einer Höhe von 10—20 cm hinauf erstrecken. Die am Rande des Afters sitzenden werden als äußere, die innerhalb des Afterschließmuskels befindlichen als *innere* Hämorrohiden bezeichnet.

Die häufig genannten Gründe für die Entstehung von Hämorrhoiden, wie Verstopfung, sitzende Lebensweise, Leberkrankheiten, treffen häufig nicht zu, so daß die ererbte oder erworbene Anlage zur Schwäche und Nachgiebigkeit der Venenwand die Hauptursache für die Entwicklung von Hämorrhoiden darstellen dürfte.

Bei Hämorrhoiden bestehen Fremdkörpergefühl und Spannungsgefühl im Mastdarm, Jucken und Brennen in der Aftergegend und im Mastdarm sowie Kreuz- und Rückenschmerzen. Sind die Knoten klein, so verursacht nur harter Stuhl bei der Entleerung Schmerzen, bei größeren Knoten klagen die Patienten über stärkere Schmerzen, die sich bei jeder Stuhlentleerung zu großer Heftigkeit steigern können, dabei wird häufig die Mastdarmschleimhaut mit den Knoten aus dem After gepreßt und muß bisweilen zurückgeschoben werden. Hinter dem Schließmuskel sitzende Hämorrhoidenknoten werden häufig eingeklemmt, können sich dann entzünden und brandig werden. Einmalige größere Blutungen verschaffen den Kranken Erleichterungen, daher werden die Hämorrhoiden seit alters als „Güldene Ader" bezeichnet. Dauernde kleine Blutungen können zu schwerer Blutarmut führen.

Zur Linderung der Beschwerden werden Sitzbäder verordnet und dienen Hämorrhoidalsuppositorien, welche eine bei Körpertemperatur schmelzende Grundmasse, zusammenziehende, desinfizierende und reizmildernde Stoffe enthalten. In vielen Fällen ist eine operative Beseitigung der Hämorrhoiden notwendig. In zunehmendem Maße hat sich die Verödung durch Einspritzung hypertonischer Traubenzuckerlösungen bewährt. Durch schlackenreiche Kost soll der Stuhlverstopfung vorgebeugt werden.

Darmblutung

Eine kleine *Blutung aus den Darmgefäßen* entsteht durch Blutaustritt aus den kleinsten Gefäßen bei Schleimhautentzündung, ferner bei Stauungszuständen, bei Verschluß einer ernährenden Arterie, bei veränderter Blutzusammensetzung (hämorrhagischer Diathese) und bei abnormer Brüchigkeit kleinster Gefäße (Arteriosklerose).

Stärkere, das Leben bedrohende Darmblutungen werden dadurch veranlaßt, daß tiefergreifende Geschwüre bei Tuberkulose, Typhus abdominalis, Ruhr, Krebs usw. größere Gefäße anfressen, wodurch es zum Abgang von reinem, dunkelrotem Blut aus dem After kommt (Blutstuhl). Blutungen aus den untersten Darmabschnitten stammen meist von Hämorrhoiden und Krebsgeschwüren.

Größere Blutungen aus den oberen Darmabschnitten oder dem Magen verleihen durch chemische Umsetzung dem Stuhl eine dunkle, *teerähnliche* oder *pechschwarze Farbe (Melaena).* Geringe, hochsitzende Blutungen sind okkulte Blutungen, diese machen keine makroskopische Verfärbung und lassen sich nur chemisch im Stuhl nachweisen. Bei tiefsitzenden Blutungen liegt das Blut dem geformten Stuhl auf. Bei gleichzeitiger Entzündung im untersten Darmteil (Proktitis) ist das Blut mit Schleim und manchmal auch mit Eiter vermischt. Die Behandlung größerer Blutungen erfolgt durch absolute Bettruhe, Nahrungseinschränkung, flüssigbreiiger Diät, Eisblase, Verabreichung von Blutgerinnung fördernden Mitteln und Ruhigstellung des Darms durch Opiumpräparate. Wenn der Blutungsherd mit Sicherheit zu ermitteln ist, kann gegebenenfalls auch operativ vorgegangen werden.

Darmgärung und Darmfäulnis

Die durch die Verdauungsfermente unangriffenen Kohlehydrate werden im Dickdarm durch Gärungsprozesse unter Einwirkung von dort vorhandenen Bakterien abgebaut, ebenso unterliegen die unverdauten oder unvollständig verdauten Eiweißkörper im Dickdarm einem durch Bakterien hervorgerufenen Fäulnisprozeß. Die bakterielle Kohlehydratgärung und die bakterielle Eiweißfäulnis im Dickdarm halten sich, unter normalen Verhältnissen, mehr oder weniger im Gleichgewicht. Kommt es unter krankhaften Umständen zum Überwiegen der Gärungsprozesse, so spricht man von *Gärungsdyspepsie.* Die krankhaft gesteigerte Darmfäulnis wird dagegen als *Fäulnisdyspepsie* bezeichnet. Die stechend säuerlich riechenden *Gärungsstühle* sind von gelber Farbe, von schaumiger Beschaffenheit und von saurer Reaktion. Die aashaft stinkenden *Fäulnisstühle* sind von dunkler Farbe und von breiiger Beschaffenheit. Die Behandlung dieser Zustände erfolgt nach diätetischen Gesichtspunkten, indem bei Fäulnisdyspepsie die Eiweißverabreichung einzuschränken ist, während bei Gärungsdyspepsie die Kohlehydratzufuhr herabzusetzen ist.

Darmneurosen

Darmneurosen sind *Krankheitserscheinungen* mit funktionellen Störungen *ohne organische Grundlage,* die vorwiegend durch abnorme nervöse Einflüsse herbeigeführt werden.

Die bekanntesten Darmneurosen sind die psychogenen Störungen der Darmtätigkeit bei Menschen, die auf jede stärkere seelische Aufregung mit einer vermehrten Darmtätigkeit reagieren, als deren Folge nervöse Diarrhöen auftreten.

Im einzelnen äußern sich die Darmneurosen in verschiedener Weise. Es gibt solche mit Auftreibung des Leibes und Stuhlverstopfung und solche, die zu

Krampfzuständen (Spasmen) mit Verstopfung oder Durchfällen und Blähungen führen und solche, bei denen Schmerzen uncharakteristischer Art oder sonstige unangenehme Empfindungen an irgendeiner Stelle im Darm bestehen. Weiterhin kommt es zuweilen zur Ausscheidung von Schleim, der unter schmerzhaften Anfällen in großen Mengen, oft in Form ganzer Ausgüsse des Darmrohres, entleert wird (Myxoneurose).

Die Behandlung der Darmneurosen ist nicht einfach, da es sich meist um hochgradig „nervöse" Menschen handelt, die früher wohl häufig ein kleines organisches Darmleiden gehabt haben und nun jede Störung infolge ihrer funktionell-nervösen Überlagerung in den Darm verlegen. Neben der symptomatischen Behandlung sind Ausspannen von anstrengender Arbeit und psychische Behandlung das Wichtigste.

Durchfall

Unter *Durchfall (Diarrhöe)* versteht man die häufige Entleerung teils flüssiger, teils breiiger Stühle. Die Ursachen sind einerseits in gesteigerter Darmtätigkeit (Peristaltik) zu suchen, wodurch die Aufsaugung des in Speisen und Getränken genossenen Wassers und damit die Eindickung des Kotes im Dickdarm wegfällt, andererseits findet bei bestimmten Zuständen eine gesteigerte Abscheidung wässeriger Flüssigkeit in den Darm statt und bewirkt so das Flüssigwerden der Stühle.

Eine vermehrte Darmbewegung kann durch nervöse Einflüsse ausgelöst werden, wie Angst, Schrecken, Aufregung, und zwar bei völlig gesundem Darm, besonders bei Menschen, die nervösen Einflüssen stark zugänglich sind. Es kommt dann zur Entleerung von breiigen oder dünnen Stühlen. Ähnlich wirken kalte Reize, wie kaltes Wasser, kalte Füße, Abkühlung des Leibes, besonders als Folge raschen Temperaturwechsels. Umgekehrt ist Kältegefühl häufig schon Folge einer gestörten Darmtätigkeit. Ferner werden vermehrte Darmbewegungen durch entzündliche Vorgänge im Bereiche des Darms hervorgerufen, bei einfachem akutem und chronischem Darmkatarrh sowie bei schweren spezifischen Darmentzündungen, Cholera, Typhus abdominalis, Paratyphus, Ruhr, Darmtuberkulose usw., mehr oder minder kann es bei allen fieberhaften infektiös-toxischen Prozessen (Pneumonie, Sepsis usw.) zu Durchfällen kommen. Auch Verengerungen des Darms durch Geschwülste, Narben und Verwachsungen führen nicht selten zu zeitweiligem Durchfall, oft mit Verstopfung abwechselnd, plötzlicher Verschluß eines Darmgefäßes (Embolie) und Entzündungen in der Nachbarschaft des Darms erzeugen zuweilen lebhafte Darmbewegungen, ebenso starke Blutungen in den Darm bei Magen- oder Zwölffingerdarmgeschwür, Typhus u. dgl.

Ein ganz besonders häufiger Anlaß zu Durchfällen bildet der Genuß von Speisen oder Getränken, die verdorben oder für den betreffenden Menschen nicht bekömmlich sind. Manche Menschen zeigen eine Überempfindlichkeit gegenüber bestimmten Nahrungs- und Genußmitteln, die anderen nicht schaden. Bei genauer Untersuchung stellt sich für einen Teil dieser Fälle heraus, daß doch eine leichte Entzündung einzelner Darmabschnitte besteht. Endlich sind Störungen in der Verdauung und Aufsaugung von Nahrungsstoffen die Ursache von Durchfällen. Das gilt für die mangelhafte Verdauung von Zellulose und Stärke, wobei die unverdauten Speisereste den Darm mechanisch reizen und die entwickelten niederen Fettsäuren außerdem einen chemischen Reiz ausüben. Bei Galleabschluß ist die Aufsaugung des Nahrungsfettes ungenügend und die dabei entstehenden Säuren reizen den Darm. Ebenso tritt bei schwerer Erkrankung der Bauchspeicheldrüse mit Störung der Verdauung des Fettes, des Fleisches und der stärkehältigen Nahrungsmittel Durchfall ein. Fäulnisvorgänge bei schweren Entzündungen wirken ebenfalls abführend. Endlich sind noch Vergiftungen mit Quecksilber, Arsen und Antimon zu nennen, die Anlaß zu Durchfällen geben.

Aus der Art der durchfälligen Stühle ist häufig die Erkrankung selbst zu erkennen. Für Cholera sind z. B. die reiswasserähnlichen Stühle charakteristisch. Ferner ist die Farbe von Wichtigkeit; bei ihrer Beurteilung spielt stets die Art der eingeführten Nahrung eine wichtige Rolle, die den Ungeübten zu Täuschungen veranlassen kann. Nach reichlichem Fleischgenuß ist der Stuhl dunkel, nach Fett heller, die helle Stuhlfarbe ist am ausgeprägtesten bei reiner Milchkost. Auch Arzneimittel verändern unter Umständen die Stuhlfarbe, so wird nach Tierkohle der Stuhl schwarz, nach Tannin, Eisen und Wismuth grünlich-schwarz. Der durchfällige Stuhl bei Typhus abdominalis wird als erbsensuppen- oder erbsenpürreartig bezeichnet, eine helle Lehmfarbe spricht für Abschluß der Galle, eine helle, mehr butterähnliche Farbe für eine Erkrankung der Bauchspeicheldrüse. Stark bluthältige Stühle werden dunkel bis teerschwarz (pechschwarz), wenn das Blut aus dem Magen oder dem oberen Darmabschnitt stammt. Ist es erst im unteren Darm dem Stuhl beigemengt, so erkennt man es an seiner noch roten Farbe wie bei blutenden Geschwüren der unteren Darmabschnitte oder bei Hämorrhoiden. Eine grünliche Farbe weist auf unveränderten Gallenfarbstoff hin. Außerordentlich verschieden kann der Geruch sein, er wird normal als fäkulent, bei mangelhafter Verdauung von Eiweiß als faulig bezeichnet, bei ungenügender Verdauung des Fettes besteht ein säuerlicher Geruch. Aufgelagerter grober Schleim und Eiter mit Blut vermengt deutet auf die Herkunft aus Geschwüren des Dickdarms (Ruhr, schwere Dickdarmentzündung), fein verteilter Schleim rührt dagegen von Entzündungsvorgängen höher gelegener Darmabschnitte her. Auch unverdaute Nahrungsbeimengungen, z. B. Fleisch-, Kartoffel-, Gemüsereste, schlecht gekaute Hülsenfrüchte usw. sind im durchfälligen Stuhl anzutreffen.

Die Behandlung des Durchfalls hat zwei Gesichtspunkte zu berücksichtigen: Die Behebung der Störung als solche und eventuell die Behandlung der dem Durchfall zugrunde liegenden Erkrankung.

Stuhlverstopfung

Die *Stuhlverstopfung (Verstopfung, Hartleibigkeit, Obstipation)* ist eine Störung entweder der Darmtätigkeit oder eine solche der Zusammensetzung des Darminhaltes mit ungenügender Stuhlentleerung. Die Störung kann sich darin äußern, daß der Stuhlgang zu selten erfolgt, daß die Kotmenge ungenügend oder der Kot zu fest ist, oder es treten diese Mängel gemeinsam auf. Man unterscheidet eine *vorübergehende* und eine *dauernde (habituelle, gewohnheitsmäßige, chronische) Obstipation.*

Bei manchen Menschen führt schon eine kleine Änderung ihrer gewohnten Lebensweise zu vorübergehender Verstopfung. Ganz besonders bewirkt Mangel an schlackenhältiger Kost (Gemüse, Schwarzbrot) zunächst vorübergehend, mit der Zeit aber bei disponierten Menschen dauernde Verstopfung. Einzelne Nahrungs- und Genußmittel, wie Heidelbeeren, Rotwein, Kakao, Eichelkaffee usw., wirken durch ihren Gerbsäuregehalt verstopfend, andere durch ihren Gehalt an Schleim (Reis, Gerste, Hafer). Dann führt starker Wasserverlust, z. B. durch Schwitzen oder bei bestimmten Krankheiten, häufig zur Stuhlverhaltung, eine zeitweilige Verstopfung kann auch bei Hämorrhoiden oder kleinen Einrissen am After (Fissuren) eintreten. Abgesehen von erzwungener Körperruhe führen verschiedene

Erkrankung des Rückenmarkes zu schwerer Stuhlverstopfung, da kein Stuhldrang mehr empfunden wird. Naturgemäß veranlaßt auch Verengerung des Darms, besonders des Dickdarms, Verstopfung.

Die *habituelle Obstipation* kann in manchen Fällen auf vererbter Grundlage beruhen, meist führen jedoch äußere Ursachen zur Entwicklung einer chronischen Verstopfung. Durch Hinausschieben der Stuhlentleerung aus Bequemlichkeit oder falscher Scham, wird der als Stuhldrang empfundene, von der Kotmasse im Enddarm ausgelöste Reiz immer mehr abgeschwächt. Auch schlackenarme Kost kann zu chronischer Stuhlverstopfung führen, dagegen ist sitzende Lebensweise allein nur selten die Ursache dafür. Als Folge einer Verstopfung können Stauungen der Venen in der Nähe des Afters (Hämorrhoiden) oder schmerzhafte Einrisse (Fissuren) auftreten, die ihrerseits wieder den Stuhlgang hemmen.

Die habituelle Obstipation kann in zwei Hauptformen in Erscheinung treten, in Form der *atonischen Obstipation,* die durch mangelhafte Kontraktionsfähigkeit (Atonie) der Darmwand charakterisiert ist, und in Form der *spastischen Obstipation,* bei der krampfartige (spastische) Zusammenziehungen der Darmwand zu beobachten sind und als deren Ausdruck ein ziegenkotähnlicher Stuhl entleert wird.

Die Behandlung muß sich in erster Linie gegen die Ursache richten. Eine Einlaufbehandlung kann bei vernünftiger Anwendung günstig wirken. Ähnlich können milde pflanzliche oder mineralische Abführmittel (Sennesblätter, Rhabarber, Aloe, Feigen, Pflaumen, Cascara Sagrada, Faulbaumrinde, Karlsbadersalz usw.) einen geregelten Stuhlgang herbeiführen. Scharfe Auführmittel (Bitterwasser, Kalomel, Phenolphthalein usw.) dürfen nur ausnahmsweise gebraucht werden und sind auf die Dauer schädlich. Besteht infolge der Verstopfung eine zu große Ausnutzung der Kost, so ist für ein entsprechendes Füllungsmaterial des Darms zu sorgen, also reichlich Zufuhr von Gemüse, Kartoffeln, Schwarzbrot und Obst. Auch Öl, Butter, Paraffin usw. wirken als Gleitmittel stuhlfördernd, ferner vergorene Milch in Form von Kefir, Joghurt, während Frischmilch bei den meisten Menschen verstopfend wirkt. Ferner werden vielfach besondere Füll- und Gleitmittel gegeben, wie das quellende Agar-Agar (Regulin, Agarol, Agaffin), Leinsamen und Paraffinpräparate.

Bei manchen Menschen hilft ein Glas kalten Wassers am Morgen oder eine Tasse schwarzen Kaffees; sie werden aber leicht zu nicht mehr wirkenden Gewohnheiten. Vielfach sind geregelte, nicht zu sehr anstrengende Leibesübungen und Massagebehandlung des Bauches von gewissem Vorteil.

Einlaufbehandlung

Die *Einlaufbehandlung* oder der *Einlauf (Klysma, Klystier)* besteht in dem Einbringen von Flüssigkeit durch den After in den Dickdarm mit Hilfe eines Irrigators oder einer großen Spritze: in der Form eines Reinigungseinlaufes zur Erzielung von *Stuhlentleerung, zum Zweck der rektalen Verabreichung von bestimmten Arzneimitteln* und zur Durchführung von *Flüssigkeitszufuhr* in der Form von *rektalen Dauertropfinfusionen.* Die in der Praxis vielfach geübte Unterscheidung zwischen einem *Klysma,* bei welchem eine Flüssigkeitsmenge von höchstens $^1/_4$ l, und einem *Einlauf,* bei welchem eine Flüssigkeitsmenge von $^1/_2$ bis 1 bis $1^1/_2$ l in den Dickdarm eingebracht wird, ist völlig belanglos, da es sich in beiden Fällen um grundsätzlich gleiche Vorgänge handelt.

Der *gewöhnliche Reinigungseinlauf* zum Zwecke der Erzielung einer Stuhlentleerung wird zumeist in der Weise durchgeführt, daß bei Linkslage des Patienten das aus Gummi bestehende, eingefettete oder eingeölte Darmrohr durch den After 15 bis 20 cm in den Mastdarm ohne jede Gewaltanwendung eingeführt und nun das im Irrigator befindliche lauwarme Wasser — nach Herstellung einer entsprechenden Verbindung zwischen diesem und dem Darmrohr mittels eines Ansatzstückes bei offenem Hahn — eingelassen wird. Das Einlaufen des Wassers soll langsam und nur unter mäßigem Druck erfolgen. Es ist vor der Durchführung des Einlaufes auf die Entfernung von Luft aus dem Darmrohr zu achten, weswegen man vorher Wasser durch dieses durchfließen läßt, und ebenso ist während des Einlaufes, vor allem gegen das Ende desselben, das Eindringen von Luft zu vermeiden. Bei Beachtung dieser Umstände wird die Entstehung von Leibschmerzen bei der Einlaufbehandlung nach Möglichkeit vermieden. Bei linker Seitenlage des Patienten läßt sich das Darmrohr am weitesten einführen. Der Patient liegt mit seinem Gesäß nahe am Bettrand, wobei die Beine leicht angezogen gehalten werden sollen. Soferne der Zustand des Patienten es zuläßt, kann die Einführung des Darmrohres in Knie-Ellenbogenlage vorgenommen werden. In dieser Stellung läßt sich am besten der sogenannte *hohe Einlauf* ausführen, bei dem man möglichst viel Flüssigkeit (1 bis 1^1/$_2$ l) in den *ganzen Dickdarm* bringen will. Man kann den hohen Einlauf aber auch bei Seitenlage ausführen, dabei muß aber eine größere Druckhöhe durch entsprechendes höheres Heben des Gefäßes eingehalten werden, damit die Flüssigkeit mit einem genügenden Druck einläuft. Das Einlaufwasser soll nicht sofort zur Entleerung gelangen, sondern der Patient soll versuchen, den Einlauf 5 bis 10 Minuten zurückzuhalten, da die spätere Stuhlentleerung einen wesentlich besseren Erfolg bewirkt. Die Wirkung des Einlaufes ist vor allem auf die Dehnung der Darmwände zurückzuführen. Dadurch erfolgt die Auslösung der Darmperistaltik und die Herausbeförderung des Stuhls. Die Verflüssigung des Darminhaltes ist dabei von geringerer Bedeutung. Die Wirkung eines derartigen Wassereinlaufs kann durch Zusätze von *Seife* und *Glyzerin* verstärkt werden, wobei *Kernseife* in einer solch geringen Menge, daß dadurch bloß eine blasse Verfärbung des Wasser erreicht wird, oder ein nußgroßes Stück *Schmierseife* oder 20 ccm *Glyzerin* verwendet werden. Bisweilen finden auch Einläufe mit *Kamillentee* oder *Karlsbader-Wasser* Anwendung. Die Entleerung des Darms wird in vielen Fällen erfolgreich mit *rektalen Glyzerineinspritzungen* erreicht. Man verwendet dazu eine mit einem gebogenen Hartgummiansatz versehene *Glyzerinspritze*. Mit dieser werden 5 ccm reinen Glyzerins oder 5 ccm mit gleichen Teilen Wasser verdünnt in den Mastdarm eingespritzt. Meist erfolgt dann im Verlaufe der nächsten 15 Minuten eine Defäkation. In sehr hartnäckigen Fällen von Obstipation ist bisweilen die Einlaufbehandlung mit *Rindergalle* (60 bis 80 ccm) sehr zweckmäßig und sehr erfolgreich. Das schonendste Verfahren zur Erweichung verhärteten Stuhles ist der *Öleinlauf:* Am Abend werden mit Hilfe einer Spritze 50 ccm körperwarmen Olivenöls vorsichtig in den Mastdarm eingeführt. Am nächsten Morgen wird ein Einlauf, unter Umständen mit Zusatz von Seifenlösung oder Glyzerin, vorgenommen, der dann zumeist eine Stuhlentleerung herbeiführt.

Medikamentöse Einläufe bezwecken die rektale Verabreichung von gewissen Arzneimitteln. Der Verabfolgung von medikamentösen Einläufen soll stets ein Reinigungseinlauf vorausgehen. Medikamentöse Einläufe sollen zumeist längere Zeit im Darm verbleiben, für derartige Einläufe sind daher nur körperwarme Flüssigkeiten von geringer Menge geeignet, die langsam eingelassen werden und keine stärker reizenden Zusätze enthalten dürfen. Das Darmrohr ist sehr vorsichtig zurückzuziehen. Nach einem solchen medikamentösen Einlauf ist Bettruhe einzuhalten, wird ferner eine Thermophorauflage auf den Leib und Opiumtinktur verordnet. Mit Hilfe dieser medikamentösen Einläufe werden Arzneimittel, die auf den Darm, aber auch solche, die auf andere Organe oder auf den Gesamtorganismus wirken sollen, verabfolgt.

Bisweilen werden bei Darmprozessen *Darmspülungen* durchgeführt. Vor einer Darmspülung wird ein Reinigungseinlauf mit 500 bis 1000 ccm warmen Wassers, physiologischer Kochsalzlösung oder Kamillentees vorgenommen. Nach der Darmreinigung wird das Darmrohr an einen Glasansatz angesetzt und an diesen ein Schlauch und ein Trichter. In diesen Trichter wird die zur Darmspülung zu verwendende Lösung gegossen. Wird die Darmspülung mit einer größeren Flüssigkeitsmenge durchgeführt, dann wird durch Heben und Senken des Trichters das Einlaufen und Auslaufen der Spülflüssigkeit erreicht. Nach mehrmaligen Wiederholungen dieses Vorganges wird die Spülflüssigkeit schließlich weggegossen.

Zur Hebung des Flüssigkeitsvorrates des Körpers nach Blut- und Flüssigkeitsverlusten werden *Dauertropfinfusionen* durchgeführt, für welche zumindest 5%ige Traubenzuckerlösungen oder physiologische Kochsalzlösungen verwendet werden. Diese Dauertropfinfusionen oder Tropfeneinläufe werden nach einem vorausgegangenen Reinigungseinlauf in der Weise durchgeführt, daß ein dünner weicher Katheter in den Mastdarm eingeführt, dieser mit einem Irrigator verbunden und zwischen beide ein Tropfenregler (Tropfkugel, Tropfglocke) eingeschaltet wird. Die Einlaufgeschwindigkeit kann durch die Tropfglocke geregelt werden, man läßt 60 bis 80 bis 100 Tropfen in der Minute einlaufen. Bei zu raschem Einlauf der Lösung tritt nach kurzer Zeit Stuhldrang auf. Bei diesen Dauertropfinfusionen ist für die Warmhaltung des Tropfirrigators Sorge zu tragen, damit während des innerhalb von etwa zwei Stunden erfolgenden Einlaufens der körperwarmen Flüssigkeit keine Abkühlung derselben eintritt. Nähreinläufe (Nährklystiere) sind außer Gebrauch gekommen, da es nicht gelingt, durch den Dickdarm Eiweiß oder Fett in besonderer Menge zur Resorption zu bringen. Von der Schleimhaut des Dickdarms werden fast nur Wasser und in Wasser gelöste Stoffe, wie Kochsalz, Zucker usw., aufgesaugt.

Eingeweidewürmer

Trichinose

Die durch kleine Rundwürmer, die *Trichinen (Trichinella spiralis)* hervorgerufene *Trichinose* ist primär eine Erkrankung der *Ratten,* die unter diesen durch Fressen der Kadaver ihrer Artgenossen sehr verbreitet ist und von diesen auf die Tiere, die Ratten fangen und verzehren (Bär, Fuchs, Dachs, Hund, Katze, vor allem aber auf das *Schwein),* übertragen wird. In Schweinezuchten spielt aber auch die Fütterung mit trichinenhaltigen Fleischabfällen als Infektionsquelle eine besondere Rolle. Die Infektionsquelle für den Menschen ist das *trichinöse Schweinefleisch,* nur äußerst selten ein von anderen Tieren stammendes Fleisch.

Die Inkubationszeit bei der Trichinose, jene Zeit von der infektiösen Mahlzeit bis zum Auftreten von Krankheitserscheinungen, beträgt zwei bis drei Tage. Gelangt mit *Muskeltrichinen (Trichinenlarven)* verseuchtes Fleisch in den Magen und Darm eines Säugetieres oder des Menschen, so entwickeln sich im Dünndarm aus den Larven die *Darmtrichinen* und erlangen hier die Geschlechtsreife. Die Männchen erreichen eine Länge von 1½ mm, die Weibchen werden 3,5 bis 4 mm lang. Nach der Begattung gehen die Männchen zugrunde, während die lebend gebärenden Weibchen in die Darmwand eindringen und ihre Brut in das Blut- und Lymphgefäßsystem entleeren. Die jungen Tiere werden nun mit der Blutbahn in die verschiedensten Gegenden des Körpers, besonders in die *Muskulatur* verschleppt. Hier bohren sie sich meist einzeln in Muskelfasern ein, die auf diesen Reiz hin in einen Entzündungszustand geraten. Diese *Muskeltrichinen* erreichen eine Länge von 1 mm, rollen sich spiralig auf und werden von der Umgebung abgekapselt. In diese Kapselhülle lagern sich dann Kalksalze ab. Der Körper wird kurze Zeit nach dem Genuß trichinösen Fleisches von einer ungeheuren Menge dieser Würmchen überschwemmt. Die eingekapselten Muskeltrichinen können ein hohes Alter erreichen, bisweilen zeigten sie sich noch nach 20 Jahren lebensfähig.

Die *Trichinose (Trichinenkrankheit)* äußert sich in schweren Fällen nicht selten schon wenige Tage nach dem Genuß des trichinenhaltigen Fleisches zunächst in Fieber, Magen-, Bauchschmerzen und Durchfällen. Nach Eindringen der jungen Trichinen in die Muskeln ändert sich das Krankheitsbild. Die Muskeln werden sehr empfindlich und schmerzhaft, häufig tritt eine eigentümliche Schwellung des Gesichts, besonders der Augenlider, auf. Meist ist dabei hohes Fieber vorhanden. Sehr schwere Fälle können auch zum Tode führen. Ein wichtiges Hilfsmittel zur Erkennung der Trichinose ist eine oft sehr starke *Vermehrung der eosinophilen Leukozyten* im weißen Blutbild, gegebenenfalls die mikroskopische Untersuchung entnommener Muskelstückchen. Die Genesung erfolgt ziemlich langsam und erfordert mehrere Monate. Leichte Fälle von Trichinose werden wegen der Geringfügigkeit der Erscheinungen oft nicht erkannt und als Muskelrheumatismus behandelt.

Die Behandlung ist im wesentlichen symptomatisch und erfordert außerdem eine kräftige Herz- und Kreislaufstützung.

Absolut sicheren Schutz gegen Trichinoseinfektion bietet nur die lückenlose Beachtung des Verbotes, rohes Schweinefleisch in irgendeiner Form zu genießen. Die Trichinosebekämpfung ist eine Angelegenheit des Veterinärdienstes und zielt auf Verhinderung der Durchseuchung der Schweinebestände ab. In erster Linie sind dafür entsprechende Belehrung der Schweinezüchter und sachgemäße Überwachung des Schweinefutters, ferner energische Rattenbekämpfung von grundlegender Bedeutung.

Madenwurm

Der *Madenwurm (Oxyuris vermicularis, Enterobius vermicularis, Pfriemenschwanz)* ist ein *weißlicher fadenförmiger Wurm,* der häufig als Schmarotzer besonders bei Kindern im unteren Dünndarm, im Blinddarm und Dickdarm lebt. Das Männchen ist 3 bis 5 mm, das Weibchen 9 bis 12 mm lang. Die Weibchen verlassen meist nachts bei der Bettwärme den Enddarm und können unerträgliches Jucken in der Umgebung des Afters verursachen. Durch Kratzen können dabei leicht Ekzeme entstehen. Die Eier werden von den Weibchen teils im Dickdarm, teils in der Nähe der Afteröffnung abgelegt, in denen schon nach 12 bis 24 Stunden die Umwandlung in eine Larve vor sich gehen kann. Die jungen Larven schlüpfen nicht aus, bevor das Ei nicht seinen richtigen Bestimmungsort gefunden hat; erst nachdem der Magen des Menschen passiert ist, werden die Eihüllen im oberen Teil des Dünndarmes aufgelöst, worauf die Weiterwanderung der jüngeren Würmer in die unteren Darmabschnitte, in den Blinddarm und den Dickdarm erfolgt.

Die erste Infektion kommt meist durch *verunreinigte Nahrung,* vor allem mit Bodenfrüchten, Rohsalaten und Rohgemüsen, die durch Vermittlung von Fliegen mit Wurmeiern beschmutzt sind, zustande. Der Hauptweg der Verbreitung ist dadurch gegeben, daß die Kriechbewegungen der Muttertiere in der Nähe des

Afters ein oft unerträgliches Juckgefühl verursachen, das vom Träger durch Kratzen beantwortet wird, wobei die reifen Eier mit ihrer klebrigen Hülle unter den Fingernägeln haften bleiben. Bei Nichtkenntnis oder Nichtbeachtung der leichten Übertragungsmöglichkeit durch die Hand zum Mund ist bei ungenügender Sauberkeit die Gefahr der Selbstinfektion außerordentlich groß, aber auch die Umgebung kann in Mitleidenschaft gezogen werden, wie Beobachtungen von kleinen Epidemien in Schulen, Kasernen usw. immer wieder beweisen. Die Infektionsquelle ist auf dem Lande ungleich größer als in der Stadt, da schon allein durch das massenhafte Auftreten von Fliegen die Oxyureneier aus benachbarten Abortgruben in die Wohnungen abgesetzt werden. Trotzdem ist die Verbreitung der *Oxyuriasis* in der Stadt, insbesondere in der Großstadt, größer als auf dem Lande, weil doch als *Hauptinfektionsmodus der unmittelbare Kontakt* angesehen werden muß, der bei unhygienischen Wohnverhältnissen und durch das Zusammenfassen der Schulkinder zu dichtbesetzten Schulklassen besonders groß ist.

Neben dem heftigen Juckreiz in der Analregion und der Entwicklung eines Analekzems kann durch eine Oxyuriasis ein entzündlicher Reizzustand des Darmtraktes hervorgerufen werden. Die Oxyuren können durch Ansiedlung im Wurmfortsatz auch die Ursache einer akuten oder chronischen Appendicitis werden.

Von den Arzneimitteln, die gegen die Oxyuriasis Verwendung finden, seien die wichtigsten genannt: *Santonin,* Oxymors, Oxylax, Gelonida aluminii subacetici usw. Neue Arzneimittel sind die *Piperazin*-Präparate. Auch Einläufe einer *Knoblauch-Zwiebelabkochung* mit etwas Essig werden teilweise erfolgreich angewendet. Bei der Behandlung ist besonders darauf zu achten, daß die Möglichkeit der immer wiederkehrenden Reinfektion ausgeschlossen werden muß. Die Bett- und Leibwäsche soll möglichst täglich ausgekocht und erneuert werden. Durch Tragen geschlossener Badehosen und Leinenhandschuhe während der Nachtruhe soll die unwillkürliche Berührung der Analgegend im Schlaf verhindert werden. Durch Aufstreichen einer *antiparasitären Salbe,* z. B. der *grauen Salbe,* in der Aftergegend werden die in der Analregion abgelagerten Eier vernichtet.

Spulwurm

Der *Spulwurm (Ascaris lumbricoides)* ist ein in unserer Gegend sehr verbreiteter *Darmparasit* von *regenwurmähnlicher Gestalt.* Der männliche Spulwurm wird etwa 16 cm, das Weibchen bis 25 cm lang. Die Wurmeier gelangen mit dem Stuhl des Wirtes nach außen. Sie sind gegen Witterungseinflüsse jeder Art sehr widerstandsfähig. In der Regel schlüpfen die Larven im Freien nicht aus. Die Aufnahme der Eier durch den Menschen erfolgt in der Regel mit ungewaschenen Nahrungsmitteln, namentlich durch Feld- und Gartenfrüchte. Bei Kindern kommt die Infektion auch durch das Heranbringen der mit Gartenerde verschmutzten Finger an den Mund zustande.

Werden nun die Eier in den Magen befördert, so verlassen die Larven die Eihüllen und gelangen in den Darm. Da sie in diesem Stadium Sauerstoffmangel noch nicht vertragen, dringen sie sofort in die Schleimhaut des Darmes ein, wo sie bald die Lymph- und Blutgefäße erreichen. Auf dem Blutwege gelangen sie in die Leber und in die Lunge, wo sie in den feinsten Blutgefäßen steckenbleiben und durch ihre Bohrtätigkeit in die Alveolen gelangen. Aus den Alveolen gelangen die Larven in die Bronchien, von wo sie in die Schlundhöhle transportiert werden. Durch den Schluckakt kommen die Larven wieder in den Dünndarm, in dem sie nunmehr zum anäroben Leben fähig geworden sind und sich zum geschlechtsreifen Wurm entwickeln.

Der normale Aufenthaltsort des Wurmes ist der obere Teil des Dünndarms. Bei starken Infektionen liegen dort die Spulwürmer in ganzen Bündeln nebeneinander. Sie können sich zu Klumpen verknäueln und sich in einem Darmabschnitt festkeilen, wodurch das Symptomenbild eines Darmverschlusses hervorgerufen werden kann. Die Spulwürmer können auch in den Magen gelangen, wo sie zu starkem Brechreiz Anlaß geben. Nicht selten kommt es vor, daß bei Kindern während der Nacht die Spulwürmer aus dem After oder aus dem Mund oder aus der Nase kriechen. Der Spulwurm kann auch in den Kehlkopf und in die Luftröhre geraten. Auch in den Nebenhöhlen der Nase wurden schon Spulwürmer gefunden. Noch häufiger jedoch dringen die Spulwürmer vom Zwölffingerdarm aus in die Gallenwege ein.

In prophylaktischer Hinsicht ist neben der persönlichen Hygiene und Sauberkeit die Einrichtung hygienisch einwandfreier Klosettanlagen, die auch für Kinder benützbar sind, von großer Bedeutung, ferner das Verbot der Verwendung von menschlichen Fäkalien zur Düngung.

Als besonderes Arzneimittel gegen die Ascariden wurde früher das *Santonin* verwendet, jetzt werden *Piperazin*-Präparate empfohlen.

Peitschenwurm

Der *Peitschenwurm (Trichocephalus dispar)* ist ein 5 cm langer Rundwurm, der sich in der Regel in die Darmschleimhaut einbohrt. Der fadenförmige Vorderkörper nimmt ungefähr drei Fünftel der gesamten Länge ein. Die Wurmeier gelangen mit der Stuhlentleerung in die Außenwelt. Aus dem mit der verunreinigten Nahrung aufgenommenen Ei schlüpft im Dünndarm die Larve aus, die sich dann dort zum fertigen Wurm entwickelt. Besondere Störungen werden durch diesen Wurm nicht hervorgerufen. Die Vorbeugung und Bekämpfung erfolgen in gleicher Weise wie beim Spulwurm. Therapeutisch werden Spirocidkuren empfohlen.

Hakenwurm

Der *Hakenwurm (Grubenwurm, Ankylostoma duodenale)* ist ein Rundwurm von 8 bis 13 mm Länge. Der *Necator americanus* ist mit ihm sehr nahe verwandt. Die Hakenwurminfektion ist die am weitesten verbreitete und wichtigste Wurmkrankheit der warmen Länder. In Europa ist die Hakenwurminfektion in Bergwerken, bei Tunnelarbeiten usw. zu beobachten. Der Hakenwurm lebt im Dünndarm, mit besonderer Vorliebe im Zwölffingerdarm. Die Eier verlassen den Darm mit dem Exkrementen, die Eier entwickeln sich in der Außenwelt bei entsprechender Wärme (25 bis 30⁰ C), wenn gleichzeitig Feuchtigkeit und Lichtarmut vorhanden sind. Die infektionsreif werdenden Larven dringen in die Haut des Menschen ein, der mit larvenbesetztem Boden in Berührung kommt. Die Larven wandern durch den Körper mit dem Blutstrom, aus der Lunge wandern sie über den Kehlkopf in die Schlundhöhle, kommen in den Verdauungstrakt und siedeln sich im Zwölffingerdarm an. Die Übertragung durch Wasser und Nahrungsmittel ist praktisch bedeutungslos. Neben Magen-Darmerscheinungen mit Durchfällen, allgemeiner Schwäche kommt es oft bei der Ankylostomiasis zu oft hochgradiger Blutarmut.

Vorbeugend ist in gefährdeten Bezirken die Vermeidung der Berührung infizierten Bodens mit der bloßen Haut äußerst wichtig. Ein bewährtes Mittel gegen die Hakenwurminfektion war früher *Thymol,* jetzt werden *Hexylresorin*-Präparate verwendet.

Bandwürmer

Die *Bandwürmer (Cestoden)* sind Plattwürmer, die im Darm des Menschen eine ausschließlich *parasitäre* Lebensweise führen, kein Atmungs- und Blutgefäßsystem und keine Verdauungsorgane besitzen und deren Körper bandförmige Gestalt aufweist. Die Bandwürmer nehmen ihre Nahrung aus den Gewebssäften und aus dem Speisebrei ihres Wirtes unmittelbar durch ihre Körperoberfläche auf. Der Körper der Bandwürmer besteht aus dem *Kopf (Skolex),* der im Durchmesser nur wenige Millimeter beträgt, mit *Haftorganen (Saugnäpfen, Haken)* zum Festhalten an der Darmwand ausgerüstet ist, und aus den *Gliedern (Segmenten, Proglottiden).* Der Kopf befindet sich am dünnsten Ende des oft bis zu 10 m langen Bandwurms. Der *Kopf,* mit dessen Saugnäpfen oder Haken die Tiere an der Darmwand festhaften, erzeugt dauernd neue Glieder, die immer mehr heranreifen und größer werden, je weiter sie durch nachfolgende Glieder vom Körper verdrängt werden. Die *Proglottiden* sind durch *Nervenstränge* und *Kanäle des Ausscheidungssystems* miteinander verbunden. Die *jüngeren* Glieder besitzen je einen *männlichen* und *weiblichen* Geschlechtsapparat, der später wieder zugrunde geht, so daß die *älteren* Glieder nur noch mit Eiern vollgestopft sind, die sich im sogenannten *Uterus* befinden, einem verzweigten Kanalsystem, dessen Verbindung mit der Außenwelt durch eine *Geschlechtsöffnung* entweder an der Seite oder an der Oberfläche der Glieder hergestellt wird. Die reifen, mit Eiern gefüllten Glieder werden mit dem Stuhl nach außen abgegeben. Die Bandwürmer sind bei ihrer Entwicklung durchwegs an ihre spezifischen Wirte gebunden. Die Eier oder Proglottiden gelangen mit der verunreinigten Nahrung in den Darm des *Zwischenwirtes,* durch Verdauung wird die Eihülle zerstört, die *Wurmembryonen* durchbohren die Darmwände und gelangen auf dem Blutwege in die verschiedenen Organe und Körperstellen, wo sie nach ihrer Ansiedlung durch Bildung von kleineren oder größeren, mit Flüssigkeit gefüllten Blasen in das *Finnenstadium* eintreten *(Cysticercus).* Gelangen die Finnen in den Darm des Endwirtes, z. B. des Menschen, so entstehen daraus wieder Bandwürmer.

Die Lebensdauer der beim Menschen schmarotzenden Bandwürmer ist verschieden. Sie können jedoch ein Alter von mehreren Jahren erreichen. Während die Wurmerkrankungen bei kräftigen erwachsenen Personen manchmal fast keine Beschwerden verursachen, sind dieselben für Frauen, Kinder und schwächliche nervöse Individuen nicht selten mit schweren Symptomen verbunden: Abmagerung, Neigung zu Durchfällen oder Verstopfung, Übelkeit, Erbrechen und Koliken. Die von den Bandwürmern abgesonderten giftigen Stoffwechselprodukte spielen besonders beim Fischbandwurm eine Rolle, bei dem es dadurch zur Entwicklung einer Anaemia perniciosa kommen kann. Lebensgefährlich können die *Finnenerkrankungen (Cysticercen)* werden, wenn sie in lebenswichtigen Organen, z. B. Leber, Gehirn usw. auftreten.

Rinderbandwurm

Der *Rinderbandwurm (Taenia saginata),* der *bei uns häufigste Bandwurm,* wird 4 bis 10 m lang, der Kopf (Skolex) erreicht einen Durchmesser von 2 mm, besitzt vier Saugnäpfe, trägt aber keine Haken. An den dünnen Halsteil schließen sich bis zu *1000 Proglottiden,* die bedeutend länger werden als die Endglieder des Schweinebandwurms. Das sicherste Unterscheidungsmerkmal ist die Art der Verzweigung des reifen Uterus, bei dem 15 bis 30 verzweigte Äste auf beiden Seiten vorhanden sind gegenüber nur sieben bis zehn beim Schweinebandwurm. *Der Mensch infiziert sich durch Genuß von ungekochtem finnigen Rindfleisch.* Von der Infektion bis zur Abstoßung reifer Bandwurmglieder vergehen elf bis zwölf Wochen. Die Taenia saginata wächst täglich um ungefähr 7 cm, infolgedessen kommt es zu einer riesigen Produktion von Eiern, die relativ widerstandsfähig gegen Kälte und sonstige Witterungseinflüsse zu sein scheinen. Durch Düngung von Viehweiden mit menschlichen Fäkalien bleiben die Eier an Gräsern und Pflanzen hängen, werden von den *Rindern* aufgenommen und nisten sich bei diesen nach Durchbruch der Darmwand wieder als *Cysticercen* ein. Die

Infektion der Rinder ist meist aber nur sehr gering, d. h. sie erfolgt nur mit sehr wenigen Eiern infolge ausgedehnter Verteilung derselben auf den Weiden. Diese wenigen sich daraus entwickelnden Finnen können sich dann dem Nachweis bei der Fleischbeschau sehr leicht entziehen, während die Masseninfektion beim Schweinebandwurm im Schweinefleisch selten übersehen wird.

Prophylaktischer Schutz vor dieser Wurmerkrankung wird neben Vermeidung von Genuß rohen Rindfleisches vor allem durch Verbot der Benützung von menschlichen Fäkalien zur Düngung von Weiden erreicht. Die Abtreibung des Rinderbandwurmes erfolgt mit Extractum Filicis maris aethereum, wobei 8 Gramm dieses Mittels in Gelatinekapseln zu je einem Gramm auf dem Mundwege verabreicht werden oder in besserer wirksamer Weise die Gesamtmenge von 8 Gramm in entsprechender Ätherverdünnung mittels der Duodenalsonde transduodenal instilliert wird. Ungefähr 30 Minuten nach Verabreichung dieses Wurmmittels wird das Abführmittel *Infusum Sennae cum Manna* (300 ccm) gegeben. Bei zu geringer Abführwirkung dieses Mittels ist die Verabreichung von ein bis zwei Gläsern Karlsbader oder von einem Eßlöffel Rizinusöl oder ein Rinder-Galle-Einlauf zu empfehlen. Als erfolgreich kann eine Bandwurmkur nur dann angesehen werden, wenn der Kopf des Bandwurmes mitentfernt worden ist, da sonst der zurückbleibende Kopf nach wenigen Monaten wieder eine neue Gliederkette erzeugt; seine Auffindung ist aber gewöhnlich schwierig, und es ist deshalb aus dem mangelnden Nachweis desselben nicht unbedingt auf eine Erfolglosigkeit der Kur zu schließen.

Dieses *ätherische Farnkrautwurzelextrakt* als Mittel zur Abtreibung von Bandwürmern ist von hoher Wirksamkeit und daher nach wie vor von praktischer Bedeutung. Da dieses Mittel bei unsachgemäßer Verwendungsweise Vergiftungserscheinungen (Krämpfe, motorische Lähmung, Bewußtlosigkeit, Herzschädigung) bewirken kann, ist es naturgemäß in vorsichtiger exakter Dosierung zur Anwendung zu bringen. Andere Bandwurmmittel sind: *Atebrin, Acranil* und *Yomesan*.

Schweinebandwurm

Der *Schweinebandwurm (Taenia solium)* erreicht eine Länge von 2 bis 4 m, der Kopf (Skolex) trägt vier Saugnäpfe und ein Rostellum, das mit einem doppelten Hakenkranz besetzt ist. Die Zahl der Proglottiden beträgt bis zu 900. Der Uterus der reifen Glieder ist baumartig verzweigt, die geringe Zahl der Seitenäste beiderseits (sieben bis zehn) ist zur Unterscheidung von der Taenia saginata wichtig, die eine stärkere Verästelung aufweist. *Der Mensch infiziert sich durch den Genuß ungekochten finnigen Schweinefleisches.* Der Schweinebandwurm benötigt zur Entwicklung bis zum ausgewachsenen Wurm elf bis zwölf Wochen. Gewöhnlich geht der Wirtwechsel so vor sich, daß die im Kot wühlenden Schweine ganze Proglottiden mit dem reichlichen Eiergehalt fressen und es auf diese Weise zu einer Masseninfektion beim Schwein kommt. Die *Finnen (Cysticercen)* sind in der *Muskulatur der Schweine* meist so zahlreich, daß finniges Schweinefleisch leicht zu erkennen ist.

Gelangen durch den Brechakt oder durch Unsauberkeit Proglottiden oder Eier in den Magen, so kann es hier zu einer *Selbstinfektion* kommen, wodurch der *Mensch* selbst zum *Zwischenwirt* werden kann. Diese auf dem Blutwege zur Entstehung gelangenden Finnen siedeln sich in Muskulatur, Gehirn und anderen Organen an und können sehr schwere, sogar tödliche Erkrankungen hervorrufen. Die Anwesenheit des Schweinebandwurmes löst im allgemeinen dieselben Beschwerden aus wie der Rinderbandwurm, nur ist hier besonders zu berücksichtigen, daß beim Schweinebandwurm auch der Mensch zum Zwischenwirt werden kann, daß dadurch das Krankheitsbild der *Cysticercose* entstehen kann, das je nach dem Sitz der Finnen außerordentlich vielgestaltig ist.

Der beste Schutz vor der Infektion mit Schweinebandwurm besteht neben der Beachtung allgemein hygienischer Grundsätze in dem Verbot des Genusses von rohem Schweinefleisch. Die Entfernung des Schweinebandwurmes wird in derselben Weise durchgeführt wie beim Rinderbandwurm.

Fischbandwurm

Der *Fischbandwurm (Botriocephalus latus)* wird ungefähr 10 m lang und erreicht eine größte Breite von 20 mm. Die reifen Endglieder sind mehr breit als lang. In der Mitte der reifen Proglottiden erkennt man den rosettenförmigen Uterus. Der Kopf ist mandelförmig, wird 3 mm lang und trägt seitlich zwei tiefe Sauggruben. Ein ausgewachsener Fischbandwurm kann 3000 bis 4000 Proglottiden aufweisen. *Der Mensch erwirbt den Fischbandwurm durch Verzehren von rohem Fischfleisch,* besonders des von roher Fischleber mancherorts hergestellten Salates. Als Zwischenwirt für den Fischbandwurm dienen viele Süßwasserfische (Quappen, Hechte, Barsche usw.), die sich durch Verzehren von Krebschen infizieren. Der endgültigen Entwicklung des Fischbandwurmes im Menschen geht also ein *zweifaches Finnenstadium* voraus.

Neben Magen-Darmstörungen, Abmagerung, nervösen Reizerscheinungen, Kopfschmerzen, Ohnmacht, Müdigkeit und Verstimmung ist bei dieser Wurminfektion durch Toxinwirkung das Auftreten einer perniziösen Anämie besonders hervorhebenswert.

Der Fischbandwurm ist hauptsächlich in den Ostseegebieten und Finnland verbreitet, doch kommt er z. B. auch in Bayern in der Umgebung des Starnbergersees, im Gebiet der schweizerischen und norditalienischen Seen und des Mittelmeeres vor. Außerdem ist er in den Seengebieten Amerikas, ferner in Japan, Ostafrika und Madagaskar anzutreffen.

Der Schutz vor der Fischbandwurminfektion besteht in der Vermeidung des Genusses rohen, ungekochten Fischfleisches. Auch zur Abtreibung des Fischbandwurmes eignet sich das Extractum Filicis maris in ausgezeichneter Weise.

Hundebandwurm

Der *Hundebandwurm (Taenia Echinococcus),* der meist in großer Menge im Dünndarm des Hundes auftritt, besteht nur aus drei bis vier Gliedern und wird 5 bis 6 mm lang. Der kleine Kopf dieses Bandwurms wird 0,3 mm breit, trägt vier Saugnäpfe und ein Rostellum mit einem doppelten Hakenkranz. Der Hundebandwurm gehört zu den *kleinsten* einheimischen Bandwürmern, weshalb er von Laien nur selten rechtzeitig erkannt wird. Gerade deshalb ist ständige Kontrolle der Hunde von tierärztlicher Seite wegen der großen Gefahren der Echinokokkenkrankheiten beim Menschen notwendig.

Die Infektion des Menschen erfolgt durch zu nahen Umgang mit Hunden (Küssen, Mitnahme ins Bett), seltener durch Aufnahme von Nahrung, die von Hunden verunreinigt ist. Gelangt das Ei in den Magen des Zwischenwirtes (z. B. des Menschen), so durchbricht nach Auflösung der Eihülle der Wurmembryo die Darmwand des Zwischenwirtes und erreicht auf dem Pfortaderwege zunächst die Leber und in zweiter Linie die Lunge und übrigen Organe, wo er sich als *Finnenstadium (Cysticercus)* ansiedelt, das hier als *Echinokokkus* bezeichnet wird. Außer dem Menschen können sämtliche Säugetiere befallen werden. Besonders auffällig für die Gattung der Echinokokken ist die Tatsache, daß dieser

Cysticercus sich auch auf *ungeschlechtlichem Wege* durch innere und äußere Knospung vermehren kann. Es bilden sich Tochter- und Enkelblasen, die selbst wieder Skolices enthalten und klinisch oft als große blasenförmige Geschwülste (Echinokokkenblasen, Echinokokkenzysten) in Erscheinung treten.

Die Übertragung der Finnen auf den Endwirt geschieht dadurch, daß z. B. *die Hunde ungekochtes finniges Fleisch fressen.* Um die Verbreitung des Wurmes einzuschränken, dürfte den Hunden nur gekochtes Fleisch verfüttert werden. Der Genuß einer einzigen Echinokokkenblase kann bereits Tausende von Taenien im Darm des Hundes zur Entwicklung kommen lassen.

Bauchfellentzündung

Die *Bauchfellentzündung (Peritonitis)* ist eine durch Infektion verursachte *akute* oder *chronische Bauchfellerkrankung.*

Die akute *Bauchfellentzündung* entsteht, soferne sie nicht durch eine Bauchverletzung hervorgerufen wird, als fortgeleitete Entzündung von Erkrankungen der Bauchhöhlenorgane und als Folge von Krankheitsprozessen, die zu Durchbruch (Perforation) in die freie Bauchhöhle Anlaß geben, z. B. Magen- und Zwölffingerdarmgeschür, Wurmfortsatzentzündung, tuberkulöse, typhöse und andere Darmgeschwüre, Magen- und Darmkarzinome, Gallenblasenentzündung, Leberabszesse, Eileiterentzündung usw. Am gefährlichsten ist die *allgemeine oder diffuse Bauchfellentzündung (Peritonitis diffusa),* bei der plötzliche heftige Leibschmerzen, Fieber, Erbrechen, Auftreibung und Druckempfindlichkeit des Bauches, Puls- und Atembeschleunigung, Stuhlverhaltung die wichtigsten Symptome darstellen. Eine derartige diffuse Bauchfellentzündung führt meist in zwei bis acht Tagen durch allgemeine Intoxikation, besonders des Herz- und Kreislaufapparates und des Atemzentrums mit den giftigen Stoffwechselprodukten der Bakterien, zum Tode; eine sehr frühzeitige Operation kann unter Umständen noch Rettung bringen. Günstiger ist die umschriebene *lokale Bauchfellentzündung (Peritonitis circumscripta),* die z. B. von entzündlichen Erkrankungen des Wurmfortsatzes, der Gallenblase, der inneren weiblichen Geschlechtsorgane usw. ausgeht. Durch Verklebung mit Nachbarorganen, hervorgerufen durch die starke Fibrinabsonderung des Bauchfellüberzuges, kommt es nur zu örtlich begrenzten Entzündungsvorgängen. Die Allgemeinerscheinungen sind dabei wesentlich geringer als bei der diffusen Bauchfellentzündung, die Druck- und Schmerzempfindlichkeit des Bauches ist nur umschrieben. Hier kann auch teilweise unter internen Maßnahmen Heilung eintreten.

Sowohl bei der allgemeinen als auch bei der umschriebenen Bauchfellentzündung ist eine energische Behandlung mit Pencillin, Streptomycin und Sulfonamiden durchzuführen.

Die chronische Bauchfellentzündung geht entweder aus einer akuten Bauchfellentzündung hervor, weit häufiger ist sie aber durch *Tuberkulose* bedingt und dann meist von einer Bauchwassersucht *(Ascites)* begleitet. Diese *Bauchfelltuberkulose* entsteht entweder auf dem Blutwege, findet sich daher nicht selten zusammen mit einer tuberkulösen Pleuritis und anderen Tuberkuloseformen der Lunge oder sie nimmt ihren Ausgang von tuberkulösen Lymphdrüsen des Gekröses, von tuberkulösen Darmgeschwüren, von einer Tuberkulose der inneren Geschlechtsorgane usw. Die Krankheitszeichen sind viel unbestimmter als bei der akuten Bauchfellentzündung: Leibschmerzen, Appetitlosigkeit, Auftreibung und Größenzunahme des Bauches, Abmagerung und unregelmäßiges, meist nur niedriges Fieber. Die Bauchfelltuberkulose ist prognostisch nicht ungünstig und wird, soweit nicht eine Operation notwendig ist, mit Freiluftliegekur, Höhensonnebestrahlung, Wärmeanwendung, Schmierseifeneinreibung, vitamin- und fettreicher Kost behandelt. Vor allem sind therapeutisch die Antituberkulosemittel *Streptomycin, Neoteben, Rimifon* usw. in Anwendung zu bringen.

Bauchwassersucht

Bei der *Bauchwassersucht (Ascites, Hydrops peritonei)* besteht eine bisweilen sehr bedeutende, 5—10—15 Liter und darüber betragende *Ansammlung* von meist klarer, seröser *Flüssigkeit in der Bauchhöhle,* die sich entweder frei im Bauchfellraum befindet oder durch Verwachsungen abgesackt ist.

Die Bauchwassersucht ist nur als ein *Symptom* aufzufassen, das zu den verschiedensten Krankheiten hinzutreten kann. Zunächst findet sich die Bauchwassersucht häufig als *Teilerscheinung einer allgemeinen Wassersucht bei Nieren- und Herzerkrankungen.* Ist die Wasseransammlung auf die Bauchhöhle allein beschränkt, so hat sie ihren Grund meistens in *Hindernissen der Blutströmung im Pfortadergebiet* durch schrumpfende Prozesse in der Leber (Leberzirrhose), durch Geschwülste oder Geschwulstmetastasen im Leib, die einen starken Druck auf die Pfortader ausüben und dadurch Veranlassung zum Austritt des Blutserums in die Bauchhöhle geben und ferner durch eine Pfortaderthrombose, die ebenfalls zu peripherer Pfortaderstauung mit Transsudation von Serum in die Bauchhöhle führt. Ebenso kann es auf *entzündlicher Basis* bei chronischem tuberkulösem Prozeß des Bauchfells (Tuberculosis peritonei) oder auf *neoplastischer Grundlage* bei Bauchfellkarzinose zu einem Ascites kommen. Ein hohes spezifisches Gewicht der Ascitesflüssigkeit (über 1015) spricht für einen entzündlichen Erguß (Exsudat), ein niedriges spezifisches Gewicht (unter 1015) für einen Stauungszustand (Transsudat).

Die Bauchwassersucht verursacht durch die hochgradige Ausdehnung des Leibes und die Kompression der Brust- und Baucheingeweide oft große Beschwerden: Gefühl der Völle und Schwere im Leib, Behinderung der Atmung, Stuhlverstopfung, Harndrang usw. Die Behandlung richtet sich nach dem Grundleiden. Bei Zunahme der Beschwerden muß die Ascitesflüssigkeit mittels Bauchstiches entleert werden, doch werden meist Wiederholungen der Bauchpunktion infolge rascher Wiederansammlung nötig. Der Bauchstich (Bauchpunktion) wird mit einem Trokar in der linken unteren Bauchgegend durchgeführt. Der Trokar (Troikar) ist ein mehrkantiges Stilett, das in einer enganschließenden Kanüle steckt und nach Durchbohrung der Bauchwand zurückgezogen wird, so daß die Kanüle den Bauchraum mit der Außenwelt verbindet und die im Bauchraum angesammelte Flüssigkeit abfließen kann.

Bauchpunktion

Vor der Durchführung einer *Bauchpunktion* ist durch die entsprechende klinische Untersuchung, vor allem durch die Perkussion, die Palpation und die Prüfung der Fluktuation (des Wellenschlages) mit Gewißheit die Diagnose zu stellen, daß die nachgewiesene Flüssigkeit sich tatsächlich in freier Form im Bauchraum befindet, daß es sich also wirklich um einen Ascites handelt. Vortäuschungen eines Ascites kommen vor: durch eine große Eierstockzyste (Ovarialzyste), durch eine enorme Vergrößerung der Harnblase infolge beträchtlicher Überfüllung bei Harnverhaltung (Retentio urinae) und bei einer umfangreichen Erweiterung des Nierenbecken-Kelchsystems infolge einer Hydronephrose.

Die *Bauchpunktion* in der Form des Bauchstiches zwecks Entleerung einer in der Bauchhöhle angesammelten freien Flüssigkeit wird mit einem Trokar (Troikart) zumeist in der linken unteren Bauchgegend durchgeführt. Als Ort der Punktion wird in der Regel die Stelle in der linken Unterbauchgegend zwischen dem mittleren und äußeren Drittel auf der Linie vom Nabel zum linken oberen Darmbeinstachel gewählt. Die Lagerung des Patienten erfolgt bis an den linken Bettrand mit einer leichten Drehung nach links auf die Seite der Punktionsstelle, um eine besondere Tieflage derselben zu erreichen. Dabei ist für eine feste Unterlage der rechten Körperhälfte im allgemeinen und der rechten Gesäßhälfte im besonderen Sorge zu tragen. Unter dem Patienten wird ein kräftiges, langes Tuch durchgezogen, das nach Beendigung der Punktion über dem entleerten Abdomen fest zusammengezogen und festgesteckt wird, im Sinne eines Kompressionsverbandes, um einen Kollaps und um rasches Nachlaufen des Ascites zu vermeiden. Vor der Ascitespunktion ist die Entleerung der Harnblase durchzuführen. Die Punktionsstelle wird mit Alkohol und Äther gereinigt sowie mit Jodtinktur desinfiziert. An dieser Stelle wird eine Infiltrationsanästhesie der Haut und der Weichteile bis zum Peritoneum mit Novocain (2 %) oder mit Novanaest (2 %) durchgeführt. Dann erfolgt der Einstich mit dem Trokar (Troikart). Dieser ist ein mehrkantiges Stilett, das in einer eng anschließenden Kanüle steckt und nach Durchbohrung der Bauchwand zurückgezogen wird, so daß die Kanüle den Bauchraum mit der Außenwelt verbindet und die im Bauchraum angesammelte Flüssigkeit abfließen kann. In der Regel entleert sich die unter Druck stehende Flüssigkeit ohne zusätzliche Vorrichtung. Nach Abströmen von einigen Litern fließt der Ascites wesentlich langsamer, so daß es zweckmäßig ist, den Leib von den Seiten zusammenzupressen. Es werden nach Möglichkeit größere Mengen abgelassen, doch ist zwecks Vermeidung von Kollapserscheinungen langsames Vorgehen notwendig. Ein Nachsickern von Flüssigkeit aus dem Stichkanal nach Abschluß der Punktion ist im allgemeinen ohne besondere Bedeutung. Es ist jedoch in der Nachbehandlung zwecks Vermeidung einer Infektion strengste Sterilität erforderlich.

Erkrankungen der Leber

Anatomische und physiologische Einleitung

Die *Leber (Hepar)*, die größte Drüse des menschlichen Körpers, deren Hauptaufgabe in der *Bildung* und in der *Absonderung der Galle* besteht, liegt mit ihrer Hauptmasse unter der rechten Zwerchfellkuppel im rechten Hypochondrium und reicht durch die Oberbauchgegend bis ins linke Hypochondrium hinüber. Die Leber bedeckt den oberen Pol der rechten Niere, einen Teil des Zwölffingerdarms und des Magens sowie die rechte Krümmung des Dickdarms und den Anfang des Querdickdarms. Sie ist dem Zwerchfell breit angewachsen, außerdem an dem Zwerchfell und der vorderen Bauchwand durch Bänder befestigt. Sie steht weiter mit der kleinen Krümmung des Magens und dem Anfangsteil des Zwölffingerdarms durch eine Bauchfellfalte (= das kleine Netz = Omentum minus) in Verbindung. Auf ihrer gewölbten Oberfläche ruhen, durch das Zwerchfell von ihr getrennt, die rechte Lunge und das Herz. Die Farbe der Leber ist dunkelrotbraun. Der hintere rechte Abschnitt der Leber ist sehr dick und abgerundet. Nach vorne und links schärft sie sich allmählich zu, so daß sie im ganzen eine keilförmige Gestalt darbietet. Ihre Unterseite ist flach. Der vordere Rand der Leber besitzt nach der Mittellinie des Körpers zu einen tiefen *Einschnitt,* der sich auf der Unterseite der Leber in einer Furche fortsetzt. Dadurch wird die Leber in den größeren *rechten* und den kleineren *linken* Leberlappen geteilt. An der unteren Fläche des rechten Leberlappens wird durch weitere Furchen noch der *hintere Schwanzlappen (Lobus caudatus)* und der *vordere viereckige Lappen (Lobus quadratus)* abgetrennt. In der Längsfurche rechts von dem viereckigen Lappen liegt die *Gallenblase (Vesica fellea)*, in der Längsfurche rechts vom Schwanzlappen die untere Hohlvene, in der Querfurche zwischen viereckigem und Schwanzlappen befindet sich die *Leberpforte (Porta hepatis)*. Diese ist die Eintrittsstelle der Pfortader, der Leberarterie und des Nervengeflechtes sowie die Austrittsstelle des Leberganges und der Lymphgefäße.

Die Leber besitzt einen bindegewebigen Überzug, die sogenannte Leberkapsel (Capsula hepatis), die sie zur Gänze umhüllt.

Die *Gallengänge* sammeln das Sekret der Leber, die *Galle,* aus den einzelnen Läppchen, um es aus dem Organ abzuführen. Ihre Wurzeln sind im Innern der Leberläppchen, sie erscheinen dort in Gestalt von äußerst feinen, unter sich netzförmig zusammenhängenden Kanälchen, als sogenannte *Gallenkapillaren.* Aus dem Leberparenchym gehen schließlich *zwei Hauptstämme* als Endstücke des ganzen Gallengangsystems hervor, *ein rechter und ein linker Hauptstamm,* die in der Leberpforte zum *Ausführungsgang der Leber (= Lebergallengang = Ductus hepaticus)* zusammentreten. *Der Lebergallengang (Ductus hepaticus)* trägt seitlich eine blasenförmige Ausstülpung, *die Gallenblase (Vesica fellea),* die einen länglichen, birnförmigen Sack darstellt und den unteren Leberrand etwas überragt und die durch einen kurzen Kanal, den *Gallenblasengang (Ductus cysticus),* mit ihm in offener Verbindung steht. Die Gallenblase dient als Vorratsbehälter der Galle, zugleich wird die Galle hier bis auf ein Zehntel eingedickt. Durch die Vereinigung des Lebergallen- und Gallenblasenganges entsteht der *gemeinschaftliche Gallengang (Ductus choledochus),* der gemeinsam mit dem Hauptausführungsgang der Bauchspeicheldrüse an der Papilla Vateri *in den Zwölffingerdarm* ausmündet. In ihn wird während der Verdauung die angesammelte Galle, besonders nach Aufnahme fettreicher Mahlzeiten, entleert. Der Abfluß der Galle in den Darm wird durch einen Ringmuskel an der Mündung in den Darm, den *Musculus sphincter Oddi,* reflektorisch geregelt.

Die Leber besteht aus *Leberläppchen,* die um die feinsten Ausläufer der Lebervenen herum gelagert sind. Die Leberläppchen haben eine ungefähr prismatische Gestalt, am Querschnitt ist es unregelmäßig fünfeckig, am Längsschnitt zeigt es eine flache Basis und ein abgerundetes oberes Ende. Die im Inneren eines Leberläppchens verlaufende axiale oder zentrale Vene heißt *Vena centralis,* die der Anfang des abführenden Venensystems ist, welches schließlich mit den beiden Lebervenen in die untere *Hohlvene* mündet. Ein Leberläppchen stellt ein gerade noch sichtbares Gebilde von 1—1,5 mm Durchmesser dar. Die für die Lebertätigkeit wichtigsten Bestandteile der Leberläppchen sind die *Leberzellen.* Außer den Leberzellen gibt es im Lebergewebe noch eine besondere Zellform, die sogenannten KUPFFER*schen Sternzellen,* die dem retikulo-endothelialen System angehören und als sternförmige Zellen zwischen dem Endothel der Leberkapillaren liegen, die zum Großteil die Bilirubinbildung besorgen und außerdem der Phagozytose fähig sind[1]. Außen werden die Leberläppchen von den Verästelungen der *Leberarterie,* der *Pfortader* und der *Gallensammelgänge* umgeben.

---

[1] *Retikulo-endotheliales System* = ein System von funktionell zusammengehörenden Zellen, und zwar der KUPFFERschen Sternzellen der Leber, der retikulären Zellen der Milz, der Lymphknoten, des Knochenmarkes und der Endothelzellen der Blut- und Lymphsinus dieser Organe.

An Blutgefäßen ziehen zur Leber die *Pfortader* und die *Leberarterie*. Die Pfortader (Vena portae) sammelt das Blut aus Magen, Darmwand, Milz und Bauchspeicheldrüse, tritt in der Leberpforte in die Leber ein und löst sich in dieser schließlich in Kapillaren auf. Diese treten wieder zu größeren Stämmchen zusammen und bilden die *Lebervenen (Venae hepaticae)*, die sich schließlich zu einer *rechten und linken großen Vena hepatica* sammeln und in die untere Hohlvene münden. Die beiden Lebervenen (bisweilen sind es drei) münden unmittelbar nach dem Austritt aus dem Lebergewebe an der Grenze zwischen der oberen und hinteren Leberfläche als kurze, starke Äste in die untere Hohlvene, wo diese in die Leber eingebettet liegt, dicht unter dem Zwerchfell. Das Blut der Pfortader ist venös und führt der Leber aus der Darmwand Stoffe zu, die bei der Bildung des Lebersekretes (Galle) Verwendung finden, aber auch die aus dem Darm aufgenommenen Eiweißstoffe und Kohlehydrate werden durch die Pfortader der Leber zugeführt, wo sie in einer für den Stoffwechsel unschädlichen Form als Reservestoff festgehalten werden. Unter diesen in der Leber gebildeten Stoffen ist das *Glykogen* der wichtigste. Die *Leberarterie (Arteria hepatica)* verzweigt sich ähnlich der Pfortader in der Leber, führt aber arterielles Blut und dient der Ernährung des Lebergewebes.

Die Leber ist der Ort der *Bildung* und der *Sekretion der Galle*. Die *Galle* ist in frischem Zustand eine klare, fadenziehende, schleimige, goldgelbe bis gelbgrünliche Flüssigkeit von bitterem Geschmack, enthält neben Salzen, Wasser und Schleim den roten *Gallenfarbstoff (Bilirubin)*, dessen grünes Oxydationsprodukt die Bezeichnung *Biliverdin* führt, ferner die *Gallensäuren*, das *Cholesterin* und *Lezithin*. Der Hauptteil des Bilirubins wird im retikulo-endothelialen System der Leber (in den KUPFFERschen Sternzellen) aus den zerstörten Erythrozyten gebildet, der Rest, etwa ein Fünftel, in dem Retikulo-Endothelapparat der übrigen Organe. Die Ausscheidung der Gallenfarbstoffe in die Gallenkapillaren besorgen die Leberzellen.

Die *Bildung und Absonderung der Galle* durch die Leberzellen erfolgt ununterbrochen, die Galle wird jedoch zunächst in die Gallenblase befördert, die als temporärer Behälter der Galle dient. Die in der Gallenblase gespeicherte Galle erfährt durch Wasserresorption eine wesentliche Eindickung und wird im Bedarfsfall, vor allem bei Aufnahme einer fettreichen Nahrung, reflektorisch durch die Kontraktion der Gallenblase in den Zwölffingerdarm entleert. Zu solchen Kontraktionen ist die Gallenblase durch den Besitz einer vollständigen, allerdings sehr dünnen *Muskelhaut* befähigt, welche aus einer Längs- und aus einer Querfaserschichte zusammengesetzt ist. Es ist zwischen der *„Lebergalle"* und der *„Blasengalle"* zu unterscheiden. Die „Lebergalle" ist als frisch abgesonderte Galle von hellerer Farbe und dünnerer Beschaffenheit, die „Blasengalle" zeigt dagegen als gespeicherte konzentrierte Galle eine dunklere, gelblich-braune Farbe und eine dickere Beschaffenheit.

Die Leber beeinflußt als *zentrales Stoffwechselorgan den Kohlehydrat-, den Eiweiß- und den Fettstoffwechsel* in entscheidender Form.

Die Leber beherrscht durch ihren *Glykogengehalt* als *Kohlehydratdepot (Leberglykogen)* den Kohlehydratstoffwechsel und damit die Blutzuckerregulation. Die Leberzellen besitzen die Fähigkeit, die ihnen durch das Pfortaderblut zuströmenden einfachen Zuckerarten (Monosaccharide, vor allem Hexosen in Form von Glukose, Fruktose und Galaktose, ferner auch Pentosen) zu Glykogen aufzubauen und dieses zu speichern. Der Glykogenaufbau, die Glykogenspeicherung und der Glykogenabbau erfolgen durch einen nervösen und hormonalen Regulationsmechanismus, unter dessen Einfluß normalerweise ein *konstanter Blutzuckergehalt* — von 90 bis 120 mg% bei Anwendung der Reduktionsmethoden oder von 65 bis 100 mg% bei Anwendung der enzymatischen Methoden im nüchternen Zustand — gewährleistet wird. Außer der Leber besitzt die Muskulatur die Fähigkeit des Aufbaues und der Speicherung von Glykogen in der Form des *Muskelglykogens.* Die nervöse Regulation des Kohlehydratstoffwechsels erfolgt durch das *Zuckerzentrum im verlängerten Mark,* die hormonale Regulation desselben besorgen das *Insulin,* das *Glukagon* und das *Adrenalin.* Das aus dem Inselapparat der Bauchspeicheldrüse stammende *Insulin* ist für die Glykogenspeicherung in der Leber und für die Zuckerverwertung in den Zellen notwendig, das zweite Hormon des Inselapparates der Bauchspeicheldrüse, das *Glukagon,* ein Gegenspieler des Insulins, und die Nebennierenmarkhormone *Adrenalin* und *Noradrenalin* veranlassen den Glykogenabbau in der Leber.

Die Leber steht auch *im Mittelpunkt des Eiweißstoffwechsels,* sie vermag im Überschuß zugeführtes Eiweiß in geringem Maße zu *speichern* und im Hunger wieder abzugeben, eine Reihe von Aminosäuren zu bilden und alle nicht zum Eiweißaufbau Verwendung findenden, aus der Nahrung stammenden *Aminosäuren zu desaminieren,* d. h. aus ihnen Ammoniak abzuspalten und aus diesem abgespalteten Ammoniak unter Aufnahme von Kohlensäure *Harnstoff* zu bilden, der als Stoffwechselschlacke im Harn zur Ausscheidung gelangt. Eine weitere in der Leber gebildete Stoffwechselschlacke ist die *Harnsäure,* die aus den Endprodukten des Kerneiweißstoffwechsels stammt und durch die Nieren ausgeschieden wird. Die Leber ist außerdem die *Bildungsstätte des Fibrinogens,* jenes Eiweißkörpers im Blut, aus dem bei der Blutgerinnung durch Einwirkung des Fibrinfermentes der Blutfaserstoff *Fibrin* entsteht, ferner der Bluteiweißkörper *Albumine* und zu einem besonderen Teil auch der *Globuline.*

Die Bedeutung der *Leber für den Fettstoffwechsel* besteht vor allem darin, daß durch die abgesonderte Galle erst die Aufspaltung der Nahrungsfette innerhalb des Dünndarms ermöglicht wird. Die Galle besorgt nämlich mit Hilfe der Gallensäuren die Emulgierung der Fette und aktiviert die Pankreaslipase. In der Leber können geringe Mengen von Fett in den Leberzellen gespeichert werden.

In der Leber werden außerdem wichtige Stoffe gebildet, das *Prothrombin (= Fibrinfermentvorstufe)* und das *Heparin,* das der Blutgerinnung entgegenwirkt, diese verzögert und bisweilen verhindert. Die Leber dient auch als Speicherorgan für Vitamine (Vitamin A, Vitamin-B-Komplex, vor allem Vitamin B_{12} = Antiperniziosawirkstoff, Vitamin C, D, E, K). Von besonderer Bedeutung ist die *entgiftende Funktion der Leber* hinsichtlich der vom Darm in die Pfortader aufgenommenen und in die Leber gelangten Substanzen, indem sie derartige Giftstoffe zurückhält oder abbaut. Eine wichtige Aufgabe erfüllt die Leber als *Regulationsorgan für den gesamten Wasserhaushalt* und für den Blutzufluß zur rechten Herzhälfte. Die Leber dient nämlich als *Blutspeicher,* sie kann bis zu 20 % der gesamten Blutmenge in sich aufnehmen.

Leberfunktionsproben: Von den vielen Leberfunktionsproben, die sich in erster Linie auf die Prüfung der intermediären Kohlehydrat-, Fett- und Eiweißstoffwechselvorgänge beziehen, ist vor allem die *Galaktose-Belastungsprobe* zur Feststellung einer diffusen Leberzellschädigung von großer praktischer Bedeutung. Der Galaktoseversuch wird in folgender Weise durchgeführt: Dem Patienten werden morgens nach der Entleerung der Blase nüchtern 40 g Galaktose in 200 bis 250 ccm Tee verabreicht. Der Harn wird in den nächsten Stunden auf Zuckerausscheidung untersucht, der mit Zuckerausscheidung einhergehende Harn gesammelt, die ausgeschiedene Zuckermenge polarimetrisch in Prozenten bestimmt und in Gramme umgerechnet. Die Ausscheidung einer Galaktosemenge von über 3 g ist eindeutig pathologisch.

Zur Beurteilung von Leberparenchymerkrankungen werden verschiedene *Fällungsreaktionen (Flockungsreaktionen)* des Serums durchgeführt, deren positiver Ausfall unter bestimmten Voraussetzungen auf die durch eine Leberparenchymerkrankung bewirkten pathologischen Veränderungen der Eiweißzusammensetzung des Serums zurückzuführen ist. Die wichtigsten Reaktionen dieser Art sind: *der Thymoltrübungstest, die Cadmiumtrübungsreaktion, die Zinksulfatprobe, das* WELTMANNsche *Koagulationsband, die Takata-Reaktion.*

Der *Thymoltrübungstest* beruht auf der Trübung, die bei Zusatz von Serum zu einer Thymolpufferlösung entsteht. Das Ergebnis wird in Eiweißtrübungseinheiten ausgedrückt, wobei ein solches bis zu 5 Einheiten als normal zu beurteilen ist. Bei der *Zinksulfatprobe* wird Serum mit einer Zinksulfatlösung versetzt, die entstehende Trübung in Einheiten bewertet und werden Trübungseinheiten von 1 bis 5 als Normalwerte angesehen. Eine positive *Cadmiumtrübungsreaktion* liegt vor, wenn bei Versetzung von Serum mit Cadmiumsulfatlösung eine Trübung entsteht. Das WELTMANNsche *Koagulationsband* wird in der Weise zur Darstellung gebracht, daß 11 Röhrchen mit je 5 cm³ einer abgestuften Calciumchloridlösung in der Konzentration von 0,5, 0,45, 0,4, 0,35, 0,3, 0,25, 0,2, 0,175, 0,15, 0,1, 0,05 ‰ beschickt werden, diese je 0,1 cm³ Serum erhalten und dann durch 15 Minuten in ein kochendes Wasserbad gestellt werden. Es erfolgen Flocken- und Niederschlagsbildungen, die unter normalen Verhältnissen bis höchstens zum 7. Röhrchen festzustellen sind und die bei Überschreiten dieser Grenze einen krankhaften Befund im Sinne einer Verbreiterung des WELTMANNschen Koagulationsbandes darstellen. Bei der Durchführung der *Takata-Reaktion* wird vom Serum eine Verdünnungsreihe von 1 : 2 bis 1 : 512 hergestellt und in jedes Röhrchen 0,25 cm³ 10⁰/₀ige Natriumbikarbonatlösung und 0,3 cm³ Takata-Reagens (= gleiche Teile von 0,5⁰/₀iger Sublimat- und 0,02⁰/₀iger Fuchsinlösung) gegeben. Die Takata-Reaktion ist positiv, wenn nach 24 Stunden in mindestens drei Röhrchen Flockungs- und Niederschlagsbildungen eintreten.

Zur Prüfung der qualitativen Zusammensetzung der Eiweißkörper im Serum bei Lebererkrankungen wird die *Elektrophorese-Untersuchung* verwendet. Unter Elektrophorese versteht man die Wanderung von gelösten Stoffen unter dem Einfluß des elektrischen Stromes. Die Eiweißkörper im Serum können mittels der Elektrophorese auf Grund ihrer verschiedenen Wanderungsgeschwindigkeit getrennt werden. Die Eiweißkörper im Serum werden auf diese Weise getrennt in die Albumine, in die Alpha-, Beta- und Gamma-Globuline. Bei Leberparenchymerkrankungen, vor allem bei den Leberzirrhosen, ist sehr häufig eine Verminderung der Albumine und eine Vermehrung der Gamma-Globuline festzustellen.

Außer speziellen Leberfunktionsprüfungen dienen auch die einfachen chemischen Untersuchungen auf Gallenfarbstoff (Bilirubin) und seine Abkömmlinge (Urobilinogen und Urobilin) im Harn als wertvolle diagnostische Hilfsmittel bei Erkrankung und Beurteilung funktioneller Leberschäden und Störungen der Gallensekretion.

Eine besondere Bedeutung hat die *Fermentdiagnostik (= Enzymdiagnostik)* bei den Leberparenchymerkrankungen, in erster Linie bei den akuten Hepatitis-Erkrankungen mit Leberzellenschädigung, erlangt. Denn bei der akuten Hepatitis (= Leberentzündung) sind zumeist *Erhöhungen bestimmter Fermente im Blut (= Hyperfermentaemien)* nachweisbar. Diese Fermente (Enzyme) sind vor allem:

die Serum-Glutamat-Pyruvat-Transaminase (= SGPT), die Serum-Glutamat-Oxal-acetat-Transaminase (= SGOT), die Sorbitdehydrogenase (= SDH), die Lactat-dehydrogenase (= LDH), die Aldolasen (= ALD).

Leberpunktion

Die Punktion der Leber bezweckt die Gewinnung von Lebergewebe für ver-schiedene Untersuchungen wie z. B. für feingewebliche und biochemische Unter-suchungen. Die Punktion der Leber erfolgt in blinder Form durch Eingehen mit der Punktionsnadel im 10. Interkostalraum in der hinteren Axillarlinie oder in Form der gezielten Punktion in Verbindung mit der Laparoskopie. Unter *Laparo-skopie* versteht man die Besichtigung der Bauchhöhle mit Hilfe eines Endoskopes nach vorheriger Luftfüllung. Der Hauptvorzug der gezielten Punktion besteht in der Möglichkeit, die Leber außerdem einer direkten Betrachtung zuzuführen. Das Laparoskop besteht aus einem langen, dünnen Schaft, der ein optisches System mit einer winkeligen Optik enthält und mit einer Beleuchtungsanlage versehen ist. Es wird in Lokalanästhesie mit Hilfe eines Troikarts in die Bauch-höhle eingeführt, nachdem die Bauchdecken vorher durch ein Pneumoperitoneum von der Unterlage abgehoben worden sind. Mit Hilfe zusätzlicher Instrumente kann dann eine Leberpunktion durchgeführt werden.

Gelbsucht

Gelbsucht (Ikterus) ist die Bezeichnung für die Gelbverfärbung des Körpers, besonders der Bindehaut des Augapfels bzw. der Lederhaut des Auges (Sklera), der Haut, der Schleimhäute sowie der meisten inneren Organe, Gewebe und Flüssigkeiten durch vermehrten *Übertritt von Gallenfarbstoff* aus den kleinsten Gallengängen der Leber *ins Blut*. Die Gelbsucht kann von einer meist an den Skleren der Augen zuerst eben sichtbaren Verfärbung bis zu einer zitronen- oder braungelben, sogar olivgrünen Farbe der Haut alle Stärkegrade annehmen. Bei künstlicher Beleuchtung ist eine Gelbsucht nur sehr schwer zu erkennen, meist überhaupt nicht zu sehen. Eine Gelbsuchterkrankung kann durch verschiedene Ursachen bedingt sein.

Eine *Gelbsucht (Ikterus)* kann durch Störung der Gallenabsonderung infolge *Schädigung der Leberzellen* zustandekommen. Eine derartige *Leberzellenschädi-gung (Hepatitis)* kann durch Entzündungsprozesse auf *infektiöser Grundlage* oder aber durch *Intoxikationen* bewirkt werden. Infektiöse Leberzellenschädigungen mit Ikterus sind bei der Lues, bei der epidemischen Hepatitis, bei der Serum-hepatitis, bei der WEILschen Erkrankung, beim Gelbfieber, Rückfallfieber, bei der Sepsis, gelegentlich bei der Gonorrhöe, beim Drüsenfieber, Typhus abdomi-nalis, Paratyphus, bei der Malaria usw. zu beobachten. Gelbsuchterkrankungen, die z. B. durch bestimmte Arzneimittel, wie Salvarsan, Atophan, Extractum filicis maris (Farnkrautwurzelextrakt) usw., durch Nahrungsmittelgifte oder durch Vergiftungen, z. B. mit Phosphor, verursacht werden, sind Beispiele für Leberzellschädigung durch Intoxikation. Diese durch Leberzellschädigung hervor-gerufenen Gelbsuchterkrankungen werden auch als *hepatische* oder besser als *hepatozelluläre* oder *parenchymatöse Ikterusformen (Ikterus parenchymatosus)* bezeichnet. Der bei Krankheiten des Leberparenchyms bestehende Ikterus besitzt häufig ein *gelbrötliches* Hautkolorit, der dann als *Rubinikterus* bezeichnet wird.

Eine zweite Form von Gelbsucht wird durch *mechanische Hindernisse des Gallenabflusses in den Gallenwegen,* vor allem im gemeinschaftlichen Gallengang *(Ductus choledochus)* hervorgerufen. Diese Ikterusform wird daher als *mechani-*

scher Ikterus (Stauungsikterus, Verschlußikterus) bezeichnet. Je nachdem, ob der Verschluß des Ductus choledochus vollständig oder unvollständig ist, wird von einem *kompletten* oder *inkompletten Verschlußikterus* gesprochen. Eine derartige Verengerung oder Verlegung der Gallenwege kann durch schrumpfende Prozesse in der Leber (Zirrhose), durch entzündliche Schwellung der Gallenwege (Cholangitis), vor allem aber durch Gallensteine, bösartige Neubildungen (Karzinome) im Ductus choledochus, an der Einmündungsstelle desselben in den Zwölffingerdarm (an der Papilla Vateri) und im Kopf der Bauchspeicheldrüse und durch Lymphdrüsenschwellungen verschiedenster Genese in der Leberpforte zustandekommen. Bei längerem Bestehen eines Ikterus durch ein mechanisches Hindernis des Gallenabflusses nimmt die Haut einen mehr grünlichen Farbton an *(Verdinikterus)*.

Eine dritte wichtige Ursache der Gelbfärbung liegt in abnorm erhöhtem Blutzerfall. Dieser sogenannte *hämolytische Ikterus* im engeren Sinne ist eine meist angeborene, familiär auftretende Gelbsucht, die mit wechselnder Intensität jahrzehntelang anhalten kann und in der Regel auch mit einer Anämie einhergeht *(familiäre hämolytische Anämie mit Ikterus)*. Ein hämolytischer Ikterus als Begleitsymptom kann auch bei anderen Erkrankungen auftreten, z. B. bei Sepsis, Malaria, perniziöser Anämie usw.

Bei der Gelbsucht durch Leberzellschädigung und beim mechanischen Ikterus wird im Harn Gallenfarbstoff (Bilirubin) ausgeschieden, wodurch der Harn eine bierbraune Verfärbung annimmt. Der Stuhl wird dabei, da zu wenig Galle in den Darm gelangt, lichter *(hypocholisch)*. Hört der Gallenabfluß in den Darm vollständig auf, sei es infolge sehr schwerer Leberzellschädigung oder vollständiger mechanischer Verlegung des Ductus choledochus, so wird der Stuhl vollkommen entfärbt, er wird tonfärbig *(acholisch)*. Im Stuhl ist dann kein Urobilin und im Harn kein Urobilinogen nachweisbar. Beim hämolytischen Ikterus kommt es nicht zur Ausscheidung von Gallenfarbstoff (Bilirubin) im Harn.

Leberentzündung

Die *Leberentzündung* oder *Hepatitis* ist die Sammelbezeichnung für eine ursächlich verschiedene, im klinischen Erscheinungsbild aber häufig mehr oder minder ähnlich oder bisweilen sogar fast gleichartig verlaufende *Leberparenchymerkrankung* im Sinne einer *Leberzellschädigung,* wobei in der Regel die meist auftretende *Gelbsucht* oder der *Ikterus (parenchymatosus)* das führende Symptom darstellt. Der als Ausdruck einer Leberentzündung oder Hepatitis in Erscheinung tretende Ikterus ist die Folge einer diffusen Leberzellschädigung und somit ein sogenannter Parenchymikterus (Ikterus parenchymatosus). Eine solche Leberentzündung oder Hepatitis kann im Verlaufe von Intoxikationen oder Infektionskrankheiten zur Entstehung gelangen. Es ist in besonderer Form darauf hinzuweisen, daß es auch Fälle von *Leberentzündung (Hepatitis) ohne Gelbsucht* gibt.

Nicht so selten kommt es im Anschluß an *eine vom Darm herrührende Intoxikation* zur Entwicklung einer derartigen mit Gelbsucht einhergehenden Leberentzündung (Hepatitis). Diese Hepatitisfälle werden daher besonders nach „Diätfehlern“, nach „Magen-Darmverstimmungen“, nach Genuß verdorbener Nahrungsmittel, also im Verlaufe oder nach einem Magen-Darmkatarrh (Gastroenteritis) beobachtet. Ferner kommt es bei *Pilzvergiftungen,* die durch verschiedene Pilzarten hervorgerufen werden können, neben schweren Magen-Darmerscheinungen sehr häufig zu Leberschädigungen mit Ikterus. Meist handelt es sich dabei um Vergiftungen mit der giftigen Lorchel oder dem Knollenblätterschwamm. Von den übrigen Stoffen, die bisweilen auf dem Wege einer Intoxikation eine Leberzellenschädigung hervorrufen können, seien genannt: Alkohol, Arsen, Salvarsan, Blei, Atophan, Chloroform, Phosphor, Quecksilber, Filix mas usw.

Von den Infektionskrankheiten, in deren Verlauf eine Mitbeteiligung der Leber im Sinne einer Hepatitis mit Ikterus zu beobachten ist, sind in besonderer Form die *Hepatitis epidemica* und die *Serumhepatitis* hervorzuheben. Die Hepatitis epidemica ist eine in unserer Gegend sehr häufig zu beobachtende Gelbsuchterkrankung und wird durch ein Virus hervorgerufen. Der Erreger der Hepatitis epidemica wird als Virus A bezeichnet; dieses gelangt auf dem Mundwege in den Darm und verursacht von dort aus die allgemeine Infektion (= enterogene Entstehung). Die Serumhepatitis wird ebenfalls durch ein — als Virus B bezeichnetes — Virus verursacht; dieselbe kommt bisweilen nach Übertragung (Transfusion) von Serum und Blut von einem anscheinend völlig gesunden Spender beim Empfänger zur Entwicklung. Es wird angenommen, daß im Blut des Spenders, ohne daß derselbe selbst krank war, das Virus vorhanden war. Es erscheint ferner auch möglich, daß die Übertragung einer solchen Serumhepatitis durch die gewöhnlichen Injektionsbehandlungen und durch die verschiedenen Formen der Blutabnahme infolge ungenügender Entkeimung der betreffenden Instrumente zustande kommt. Auch bei Operationen scheint manchmal das Virus der Serumhepatitis Eingang in den Körper zu finden. Die Serumhepatitis entsteht also auf dem Blutweg (= hämatogene Entstehung).

Von den übrigen Infektionskrankheiten, in deren Gefolge bisweilen eine Hepatitis mit Ikterus in Erscheinung tritt, sind anzuführen: *septische Erkrankungen, Lungenentzündung, Malaria, Typhus abdominalis, Paratyphus, Ruhr, Lues, Gonorrhoe,* WEILsche *Krankheit, Schlammfieber, Rückfallfieber, Scharlach, Diphtherie, Endokarditis, Rotlauf,* PFEIFFERsches *Drüsenfieber* usw.

Der eigentlichen Erkrankung gehen meist durch einige Tage Übelkeit, Appetitlosigkeit, Druckgefühl in der Magengegend, uncharakteristische Bauchbeschwerden, manchmal Erbrechen und Durchfälle mit gelegentlichen Temperaturerhöhungen voraus. Gar nicht selten werden die Beschwerden so gering empfunden, daß die Kranken erst durch die Gelbfärbung aufmerksam gemacht, ihre Krankheit erkennen. Nur in seltenen Fällen verläuft das Anfangsstadium stürmischer, mit erheblicher Beeinträchtigung des Allgemeinbefindens, Fieber, stärkeren gastro-enteritischen Erscheinungen, Kopf- und Gliederschmerzen. Mit dem Ausbruch der Gelbsucht, die sich zuerst an einer leichten gelben Verfärbung der Augen, d. h. an den Bindehäuten und Skleren der Augen zu erkennen gibt, schnell zu einer starken Gelbfärbung der gesamten Haut, beginnend an Kopf und Brust, führt, werden die Stühle hell und tonartig, in ganz vereinzelten Fällen völlig entfärbt (acholisch). Eine vollkommene Entfärbung des Stuhles (Acholie) über längere Zeit hindurch ist aber dabei äußerst selten. Im Harn ist schon zu Beginn der Erkrankung der Urobilinogengehalt vermehrt, im Gelbsuchtstadium wird der Harn „bierbraun" mit positiver Bilirubinreaktion. Mit der Besserung des Krankheitsbildes verschwindet das Bilirubin wieder aus dem Harn, aber noch lange Zeit findet sich eine Vermehrung des Urobilinogens. Die Leber ist meist deutlich vergrößert und druckempfindlich. Ebenso ist häufig eine Milzschwellung (Milztumor) festzustellen. Ferner werden Hautjucken und Pulsverlangsamung beobachtet. Besonders charakteristisch für diese Erkrankung ist der fast stets positive Ausfall der Galaktoseprobe. Im allgemeinen dauert ein derartiger Ikterus parenchymatosus etwa vier bis sechs Wochen. Die große Mehrzahl der Krankheitsfälle heilt infolge der der Leber eigenen hohen Regenerationskraft aus. Manchmal bleibt längere Zeit eine Verhärtung und Vergrößerung der Leber und der Milz zurück; in vereinzelten Fällen kommt es zum plötzlichen Übergang in akute gelbe Leberatrophie, die zum Tode führt, in anderen, selteneren Fällen entwickelt sich innerhalb einer kürzeren oder längeren Zeit aus einem derartigen Ikterus parenchymatosus eine Leberzirrhose (= posthepatitische Leberzirrhose).

Die Behandlung besteht in Bettruhe, fettarmer, kohlehydratreicher, vitaminreicher Diät mit einem mittleren Eiweißgehalt, Verabreichung von Abführmitteln, Karlsbadersalz, Bitterwässern, warmem Tee, warmen Einläufen, Fruchtzuckerinjektionen (Lävulose), Nebennierenrindenhormon, Duodenalspülungen mit 300 ccm einer 10 bis 20%/oigen Magnesiumsulfatlösung und in ständiger Wärmeanwendung (warme Dunstwickel, Thermophor, Heizkissen, Diathermie, Kurzwellenbestrahlung). Für die Zubereitung der Speisen darf nur vegetabilisches Fett im Ausmaß von 20 bis 25 g für eine Person im Tag verwendet werden.

Akute Leberatrophie (Leberdystrophie)

Die *akute Leberatrophie (Leberdystrophie)* stellt die *schwerste Form einer Leberparenchymschädigung* dar und zeigt zumeist vor allem ausgedehnten Schwund des Parenchyms mit allen Graden der Degeneration. Wenn keine Volumenabnahme der Leber eintritt, wird dieser Zustand als *Leberdystrophie* bezeichnet. Die gleichen Schädigungen, die der Entstehung eines Ikterus parenchymatosus, einer infektiösen und toxischen Leberparenchymschädigung, zugrunde liegen, können auch den Ausgangspunkt für eine akute Leberatrophie darstellen. Dabei spielt das Ausmaß der einwirkenden Schädigung nach Konzentration und Dauer neben dispositionellen Gegebenheiten eine Rolle für die Frage, warum es in dem einen Fall nur zur „einfachen Gelbsucht", in dem anderen zu dem schweren Krankheitsbild einer Atrophie kommt. Unter den auslösenden Ursachen sind außer Nahrungsmittelvergiftungen, Gastroenteritiden, akute Infektionskrankheiten (Hepatitis epidemica, Serumhepatitis, WEILsche Krankheit, Sepsis, Lues, Gonorrhoe usw.), Morbus Basedow, chemische Gifte, medikamentöse Vergiftungen (z. B. Salvarsan), Alkoholismus, Schwangerschaftstoxikosen usw. zu nennen.

Jüngere Personen und anscheinend Frauen häufiger als Männer werden bevorzugt befallen. Aus voller Gesundheit oder nach vorübergehender Besserung einer zunächst gutartig aussehenden Gelbsucht, bei der nichts auf das drohende Ereignis hinweist, treten Störungen des Allgemeinbefindens in den Vordergrund (Appetitlosigkeit, Abgeschlagenheit, Kopfschmerzen, Schläfrigkeit bis zur Benommenheit, manchmal Bluterbrechen). Die Störungen des Bewußtseins nehmen zu. Schließlich und endlich entwickelt sich ein *komatöses Krankheitsbild (Koma hepaticum)*, das nicht selten von Erregungszuständen, Delirien und Konvulsionen unterbrochen wird. Häufig kommt es schon in wenigen Tagen zum Tode. In anderen Fällen zieht sich dagegen der Krankheitsvorgang unter dem Bilde einer „einfachen Gelbsuchterkrankung" wochen- und monatelang hin. Zuweilen tritt eine plötzliche Verschlimmerung einer scheinbar schon in Rückbildung begriffenen Gelbsucht auf, unter Zunahme der sonstigen Beschwerden, die dann zur Leberatrophie führt.

Anfänglich ist die Leber häufig vergrößert, es können dabei Schmerzen im rechten Oberbauch in Erscheinung treten. Mit zunehmendem Ikterus verkleinert sich die Leber zumeist deutlich. Die Stärke der Gelbsucht kann bei den einzelnen Krankheitsfällen erheblich schwanken, im allgemeinen verlaufen Intensität des Ikterus und Schwere der Krankheit parallel. Auch Hautblutungen können gelegentlich auftreten. Die Leberfunktionsprüfungen zeigen entsprechend der schweren Parenchymveränderung mannigfaltige Störungen. Die Prognose ist stets sehr ernst, nur in ganz vereinzelten Fällen ist eine Genesung möglich.

Bei der Behandlung der akuten Leberatrophie (Leberdystrophie) müssen im wesentlichen die gleichen therapeutischen Überlegungen gelten wie beim Ikterus parenchymatosus jeder anderen Ätiologie, da zwischen diesen Erkrankungen enge Beziehungen, d. h. nur graduelle Unterschiede bestehen. Die dauernde Darreichung größerer Fruchtzuckermengen zur Nahrung und zu den Getränken und die intravenöse und transduodenale Zufuhr von Fruchtzucker-(Laevulose-)Lösung sind von besonderer Wichtigkeit. Die Fruchtzucker-(Laevulose-)Zufuhr ist mit der Verabreichung von Nebennierenrindenhormonen zu verbinden. Die Nahrung soll vorwiegend aus Kohlehydraten, Früchten, Obst und Gemüse bestehen. Bisweilen sind auch Bluttransfusionen angezeigt. Außerdem ist eine energische Herz- und Kreislaufbehandlung notwendig; die übrige Therapie ist symptomatisch.

Leberzirrhose

Die *Leberzirrhose (chronische interstitielle Leberentzündung, Cirrhosis hepatis Laennec)* ist der Folgezustand einer chronischen entzündlichen Wucherung der bindegewebigen Gerüstsubstanz der Leber mit stellenweise völligem Schwund der Leberzellen, wobei es zum völligen Umbau des Lebergewebes, meist zu Schrumpfungsvorgängen und Verhärtung der Leber mit höckeriger und körniger Oberfläche kommt. Die Leber nimmt eine gelbbraune Farbe an; da die Leber dabei in der Regel eine deutliche Verkleinerung aufweist, wird auch von einer *atrophischen* Leberzirrhose gesprochen.

Als Ursache dieser atrophischen LAENNECschen Leberzirrhose ist in erster Linie der chronische Mißbrauch von Alkohol anzuführen (Säuferleber), doch weiß man heute, daß es neben der durch Alkoholmißbrauch verursachten LAENNECschen Leberzirrhose auch andere Formen von Leberzirrhose gibt, vor allem jene, die von einer Hepatitis im Verlaufe von verschiedenen Infektionskrankheiten ihren Ausgang nehmen. Jedenfalls kommen Infektionskrankheiten (Hepatitis epidemica, Serumhepatitis, Typhus, Paratyphus, Lues, Tuberkulose usw.) als primäre Ursache für die Entwicklung einer derartigen Leberzirrhose insofern in Betracht, als diese Infektionen oder Intoxikationen diffuse Leberzellschädigungen verursachen im Sinne einer chronischen Leberentzündung (Hepatitis) mit oder ohne Ikterus, die dann allmählich, oft im Verlaufe von Jahren, vielleicht unter dem Einfluß zusätzlicher Leberschädigungen (Alkohol, Nahrungsmittelvergiftungen usw.) in eine Leberzirrhose (sogenannte posthepatitische Leberzirrhose) übergehen. In vielen Fällen ist eine bestimmte Ursache überhaupt nicht festzustellen.

Die LAENNECsche *Leberzirrhose* ist also im allgemeinen der Folgezustand einer chronischen Alkoholschädigung oder einer chronischen Hepatitis, wobei der Anteil der durch einen chronischen Alkoholismus verursachten LAENNECschen Leberzirrhose an der Gesamtzahl der Leberzirrhosen in unseren Gebieten 65 bis 70 % beträgt.

Der Beginn der Erkrankung erfolgt meist unmerklich, später stellen sich Verdauungsstörungen, Magenbeschwerden, manchmal eine leichtere oder stärkere ikterische Verfärbung der Haut, Milzschwellung, Abmagerung ein, bis schließlich nicht selten erst innerhalb mehrerer Jahre eine *Bauchwassersucht (Ascites)* infolge Blutstauung im Pfortadergebiet und Zeichen von Herzschwäche auftreten. Fast stets besteht ein Magenkatarrh (Gastritis) schweren Grades, der häufig mit einem morgendlichen Erbrechen (Vomitus matutinus) einhergeht. Manchmal kommt es auch ganz plötzlich zu einer starken *Blutung aus den erweiterten*

Blutadern des unteren Speiseröhrenabschnittes (Ösophagusvarizen), die mitunter so schwer ist, daß dadurch dem Leben ein Ende gesetzt wird. Diese Ösophagusvarizen sind eine Folge des durch die Bindegewebswucherung gestörten Blutkreislaufes in der Leber. Außerdem führen die Kreislaufstörungen in der Leber noch zum Auftreten eines Kollateralkreislaufes, der durch variköse Schlängelung und Wulstung der den Nabel umgebenden Venen *(Caput Medusae)* und durch die Entwicklung von Hämorrhoiden gekennzeichnet ist. Ferner sind diagnostisch hervorhebenswert die sehr häufig anzutreffenden kleinen Venenerweiterungen in Form von *sternförmigen Gefäßfiguren (Venensternchen, Venulae stellatae, Stern-Naevi, Spinnen-Naevi)* auf der Stirn, am Hals, auf der vorderen Brustwand, am Nacken, auf der Schulter und am Rücken. An den Handflächen ist gelegentlich eine auf einer Kapillarerweiterung beruhende Hautrötung (Palmarerythem) zu beobachten.

Es ist der Hinweis von Interesse, daß bei den Leberzirrhosen sehr häufig eine *Behaarungsanomalie* als Merkmal einer besonderen Körperbeschaffenheit festzustellen ist. Diese ist gekennzeichnet beim Mann durch die fehlende oder äußerst mangelhafte Behaarung des Stammes, der Achselhöhlen, der Extremitäten und durch die Behaarung der Schamgegend nach weiblicher Art, bei der Frau durch die äußerst schwache Entwicklung der Achsel- und Schamhaare.

Außerdem wird noch eine besondere *hypertrophische Leberzirrhose* unterschieden, die auch als HANOTsche *Leberzirrhose* bezeichnet wird. Neben einer deutlichen Milzschwellung (Milztumor) stellen vor allem eine starke Vergrößerung und Verhärtung der Leber mit mehr oder minder glatter Oberfläche und ein begleitender ausgeprägter Ikterus die wichtigsten Symptome dar. Diese Zirrhoseform verläuft in der Regel ohne Ascitesbildung.

Die Behandlung der Leberzirrhose besteht in der Enthaltung von alkoholischen Getränken sowie stark reizenden und fettreichen Nahrungsmitteln, in der Verordnung von Kohlehydratdiät mit einem mittleren Eiweißgehalt und mit Verwendung von vegetabilischem Fett für deren Herstellung, in der Beseitigung der Magen-Darmstörungen, in Fruchtzucker(Laevulose)injektionen und der Verabreichung von harntreibenden Mitteln. Trinkkuren mit leicht abführenden Wässern leisten zuweilen gute Dienste. Ist eine Bauchwassersucht aufgetreten, so sucht man durch wiederholte Entleerungen (Punktionen) eine Erleichterung und Besserung des Kreislaufes herbeizuführen. Bei *Blutungen aus Ösophagusvaricen* kann bisweilen vom Chirurgen nach Einführung eines Ösophaguskopes eine Verödungstherapie durch Einspritzung bestimmter Mittel (z. B. Dondren) in die erweiterten Ösophagusvenen erfolgreich durchgeführt werden.

Fettleber

Bei der *Fettleber* (Hepar adiposum, Steatosis hepatis) besteht ein abnormer Fettreichtum der Leber, bei dem das ganze Organ eine beträchtliche Vergrößerung und eine Gewichtszunahme erfährt. Die Fettleber ist ein Symptom verschiedener Krankheiten, wie Blutarmut, Tuberkulose, akuter Infektionskrankheiten, Darmkrankheiten, Diabetes mellitus und besonders auch von chronischem Alkoholismus. In akuter Form kommt es zur Fettleber bei Phosphor-, Chloroform- und Arsenvergiftung. Die Fettleber verdient besondere Beachtung, weil sie als Vorstadium der Leberzirrhose gilt.

Leberkrebs

Der *Leberkrebs (Leberkarzinom, Carcinoma hepatis)* ist eine sehr häufige Erkrankung, in den meisten Fällen aber eine *sekundäre Leberaffektion*. Beim Leberkrebs handelt es sich nämlich in der überwiegenden Mehrzahl der Fälle um sogenannte *Krebsmetastasen (Tochtergeschwülste, krebsige Absiedelungen)*, die von einem anderen Primärkrebs (Primärkarzinom) auf dem Blut- oder Lymphwege ihren Ausgang nehmen, nur selten um *primäre Leberkrebse*, die dann im Lebergewebe selbst ihren Ursprung haben. *Hauptsächlich sind es die Karzinome des Magen-Darmtraktes, der Gallenblase, der Bauchspeicheldrüse, der Brustdrüse, der Bronchien usw., die sehr häufig zu ausgedehnten Metastasenbildungen in der Leber* führen. Die Leber ist in derartigen Fällen sehr stark vergrößert, von zahlreichen verschieden großen Krebsknoten durchsetzt, wobei ihre Oberfläche uneben, höckerig und ihre Konsistenz deutlich erhöht ist. Es ist kein allzu seltenes Ereignis, daß schon sehr reichliche Metastasenbildung in der Leber erfolgt ist, ohne daß das Primärkarzinom Beschwerden verursacht, und manchmal, ohne daß dieses der klinischen Diagnose zugänglich wird. Der *primäre Leberkrebs* tritt in der Regel in Form eines großen Krebsknotens auf, der dann infiltrierend in das umgebende Lebergewebe hineinwächst. Es können aber auch beim primären Leberkrebs mehrere Krebsknoten vorhanden sein. Bisweilen kommt es in einer Zirrhoseleber zu einer primären Krebsentwicklung (Zirrhosis hepatis carcinomatosa).

Die Kranken mit Leberkrebs klagen über Schmerzen in der Lebergegend, ausstrahlend nach dem Rücken und der rechten Schulter. Es treten rasch starke Abmagerung und Kräfteverfall (Kachexie) ein, der unter Umständen gleichzeitig in Erscheinung tretende Ikterus ist auf eine mechanische Abflußbehinderung der Galle in den großen Gallenwegen infolge Kompression derselben durch Krebsgeschwülste, ein gleichzeitig vorhandener Ascites auf eine außerdem bestehende Bauchfellkarzinose oder auf eine Stauung im Pfortadergebiet durch karzinomatöse Lymphknotenmetastasen an der Leberpforte zurückzuführen. Der Leberkrebs führt in längstens zwei bis drei Monaten zum Tode.

Stauungsleber

Die *Stauungsleber (Leberhyperämie)* entsteht durch eine *passive Blutüberfüllung der Leber* infolge von Erschwerung oder Behinderung des Abflusses des Lebervenenblutes in die untere Hohlvene als Ausdruck von Herz- und Kreislauferkrankungen. Die Leber ist dabei nach allen Richtungen gleichmäßig vergrößert, meist sehr druckschmerzhaft, die Kranken klagen über Spannungsgefühl im rechten Oberbauch, und oft auch über Schmerzen stärkeren Grades. Bei chronischer Leberstauung kommt es allmählich zu teilweisem Schwund des Leberparenchyms und Vermehrung des Bindegewebes, wodurch die Leber härter wird. In bestimmten Fällen von Stauungsleber ist die Verhärtung der Leber ganz besonders ausgeprägt. Es tritt dabei eine deutliche Schrumpfungstendenz der Leber in Erscheinung, wodurch eine leicht höckerige Oberfläche bewirkt wird. Mitunter entwickeln sich in derartigen Fällen zirrhoseähnliche Krankheitsbilder mit Ascites, die daher auch als *Stauungszirrhose (Cirrhosis cardiaque)* bezeichnet werden.

Therapeutisch ist bei der Stauungsleber in erster Linie eine energische Herzbehandlung durchzuführen.

Gallenblasenentzündung

Die *Gallenblasenentzündung (Cholecystitis)* ensteht als Folge einer *Infektion der Gallenwege vom Darm aus,* und zwar kommen hiefür die gewöhnlichen Darmbewohner, besonders der Kolibazillus und Eiterkokken sowie vorübergehend im Darm befindliche Erreger anderer Krankheiten in Betracht (z. B. Typhusbazillen,

Paratyphusbazillen, Cholecystitis typhosa, Cholecystitis paratyphosa). Durch Stauung im Bereiche der abführenden Gallenwege wird die Entwicklung einer Gallenblasenentzündung besonders begünstigt. Die Gallenblasenentzündung kann auch als Begleitaffektion bei der Gallensteinkrankheit auftreten, andererseits wird durch eine Gallenblasenentzündung die Entwicklung von Gallensteinen wahrscheinlich gefördert.

Man unterscheidet eine *akute Gallenblasenentzündung (Cholecystitis acuta)*, d. h. den akuten Anfall, und die mehr *chronisch verlaufende*, von einzelnen leichteren und stärkeren Schmerzzuständen mit kürzerer oder längerer Dauer begleitete *Gallenblasenentzündung (Cholecystitis chronica, sogenannte Cholecystopathie)*. Die akute Gallenblasenentzündung beginnt mit Erbrechen und Schüttelfrost, höherem Fieber, mit dem plötzlichen Auftreten heftigster Schmerzen von teils stechenden, teils auch krampfartigem Charakter unter dem rechten Rippenbogen in der Gallenblasengegend. Das Allgemeinbefinden liegt oft schwer darnieder. Außerdem besteht dabei meist Stuhlverstopfung.

Der Verlauf der Gallenblasenentzündung kann sich sehr verschieden gestalten. Handelt es sich um eine Entzündung leichten Grades, so gehen die Erscheinungen innerhalb einiger Tage zurück, es bleibt nur noch leichter Druckschmerz oder Unbehagen in der Gallenblasengegend zurück. Bis zu ihrem gänzlichen Verschwinden kann es allerdings wochen- und monatelang dauern, und die Möglichkeit des Neuaufflackerns ist stets vorhanden. Manchmal gelingt es, durch sorgsame, vor allem reizlose und fettarme diätetische Lebensführung, verbunden mit Bestrahlungen (Diathermie, Kurzwellen usw..), Trinkkuren (Karlsbad), die letzten Störungen zu beseitigen. In therapeutischer Hinsicht ist bei der akuten Gallenblasenentzündung die Verabreichung von *Penicillin* und *Streptomycin* von großer praktischer Bedeutung. Bei der schweren, *eitrigen Gallenblasenentzündung (Cholecystitis purulenta* bzw. *Empyem der Gallenblase)* bleibt das Fieber bestehen oder steigt nach kurzem Absinken von neuem an, die Schmerzen dauern fort und das Allgemeinbefinden leidet sehr schwer. Die Spannung des Leibes weist auf eine Mitbeteiligung des Bauchfells hin *(Pericholecystitis)* und es besteht die Gefahr eines Durchbruches des Gallenblaseninhaltes in die Bauchhöhle. Hier ist sofortige Operation notwendig. In selteneren Fällen kommt die Eiterung der Gallenblase zur Ruhe. Der Eiter wird aufgesaugt, die Gallenblase schrumpft zu einem kleinen Gebilde ein (Schrumpfgallenblase) oder es tritt an die Stelle des Eiters eine mehr oder minder klare, wässerige Flüssigkeit *(Hydrops der Gallenblase)*. Solche *wässerige Ergüsse in die Gallenblase (Hydrops)* treten gelegentlich auch unter geringeren örtlichen und allgemeinen Erscheinungen bei chronischen Entzündungen auf, besonders bei gleichzeitiger Abflußbehinderung aus der Gallenblase, z. B. durch einen Stein im Gallenblasenausführungsgang (Ductus cysticus) und bilden sich in der Regel nach einiger Zeit wieder zurück, können aber auch Anlaß zu einer Operation geben.

Gallensteinkrankheit

Bei der *Gallensteinkrankheit (Cholelithiasis)* handelt es sich um eigenartige Steinbildungen, vor allem in der Gallenblase, seltener auch in den großen Ausführungsgängen der Leber, die unter Umständen Krankheitserscheinungen hervorrufen können. Die Gallensteine bestehen in der Hauptsache aus schichtweise angeordnetem Gallenfarbstoff (Bilirubinkalk) und Cholesterin mit etwas beigemengtem kohlensaurem Kalk (Cholesterinpigmentkalksteine). Reine Cholesterinsteine sind sehr viel seltener. Die Größe der Gallensteine ist sehr verschieden und schwankt von der eines Grießkornes (Gallengrieß, Gallensand) bis zu der einer Walnuß und darüber. Ihre Form ist bald rundlich, bald kantig und durch gegenseitige Reibung facettiert, die Oberfläche glatt oder höckerig, von brauner oder schwarzgrüner Farbe. Reine Cholesterinsteine sind bernsteingelb. Beim Durchschneiden der Steine unterscheidet man häufig eine härtere Schale und einen weicheren Kern, der in der Mitte einen kleinen Hohlraum mit Resten von Schleim und zerfallenen Zellen, das sogenannte organische Gerüst, enthält. Dieses organische Gerüst wird infolge eines Entzündungsvorganges von der Gallenblasenwand abgeschieden, um dieses herum setzen sich dann die festen Teile an. Auch Eindickungsvorgänge der Galle sind an der Steinbildung beteiligt. Die Gallensteine kommen vereinzelt oder auch in größerer Anzahl vor.

Gallensteine werden am häufigsten zwischen dem 30. und 50. Lebensjahr beobachtet, doch kommen sie auch vereinzelt schon im Entwicklungsalter zur Beobachtung. Das weibliche Geschlecht ist davon bedeutend häufiger befallen als das männliche. Die ersten Gallenbeschwerden treten bei den Frauen häufig im Verlaufe einer Schwangerschaft auf. In der Gallenblase können Steine vorhanden sein, ohne daß dem Träger etwas von einer solchen Erkrankung bekannt ist. Die Gallensteine können auch teilweise durch das Röntgenverfahren festgestellt werden (Cholangio-Cholecystographie).

Die *eigentliche Gallensteinkrankheit (Cholelithiasis)* setzt erst ein, wenn die Steine in Bewegung kommen und dadurch die sogenannten *Gallensteinkoliken* ausgelöst werden (Gallenkoliken, Colica hepatica). Nach kurzen Vorboten, wie Druckgefühl in der Magengegend und Übelkeit, setzt ein solcher Anfall ziemlich plötzlich ein, unter sehr heftigen krampfartigen Schmerzen, die hauptsächlich im rechten Oberbauch verspürt werden, manchmal auch in die Magengegend verlegt werden, in die rechte Rückenseite und in die Schultergegend ausstrahlen und mit Erbrechen gallig-bitterer Massen, Schüttelfrost und Fieber verbunden sind. In seiner vollen Ausbildung kann ein derartiger Gallensteinanfall bis zu 6 bis 24 Stunden andauern. In der Regel ist die Gallensteinkrankheit von einer Gallenblasenentzündung leichteren oder stärkeren Grades begleitet. Kleinere Gallensteine können durch den Darm abgehen. Solche Gallensteinanfälle können sich immer wiederholen, besonders bei unzweckmäßiger Lebensweise unter dem Einfluß von zu fetten Speisen, alkoholischen Getränken usw. Befinden sich Gallensteine in einem Lebergallengang (Ductus hepaticus) oder sind solche in den gemeinschaftlichen Gallenausführungsgang (Ductus choledochus) gelangt, so tritt meist *ein Ikterus auf (sogenannter mechanischer oder Verschlußikterus),* der, je nachdem, ob der Ductus choledochus vollständig oder unvollständig verlegt wird, als *kompletter oder inkompletter Verschlußikterus* bezeichnet wird. Es gibt auch seltene Fälle von Gallensteinen im Ductus choledochus ohne gleichzeitige Entwicklung eines Ikterus. In ungünstigen Fällen kommt es auch zum Durchbruch (Perforation) eines Gallensteines aus der Gallenblase oder dem Ductus choledochus in die freie Bauchhöhle, wodurch eine Bauchfelltentzündung (Peritonitis) entsteht. In den Dünndarm gelangte Gallensteine können einen Darmverschluß, einen sogenannten *Gallensteinileus,* herbeiführen. Im Verlauf einer Gallensteinkrankheit entsteht unter Umständen, namentlich bei gleichzeitiger Gallenblasenentzündung, eine aufsteigende Infektion der Gallengänge, eine sogenannte *Cholangitis,* die stärkere Grade erreichen kann und dann meist mit Schüttelfrösten, hohem Fieber und Gelbsucht einhergeht. Rezidivierende Gallengangsentzündungen (Cholangitiden) führen dann später zu einer Vergrößerung und Verhärtung der Leber *(cholangitische Induration der Leber,* auch *cholangitische Leberzirrhose* genannt). Von einer Cholangitis können auch *Leber-*

abszesse entstehen. In einer gewissen Zahl von Gallensteinträgern wird die Entwicklung eines *Gallenblasenkrebses (Gallenblasenkarzinom)* beobachtet.

Die Behandlung der akuten Gallensteinkolik beschränkt sich auf Bettruhe, Verabreichung von warmem Tee, Thermophor, Dunstwickel und von schmerzstillenden, krampflösenden Medikamenten *(Atropin, Belladonna, Papaverin, Heptadon, Morphin* usw.). Halten Schmerzen und Fieber längere Zeit an und besteht der Verdacht, daß sich eine eitrige Gallenblasenentzündung mit Durchbruchsgefahr entwickelt, oder besteht infolge Steinverschlusses des Ductus choledochus ein länger dauernder Ikterus, so ist operativ einzugreifen *(Cholecystektomie).* Treten immer wieder stärkere Gallensteinanfälle auf, die sich durch jede sonstige Behandlung nicht beeinflussen lassen, so ist ebenfalls die Operation angezeigt, auch dann, wenn keine Komplikationen vorliegen, die sonst eine operative Behandlung notwendig erscheinen lassen. Die interne Behandlung der Gallensteine besteht in länger dauernder Ruhe, geeigneter Diät sowie Vermeidung aller fetten, sauren und gewürzten Speisen, ferner von Kaffee und Alkohol, Regelung des Stuhlganges durch leichte Abführmittel, zeitweise Anwendung von krampflösenden Präparaten (Papaverin, Atropin, Belladonna). Die Zubereitung der Speisen darf nur mit vegetabilischem Fett erfolgen. Gelegentlich sind auch Ölkuren erfolgreich. Von großem Nutzen sind alkalische Wässer. Den größten diesbezüglichen Ruf besitzt das Karlsbader Wasser (Mühlbrunnen, Schloßquelle, Sprudel); ähnlich wirken die Quellen von Kissingen, Mergentheim, Vichy. Die Wässer wirken leicht abführend und regen die Gallenabsonderung und damit eine bessere Durchspülung der Gallenwege an.

Geschwülste der Gallenwege

Die Geschwülste der Gallenwege sind zumeist solche bösartiger Natur im Sinne einer Krebserkrankung (eines Karzinoms). Diese Karzinome gelangen in der Gallenblase und in den großen Gallengängen (im Ductus hepaticus, im Ductus choledochus, an der Papilla Vateri) zur Entstehung.

Unter diesen Karzinom-Geschwülsten ist das *Gallenblasenkarzinom* am häufigsten zu beobachten. Das Gallenblasenkarzinom entwickelt sich meist auf dem Boden einer chronischen Gallenblasenentzündung und einer Gallensteinkrankheit. Dementsprechend erkranken Frauen wesentlich häufiger an Gallenblasenkrebs als Männer (4 : 1). Das Krankheitsbild des Gallenblasenkrebses ist im Anfangsstadium völlig uncharakteristisch. Es bestehen bisweilen ähnliche Beschwerden wie bei einer chronischen Cholezytopathie. Vielfach ist erst die unvermittelt einsetzende Gelbsucht (der Ikterus) das erste Krankheitszeichen. Der weitere Verlauf wird von der fortschreitenden Wucherung der Kebsgeschwulst am Ductus cysticus entlang bis zum Leberhilus, von hier zuweilen weit in die Leber hinein und durch die in der Regel reichliche Bildung von Tochtergeschwülsten (Metastasen) in der Leber bestimmt. Die sichere Feststellung eines Gallenblasenkarzinoms ist kaum möglich, es handelt sich dabei nur um eine Vermutungsdiagnose. Eine Frühdiagnose ist ein Zufallsbefund, z. B. bei einer Cholezystektomie. Bei den *Karzinomen in den großen Gallengängen* handelt es sich sehr häufig nur um kleine Geschwulstbildungen, welche die Gallenwege verlegen und einen Verschluß-Ikterus bewirken. Die Karzinome der Gallenwege führen im Verlauf von zwei bis drei Monaten zum Tode.

Die Therapie der Karzinome der Gallenwege kann nur eine chirurgische sein, doch kommt sie bei der Neigung dieser Geschwülste zu frühzeitiger Metastasierung meist zu spät.

Erkrankungen der Milz

Anatomische und physiologische Einleitung

Die *Milz* liegt in der linken Seite des Oberbauches innerhalb der Bauchhöhle zwischen der 9. und der 11. Rippe. Sie grenzt nach oben an das Zwerchfell, nach unten an die linke Krümmung des Quergrimmdarms und an die linke Niere, nach rechts an den Magen und besitzt eine Länge von etwa 12 cm, eine Breite von 8 cm und eine Dicke von 3 cm. Durch Bauchfellfalten (Milzbänder) ist sie an das Zwerchfell und an den Magen angeheftet und wird von einer derben Bindegewebshaut (Milzkapsel) überzogen, der außen der Bauchfellüberzug aufliegt.

Das Milzgewebe besteht aus einem festen bindegewebigen Gerüstwerk, dessen Lücken von der weichen Milzpulpa ausgefüllt sind. Die Milzpulpa besteht aus adenoidem (lymphatischen) Gewebe, das zu netzförmig verbundenen Strängen, zu den Pulpasträngen geformt und mit einem äußerst feinen Faserwerk versehen ist. In den Maschen der Pulpa befinden sich rote und weiße Blutkörperchen, vor allem Lymphozyten. Die Lymphozyten bilden in der Milz zahlreiche kugelige Zellhaufen (Malpighische Körperchen, Milzknötchen, Lymphfollikel).

Im Embryonalleben bildet die Milz Erythrozyten und Leukozyten, nach der Geburt nur noch Lymphozyten in den Milzknötchen. Da nach der Milzentfernung die Erythrozyten eine gewisse strukturelle Veränderung und eine verkürzte Lebensdauer aufweisen, wird ein Einfluß der Milz auf die Blutbildung im Knochenmark angenommen. Die Milz übt einen zerstörenden Einfluß auf die Thrombozyten aus. In der Milz werden ferner gealterte, geschädigte und bereits abgestorbene Erythrozyten völlig zerstört. Die Teilstücke von den Erythrozyten werden von den Freßzellen (Phagozyten) aufgenommen, die zum retikulo-endothelialen System gehören. Aus dem dabei freiwerdenden Hämoglobin wird zu einem geringen Teil Bilirubin in der Milz gebildet. Der größte Teil des Hämoglobins wird über die Milzvene zur Leber transportiert und erst dort in Bilirubin umgewandelt. Schließlich spielt die Milz eine Rolle als Blutspeicher.

Primäre Erkrankungen der Milz sind äußerst seltene Vorkommnisse, Milzerkrankungen sind zumeist sekundärer Natur, d. h. sie sind durch Krankheiten anderer Organe bedingt und für diese kennzeichnend; hierbei handelt es sich fast immer um eine *Milzschwellung (Milztumor, Splenomegalie)*, eine Vergrößerung der Milz, die eintreten kann bei Herzschwäche und bei Thrombose der Milzvene (Stauungsmilz), bei Leberzirrhose (Milzstauung infolge Behinderung des Pfortaderkreislaufes), bei Infektionskrankheiten (Hepatitis, Typhus, Paratyphus, Endocarditis lenta, Malaria, BANGsche Erkrankung, Sepsis, Rückfallfieber usw.), bei Lymphogranulomatose, bei Leukämie, bei Osteomyelosklerose, bei Amyloidose und bei Blutkrankheiten (hämolytische Anämie mit Ikterus, perniziöse Anämie, thrombopenische Purpura, Polyzythämie usw.).

Erkrankungen der Bauchspeicheldrüse

Anatomische und physiologische Einleitung

Die *Bauchspeicheldrüse (das Pankreas)* ist eine 14 bis 18 cm lange Drüse, die sich an der hinteren Wand der Bauchhöhle von der inneren Biegung des Zwölffingerdarms bis zur Milz erstreckt, und deren Ausführungsgang gemeinsam mit dem Gallengang an der Papilla Vateri in den Zwölffingerdarm mündet. Im Schwanzteil der Bauchspeicheldrüse findet sich eine Gruppe von runden Zellhaufen, die sogenannten LANGERHANSS*chen Inseln,* die mit den Ausführungsgängen nicht in Verbindung stehen. Die Summe der LANGERHANSSchen Inseln wird auch als *Inselapparat* bezeichnet. Diese LANGERHANSS*chen Inseln* besitzen eine *innersekretorische Funktion,* denn diese erzeugen *zwei innere Sekrete (Inkrete, Hormone),* die die Bezeichnung *Insulin* und *Glukagon* führen. Das Insulin, das den Blutzucker senkende Hormon, wird in den β-Zellen (B) gebildet, das Glukagon, das den Blutzucker steigernde Hormon, wird in den α-Zellen (A) produziert. Von diesen beiden Hormonen kommt dem Insulin die größere praktische Bedeutung zu. Denn bei verminderter oder fehlender Absonderung des Insulins entsteht die sogenannte *Zuckerkrankheit (Zuckerharnruhr, Diabetes mellitus).* Das *Insulin* fördert den Aufbau des Leberglykogens aus den einfachen Zuckerarten (= Monosaccharide = Glukose, Fruktose, Galaktose, Pentosen), bewirkt den normalen Blutzuckergehalt von 90 bis 120 mg⁰/o bei Anwendung der Reduktionsmethoden oder von 65 bis 100 mg⁰/o bei Anwendung der enzymatischen Methoden im nüchternen Zustand, verhindert auf diese Weise ein Ansteigen des Blutzuckers über die Norm, fördert den Glykogenansatz in der Muskulatur und unterstützt wesentlich die Endverbrennung der Kohlehydrate zu Kohlensäure und Wasser. Das *Glukagon* entfaltet eine dem Insulin entgegengerichtete Wirkung, bewirkt also einen gesteigerten Abbau des Leberglykogens und damit eine Erhöhung des Blutzuckergehaltes. Aus dem Wechselspiel dieser beiden Pankreashormone, des *Insulins* und des *Glukagons,* ergibt sich ein normaler Ablauf des Zuckerstoffwechsels.

Neben der *inkretorischen Funktion* besitzt das Pankreas auch eine *exkretorische Funktion.* Der exkretorische Teil des Pankreas liefert einen hochwirksamen Verdauungssaft, dessen Fermente sämtliche Hauptbestandteile der Nahrung zu spalten vermögen. Das in den Drüsenzellen gebildete Sekret ergießt sich durch die Ausführungsgänge der einzelnen Läppchen in den gemeinsamen Ausführungsgang (Ductus pancreaticus). Dieser leitet das Pankreassekret an der Papilla Vateri — gemeinsam mit dem Ductus choledochus — in das Duodenum. In dem *äußeren* Sekret der Bauchspeicheldrüse, dem Bauchspeichel, finden sich *Fermente,* die zur Verdauung von Eiweißstoffen *(Trypsin),* Kohlehydraten *(Amylase, Maltase)* und Fetten *(Lipase)* dienen.

Der *Diabetes mellitus* ist bei den Erkrankungen der Drüsen mit innerer Sekretion besprochen. *Sonstige Erkrankungen der Bauchspeicheldrüse* sind verhältnismäßig selten und wegen der verborgenen Lage der Drüse schwer erkennbar. Häufig zeichnen sie sich durch ungewöhnlich heftige Schmerzen oberhalb des Nabels, besonders links von der Mittellinie, aus. Akute Erkrankungen der Bauchspeicheldrüse veranlassen ferner Auftreibung des Leibes, Erbrechen, Fieber und raschen Verfall; dazu kommt infolge gleichzeitiger Schädigung der LANGERHANSSchen Inseln häufig Ausscheidung von Zucker im Harn. Ein wichtiges Zeichen, das aber nur auftritt, wenn große Bezirke der Drüse befallen sind, ist der Durchfall mit reichlicher Beimengung von völlig unverdautem Fett im Stuhl (Butterstuhl) infolge Ausfalls des fettspaltenden Fermentes. Da auch die eiweiß- und stärkeverdauenden Fermente meist vermindert sind oder völlig fehlen, finden sich im Stuhl Muskel-Bindegewebsstücke, Gemüsereste usw. Die Ernährung leidet daher außerordentlich, und der Kräfteverfall erfolgt sehr rasch.

Die wichtigsten einzelnen Krankheitsformen sind die *akute Entzündung (Pancreatitis acuta),* die auf Selbstverdauung beruhende, stets tödliche *Fettgewebsnekrose,* der allmähliche Ersatz des Drüsengewebes durch Bindegewebe *(Pancreaszirrhose),* ferner die *eitrige Entzündung (Pancreatitis purulenta)* und der *Krebs (Carcinoma pancreatis).*

Erkrankungen der Nieren

Anatomische und physiologische Einleitung

Die beiden *Nieren* liegen an der hinteren Bauchwand, sind von bohnenförmiger Gestalt und dienen der *Harnabsonderung*. Man unterscheidet an ihnen eine vordere und hintere Fläche, einen äußeren, konvexen, und einen inneren, konkaven Rand und ein oberes und ein unteres Ende. Ihre Länge beträgt im Durchschnitt 11 cm, ihre Breite 5 bis 7 cm, ihre Dicke 3 bis 4 cm. Die vordere Fläche der Niere ist vom Bauchfell überzogen, die hintere grenzt nach oben an den Lendenteil des Zwerchfells. Der innere, konkave Rand ist mit einer Spalte *(Hilus)* versehen, an der sich die Nierenoberfläche nach einwärts einbuchtet. Diese Bucht heißt *Nierensinus*. In ihm liegen die Blutgefäße der Niere, die eintretende Arteria renalis und die austretende Vena renalis, und *das Nierenbecken* mit dem aus diesem hervorgehenden Harnleiter. Jede Niere ist zuinnerst von der bindegewebigen Kapsel umgeben; sie liegt dann eingebettet in der Fettkapsel der Niere, die besonders die hintere Fläche und den konvexen Rand umhüllt. Vor und hinter der Niere ziehen schließlich kräftige Bindegewebshäute, die als *Nierenfaszie* bezeichnet werden. Dieser fällt vornehmlich die Aufgabe zu, die Niere in ihrer Lage zu erhalten; auch die Fettkapsel trägt durch ihre Gewebsspannung dazu bei.

Auf der Schnittfläche der Niere unterscheidet man zwei Schichten: eine äußere, die *Rindensubstanz,* und eine von dieser umschlossene, innere, die *Marksubstanz.* Die Rindensubstanz erscheint röter als die strahlig gestreifte Marksubstanz. Die Marksubstanz wird von der Gesamtheit der *Nierenpyramiden* gebildet. Diese sind größere, kegelförmige Parenchymabschnitte im Inneren des Organs, welche ihren konvexen Teil gegen die Peripherie richten und deren freie, zugespitzte Endstücke, die Nierenpapillen, gegen das Nierenbecken gerichtet sind. In der Rindensubstanz befinden sich die *Nierenkörperchen,* diese bestehen aus Knäueln feinster Gefäße, den *Malpighischen Gefäßknäueln (Glomeruli),* die von einer doppelwandigen Kapsel, der Bowmanschen *Kapsel,* welche ein inneres und ein äußeres Blatt aufweist, umschlossen werden. Diese *Gefäßknäuel (Glomeruli)* und die Bowmansche *Kapsel* bilden zusammen die *Nierenkörperchen (Malpighische Körperchen),* die einen Durchmesser von 0,2 mm besitzen. Die Glomeruli sind in die Bowamnsche Kapsel eingestülpt. Der von der Kapsel umschlossene Raum setzt sich unmittelbar in die Lichtung eines Harnkanälchens fort. Die mikroskopisch kleinen Nierenkörperchen bilden somit den Beginn der Nierenkanälchen. In die Nierenkörperchen führt ein sehr kleines arterielles Gefäß (eine sogenannte Arteriole), das *Vas afferens,* ein ebensolches tritt aber auch aus diesen heraus, das *Vas efferens,* das sich erst dann in das die Harnkanälchen umspinnende Kapillargefäßnetz auflöst. Aus dem äußeren Blatt der Bowmanschen Kapsel entsteht ein Harnkanälchen, das sich zunächst in zahlreiche, dicht verschlungene Windungen legt *(Tubulus contortus).* Dieses geht dann unter Abnahme des Kalibers in eine langgestreckte Schlinge, in die Henlesche *Schleife* über, welche bis in die Marksubstanz hinabreicht. Mit dem rücklaufenden Schenkel dieser Schleife gelangt dieses Röhrchen, wieder allmählich stärker werdend, in die Rindensubstanz zurück und macht hier noch einige Windungen, welche unter der Bezeichnung *Schaltstück* zusammengefaßt werden. Mit diesem Schaltstück beschließt das Harnkanälchen seinen selbständigen Verlauf, indem sich mehrere Schaltstücke der Reihe nach zu einem gestreckt verlaufenden *Sammelröhrchen (Sammelkanälchen)* vereinigen. Allmählich fließen mehrere derartige Sammelröhrchen zu einem etwas weiteren *Sammelröhrchen* zusammen. Diese Sammelröhrchen vereinigen sich schließlich zu den *Papillargängen (Ductus papillares)*, welche in einer Anzahl von 5 bis 15 an den Nierenpapillen, welche als konische oder leistenförmige Erhabenheiten die Endstücke der Nierenpyramiden darstellen, in die *Nierenbeckenkelche* ausmünden.

In den Gefäßknäueln (Glomeruli), im sogenannten *„Glomerulusapparat"*, wird aus dem Blut ein verdünnter Harn, der sogenannte *Glomerulusharn* oder *Vorharn,* durch anscheinend überwiegend filtrative Vorgänge abgepreßt. Die Filtration dieses Harns in den Glomeruli ist vom Blutdruck abhängig. Bei einem mittleren Druck von 40 mm hört die Harnbildung auf. In den Harnkanälchen, am sogenannten *„Tubulusapparat"*, entsteht durch die Rückresorption und Exkretion bestimmter Stoffe und die dadurch bedingte Konzentration des Glomerulusharnes der zur Ausscheidung *fertige Harn.* Der Ablauf der Harnbereitung besteht also in *glomerulärer Filtration,* in *tubulärer Rückresorption* und in *tubulärer Exkretion.* Die tubuläre Funktion ist dabei auf eine reichliche Sauerstoffversorgung und auf eine genügende Bereitstellung von Energie in ihren Epithelzellen angewiesen. Die Papillargänge (Ductus papillares) ergießen den Harn in die *Nierenbeckenkelche,* aus denen er in das gemeinsame *Nierenbecken* abfließt. Das Nierenbecken geht unmittelbar in den federkielartigen, ca. 32 cm langen *Harnleiter (Ureter)* über, an dem ein Bauchteil und ein Beckenteil unterschieden wird. Der Harnleiter besteht aus einer inneren Schleimhaut-, einer mittleren Muskel- und einer äußeren Bindegewebsschichte; dieser zieht entlang der hinteren Bauchwand in das Becken hinab und an den Grund der Harnblase, um in diese einzumünden. Die Muskelschichte besitzt innere, locker aneinanderliegende Längsfasern, mittlere, mehr kompakte Kreisfasern und äußere Längsfasern, die im Bauchteil nur in vereinzelten dünnen Bündeln, im Beckenteil jedoch in geschlossener Form vorhanden sind. Durch die Peristaltik der Harnleiter, die auf wellenförmigen Bewegungen der Harnleitermuskeln beruht, erfolgt ein tropfenweises Abfließen des Harnes und dessen Sammlung in der Harnblase.

Mit der Ausscheidung des Harns vermögen die Nieren in wässeriger Lösung alle stickstoffhältigen Endprodukte des Eiweißstoffwechsels, vor allem Harnstoff, wie auch andere Stoffwechsel-Zwischen- und Endprodukte, ferner den Überschuß an Wasser, Salzen, vor allem an Kochsalz, und endlich auch abnormal ins Blut gelangte blutfremde Stoffe auszuscheiden. Durch diese Tätigkeit sorgen die Nieren für die *konstante Zusammensetzung des Blutes* und sind dadurch die wichtigsten Organe zur *Regulierung* des *Wasserhaushaltes,* des *Salzgehaltes* und damit des *osmotischen Druckes,* sie sind gleichzeitig Organe zur Erhaltung einer *bestimmten absoluten Reaktion des Blutes,* indem sie je nach Reaktionslage den Überschuß an Säuren und Basen aus dem Blut entfernen.

Nierenfunktionsproben

1. *Untersuchung auf Eiweißausscheidung im Harn.* Ein besonderes Kennzeichen für Nierenerkrankungen ist die *Eiweißausscheidung im Harn (Albuminurie).* Man nimmt an, daß in diesen Fällen infolge der durch die Krankheit verursachten Durchlässigkeit der Glomerulusmembran für Eiweiß die Eiweißausscheidung zustande kommt. Bei diesem im Harn ausgeschiedenen Eiweiß handelt es sich zumeist um den Eiweißkörper *Albumin.*

2. *Untersuchung des Harnsedimentes.* Die Harnsedimentuntersuchung wird mikroskopisch durchgeführt. Das Harnsediment erhält man durch Zentrifugieren einer Harnprobe. Krankhafte Elemente im Harnsediment bei Nierenaffektionen sind vor allem verschiedene *Zellformen* (Nierenepithelien, rote und weiße Blutkörperchen), *Harnzylinder, Bakterien* und *Kristalle.* Die bei Nierenerkrankungen

im Harnsediment nachweisbaren Harnzylinder sind längliche, zylindrisch geformte Gebilde von verschiedener Länge, Dicke und Zusammensetzung, die durch
die Gerinnung des ausgetretenen Eiweißes in den Nierenkanälchen entstehen,
Abgüsse derselben darstellen und mit Körnchen und zelligen Elementen besetzt
sein können. Nach der Beschaffenheit werden hyaline, granulierte, wachsartige,
Blutkörperchen- und Epithelzylinder unterschieden.

3. *Wassertrinkversuch nach* VOLHARD: Der Kranke trinkt morgens nüchtern
nach völliger Entleerung der Harnblase $1^{1}/_{2}$ l Tee innerhalb einer Viertelstunde
und bleibt durch die nächsten vier Stunden ohne sonstige Nahrungs- und Flüssigkeitszufuhr. In diesen vier Stunden muß der Kranke den Harn halbstündlich
entleeren und es müssen die Menge und das spezifische Gewicht der einzelnen
Harnportionen bestimmt werden; eine gleichzeitige Kontrolle des Körpergewichtes
vor und nach dem Trinken sowie nach Beendigung des Wassertrinkversuches ist
zweckmäßig.

Bei normalen Ausscheidungsverhältnissen wird fast die gesamte aufgenommene Flüssigkeitsmenge *innerhalb von vier Stunden* ausgeschieden; gleichzeitig
sinkt das spezifische Gewicht normalerweise sehr stark ab (1001 bis 1002).
Kranke Nieren scheiden weniger und nicht derartig stark verdünnten Harn aus.

4. *Konzentrationsversuch nach* VOLHARD. Der Kranke erhält im Anschluß an
den Wassertrinkversuch ab Mittag keine Getränke und keine flüssige Kost, sondern nur Trockendiät. Der Harn muß zweistündlich entleert werden, wobei die
Menge und das spezifische Gewicht der einzelnen Harnportionen zu bestimmen
sind.

Normalerweise treten eine wesentliche Verminderung der Harnmenge und
eine *starke Erhöhung der Konzentration mit einem spezifischen Gewicht von
1025 bis 1027* und darüber hinaus auf. Falls diese Konzentration nicht schon
nach einem halben Tag erreicht wird, muß der Konzentrationsversuch wiederholt
und auf 24 oder sogar 36 Stunden ausgedehnt werden.

Bei Funktionsstörungen der Nieren ergibt sich im Konzentrationsversuch eine
ungenügende Konzentrationsfähigkeit, so daß die Werte für das spezifische
Gewicht des Harns zum Teil erheblich unter 1025 bleiben, bei schweren Nierenerkrankungen mit Niereninsuffizienz weicht das spezifische Gewicht des Harns
nur unwesentlich oder gar nicht vom spezifischen Gewicht des enteiweißten
Serums ab, bleibt also um 1010 bis 1012 fixiert. Dieser krankhafte Zustand
der Niere mit Absonderung eines Harns, dessen erniedrigtes spezifisches Gewicht
um 1010 bis 1012 fixiert bleibt, wird als *Nierenstarre* oder *Isosthenurie,* jede
sonstige Konzentrationsschwäche als *Hyposthenurie* bezeichnet.

5. *Reststickstoffbestimmung im Blutserum.* Bei Nierenerkrankungen mit Niereninsuffizienz kommt es vor allem als zwangsläufige Folge ungenügender Konzentrationsfähigkeit zur Retention und Anreicherung harnfähiger Stoffe im Blut,
also solcher Stoffwechselschlacken, die normalerweise im Harn ausgeschieden werden sollen. Eine derartige Gruppe von Substanzen wird im „*Reststickstoff*" zusammengefaßt, dessen Nüchtern-Normalwert im Blutserum 20 bis 40 mg$^{0}/_{0}$ beträgt und dessen Erhöhung auf eine Nierenfunktionsstörung hinweist. Der *Reststickstoff (RN)* ist der im Blutplasma oder im Blutserum nach Entfernung des
Eiweißes noch vorhandene Stickstoff, der aus Harnstoff, Harnsäure, Peptiden,
Aminosäuren, Kreatin, Kreatinin, Ammoniak, Indikan usw. stammt. Die Reststickstoffwerte (RN-Werte) werden durch besondere chemische Untersuchungsmethoden festgestellt.

6. *Chromocystoskopie.* Eine weitere Nierenfunktionsprobe ist die Chromocystoskopie. Bei dieser wird ein Farbstoff, z. B. ein blauer Farbstoff in Form

des Cystochroms, intravenös verabreicht und dann mit dem Cystoskop das Erscheinen des Farbstoffes an den Harnleitermündungen beobachtet, wobei festzustellen ist, nach welcher Zeit dieser in die Blase übertritt. Normalerweise erfolgt diese *Blauausscheidung* nach drei bis fünf Minuten. Bei Nierenerkrankungen kann diese *Blauausscheidung* Störungen aufweisen, indem sie einseitig oder beidseitig verzögert oder überhaupt nicht in Erscheinung tritt.

7. *Pyelographie.* Zur Überprüfung der Nierenfunktion wird ferner die Pyelographie durchgeführt. Bei der Pyelographie handelt es sich um die *röntgenographische Darstellung des Nierenbecken-Kelchsystems* nach Füllung desselben mit einem Kontrastmittel.

8. *Clearance-Methoden.* Diese Untersuchungsmethoden ergeben einen *Clearancewert oder Klärwert.* Dieser zeigt an, welche Plasmamenge in der Zeiteinheit (Minute) von einem harnpflichtigen Stoff vollständig befreit oder gereinigt worden ist. Man versteht unter *Clearance* das Volumen von Blutplasma in Kubikzentimetern, aus dem die Nieren innerhalb *einer* Minute einen bestimmten Stoff ausscheiden, der dann in den Harn übertritt. Ist das Ausscheidungsvermögen der Nieren für einen bestimmten Stoff gering, so ergibt sich ein kleiner Clearancewert. Werden dagegen harnpflichtige Stoffe mit großer Intensität ausgeschieden, so wird in der Minute auch eine wesentlich größere Plasmamenge von diesem Stoff gereinigt. Es handelt sich also um ein Maßsystem, welches unabhängig von Harnmenge und Blutkonzentration der untersuchten Substanz eine Angabe über die Ausscheidungskraft der Nieren zuläßt. Ist eine Niereninsuffizienz eingetreten, so muß sich auch der Clearancewert erniedrigen. Es wird eine Untersuchung der endogenen und der exogenen Clearance unterschieden. Die Untersuchung der endogenen Clearance ergibt die Clearancewerte derjenigen Substanzen, die im Körper vorhanden sind. Bei der Untersuchung der exogenen Clearance erfolgt die Überprüfung der Ausscheidung derjenigen Stoffe, die sowohl Eigenstoffe (Harnstoff, Kreatinin, Harnsäure usw.) als auch Fremdstoffe (Inulin, Perabrodil usw.) darstellen und die auf dem oralen, intramuskulären oder intravenösen Weg in den Körper eingebracht werden.

Künstliche Niere

Die *„Künstliche Niere"* ist ein Verfahren zum Reinigen des Blutes von Stoffen, die bei Ausfall der Nierentätigkeit nicht mit dem Harn ausgeschieden, sondern im Blut angereichert werden. Das Blut des Kranken wird mit Hilfe einer besonderen Apparatur unter Zusatz gerinnungshemmender Stoffe durch einen Dialysierschlauch (z. B. aus Cellophan) geleitet, der nur die im Blut abnorm vermehrten Substanzen (z. B. Harnstoff) in eine den Schlauch umspülende und der Konzentration der Salzionen des Blutes genau angepaßte wässerige Salzlösung übertreten läßt, danach wird es gereinigt wieder in die Blutbahn zurückgeführt. Die Anwendung der künstlichen Niere erscheint allerdings nur bei vorübergehendem Versagen der Nieren (Harnsperre, Anurie bei Schock oder nach Operationen), nicht jedoch bei chronischen Nierenparenchymerkrankungen aussichtsvoll.

Nierenentzündung

Nierenentzündung (Nephritis) ist die Sammelbezeichnung für *entzündliche Vorgänge im Nierengewebe.* Sind nur Teile des Nierengewebes von diesen entzündlichen Veränderungen betroffen, so wird dieser Zustand als *Herdnephritis,* ist mehr oder minder das ganze Nierengewebe erkrankt, so wird dieses Krankheitsbild als *diffuse Nephritis* bezeichnet. Es wird zwischen *nichteitrigen* und *eitrigen*

Nierenentzündungen unterschieden. Die nichteitrigen Nierenentzündungen werden durch Gifte (nicht Bakterien selbst) hervorgerufen, die das Organ auf dem Blutweg erreichen. Diese Gifte greifen vorzugsweise an den Glomerulusschlingen oder an den kapillaren Gefäßen des Zwischengewebes (Interstitium) an. Demgemäß wird zwischen einer *Glomerulonephritis* und einer *interstitiellen Nephritis* unterschieden. Es gibt auch Mischformen dieser beiden Nierenentzündungen. Es liegt im Wesen dieser beiden Nephritisformen, daß die auf dem Blutweg zugeführten Gifte beide Nieren und jede von ihnen wiederum an vielen Stellen gleichzeitig treffen und schädigen. Praktisch wichtig ist die Unterscheidung zwischen *akuter* und *chronischer Nephritis.*

Die *akute Nierenentzündung* in der Form der *akuten Glomerulonephritis* tritt meist nach Mandelentzündungen (Angina, Tonsillitis), nach Infektionskrankheiten, bisweilen auch nach Scharlach, nach Furunkulose, nach sonstigen Eiterungsprozessen, ferner nach starken Erkältungen auf, z. B. im Krieg durch das Leben im Freien, in den kalten, nassen Erdlöchern und Schützengräben *(Kriegsnephritis, Feldnephritis).* Die *akute interstitielle Nierenentzündung* tritt zumeist im Anschluß an Scharlach und bei WEILscher Krankheit, seltener nach Angina und Diphtherie auf. Bei dieser Form von Nierenentzündung sind die entzündlichen Veränderungen um die Gefäße angeordnet; die Glomeruli sind so gut wie unverändert, und auch die Harnkanälchen zeigen nur eine geringgradige Degeneration. Schweres Krankheitsgefühl, Fieber, Schmerzen in der Nierengegend können die Erkrankung einleiten, können aber auch fehlen. Es kommt zu Schwellungen des Unterhautzellgewebes *(Ödemen),* die sich zuerst an den Augenlidern und in der Knöchelgegend bemerkbar machen, manchmal aber auch den ganzen Körper betreffen können. Die Harnmenge ist anfangs verringert, der Harn ist trüb, enthält viel Eiweiß *(Eiweißharnen, Albuminurie)* und im Sediment Zylinder, weiße und rote Blutkörperchen. Der Blutdruck ist erhöht, der Reststickstoff (Rest-N) kann erhöht sein; manchmal ist auch eine Netzhautschädigung im Sinne einer Retinitis albuminurica (angiospastica) vorhanden. Das akute Stadium dauert sechs bis acht Wochen; gehen die Nephritissymptome bis zu diesem Zeitpunkt nicht zurück, so wird dadurch der Übergang in die chronische Nephritis angezeigt. Im ungünstigsten Fall kann unter den Erscheinungen der *Harnvergiftung (Urämie)* der Tod eintreten. Diese Schilderung bezieht sich vor allem auf die *diffuse Glomerulonephritis* und *interstitielle Nephritis,* bei der das ganze Nierengewebe erkrankt ist. Die *Herdnephritis,* bei der nur bestimmte Bezirke des Nierenparenchyms erkrankt und noch größere Gebiete gesund sind, ist im wesentlichen nur durch eine meist nicht sehr hochgradige Eiweißausscheidung im Harn und durch den Nachweis von roten Blutkörperchen und Zylindern im Harnsediment gekennzeichnet, während die Blutdruckwerte normal, keine Ödeme festzustellen sind und keine Reststickstofferhöhung besteht.

Die Behandlung der akuten Nephritis besteht in strengster Bettruhe, Flüssigkeitsbeschränkung, kochsalzloser bzw. kochsalzarmer, reizloser, eiweißarmer Kost (Milch, Reis, Grieß, Mehlsuppen, süße Mehlspeisen, Kartoffel, Gemüse, Obst, Zucker), Alkoholenthaltung, Schutz vor Erkältung, Wärmeapplikation auf die Nierengegend (Thermophor, Profundusbestrahlung, Kurzwellenbestrahlung usw.). In vielen Fällen von Nierenentzündung sind intravenöse Injektionen von Kalzium, Vitamin C, Zucker (Osmon, Glukose) sowie von Periston-Infusionen von besonderem Wert. Ist eine Gaumenmandelentzündung (Angina, Tonsillitis) als primärer Infektionsherd für die Nierenentzündung nachweisbar, so ist die operative Entfernung der Gaumenmandeln (Tonsillektomie) durchzuführen.

Die *chronische Nierenentzündung* in der Form der *chronischen Glomerulonephritis* und *interstitiellen Nephritis* kann aus einer akuten, ferner durch wiederholte Erkältungen und chronische Infektionskrankheiten entstehen. Die Symptome der chronischen Nierenentzündung sind im wesentlichen dieselben wie bei der akuten Form. Als Folgezustand des durch die Nierenentzündung dauernd erhöhten Blutdrucks entwickelt sich allmählich eine Hypertrophie der linken Herzkammer. Die Krankheitsdauer der chronischen Nephritis beträgt ½ bis 1 Jahr; erfolgt bis dahin keine Ausheilung, so kommt es dann, oft erst im Verlaufe mehrerer Jahre, zum Übergang in die chronische Schrumpfniere und später in Urämie.

Die Behandlung der chronischen Nephritis wird im wesentlichen in gleicher Weise wie bei der akuten Nierenentzündung durchgeführt, nur ist hier zusätzlich häufig eine besondere Herzbehandlung notwendig.

Sowohl bei der akuten als auch bei der chronischen Nierenentzündung, besonders aber bei letzterer, werden die stickstoffhältigen Endprodukte des Eiweißstoffwechsels, die im sogenannten *Reststickstoff* (RN) zusammengefaßt sind, im Harn nur ungenügend ausgeschieden, so daß es zu einer oft beträchtlichen *Reststickstofferhöhung (Hyper-Azotaemie)* im Blut kommt.

Bei der durch Bakterien hervorgerufenen *eitrigen Nierenentzündung* erfolgt die Zufuhr dieser Erreger durch das Blut *in absteigender Form* oder vom Nierenbecken *in aufsteigender Form*. Bei der absteigenden eitrigen Nierenentzündung bleiben die Keime in den Harnkanälchen stecken, erzeugen hier umschriebene Entzündungen, aus denen sich Abszesse entwickeln (Ausscheidungsabszesse). Die aufsteigende eitrige Nierenentzündung mit Bildung von Abszessen entsteht vom Nierenbecken aus, wenn Entzündungen in ihm primär entstanden sind (Pyelitis) oder von der Harnblase herauf fortgeleitet wurden (Cystopyelitis), wobei gewöhnlich eine Harnstauung unterstützend mitwirkt. Bei der Behandlung der eitrigen Nierenentzündung sind im wesentlichen die gleichen Maßnahmen zu treffen, jedoch sind zusätzlich chemotherapeutische und antibiotische Mittel in Anwendung zu bringen und bisweilen auch fachurologische Eingriffe notwendig.

Degenerative Nierenerkrankungen

Die degenerativen Nierenerkrankungen führen die Sammelbezeichnung *Nephrosen*. Die *Nephrosen* sind im wesentlichen durch *degenerative Vorgänge,* vorwiegend *an den Harnkanälchen,* charakterisiert. Es gibt mehr oder minder *reine Nephrosen* und solche, bei denen gleichzeitig auch nephritische Erscheinungen vorhanden sind *(Nephritis mit nephrotischem Einschlag).* Reine Nephrose finden sich z. B. bei LUES, bei Wismuthvergiftung, bei Amyloidose *(Amyloidnephrose)*[1] und bei der Lipoiddegeneration *(Lipoidnephrose*[2]*).* Bei reinen Nephrosen be-

---

[1] *Amyloidose* = amyloide Entartung, die durch Ablagerung von Amyloid, einer nicht genau bekannten Mischung von Eiweißkörpern, in den Arteriolen, in der Leber, in den Nieren, in der Milz, im Darm und in den Lymphknoten gekennzeichnet ist. Die Amyloidose tritt zumeist im Rahmen verschiedener Krankheitszustände auf: bei chronischen Eiterungen, Tuberkulose, Lymphogranulom, Myelomatose usw. Durch eine Amyloidose werden die Organleistungen wesentlich beeinträchtigt.

[2] *Lipoidnephrose* = Ausdruck einer Störung des Lipoideiweißstoffwechsels mit Vermehrung des Cholesteringehaltes im Blut, mit Ablagerung von Lipoiden (Cholesterinestern) in den Epithelien der Harnkanälchen, mit teilweiser Ausscheidung von Lipoiden und von großen Eiweißmengen im Harn, mit Verarmung des Blutes an Eiweißkörpern und mit hochgradigen Ödemen.

stehen *hochgradige Ödeme* und *sehr starke Eiweißausscheidung im Harn,* während der Blutdruck und der Reststickstoff (RN) nicht erhöht sind, ebenso finden sich keine Augenhintergrundveränderungen und keine roten Blutkörperchen im Harn, dagegen sind im Harnsediment massenhaft Zylinder festzustellen. Die gemischten Nephroseformen sind um die übrigen Symptome der Nierenentzündung bereichert.

Die Behandlung erfolgt im wesentlichen in gleicher Weise wie bei den Nierenentzündungen.

Schrumpfniere

Bei der *Schrumpfniere (Nephrozirrhose)* besteht eine *Verkleinerung beider Nieren infolge Atrophie und narbiger Schrumpfung des Nierengewebes,* wobei die Nieren eine sehr harte Konsistenz annehmen und eine feinkörnige Oberfläche bekommen. Man unterscheidet zwei Hauptformen der Schrumpfniere: die *nephritische oder sekundäre Form,* die nach einer Glomerulonephritis entsteht, und die *arterioloskletorische (vaskuläre)* Form bei Arteriosklerose der kleinsten Nierenarterien (Arteriolosklerose). Im zweiten Falle spricht man auch von *Nephrosklerose.*

Die klinischen Erscheinungen der Schrumpfniere sind zunächst mehr oder minder die gleichen wie bei der chronischen Nephritis (Eiweißausscheidung im Harn, rote Blutkörperchen und Zylinder im Harnsediment, hoher Blutdruck, Hypertrophie der linken Herzkammer, Retinitis albuminurica, Neigung zu Ödembildungen usw.). Als Ausdruck des Versagens der Nierentätigkeit werden erhöhte Reststickstoffwerte gefunden. Das dauernd erniedrigte spezifische Gewicht des Harns (1010 bis 1012, Nierenstarre, Isosthenurie) und die allmähliche Zunahme der Harnmenge weisen auf eine schwere Funktionsstörung der Nieren hin, und zwar auf das mangelnde Eindickungs- oder Konzentrationsvermögen. Die Schrumpfniere kann im weiteren Verlauf zu einem Gehirnschlag (Apoplexia cerebri) oder zum Herzversagen (Herzinsuffizienz) führen, jedenfalls aber führt sie, soferne nicht durch Gehirnschlag oder Herzinsuffizienz dem Leben früher ein Ende gesetzt wird, zur Urämie.

Urämie

Die *Urämie,* nicht ganz richtig auch als Harnvergiftung bezeichnet, entsteht durch *Vergiftung mit den im Körper zurückgehaltenen Stoffwechselschlacken,* vor allem *des Eiweißstoffwechsels,* infolge ungenügender Harnabsonderung in den Nieren oder infolge Ausscheidungsstörungen des Harns in den ableitenden Harnwegen.

Ein derartiges Krankheitsbild ist die im Endstadium der *chronischen diffusen Glomerulonephritis* (der sogenannnten *nephritischen Schrumpfniere)* und der *Nephrosklerose (der sogenannten arteriolosklerotischen Schrumpfniere)* infolge versagender Nierentätigkeit auftretende *echte chronische Urämie.* Es finden sich Appetitlosigkeit, Übelkeit, Brechreiz, Erbrechen (Gastritis), Durchfälle (Enteritis, Colitis), Kopfschmerzen, zunehmende Schwäche, Herzbeutelentzündung (Pericarditis), oft Unruhe, zeitweise Somnolenz, allgemeine Übererregbarkeit (Muskelzucken), Reflexstörungen, Krampfanfälle und schließlich Bewußtlosigkeit *(Koma uraemicum).* Im Koma uraemicum ist meist auch eine sehr charakteristische Atemstörung zu beobachten, eine verlangsamte und abnorm tiefe Atmung *(Asthma uraemicum),* die der sogenannten großen oder KUSSMAULschen Atmung im Koma diabeticum gleicht. Als Ausdruck der Retention von Eiweißstoffwechselschlacken bei diesen Prozessen wird stets ein *stark erhöhter Reststickstoff (= Rest-N-Erhöhung = Hyper-Azotaemie)* festgestellt. Ebenso ist hier der Befund der Isosthenurie oder Nierenstarre zu erheben.

Auch Vergiftungen mit Oxalsäure, Quecksilber rufen schwere Nierenschädigungen hervor, die dann zu Urämie führen. Neben einer Infektion oder Intoxikation und einer Arteriolosklerose der Nieren kann auch die *Unmöglichkeit, den normal gebildeten Harn vollständig zu entleeren,* durch Nieren-, Harnleiter- und Blasensteine, durch Verengerung der ableitenden Harnwege, Blasenlähmung, durch Krampf des Blasenschließmuskels, durch eine vergrößerte Prostata, durch große Bauchgeschwülste, vor allem der Gebärmutter usw. infolge der dadurch bedingten Harnabflußstörung die Entwicklung einer Urämie verursachen. Diese Formen der Urämie werden zunächst durch Katheterisierung und durch Behandlung des Grundleidens gebessert oder behoben.

Bei der sogenannten *Krampfurämie oder akuten eklamptischen Urämie,* die hauptsächlich bei der akuten diffusen Glomerulonephritis mit noch gut erhaltener Nierenfunktion zur Beobachtung gelangt, besteht eine Gehirnschwellung (Hirnödem) und unterscheidet sich dadurch in ihrer Entstehungsweise grundsätzlich von der chronischen oder echten Urämie. Die Symptome der Krampfurämie sind die des erhöhten Hirndruckes: Schwindel, Erbrechen, Kopfschmerzen, Nackenstarre, Krämpfe, Verminderung des Sehvermögens, Reflexstörungen, ab und zu Lähmungen.

Bei der Behandlung der chronischen Urämie sind im wesentlichen dieselben Grundsätze zu befolgen, wie sie bei der Behandlung der chronischen Nierenentzündung dargelegt wurden. Zusätzlich sind Aderlässe, Bluttransfusionen, Magen- und Darmspülungen durchzuführen. Unter Umständen erscheint eine vorsichtige Anwendung bestimmter harntreibender Mittel angezeigt; bei motorischer Unruhe oder Krampfanfällen sind Beruhigungsmittel (Luminal, Chloralhydrat, Morphium usw.) zu verabreichen. Bei der Krampfurämie werden neben der sonstigen symptomatischen Behandlung Lumbalpunktionen in Anwendung gebracht.

Nierensteinkrankheit

Nierensteine (Nephrolitiasis) entstehen aus *Niederschlägen von Harnbestandteilen* in den Nierenkanälchen, in den Nierenkelchen und vor allem im Nierenbecken. Es handelt sich um *Urat-, Oxalat-* oder *Phosphatsteine.* Vorstufen der Nierensteine sind der Nierensand und der Nierengrieß (Harngrieß). In seltenen Fällen sind das ganze Nierenbecken und die Nierenkelche von einer Steinmasse ausgefüllt: Derartige Steinausgüsse des Nierenbeckens und der Nierenkelche werden als *Korallensteine* bezeichnet. Größere Nierensteine können sich im Harnleiter einklemmen und so zur Harnstauung mit Nierenkolik führen. Die Nierenkoliken (Colica renalis), das Hauptkrankheitszeichen der Nierensteine, treten anfallsweise auf und bestehen in plötzlich einsetzenden, meist sehr starken krampfartigen Schmerzen, die von der Nierengegend entlang dem Harnleiter bis in die Harnblase ausstrahlen, mit großer Unruhe, Frösteln, Schüttelfrost, Fieber, sehr raschem Puls, unter Umständen mit Erbrechen verbunden sind und häufig stundenlang dauern können. Bei den Nierensteinen ist meist auch eine Ausscheidung von Blut mit dem Harn zu beobachten *(Blutharnen, Hämaturie).* Durch Zurückgleiten der Nierensteine ins Nierenbecken oder durch Ausschwemmung derselben in die Harnblase kann der Anfall aufhören. Bleibt der Stein im Harnleiter stecken, so kann eine Hydronephrose entstehen oder eine Durchbohrung des Harnleiters eintreten.

Therapeutisch sind im Anfall krampflösende Injektionen (Atropin, Papaverin, Novalgin, Heptadon usw.), in sehr schweren Fällen Morphiuminjektionen zu verabreichen; außerdem sind heiße Umschläge, Thermophor und heißer Tee zu geben. Als Vorbeugung gegen weitere Anfälle erweisen sich Diät- und Trinkkuren, z. B. in Bad Wildungen, als sehr günstig. Zur Behandlung von Uratsteinen ist die Verabreichung von Zitronen zu empfehlen. Unter Umständen ist die chirurgische Entfernung von größeren Steinen notwendig, besonders dann, wenn es gleichzeitig zur Harnstauung und zur Infektion der Niere gekommen ist.

Nierentuberkulose

Die *Nierentuberkulose* ist eine zunächst einseitig im Anschluß an eine *Tuberkulose der Harnwege* oder der *Geschlechtsorgane,* aber auch *auf dem Blutwege bei Lungentuberkulose, seltener als primäre Erkrankung der Niere* auftretende chronische Nierenkrankheit. Das auffallendste Kennzeichen sind zeitweise im Laufe von Monaten sich wiederholende Harnblutungen (Hämaturie), für die anfänglich keine besondere Ursache ermittelt werden kann. Die subjektiven Beschwerden können heftig, manchmal aber auch nur sehr gering sein und bestehen hauptsächlich in Schmerzen in der Nierengegend. Zur Feststellung der genauen Diagnose ist eine fachurologische Untersuchung unerläßlich, insbesondere sind wiederholte Untersuchungen auf Tuberkelbazillen im Harnsediment notwendig.

Eine tuberkulös erkrankte Niere ist meist operativ zu entfernen *(Nephrektomie),* denn die Nierentuberkulose ist durch Entfernung der erkrankten Niere vollständig auszuheilen. Wird die tuberkulose Niere nicht rechtzeitig entfernt, so breitet sich die Nierentuberkulose durch den Harnleiter in die Harnblase aus, später auch durch den anderen Harnleiter in die bis dahin gesunde Niere. In gewissen Fällen von Nierentuberkulose genügt eine Teilresektion. Neben der operativen Therapie hat auch die Behandlung mit antibiotischen und chemotherapeutischen Mitteln (Streptomycin, Rimifon usw.) eine besondere Bedeutung erlangt.

Nierenabszeß

Beim *Nierenabszeß* findet sich eine mehr oder minder große *Eiterhöhle im Nierengewebe* als Folge einer eitrigen Nierenentzündung. Ein derartiger Nierenabszeß kann einfach, mehrfach oder vielfach auftreten, dieser kann eine sehr verschiedene Größe aufweisen, von Stecknadelkopf- bis Apfelgröße und darüber. Nierenabszesse entstehen durch Steckenbleiben von Eiter erregenden Bakterien in den kleinsten Nierenarterien bei allgemeiner Blutvergiftung (Sepsis), durch Fortleitung einer eitrigen Entzündung von den Nachbarorganen, z. B. von einer Appendicitis, oder endlich durch eine in den Harnwegen aufsteigende Infektion, besonders bei Blasenkatarrh und Nierenbeckenentzündung *(Cystopyelonephritis).* Oft findet sich auch eine eitrige Entzündung des Gewebes um die Niere, unter Umständen ebenfalls mit Abszeßbildung, und man spricht hier dann von *paranephritischem oder pararenalem Abszeß.* Die Krankheitszeichen sind Fieber, oft stärkeren Grades, Schmerzen in der Nierengegend, die manchmal auch in die Blase und den Oberschenkel ausstrahlen, und Ödem in der Nierengegend.

Die Behandlung ist meist chirurgisch und besteht in der Freilegung und Entleerung des Abszesses von einem Lendenschnitt her, unter Umständen in der Entfernung der erkrankten Niere (Nephrektomie), falls die andere Niere gesund ist.

Sackniere

Die *Sackniere oder Hydronephrose* stellt eine *Erweiterung des Nierenbeckens* und der in dieses einmündenden *Nierenkelche* dar, die meist durch ein erworbenes Hindernis des Harnabflusses entsteht.

Liegt das Hindernis unterhalb der Harnblase (Harnröhrenverengerung, Vergrößerung der Prostata), so ist die Hydronephrose meist beiderseitig. Eine einseitige Hydronephrose entsteht durch Unwegsamkeit des Harnleiters (Steinbildung, Striktur, Kompression durch Geschwülste usw.). Durch die Harnstauung dehnt sich das flüssigkeitsgefüllte Nierenbecken immer mehr aus; das Nierengewebe kann durch den Druck der immer mehr zunehmenden Flüssigkeit allmählich schwinden, atrophieren, so daß die ganze Niere schließlich in einen mit Flüssigkeit angefüllten Sack umgewandelt wird.

Tritt die Bildung einer Hydronephrose durch plötzliche Verlegung des Harnleiters ein, so entstehen kolikähnliche Schmerzen wie bei den Nierensteinanfällen. Eine allmählich sich entwickelnde Hydronephrose macht sich oft nur durch einen stetig deutlicher werdenden Schmerz in der Nierengegend bemerkbar. Bei der Behandlung der Hydronephrose ist in erster Linie die Beseitigung der Harnabflußstörung anzustreben; eine einseitig völlig hydronephrotisch entartete Niere muß operativ entfernt werden, besonders dann, wenn eine Infektion im Sinne einer vereiterten Niere (Pyonephrose) erfolgt ist.

Nierenbeckenentzündung

Bei der *Nierenbeckenentzündung (Pyelitis)* besteht eine *Entzündung der Nierenbeckenschleimhaut,* die meist durch Kolibazillen oder Eiterreger infolge aufsteigender Infektion von der Harnblase *(Cystopyelitis)* oder durch Keimverschleppung auf dem Blutweg (hämatogene Infektion) hervorgerufen wird. Auch in der Schwangerschaft kommt es häufig zur Entwicklung einer Nierenbeckenentzündung (Pyelitis gravidarum).

Bei der Nierenbeckenentzündung besteht meist höheres Fieber und die Patienten klagen über Schmerzen in der Nierengegend. Der Harn ist trüb, enthält häufig Schleim, reichlich weiße Blutkörperchen und Nierenbeckenepithelien; sehr häufig entzündet sich dabei auch das Nierengewebe; dieser Zustand wird dann als *Pyelonephritis* bzw. *Cystopyelonephritis* bezeichnet.

Therapeutisch werden neben Bettruhe, Thermophor, warmen Dunstwickeln, heißem Tee (Blasentee), salzarmer und reizloser Diät *Sulfonamidpräparate* (Urolucosil usw.), *Antibiotica, Furadantin, Urotropin, Cylotropin* usw. verordnet.

Hypernephrom

Das Hypernephrom *(= Nierenkrebs, Nierenkarzinom)* ist eine besonders *bösartige Geschwulstform der Niere,* deren Entstehung von versprengten Nebennierenkeimen abgeleitet wird, da die Geschwulstzellen große Ähnlichkeit mit den Zellen der Nebennierenrinde aufweisen.

Die Größe dieser Tumoren schwankt von Nuß-, Kleinapfel- bis zu Kindskopfgröße. Die großen Hypernephrome verursachen Schmerzen in der Nierengegend und geben sehr häufig zu Nierenblutungen (Hämaturie) Anlaß. Bei Nierenblutungen ist also stets auch an das Hypernephrom als Ursache derselben zu denken. Die Senkungsreaktion der Erythrozyten ist fast stets sehr stark beschleunigt. Von einem Hypernephrom entwickeln sich frühzeitig Metastasen (Tochtergeschwülste), besonders in der Lunge, in den Knochen, im Gehirn und in der Leber, wodurch die Prognose sehr verschlechtert wird, denn nur eine rechtzeitige operative Entfernung der erkrankten Niere (Nephrektomie) in einem Stadium ohne Metastasen bietet Heilungsaussichten.

Zystenniere

Die *Zystennieren* treten sehr häufig beiderseits auf, stellen meist eine angeborene Hemmungsmißbildung dar, und man spricht daher auch bei diesen Zuständen von *polyzystischer Nierendegeneration.* Bei den Zystennieren finden sich zahlreiche, abgeschlossene, *blasenförmige Hohlräume* in der Niere von verschiedener Größe, die eine klare gelbe bis braune Flüssigkeit enthalten. Im fortgeschrittenen Stadium ist das ganze Nierengewebe von solchen Zysten durchsetzt, es kommt dann zu Blutdruckerhöhung und Niereninsuffizienz mit den Zeichen einer Urämie.

Stauungsniere

Bei der *Stauungsniere besteht eine passive Blutüberfüllung der Nieren,* die besonders bei Erkrankungen des Herzens zur Entwicklung gelangt. Die Niere ist groß, schwer, derb und dunkelrot; bei längerer Dauer der Stauung tritt eine Schädigung des Nierengewebes ein, die manchmal höhere Grade erreichen kann. Der Harn ist bei der Stauungsniere konzentriert, dunkel, enthält geringe Mengen von Eiweiß, spärlich Zylinder und vereinzelt auch rote Blutkörperchen im Sediment. Bei Besserung der Herzfunktion unter dem Einfluß einer herzkräftigenden Behandlung bilden sich auch die Zeichen einer Stauungsniere meist wieder zurück.

Niereninfarkt

Niereninfarkte sind herdförmige, sich an Embolien kleiner Endarterien anschließende Organveränderungen, die dem verstopften Gefäßbezirk entsprechend meist eine Keilform mit der Basis an der Oberfläche besitzen. Bei Niereninfarkten handelt es sich um blasse bis weiße Herde *(anämische* oder *weiße Infarkte),* in deren Bereich das Gewebe abgestorben und das Blut verdrängt ist. Bakteriell nicht infizierte Infarkte können allmählich aufgesaugt werden, so daß schließlich nur eingezogene Narben ohne Funktionsstörungen zurückbleiben. Bakteriell infizierte Infarkte führen zu Abszessen. Niereninfarkte treten im Verlaufe von Herz- und Gefäßerkrankungen ganz plötzlich auf und verursachen Schmerzen, oft beträchtlichen Grades, in der Nierengegend, dabei sind im Harnsediment sehr häufig rote Blutkörperchen nachweisbar.

Erkrankungen der Harnblase
Anatomische und physiologische Einleitung

Die *Harnblase (Vesica urinaria)* ist das zur Ansammlung des Harns dienende Organ und stellt einen häutig-muskulösen Sack dar, der in der Höhle des kleinen Beckens dicht hinter der Schambeinfuge liegt. Hinter der Harnblase liegt beim Manne der Mastdarm, beim Weibe die Gebärmutter. Die Harnblase verengt sich nach vorne unten zum *Blasenhals,* um in die *Harnröhre (Urethra)* überzugehen, der oberste Teil der Harnblase wird als *Scheitel,* der unterste und zugleich weiteste Teil als *Grund* der Harnblase bezeichnet. Die *Harnleiter (Ureter)* münden am hinteren Teil des Blasengrundes in die Harnblase und durchbohren die Blasenwand in schiefer Richtung, wodurch ein Zurücktreten des Harnes aus der Blase in die Harnleiter verhindert wird. Die Harnblase ist innen mit einer

gefäßreichen Schleimhaut ausgekleidet, außen auf der der Bauchhöhle zugekehr-
ten Fläche teilweise vom Bauchfell überzogen. Den Hauptbestandteil der Blasenwand bildet eine starke Muskelhaut, die aus mehreren Schichten aufgebaut ist.
Diejenige Blasenmuskulatur, deren Zusammenziehung (Kontraktion) eine Verkleinerung und damit eine Auspressung des Blaseninhaltes bewirkt, wird als
Harnauspresser (Detrusor vesicae urinariae), während die den Blasenausgang
bildenden und damit die Harnröhrenmündung (Urethramündung) abschließen-
den Muskelschichten als *Blasenschließmuskel* (Sphincter vesicae urinariae) bezeichnet werden. Der Blasensphincter ist dauernd tonisch innerviert und verhindert dadurch das Ausfließen des Harnes aus der Blase. Bei Zunahme des Innen-
druckes in der Blase entsteht das Gefühl des Harndranges. Von einem gewissen
Füllungszustand der Harnblase an werden rhythmische Zusammenziehungen des
Harnauspressers (Detrusor) ausgelöst, welche bestrebt sind, bei gleichzeitiger
Erschlaffung des Blasensphincters den Harn nach außen zu befördern. Die Nerven der Harnblase enthalten sympathische und parasympathische Fasern. Der
Reflexmechanismus der Blasenentleerung wird beim Erwachsenen noch durch das
Großhirn infolge eines Willensaktes beeinflußt, wodurch beim Harndrang nicht
nur durch willkürliche Kontraktionen des Schließmuskels die Harnröhre verschlossen, sondern auch der Schließmuskeltonus verstärkt und der des Harnauspressers herabgesetzt wird.

Zystoskopie

Die *Zystoskopie* besteht in der Besichtigung der Harnblase mit dem Zystoskop. Das Zystoskop ist ein Instrument mit einer Beleuchtungseinrichtung, das
durch die Harnröhre in die Blase eingeführt wird und die Betrachtung der Blase
gestattet. Vor dieser Untersuchung erfolgt eine Reinspülung der Harnblase mit
3%igem Borwasser und eine Auffüllung derselben mit ungefähr 200 ccm Borwasser. Dann erfolgt die Einführung des Zystoskops. Durch das Zystoskop kann
die ganze Blase von innen besichtigt und krankhafte Veränderungen festgestellt
werden. Es sind dabei die beiden Ureterenostien zu sehen, ihr Öffnen und Schließen sowie der aus ihnen abfließende Harn zu beobachten *(Übersichtszystoskopie)*.
Bei der *Chromozystoskopie* wird ein blauer Farbstoff intravenös injiziert und
beobachtet, nach welcher Zeit der Farbstoff von der rechten und von der linken
Niere ausgeschieden wird. Schließlich können in beide Harnleiter von der Blase
aus feine Katheter in die Nierenbecken eingeführt werden *(Ureterenkatheteris-
mus)* und der Harn von der rechten und von der linken Niere getrennt zur
Untersuchung aufgefangen werden. Schließlich kann mit Hilfe der Ureterenkathe-
ter das retrograde Röntgen-Pyelogramm hergestellt werden.

Blasenkatarrh

Der *Blasenkatarrh (Blasenentzündung, Zystitis)* kommt meist durch Infektion von der Harnröhre oder den Nieren her zustande, der jedoch durch körperliche Anstrengung und Exzesse begünstigt wird. Die Keime können auch auf
dem Wege der Blutbahn, durch direkte Einwanderung vom Mastdarm oder durch
unzweckmäßige Handhabung von Instrumenten, z. B. beim Katheterisieren, Zysto-
skopieren usw., in die Harnblase gelangen. Jeder Blasenkatarrh muß einer sorg-
fältigen Behandlung unterworfen werden, da sonst die Gefahr einer aufsteigenden Infektion der Harnwege *(Nierenbecken- und Nierenentzündung, Cysto-Pyelo-
Nephritis)* mit allen ihren schwerwiegenden Folgen besteht. Der Blasenkatarrh

kann von einfacher *katarrhalischer* Natur sein *(Cystitis catarrhalis)* oder *eitrige (Cystitis purulenta)* oder *blutige* Beschaffenheit aufweisen *(Cystitis haemorrhagica).*

Ein *akuter Blasenkatarrh* ist sehr schmerzhaft, im Harn finden sich massenhaft weiße Blutkörperchen, oft auch Eiter und Blut. Je stärker der Entzündungsprozeß ist, um so häufiger ist der Harndrang. Die Behandlung richtet sich nach Möglichkeit gegen das Grundleiden, sonst werden reizlose Kost, Alkoholenthaltung, Wärmeanwendung, Verabreichung von Blasentee, Blasenspülungen mit 3%iger Borsäure, Silbernitrat ($^{0,25}/_{1000}$) usw., ferner sogenannte *Harndesinfizientien* (Urotropin, Cylotropin, Uromed usw.), *Sulfonamide* (Urolucosil, Spasmo-Euvernil), *Antibiotica* (Penicillin, Chloromycetin, Tetracycline) und Furadantin angeordnet. Der Ausgang des Blasenkatarrhs ist Heilung oder in ungünstigen Fällen Übergang in chronische Zystitis. Die *chronische Zystitis* kann sich auch langsam und schleichend entwickeln, z. B. infolge dauernder unvollkommener Entleerung der Harnblase und der dadurch bedingten leichteren Infektionsmöglichkeit, bei Erkrankungen des zentralen Nervensystems, bei Prostatahypertrophie, Prostatakrebs usw. Bei der chronischen Zystitis sind auch die tieferen Schichten mitbeteiligt, wodurch Schrumpfungsprozesse ausgelöst werden können und eine *Schrumpfblase* entsteht. Bei chronischem Blasenkatarrh tritt oft nur ein Gefühl der Völle in der Blasengegend auf, der Harn reagiert alkalisch und enthält fast immer Eiter. Eine derartige chronische Zystitis ruft oft jahrelang nur örtliche Beschwerden hervor; tritt höheres Fieber auf, so wird dadurch meist eine aufsteigende Infektion der Harnwege, d. h. eine Nierenbecken- und Nierenentzündung angezeigt. Die Behandlung besteht wieder vor allem in der Behandlung des Grundleidens, in Blasenspülungen, in der Verabreichung von kochsalzarmer, reizloser Kost, von Blasentee, Harndesinfizientien, Sulfonamiden, Antibiotica, Furadantin, Thermophor usw. Bei chronischer Zystitis ist nicht selten das Anlegen eines Dauerkatheters notwendig, besonders dann, wenn gleichzeitig eine Entleerungsschwierigkeit des Harns, z. B. bei der Prostatahypertrophie, besteht. Bei jeder chronischen Zystitis ist immer eine genaue fachurologische Untersuchung notwendig, um die verschiedenen Ursachen eines derartigen chronischen Blasenkatarrhs und sonstige gleichzeitige Erkrankungen, z. B. Blasentuberkulose, Blasensteine, Geschwülste der Harnblase, festzustellen.

Blasensteine

Die hauptsächlich bei Männern zu beobachtenden *Blasensteine* können sich als Niederschläge aus normalem Harn bilden oder in der Niere entstehen und durch den Harnleiter in die Blase gelangen oder kommen in einem krankhaft veränderten, eitrigen, mit Salzniederschlägen überladenen Harn zur Entwicklung. Bei den Blasensteinen handelt es sich vorwiegend um Harnsäure-, Oxalat- und Phosphatsteine. Die Blasensteine finden sich vereinzelt oder auch in der Mehrzahl, sie sind erbsengroß, können aber auch hühnereigroß werden. Die Beschwerden bestehen in Schmerzen bei der Harnentleerung und bei Körperbewegungen, im Drange zu häufiger Harnentleerung, Blutharnen und manchmal in der plötzlichen Unterbrechung der Harnentleerung durch Steineinklemmung. Es können aber auch alle Beschwerden fehlen. Sicher nachgewiesen werden die Blasensteine mit Hilfe der Zystoskopie. Die Behandlung besteht in der Beseitigung der Steine auf chirurgischem Wege. Neuer Steinbildung wird vorgebeugt durch Einnehmen alkalischer Salze, Trinkkuren mit alkalischen Wässern, Trinken größerer Flüssigkeitsmengen, durch viel Körperbewegung und entsprechende Diät, die auf die chemische Zusammensetzung der entfernten Steine Rücksicht zu nehmen hat.

Blasengeschwülste

Von den *Geschwülsten* der Harnblase sind am häufigsten die *Papillome*[1]. Von bösartigen Geschwülsten tritt der *Krebs (das Karzinom)* in der Harnblase auf. Die Blasengeschwülste wachsen langsam, gutartige Geschwülste können sich in bösartige umwandeln. Die Behandlung der Blasengeschwülste ist rein chirurgisch. Die frühzeitige operative Entfernung auch der gutartigen Papillome ist unbedingt notwendig, zumal diese ohne besondere Schwierigkeiten durchgeführt werden kann.

Erkrankungen der Drüsen mit innerer Sekretion

Die *innere Sekretion* ist durch die Absonderung von Stoffen aus den sogenannten *Drüsen mit innerer Sekretion* oder *endokrinen Drüsen,* die keinen Ausführungsgang besitzen, in das Blut gekennzeichnet. Die abgesonderten Stoffe heißen *Inkrete* oder *Hormone,* diese sind für den Ablauf des normalen Stoffwechsels unentbehrlich und gelangen direkt auf dem Blutwege zu jenen Organen und Stellen des Körpers, wo sie benötigt werden. Alle endokrinen Drüsen arbeiten auf das engste zusammen. Die Funktionsbeeinträchtigung einer endokrinen Drüse zieht daher meist Störungen der anderen Hormonorgane nach sich. Die übergeordnete Drüse, die das ganze innersekretorische System reguliert und das harmonische Zusammenspiel untereinander gewährleistet, ist die *Hypophyse.* Bei den meisten innersekretorischen Störungen und Erkrankungen mit Unterfunktion ist die Zufuhr von künstlich hergestellten Hormonpräparaten von entsprechendem Erfolg begleitet (Hormontherapie).

Hypophyse

Die *Hypophyse (Hirnanhang),* eine Drüse mit innerer Sekretion, liegt im Türkensattel des Keilbeins, ist mit dem Zwischenhirn mittels eines Stieles (Infundibulum) verbunden und besteht aus einem *vorderen drüsigen Teil (Vorderlappen, Adenohypophyse)* und einem *hinteren nervösen Teil (Hinterlappen, Neurohypophyse).* Der Vorder- und Hinterlappen sind durch die Pars intermedia voneinander getrennt.

Im Hypophysenvorderlappen werden *zwei* Gruppen von Hormonen gebildet. Die Angehörigen der *einen* Gruppe beeinflussen die Keimdrüsen; zu diesen gehören das *Follikelreifungshormon,* das *Luteinisierungshormon* und das *Prolaktin.* Die *zweite* Gruppe umfaßt die Hormone, die auf direktem oder indirektem Wege den Stoffwechsel beeinflussen und folgende Bezeichnung führen: *Somatropin, Thyreotropin* und *Corticotropin.*

Das *Somatropin* oder *Wachstumshormon (somatotropes Hormon = STH)* wird von den eosinophilen Zellen des Hypophysenvorderlappens gebildet und ist für das normale Wachstum unentbehrlich. Ferner übt dieses eine besondere Wirkung auf den Eiweißstoffwechsel aus, indem unter dessen Einfluß eine vermehrte Synthese von Eiweiß stattfindet. Weiter sorgt das Somatropin für einen Gleichgewichtszustand des Muskelglykogengehaltes und ist somit auch am Kohlehydratstoffwechsel wesentlich beteiligt. Das *Thyreotropin (thyreotropes Hormon = TTH)* wird höchstwahrscheinlich von den basophilen Zellen des Hypophysenvorderlappens gebildet und reguliert die Tätigkeit der Schilddrüse. Das *Corticotropin (adrenocorticotropes Hormon = ACTH)* wird von den basophilen Zellen des Hypophysenvorderlappens gebildet und reguliert die Tätigkeit der Nebennierenrinde.

Das *Follikelreifungshormon* wird in den basophilen, das *Luteinisierungshormon* in den eosinophilen Zellen des Hypophysenvorderlappens gebildet. Das Follikelreifungs- und Luteinisierungshormon bewirken *zusammen* zur Zeit der Pubertät die Aufnahme der Tätigkeit der Hoden und Eierstöcke, diese besorgen und steuern während der ganzen Zeit der Geschlechtsreife *gemeinsam* die zyklischen Vorgänge in den Eierstöcken, die dann ihrerseits die zyklischen Veränderungen an den Eileitern, an der Gebärmutterschleimhaut und Scheidenschleimhaut auslösen. Auch für die normale Funktion der Hoden

---

[1] *Papillom* = meist gutartige, bindegewebige, einen Epithelüberzug aufweisende Geschwulst mit warziger Oberfläche.

sind diese beiden Hypophysenvorderlappenhormone unentbehrlich. Das *Prolaktin* wird in den eosinophilen Zellen des Hypophysenvorderlappens gebildet, es bewirkt die Absonderung von Milch aus der Brustdrüse, die sogenannte *Laktation,* und hält diese aufrecht. Für die Wirkungsentfaltung des Prolaktins ist aber Vorbedingung die Vorbereitung der Brustdrüse zur Milchsekretion durch das Follikelhormon und Gelbkörperhormon.

Vom Hypophysenhinterlappen werden *drei* Hormone gebildet, die die Bezeichnung *Oxytocin, Vasopressin* und *Adiuretin* führen. Das *Oxytocin* bringt die nichtgravide Gebärmutter und die Gebärmutter während der Geburt zur Kontraktion, das *Vasopressin* steigert den Blutdruck durch Kontraktion der Gefäße und fördert die Kontraktion des Darmes, der Harnleiter, der Harnblase und der Gallenblase, das *Adiuretin* hemmt die Wasserausscheidung und reguliert die Kochsalzausscheidung.

Erkrankungen der Hypophyse

Übermäßige Funktion des Hypophysenvorderlappens durch hyperplastische oder tumoröse Wucherung einer bestimmten Zellform (Hyperplasie der eosinophilen Zellart) bewirkt Riesenwuchs in Form der sogenannten *Akromegalie.* Diese eigenartige Wachstumssteigerung ist dadurch charakterisiert, daß nach Beendigung des allgemeinen Körperwachstums alle sogenannten Gipfelteile der Knochen und Weichteile (Hände, Füße, Unterkiefer, Nase usw.) sich oft beträchtlich verdicken und vergrößern. Neben dieser akromegalen Riesenwuchsform gibt es auch noch einen anderen, *hypophysär bedingten Riesenwuchs,* der mehr oder minder alle Körperteile gleichmäßig betrifft.

Durch hyperplastische oder tumoröse Wucherung einer anderen bestimmten Zellart, meist ebenfalls im Vorderlappen, sehr selten im Hinterlappen (Hyperplasie der basophilen Zellen), kommt das sogenannte CushingsChe *Syndrom (hypophysärer Basophilismus)* zustande: Fettsucht, Blausucht (Zyanose), hoher Blutdruck (Hypertonie), Hautstreifen (Striae cutis), Blutzuckersteigerung, Kalkverarmung der Knochen (Osteoporose), Genitalstörungen usw.

Eine Unterfunktion des Hypophysenvorderlappens kann *Zwergwuchs (hypophysären Zwergwuchs)* hervorrufen, kann aber auch eine Fettsucht *und* Geschlechtsunterentwicklung, die sogenannte *Dystrophia adiposogenitalis* zur Folge haben.

Auf eine Unterfunktion des Hypophysenhinterlappens ist der *Diabetes insipidus (Wasserharnruhr)* zurückzuführen, eine seltene Erkrankung, bei der täglich große Mengen eines dünnen, wasserhellen, zuckerfreien Harns mit sehr niedrigem spezifischen Gewicht ausgeschieden werden und die therapeutisch durch Hypophysenhinterlappenpräparate günstig beeinflußt wird.

Bei hochgradiger Atrophie oder Zerstörung der Hypophyse durch Geschwulstbildungen, Entzündungsprozesse und Embolie entsteht das Symptomenbild der SimmondsChen *Krankheit* oder *hypophysären Kachexie,* die vor allem durch sehr starken Kräfteverfall, Ausfall der Achsel- und Schamhaare, Aufhören der Menses, Atrophie innerer Organe usw. gekennzeichnet ist.

Schilddrüse

Die Schilddrüse (Glandula thyreoidea) ist ein innersekretorisches Organ, das mit seinen beiden Seitenlappen dem Schildknorpel des Kehlkopfes anliegt, während das verbindende Mittelstück, der Isthmus, unterhalb des Ringknorpels des Kehlkopfes die obersten Ringe der Luftröhre überbrückt. Die Schilddrüse produziert zwei Hormone, das *Thyroxin* und das *Trijodthyronin.* Diese regulieren die *Intensität des Stoffwechsels* im gesamten Organismus und in jeder einzelnen Zelle. Das Thyroxin ist mit einem Jodgehalt von 65 % die jodreichste Substanz des Organismus. Das Trijodthyronin ist die wirksamste Form des Schilddrüsenhormons. Die Tatsache, daß sich die Zufuhr minimaler Jodmengen als Kropfprophylaxe bewährt, und die Beobachtung, daß Jodzufuhr oft eine erhöhte Tätigkeit der Schilddrüse bewirkt, weisen auf innige Beziehungen zwischen Jodzufuhr, Schilddrüsentätigkeit und Jodgehalt der Schilddrüse hin. Die Schilddrüsenhormone bestimmen das Ausmaß des Eiweiß-, Kohlehydrat- und Fettumsatzes und damit die Höhe des *Grundumsatzes.* Werden von der Schilddrüse *zu wenig Hormone* gebildet oder an das Blut abgegeben, so ist eine Herabsetzung des Stoffwechsels festzustellen, die in einem *verminderten Grundumsatz* zum Ausdruck kommt. Werden *zuviel Hormone* erzeugt und dem Körper zugeführt, so wird dadurch eine Steigerung der Stoffwechselvorgänge und damit eine *Erhöhung des Grundumsatzes* bewirkt. Jener Zustand, bei dem infolge zu geringer oder fehlender Hormonbildung eine Verminderung des Grundumsatzes zustande kommt, wird als *Unterfunktion der Schilddrüse* oder *Hypothyreose (Myxoedem),* jener Zustand, bei dem infolge Überproduktion von Hormonen eine Steigerung des Grundumsatzes bewirkt wird, als *Überfunktion der Schilddrüse* oder *Hyperthyreose (Thyreotoxikose,* Basedowsche *Krankheit)* bezeichnet. Zur Beurteilung der Schilddrüsenfunktion wird neben der Grundumsatzbestimmung ein *Belastungsversuch mit radioaktivem Jod (J^{131})* durchgeführt *(Radiojodtest).* Bei Hyperthyreosen findet eine raschere und stärkere Speicherung von diesem Jod in der Schilddrüse statt und ist eine Verminderung der Jod-Ausscheidung in den Harn festzustellen; bei Hypothyreosen ist ein gegensinniges Ergebnis zu beobachten.

Kropf

Als *Kropf* oder *Struma* wird jede Form der Vergrößerung der Schilddrüse bezeichnet. Dabei kann die Schilddrüse eine gleichmäßige Vergrößerung seiner sämtlichen Abschnitte oder lediglich eine Größenzunahme einzelner ihrer Teile, bisweilen in einer umschriebenen Form, aufweisen. Jeder Kropfbildung liegt eine Wucherung des Schilddrüsengewebes zugrunde, wobei die Schilddrüse entweder gleichmäßig betroffen ist *(Struma diffusa)* oder aber infolge umschriebener Gewebswucherung Geschwulstknoten (Adenome) aufweist *(Knotenkropf, Struma nodosa).* Bisweilen entstehen in derartigen Kröpfen *Zysten (Struma cystica).* Eine Sonderkropfform ist die bei der Basedowschen Erkrankung zur Entwicklung gelangende *Basedowstruma.*

Ein Kropf stärkeren Ausmaßes bewirkt eine Verdrängung der angrenzenden Teile, nicht so selten eine Kompression der Luftröhre. Derartige Kröpfe mit Verdrängung und Einengung der Luftröhre verursachen Atemnot, Herzbeschwerden, fördern und begünstigen die Entstehung von Bronchialkatarrhen und Lungenblähung. In vielen Fällen ist daher die operative Entfernung des Kropfes notwendig (Strumektomie). Bisweilen entstehen in derartigen Kröpfen bösartige Neubildungen (Sarkome, Karzinome).

In Gebirgsgegenden, die erfahrungsgemäß jodarm sind, werden Kröpfe besonders häufig angetroffen. Die Gebirgsgegenden, deren Boden nur mäßig jodhaltig ist, daher auch deren Wasser, Pflanzen usw. jodarm sind, werden als kropfgefährdete Gebiete beurteilt. Auf Grund dieser Erkenntnis vom Jodmangel in der Nahrung als einer Hauptursache für die Kropfentwicklung wurde in den kropfgefährdeten Gebieten mit Erfolg die sogenannte *Kropfprophylaxe* eingeführt, die darin besteht, daß zwecks Kropfvorbeugung die Verwendung von Vollsalz (= Speisesalz mit 10 mg Jodkalizusatz pro Kilogramm) für Speisezwecke empfohlen wird.

Basedowsche Krankheit

Die *Basedowsche Krankheit (Morbus Basedowi)* wird *durch eine Überfunktion der Schilddrüse* hervorgerufen und äußert sich *in Schwellung der Schilddrüse (Basedowkropf, Basedowstruma), stärkerem Hervortreten der Augen (Glotzauge,*

*Exophthalmus), beschleunigter Herztätigkeit mit Pulsbeschleunigung (Tachy-
kardie),* Herzklopfen, Zittern der Hände *(Tremor),* Neigung zu vermehrter
Schweißbildung, Durchfällen, in größerer Erregbarkeit des ganzen Nervensystems,
Abmagerung, Kräfteverfall usw. und *Steigerung des Grundumsatzes* um 40 bis
50 % und darüber. Dieses Leiden befällt vorwiegend das weibliche Geschlecht
und führt im weiteren Verlauf zu Herz- und Kreislaufstörungen. Krankhafte
Zustände von Überfunktion der Schilddrüse, die nicht das Vollbild der BASEDOW-
schen Krankheit darbieten, werden als *Hyperthyreosen* bezeichnet und unterscheiden sich vom Vollbasedow nur in gradueller Hinsicht. Bei jodempfindlichen Menschen kann bisweilen durch Verabreichung von Jod eine sogenannte *Jod-Hyper-
thyreose* oder ein *Jod-Basedow* hervorgerufen werden.

In schweren Fällen bringt die *teilweise operative Entfernung* der vergrößer-
ten Schilddrüse (Strumektomie) wesentliche Besserung oder Heilung, in für die
Operation nicht geeigneten Fällen werden Röntgen- oder Radiumbestrahlungen
der Schilddrüse mit Erfolg durchgeführt. Ein besonderes Behandlungsverfahren
ist die *Radiojodtherapie* mit Radiojod (J^{131}). In manchen Fällen wird durch das
Dijodtyrosin, das dem Thyroxin entgegenwirkt, weitgehende Besserung erreicht.
Ferner bewähren sich die sogenannten *Thiourazil*-Präparate zur Behandlung der
Hyperthyreose. Sonst ist die Behandlung symptomatisch und besteht in Kohle-
hydratkost, VitaminA-Verabreichung, Liegekur, Aufenthalt in Gebirgsgegenden,
Verabreichung von beruhigenden Mitteln (Brompräparaten, Baldrian, Hovaletten,
Luminaletten, Agrypnaletten, Prominaletten, Bellergal usw.).

Myxödem

Das *Myxödem (Hypothyreose)* ist eine durch Unterfunktion der Schilddrüse
bedingte Krankheit, die durch teigige, auf Durchtränkung des Unterhautzellgewebes mit mucinhaltiger Flüssigkeit beruhende Schwellung und Verdickung der
Haut, Asthenie, Pulsverlangsamung, Darmträgheit, Kachexie und Grundumsatz-
verminderung gekennzeichnet ist. Die Oberhaut ist dabei sehr trocken, rissig und
runzelig, die Haare fallen aus, dazu gesellt sich eine allmähliche körperliche und
psychische Schwerfälligkeit. Ist die Schilddrüsenfunktion schon im frühen Kindesalter infolge angeborenen Mangels oder früh eingetretener Verkümmerung
der Schilddrüse ungenügend, so kommt als wesentliche Erscheinung noch eine
starke Verzögerung des Wachstums hinzu. Als postoperatives Myxödem wird
ein Zustand bezeichnet, der nach vollständiger operativer Entfernung der Schilddrüse auftritt.

Der *Kretinismus* — eine in gewissen Gebirgstälern bisweilen zu beobachtende
Idiotie, bei der zugleich erhebliche Körpermißbildungen bestehen, besonders
Zwergwuchs, Anomalien des Schädels und der Gliedmaßen, kropfige Entartung
der Schilddrüse, Entwicklungshemmung des Geschlechtsapparates — geht mit einer
Beeinträchtigung oder Aufhebung der Schiddrüsenfunktion einher und steht
höchstwahrscheinlich damit in ursächlichem Zusammenhang.

Das Myxödem wird durch Zufuhr von Thyroxin, Trijodthyronin und Schild-
drüsentabletten mit ausgezeichnetem Erfolg behandelt.

Epithelkörperchen

Die *Epithelkörperchen (Nebenschilddrüsen, Glandulae parathyreoideae)* sind vier
kleine, erbsengroße, drüsige Organe mit innerer Sekretion, die in der Regel der hinteren
Fläche der Schilddrüse, je zwei beiderseits, anliegen. Das Hormon der Epithelkörperchen
reguliert den Kalkstoffwechsel und heißt *Parathormon.*

Tetanie

Die *Tetanie* entsteht bei *ungenügender* oder *fehlender Funktion der Epithel-körperchen*. Die Funktionsverminderung oder der Funktionsausfall der Epithelkörperchen ist mit einer *Herabsetzung des Kalkgehaltes des Blutes (Hypokalzämie)* verbunden. Bei Kropfoperationen muß besonders darauf geachtet werden, daß die Epithelkörperchen nicht mitentfernt werden, da nach Entfernung derselben Tetanie auftritt.

Die Tetanie ist durch das Auftreten von schmerzhaften, langdauernden, sogenannten tonischen Krämpfen in meist symmetrischen Muskelgruppen der Gliedmaßen ohne Bewußtseinsstörung, bei Kindern unter Umständen kombiniert mit Stimmritzenkrampf gekennzeichnet. Die Krämpfe beginnen zuerst in den Fingern und Zehen und gehen dann auf die Arme und Beine über, wobei die Haltung der Finger eine sehr typische ist (Pfötchenstellung). Bei der Tetanie besteht eine mechanische Übererregbarkeit motorischer Nerven. Als Ausdruck der Übererregbarkeit des Nervus facialis treten bei Beklopfen der Wange Zuckungen des Mundwinkels auf (CHVOSTEK-Zeichen). Auch im anfallsfreien Stadium besteht jedoch eine ständige Krampfbereitschaft (latente Tetanie), die bei besonderen Beanspruchungen des Organismus, wie sie z. B. eine Schwangerschaft mit sich bringt, jederzeit in eine akute Tetanie mit schwersten Krämpfen umschlagen kann. Ein Druck auf die Hauptnervenstränge führt bei latenter Tetanie zum Auftreten von Krämpfen (TROUSSEAUsches Phänomen). Die künstliche Auslösung eines Krampfzustandes, z. B. im Gebiet eines Unterarmes, kann durch eine zirka fünf Minuten dauernde Abschnürung des Oberarmes mit einer Gummimanschette bewirkt werden.

Durch diätetische Maßnahmen, wie Verabreichung von Milch und Kalziumsalzen oder ganz allgemein einer lacto-vegetabilen Kost, ist es möglich, Krampfanfälle zu verhindern oder mindestens an Zahl und Stärke zu vermindern. Ferner werden durch das antitetanische Präparat Nr. 10 (A. T. 10), z. B. Calcamin, äußerst günstige Erfolge erzielt, das dem Parathormon in jeder Hinsicht überlegen ist. Das Parathormon findet daher in der Therapie der Tetanie kaum besondere Anwendung. Im Tetanieanfall ist am wichtgsten die intravenöse Darreichung von Kalkpräparaten, die auch meist innerhalb ganz kurzer Zeit derartige Anfälle zum Verschwinden bringt.

Ostitis fibrosa cystica

Bei *Überfunktion der Epithelkörperchen,* die meist durch kleine Geschwülste in ihnen bedingt ist, entwickeln sich schwere Veränderungen in den Knochen mit Zystenbildung im Sinne der *Ostitis fibrosa cystica* (RECKLINGHAUSEN). Diese Knochenveränderungen können mehr oder minder über das ganze Knochensystem verbreitet sein oder sich nur auf umschriebene Bezirke beschränken. Der Blutkalziumgehalt ist bei dieser Erkrankung meist deutlich erhöht *(Hyperkalzämie).* Therapeutisch ist die operative Entfernung derartiger Epithelkörperchengeschwülste meist von ausgezeichneter Wirkung.

Nebennieren

Die *Nebennieren (Glandulae suprarenales)* sind ein paariges Organ, das dem oberen Pol jeder Niere anliegt. Die Nebenniere besitzt eine halbmondförmige oder dreieckige Gestalt und läßt eine festere gelbbräunliche *äußere Zone, die Rinde,* und eine weichere braunrote *innere Schichte, das Mark,* unterscheiden.

Ihre Länge beträgt beim Erwachsenen 4 bis 6 cm, ihre Breite 3 cm. Die Rinde besteht aus Zellen, die in drei bestimmt gegliederten Schichten angeordnet sind. Die Rindensubstanz und die Marksubstanz stellen in funktioneller Hinsicht zwei verschiedene Organe dar.

Das *Nebennierenmark* sondert zwei in ihrer Wirkung ähnliche *Hormone* ab, das *Adrenalin* und das *Noradrenalin*. Das *Adrenalin* bewirkt eine Gefäßverengerung und eine Blutdrucksteigerung, wobei eine Tachykardie entsteht, ferner wird unter dem Einfluß des Adrenalins eine Erhöhung des Blutzuckerspiegels (Adrenalinhyperglykaemie) hervorgerufen. Die Wirkung des Adrenalins ist nur von kurzer Dauer. Das *Noradrenalin* ähnelt in seinen Wirkungen zum Teil dem Adrenalin. Das Noradrenalin verursacht ebenfalls eine Gefäßverengung und Blutdruckerhöhung. Eine Ausnahme machen dabei die Kranzgefäße des Herzens, die unter der Einwirkung des Noradrenalins eine Erweiterung erfahren. Das Noradrenalin übertrifft die blutdrucksteigernde Wirkung des Adrenalins, dieses erzeugt eine Bradykardie, es entfaltet nur eine geringe Wirkung auf den Blutzucker und spielt eine wichtige Rolle bei der Regulierung des Blutzuckers und der Verteilung des Blutes.

Eine *Nebennierenmark-Überfunktion* kann durch einen aus den Zellen des Nebennierenmarkes bestehenden Tumor *(Marktumor)*, durch das sogenannte *Phaeochromozytom*, mit vermehrter Adrenalin- und Noradrenalin-Produktion hervorgerufen werden. Kommt es zu einer stufenweisen Überschwemmung des Organismus mit Nebennierenmark-Hormonen, so entstehen gefährliche Blutdruckkrisen mit plötzlichen Blutdruckanstiegen, Tachykardie, Blässe, Schweißausbruch, Zittern, Angstgefühle, Kopfschmerzen, Erbrechen und Dyspnoe. Die Anfälle mit einer Dauer bis zu zwei Stunden können durch Aufregungen, Anstrengungen, Pressen beim Stuhlgang usw. ausgelöst werden, sie können aber auch spontan auftreten. Bei dauernder Abgabe von vermehrten Nebennierenmark-Hormonen beherrscht die Dauer-Hypertonie das Kankheitsbild. Die Behandlung besteht in der operativen Beseitigung des Tumors.

Eine *Unterfunktion des Nebennierenmarkes* entsteht auch bei völliger Zerstörung beider Nebennieren *nicht*, da andere Produktionsstätten, vor allem die Brust- und Lendenteile des sympathischen Nervensystems den Hormonausfall übernehmen.

Von der *Rinde*, dem lebenswichtigen Anteil der Nebennieren, werden die *Nebennierenrindenhormone*, die sogenannten *Corticosteroide*, gebildet, die sich in zwei Gruppen einteilen lassen: in die *Glukocorticoide* und in die *Mineralocorticoide*. Die Hauptvertreter der Glukocorticoide sind das *Cortison*, das *Hydrocortison*, das *Prednison* und das *Prednisolon*. Den Hauptanteil an den Glukocorticoiden hat das Hydrocortison, das als *Cortisol* bezeichnet wird. Die Glukocorticoide spielen eine wichtige Rolle im Kohlehydrat- und Eiweißstoffwechsel. Unter ihrem Einfluß werden Aminosäuren in Traubenzucker übergeführt, werden Kohlehydrate in Form von Glykogen in der Leber und in der Muskulatur gespeichert, wird die Glykogenolyse gehemmt und der Verbrauch an Kohlehydraten herabgesetzt. Die Glukocorticoide besitzen auch eine antiallergische Wirkung. Der Hauptvertreter der Mineralocorticoide ist das *Aldosteron* bzw. das synthetische *Desoxycorticosteronacetat (Doca)*. Von diesem wird der Natrium-, Chlor- und Kaliumstoffwechsel sowie der Wasserhaushalt reguliert. Es bewirkt eine starke Retention von Kochsalz, somit auch von Wasser, und fördert die Ausscheidung von Kalium mit dem Harn. Von der Nebennierenrinde werden außer diesen Corticosteroiden noch *Steroide mit androgener Wirkung* gebildet, die auch einen Einfluß auf den Eiweißstoffwechsel ausüben.

Die *Nebennierenrinden-Überfunktion* ist auf eine Nebennierenrinden-Hyperplasie oder auf einen hormonalaktiven Tumor der Nebennierenrinde (Rindenkarzinom oder Rindenadenom) mit vermehrten Produktionen von Rindenhormonen zurückzuführen und tritt in verschiedenen Formen in Erscheinung. Es gibt eine primäre und eine sekundäre Nebennierenrinden-Hyperplasie. Bei vermehrter Produktion von *Glukocorticoiden* als Folge einer primären Nebennierenrinden-Hyperplasie oder als Folge eines hormonalaktiven Nebennierenrindentumors entsteht das Cushing-*Syndrom,* das im klinischen Erscheinungsbild mit der Cushingschen Krankheit übereinstimmt. Bei dieser Cushing-*schen Krankheit (Morbus Cushing)* besteht ein basophiles Adenom des Hypophysenvorderlappens mit vermehrter ACTH-Bildung und mit nachfolgender sekundärer Nebennierenrinden-Hyperplasie. Die sekundäre Nebennierenrinden-Hyperplasie ist also die Folge dieser besonderen Hypophysen-Erkrankung. Wird von einem Nebennierenrindentumor Aldosteron in vermehrter Menge produziert, so entsteht der *primäre Hyper-Aldosteronismus (Connsche Krankheit)* mit folgenden Symptomen: Muskelschmerzen, Paresen, Paraesthesien, Tetanie, Polyurie, Hypertonie, Ödeme, Erniedrigung der Serum-Kalium-Werte usw. Durch die Entfernung des Tumors erfolgt Heilung. Wird durch einen Tumor oder durch eine Hyperplasie der Nebennierenrinde eine vermehrte Ausscheidung von *Androgen* bewirkt, so entsteht das *adrenogenitale Syndrom:* vorzeitiges Auftreten der sekundären Geschlechtsmerkmale bereits im 2. bis 5. Lebensjahr bei infantilen Keimdrüsen, wobei immer ein verstärkter männlicher Behaarungstyp im Bereiche der Schamgegend besteht. Eine Sonderform ist der *Hirsutismus* mit vorzeitiger Entwicklung des Gesamtkörpers, mit geschlechtlicher Frühreife und mit übermäßiger, abnormer Behaarung.

Ein völliger Ausfall der Funktion der Nebennierenrinde durch Zerstörungsprozesse in beiden Nebennieren führt zur Addison*schen Krankheit.*

Addisonsche Krankheit

Durch krankhafte Prozesse der Nebennieren, wie Tuberkulose, Syphilis, Krebs usw., wird die sogenannte Addison*sche Krankheit* hervorgerufen, wobei die Hauptursache an diesem klinischen Symptomenbild auf die *Zerstörung der Nebennierenrinde* zurückzuführen ist. Die Addisonsche Krankheit ist daher der Ausdruck eines zunehmenden Funktionsausfalles der Nebennieren. Unter Magen- und Bauchschmerzen, Durchfällen, zunehmender Schwäche *(Adynamie),* oft auch Fieber, entwickelt sich eine allmähliche charakteristische Braunfärbung der Haut *(Bronzekrankheit, Melanodermie),* oft auch verbunden mit dem Auftreten von braunen Farbstoffflecken auf der Mundschleimhaut. Der Blutdruck ist dabei meist stark herabgesetzt *(Hypotonie),* ebenso ist der Blutzuckergehalt in der Regel erniedrigt *(Hypoglykämie).* Trotz aller Versuche mit entsprechender Hormonbehandlung tritt meist nach längerem Siechtum infolge zunehmender Kachexie der Tod ein.

Inselorgan der Bauchspeicheldrüse

Die *Bauchspeicheldrüse (Pankreas)* gibt außer dem Bauchspeichel nach dem Darm hin in das Blut *innersekretorisch zwei Hormone* ab, das *Insulin* und das *Glukagon,* die von den im Schwanzteil des Pankreas gelegenen Langerhansschen Inseln, dem sogenannten *Inselorgan,* produziert werden. Vor allem das Insulin reguliert den Zuckerstoffwechsel und sichert dadurch den normalen Blutzuckergehalt. Der normale Blutzuckergehalt im nüchternen Zustand beträgt mit den Reduktionsmethoden 90 bis 120 mg⁰/₀, mit den enzymatischen Methoden 65 bis 100 mg⁰/₀. Bei verminderter oder fehlender Insulinproduktion infolge Unterfunktion oder Funktionsausfall des Langerhansschen Inselorgans kommt es zur Entwicklung einer schweren Störung des gesamten Zuckerstoffwechsels im Sinne eines Diabetes mellitus.

Vom Inselorgan der Bauchspeicheldrüse wird noch ein zweites Inkret oder Hormon abgesondert, das die Bezeichnung *Glukagon* führt und im wesentlichen eine dem Insulin entgegengerichtete Wirkung ausübt.

Diabetes mellitus

Der *Diabetes mellitus (Zuckerkrankheit, Zuckerharnruhr)* ist durch erhöhten *Blutzuckergehalt (Hyperglykämie)* und durch *Zuckerausscheidung im Harn (Glykosurie),* oft in beträchtlicher Menge, gekennzeichnet. Bei diesem Zucker, der die Hyperglykämie und Glykosurie bewirkt, handelt es sich um *Traubenzucker* (= Glukose-Dextrose).

Bis zum 40. Lebensjahr ist die Diabeteshäufigkeit verhältnismäßig gering, wobei beide Geschlechter etwa gleichmäßig betroffen werden. Dann steigt die

Erkrankungsziffer erheblich an, die höchste Erkrankungsfrequenz wird zwischen dem 60. und 70. Lebensjahr erreicht, dabei überwiegen die zuckerkranken Frauen stark gegenüber den Männern. Der Diabetes mellitus beruht auf einer vererbbaren Anlage, wobei der Ernährungseinfluß sehr bedeutsam ist. Denn die Diabeteshäufigkeit nimmt in Hungerzeiten (Kriegsjahre, Nachkriegsjahre) deutlich ab und zeigt entsprechend dem Ansteigen der kalorienreichen Ernährung mit der Besserung der Lebensverhältnisse eine starke Zunahme. Ferner stellen psychische Dauerbelastungen und eine ungenügende Betätigung des Muskelorgans Umstände dar, die das Auftreten eines Diabetes begünstigen.

Subjektiv wird die betroffene Person auf ihr Leiden durch übergroßen *Durst* und reichliche *Harnmengen* sowie durch großen *Hunger* bei gleichzeitiger dauernder Mattigkeit, verminderter Leistungsfähigkeit und Körpergewichtsabnahme aufmerksam. Der vermehrte Hunger und die Gewichtsabnahme sind durch die ungenügende Verwertung der aufgenommenen Nahrung bedingt. Der Körper hat die Fähigkeit, den Zucker zu verbrennen, zum Teil verloren. Ursächlich hängt die Zuckerkrankheit mit einer *Unterfunktion des* LANGERHANS*schen Inselorgans* in der Bauchspeicheldrüse zusammen, als deren Folge zu wenig oder kein Insulin zur Regulierung des Zuckerstoffwechsels zur Verfügung steht. Es gibt auch Fälle von Diabetes mellitus, bei denen die zu starke Eiweißzufuhr neben der gestörten Kohlehydratverbrennung eine Steigerung des Blutzuckergehaltes und der Zuckerausscheidung im Harn bewirkt, da auch aus Eiweiß Zucker gebildet werden kann. Diese Diabetesfälle werden als „*eiweißempfindlich*" bezeichnet. Bei vielen Fällen von Diabetes mellitus ist auch der *Abbau der Fette unvollkommen,* und es treten dann *saure Stoffwechselprodukte (Aceton, Acetessigsäure, β-Oxybuttersäure)* auf, die sich im Blut anhäufen und im Harn und in der Ausatmungsluft ausgeschieden werden, wobei sie diesen einen obstartigen Geruch verleihen. Im Endstadium dieser Säurevergiftung entsteht ein *Zustand tiefster Bewußtlosigkeit (Koma diabeticum)* mit der charakteristischen großen Atmung (sogenannte KUSSMAULsche Atmung), der bei nicht rechtzeitiger energischer Behandlung mit Insulin und Kohlehydratzufuhr zum Tode führt.

Leichte Fälle des Diabetes mellitus können unter antidiabetischer Behandlung viele Jahre bestehen, ohne daß es zur Ausscheidung von Acetonkörpern kommt und ohne daß die Gefahr eines Komas besteht. Besonders bei älteren Leuten tritt häufig ein Diabetes mellitus auf, der fast nie ernste Formen annimmt *(Altersdiabetes).* Die Diabeteskranken neigen zu Tuberkulose, Eiterungsprozessen (Furunkulose, Abszesse, Phlegmone usw.) mit schlechter Heilungstendenz, zu Ernährungsstörungen der Arterien, besonders der Füße in Form des Brandes (Gangrän) und zu Nervenentzündungen (Neuritis).

Die Diagnose wird durch den Nachweis des Harnzuckers und des erhöhten Blutzuckergehaltes gesichert. Der Nachweis des Harnzuckers erfolgt mittels der Zuckerproben (z. B. NYLANDERsche Probe, FEHLINGsche Probe). Zur Feststellung des Prozentgehaltes des Zuckers im Harn wird das *Polarimeter* benötigt, ein Apparat, der zur Bestimmung der Drehung des polarisierten Lichtes durch Lösungen dient. Die Berechnung der ausgeschiedenen Zuckermenge in Grammen innerhalb von 24 Stunden setzt die genaue Kenntnis der 24stündigen Harnmenge voraus. Der Blutzuckergehalt wird durch besondere chemische Untersuchungen ermittelt. Der Prozentgehalt des Harns an Zucker schwankt zwischen 1 bis 10 %, die in 24 Stunden ausgeschiedene Zuckermenge kann manchmal mehrere 100 g betragen. Da 1 g Zucker 4,1 Kalorien entspricht, kann man daraus ersehen, welch großer Kalorienverlust für den Körper durch den unausgenützten Zuckerabgang im Harn entsteht. Maßgebend für die Schwere eines

Falles von Diabetes mellitus sind die Höhe des Blutzuckers und des Harnzuckers, die Neigung zur Acetonkörperbildung und die Eiweißempfindlichkeit.

In leichten Fällen kann durch entsprechende kohlehydratarme Diät, häufig in Verbindung mit Einschränkung der Eiweißmenge, die Zuckerausscheidung zum Schwinden gebracht werden; wenn die einfache Herabsetzung der Kohlehydrate nicht genügt, so werden dann Karenztage in Form von *Gemüsetagen* durchgeführt. Die *antidiabetische Diät* wird in der Regel in *Weißbroteinheiten* angegeben. Eine *Weißbroteinheit (= Broteinheit)* ist die Kohlehydratmenge in Gramm, die in einer Weißbrotmenge von 20 g enthalten ist (= 12 g Kohlehydrate). Die *Einstellungs-* bzw. *Behandlungsdiät* eines Diabetikers umfaßt in der Regel einen Kohlehydratgehalt von 10 bis 15 Weißbroteinheiten (= 120 bis 180 g Kohlehydrate), eine Eiweißmenge von 80 bis 100 bis 120 g und einen Fettgehalt von 70 bis 90 g.

Als außerordentlich nützlich haben sich die *Haferkuren* erwiesen, bei denen zwei bis drei Tage lang Hafer, nebst Fett und Eiern, verabreicht wird. Obwohl mit dem Hafer größere Kohlehydratmengen zugeführt werden, seine Verabreichung also völlig widersinnig erscheint, ist die Wirkung auf den Zuckerstoffwechsel an den folgenden Tagen sehr gut. Anstatt des Hafers können zur Durchführung derartiger Kohlehydratkuren auch *Mehlfrüchte* verwendet werden. Bei Diabetikern mit Acetonkörpern im Blut und Harn ist eine zeitweilige Erhöhung der Kohlehydrate in der Nahrung zwecks normaler Verbrennung des Fettes und der dadurch bedingten Zurückdrängung der Acetonkörper notwendig. Auch in diesen Fällen mit reichlicher Acetonkörperbildung erweisen sich die Haferkuren als sehr günstig. Bei sogenannten eiweißempfindlichen Diabetesfällen ist die Herabsetzung des Eiweißes notwendig.

In schweren Fällen muß das künstlich hergestellte Hormon des Inselorgans der Bauchspeicheldrüse, das *Insulin,* verabreicht werden. Die Dosierung des Insulins erfolgt in Einheiten (40 E in einem Kubikzentimeter), es kommt in Injektionsform zur Anwendung und wird in der Regel subkutan gegeben. Man unterscheidet das *gewöhnliche Insulin („Altinsulin")* und das *Depotinsulin.* Die Wirkung des gewöhnlichen Insulins setzt sehr schnell ein, klingt aber bereits innerhalb von ein bis zwei Stunden wieder ab. Es ist daher notwendig, daß das gewöhnliche Insulin (Altinsulin) ungefähr 20 bis 30 Minuten vor den Hauptmahlzeiten verabreicht wird. Die Insulinwirkung ist genau zu überwachen, denn durch eine auch nur geringe Überdosierung kann eine zu starke und zu plötzliche Herabsetzung des Blutzuckergehaltes herbeigeführt werden, wodurch ein gefährlicher Zustand ausgelöst wird, der als *hypoglykämischer Symptomenkomplex (Hypoglykämie = Unterzuckerung des Blutes)* bezeichnet wird und durch zu niedrigen Blutzuckergehalt charakterisiert ist: Schwäche, Schwindel, motorische Unruhe, starke Schweißbildung, Heißhunger, Krämpfe, Verwirrtheit, Benommenheit, Bewußtlosigkeit. Derartigen Zuständen ist schon in ihrem Beginn durch Verabreichung von Zuckerwasser, Zuckerlimonaden, gezuckertem schwarzem Kaffee oder Tee entgegenzuwirken. Bei sehr schwerer Hypoglykämie müssen intravenöse Traubenzuckerinjektionen gegeben werden, die in der Regel eine rasche Besserung herbeiführen. Im Koma diabeticum sind in kurzen Abständen große intravenöse und subkutane Insulindosen, hochprozentige intravenöse Traubenzuckergaben bzw. Traubenzuckerinfusionen, Herz- und Kreislaufmittel usw. zu verabreichen.

Die Einführung der sogenannten *Depotinsuline* mit verzögerter Wirkung, daher auch *Verzögerungsinsuline* genannt, bedeutet einen wesentlichen Fortschritt in der Insulinbehandlung der Zuckerkranken. Das Depotinsulin wird langsam resorbiert, infolgedessen wird eine lang anhaltende Wirkung ausgeübt, die Zahl der Insulininjektionen wird dadurch vermindert, und meist ist auch die benötigte Depotinsulinmenge geringer als beim sogenannten „Altinsulin". Das Depotinsulin muß aber morgens, vormittags oder mittags eingespritzt werden, damit sich seine Wirkung während des Tages auf die durch die Nahrungsaufnahme veranlaßten Stoffwechselvorgänge entfalten kann. Würde die Depotinsulinwirkung infolge späterer Verabreichung in die Nacht hineinreichen, also unter Umständen in einen nüchternen Zustand, so könnte dadurch während des Schlafes eine Hypoglykämie mit ihren teilweise schweren Erscheinungen auftreten. Ein derartiges Depotinsulin wird wegen seines zusätzlichen Gehaltes an Zink und Protamin als *Zink-Protamin-Insulin* bezeichnet. Ein weiteres Depotinsulin ist das sogenannte *Di-Insulin,* in dem das Prinzip der Vereinigung der Wirkung des Alt- und Verzögerungsinsulins verwirklicht ist. Weitere Depotinsuline mit verzögernder Wirkung sind das *Komb-Insulin,* das *Long-Insulin* und das *Lente-Insulin.* Das Lente-Insulin steht in dreifacher Form zur Verfügung: als *Insulin Semilente* (Wirkungsdauer 12 bis 16 Stunden), als *Insulin Lente* (Wirkungsdauer 18 bis 24 Stunden) und als *Insulin Ultralente* (Wirkungsdauer 24 bis 36 Stunden). Das Altinsulin ist durch die Einführung der Depotinsuline nicht völlig überflüssig geworden, da dieses für akute Insulinwirkungen, wie z. B. im Koma diabeticum, nach wie vor benötigt wird.

In letzter Zeit hat sich ein neuer Weg einer *peroralen Diabetestherapie* angebahnt. Es wurden blutzuckersenkende Harnstoffderivate entdeckt, die als pharmazeutische Präparate unter dem Namen *Invenol, Nadisan, Artosin, Rastinon, Orinase, Diabinese* und *Silubin* in Tablettenform bei *gewissen* Fällen von Diabetes mellitus erfolgreich zur Anwendung gelangen. Diese Präparate wirken unter Anreicherung von Leberglykogen blutzuckersenkend. Voraussetzung hierfür ist ein funktionstüchtiger Rest von Inselgewebe, d. h. also grundsätzlich das Vorhandensein von Insulin.

Überfunktion des Inselorganes der Bauchspeicheldrüse

Bei der *Überfunktion des Inselorgans der Bauchspeicheldrüse,* einem äußerst seltenen Vorkommnis, entsteht ohne äußeren Anlaß, nicht so selten in anfallsartiger Form, der *Symptomenkomplex der Hypoglykämie* („Unterzuckerung des Blutes"), der sogenannten *Spontanhypoglykämie:* Schweißausbruch, Hungergefühl, motorische Unruhe, Zittern, Krämpfe, Schwäche, Schwindel, Bewußtseinstrübung, Bewußtlosigkeit usw.

Die Ursache dieser Erkrankung ist eine Überproduktion von Insulin *(Hyperinsulinismus),* die auf eine Wucherung des Inselorgans von bisweilen geschwulstartiger Natur, d. h. auf sogenannte *Inseladenome* zurückzuführen ist. Im Anfall ist das Mittel der Wahl der Traubenzucker (Glukose, Dextrose), dessen intravenöse Verabreichung in hochprozentiger Form diese Symptome raschest beseitigt. Manchmal ist in derartigen Fällen durch operative Entfernung dieser Geschwulstbildung eine Dauerheilung zu erreichen.

Keimdrüsen

Die Tätigkeit der *Keimdrüsen* steht unter der Herrschaft des Follikelreifungshormons und des Luteinisierungshormons, d. h. der *übergeordneten Sexualhormone des Hypophysenvorderlappens,* die für den Eintritt der Pubertät und des Seniums bestimmend ist.

Das im Hoden produzierte *männliche Keimdrüsenhormon* heißt *Testosteron* und bewirkt die Geschlechtsreife und die Ausbildung der sekundären Geschlechtsmerkmale (männliche Behaarung, Bartwuchs, Wachstum des Kehlkopfes mit Stimmbruch), ist bestimmend für den Geschlechtstrieb und die männliche psychische Einstellung. Tritt bei einem männlichen Individuum vor der Geschlechtsreife ein Funktionsausfall der Keimdrüsen ein, z. B. bei Kastraten, so gelangen die charakteristischen sekundären Geschlechtsmerkmale nicht mehr zur Ausbildung. In derartigen Fällen sind neben dem Ausbleiben der sekundären Geschlechtsmerkmale, welches in erster Linie im gesamten Habitus, in der Ausbildung der Bart-, Achsel- und Schamhaare und in der Differenzierung der Psyche zum Ausdruck kommt, folgende Erscheinungen festzustellen: Infantiler Kehlkopf mit hoher Stimme (Kastratenstimme), mangelhafte Ausbildung des Genitalapparates, Fettansatz, Verzögerung der Verknöcherung und dadurch bedingtes besonderes Längenwachstum. Bei Funktionsausfall der Keimdrüsen bei männlichen Erwachsenen treten Rückbildung des Genitalapparates und Fettansatz auf.

Der Funktionsausfall der Keimdrüsentätigkeit beim weiblichen Individuum führt im Kindesalter zu dauerndem Infantilismus, bei weiblichen Personen nach der Geschlechtsreife wird dadurch Rückbildung des Geschlechtsapparates mit Gebärmutteratrophie und Sistieren der Menstruation, Rückbildung der sekundären Geschlechtsmerkmale und Fettansatz verursacht.

Die *innersekretorische Funktion* der weiblichen Keimdrüse, *des Ovariums,* ist an zwei verschiedene, sezernierende Gewebe gebunden:

1. An die *Eierstockfollikel,* in deren Flüssigkeit das wirksame *Follikelhormon (Oestradiol)* nachzuweisen ist, und

2. an die *Corpora lutea (Gelbkörper),* welche während ihres Bestehens das *Corpusluteum-Hormon (Progesteron)* produzieren. Das Corpus-luteum-Hormon (Progesteron) tritt nach dem etwa in der Mitte zwischen zwei Menstruationen erfolgenden Follikelsprung in Erscheinung und wird in dem aus den Resten des gesprungenen Follikels entstehenden Gelbkörper (Corpus luteum) gebildet.

Man unterscheidet zwei Formen von Follikeln, die sogenannten *Primärfollikel* und die sich daraus allmählich entwickelnden, mit Follikelflüssigkeit gefüllten Sekundärfollikel oder GRAAFsche *Follikel,* aus denen in der Mitte zwischen zwei Menstruationen ein Ei ausgestoßen wird *(Ovulation).*

Das *Follikelhormon* ist der auslösende Faktor für den Eintritt der Geschlechtsreife, für die Ausbildung der sekundären Geschlechtsmerkmale (weibliche Behaarung, Stimme, Ausbildung der Brustdrüsen) und für die psychische Differenzierung des weiblichen Individuums; ferner löst das Follikelhormon den Geschlechtstrieb aus und ist die Ursache des beginnenden Sexualzyklus. Zu geringe oder fehlende Produktion des Follikelhormons führt bei weiblichen Individuen vor der Geschlechtsreife zu Kastratentypen, im Kindesalter zum Infantilismus und bei Erwachsenen zum frühzeitigen Klimakterium. Die Vorbereitung für die Einpflanzung eines etwa befruchteten Eies und die Vollendung des Sexualzyklus bis zur Menstruation wird durch das *Corpus-luteum-Hormon* herbeigeführt. Dieses sorgt ferner für die Einleitung und Erhaltung der Schwangerschaft.

Klimakterium

Die *Wechseljahre (Klimakterium)* sind bei der Frau jener Lebensabschnitt — in unseren Breiten meist zwischen dem 45. und 50. Lebensjahr —, in dem die Geschlechtsfunktionen erlöschen, bedingt durch das bald raschere, bald langsamere Aufhören (Ausfallen) der Eierstocktätigkeit und damit der Menstruation (Menopause). Die Wechseljahre sind oft mit mannigfachen und verschieden starken Beschwerden verbunden, den sogenannten Ausfallserscheinungen: Allgemeine Nervosität, Schlaflosigkeit, Herzklopfen, Stimmungswechsel, Wallungen (Kongestionen), Kopfschmerzen, Blutdruckerhöhung, Neigung zu starker Schweißbildung usw. Das Ausbleiben der Menstruation vollzieht sich selten plötzlich, meist durch immer seltener und geringer werdende Blutungen; häufig gehen jedoch überstürzte, zu häufige, zu lange und zu starke Blutungen der Menopause voraus.

Die Ausfallserscheinungen können durch Eierstockpräparate oder durch symptomatisch wirkende Mittel, die Kalk, Brom, Baldrian, Theobromin usw. enthalten, verringert werden. Wichtig ist ferner ein richtiges hygienisch-diätetisches Verhalten, bestehend in hinreichender Bewegung im Freien, reizloser, leicht verdaulicher Kost, Vermeidung von Nikotin, Alkohol, Tee und Kaffee, heißen Getränken und Gewürzen und Sorge für regelmäßige Stuhlentleerung.

Erkrankungen der Gelenke

Akuter Gelenkrheumatismus

Der *akute Gelenkrheumatismus (Polyarthritis rheumatica acuta)* ist eine sehr verbreitete *infektiöse* Erkrankung, deren Erreger jedoch unbekannt ist. Er kann jedes Alter befallen und tritt besonders zwischen dem 15. und 40. Lebensjahr auf, Männer werden etwas häufiger betroffen als Frauen. Meist geht eine Erkältung voraus, sehr oft wird die akute Polyarthritis durch eine *Mandelentzündung (Tonsillitis, Angina)* eingeleitet.

Die Krankheit beginnt entweder plötzlich oder nach einem uncharakteristischen Vorstadium von Unbehagen, allgemeiner Hinfälligkeit mit Gelenkschmerzen. Die eigentliche Erkrankung geht mit mehr oder minder starken *Schwellungen eines* oder *mehrerer Gelenke* und *Fieber* einher. Die meist sehr heftigen Gelenkschmerzen sind von stechendem, ziehendem oder reißendem Charakter. Die erkrankten Gelenke sind bei Bewegung und Berührung äußerst schmerzhaft, die Haut darüber ist gerötet und fühlt sich heiß an. Die Kranken neigen häufig zu sehr reichlicher Schweißbildung. Nach einigen Tagen bilden sich bisweilen die ersten Gelenkerscheinungen wieder zurück, dagegen werden andere bis jetzt nicht betroffene Gelenke neu befallen. So kann sich die Krankheit wochen- und monatelang hinziehen und schließlich ausheilen, ohne an den Gelenken dauernde Folgen zu hinterlassen. Der akute Gelenkrheumatismus neigt zu Nachschüben und Rückfällen, die sich bisweilen erst nach Jahren und manchmal mehrmals einstellen. Es besteht stets eine beträchtliche Beschleunigung der Senkungsreaktion der Erythrozyten. Als Komplikationen gesellen sich zum akuten Gelenkrheumatismus nicht selten hinzu: eine *Herzklappenentzündung (Endokarditis)*, die die Herzkraft empfindlich beeinträchtigt und meist unter Hinterlassung eines dauernden Herzklappenfehlers ausheilt, ferner eine *Herzbeutelentzündung (Perikarditis)*, eine *Herzmuskelentzündung (Myokarditis)* und eine *Rippenfellentzündung (Pleuritis)*. Vereinzelt bleibt die Entzündung an einem oder an mehreren Gelenken bestehen und wird chronisch *(sekundär-chronischer Gelenkrheumatismus)*.

Primär chronischer Gelenkrheumatismus

Neben dem sekundär-chronischen Gelenkrheumatismus, der sich aus einer akuten rheumatischen Polyarthritis entwickelt, gibt es noch eine Sonderform des chronischen Gelenkrheumatismus, die von Anfang an einen chronischen, schleichenden, fortschreitenden Verlauf aufweist, vielfach mit schweren Deformierungen der Gelenke einhergeht, ebenfalls auf infektiöser Grundlage beruht und als *primär-chronischer Gelenkrheumatismus (primär-chronische Polyarthritis)* bezeichnet wird.

Bei diesem therapeutisch stets schwer zu beeinflussenden Gelenkrheumatismus kommt es im weiteren Verlauf der Erkrankung allmählich zu Schrumpfung der Gelenkkapsel, zu Muskelschwund und *fehlerhafter Zwangsstellung der Gelenke.* Die Bewegung wird dadurch behindert oder überhaupt aufgehoben, die

Gelenke werden in Beuge- oder Streckstellung fixiert *(Gelenkversteifung, Ankylose)*; in schweren Fällen ist der Körper ganz erheblich verunstaltet, meist wird durch diese Erkrankung ein schweres, lang dauerndes Siechtum verursacht. Dieses Gelenkleiden kommt in jedem Alter zur Beobachtung, bevorzugt wird aber davon das mittlere Lebensalter und ganz entschieden das weibliche Geschlecht betroffen. Die Verlaufsformen sind sehr mannigfach; zuweilen besteht höheres Fieber, andere Fälle zeigen niedriges Dauerfieber, subfebrile Temperaturerhöhungen oder Fieberschübe, wieder andere bleiben gänzlich fieberfrei. Einige Fälle verlaufen unaufhaltsam fortschreitend, andere in Schüben, wieder andere machen in irgendeinem Stadium halt. Im Gegensatz zum akuten Gelenkrheumatismus ist hier das Auftreten von Herzkomplikationen ein äußerst seltenes Vorkommnis. In manchen Fällen magern die Kranken fast bis zum Skelett ab, in anderen Fällen bleibt der Kräfte- und Ernährungszustand gut erhalten.

Eine besondere Form einer primär-chronischen Gelenkentzündung, und zwar der kleinen Wirbelgelenke mit sekundären Kalkablagerungen in den Gelenkbändern, stellt die BECHTEREWsche *Erkrankung (Morbus Bechterew, Spondylitis ankylopoetica)* dar, die im weiteren Verlauf zu einer mehr oder minder vollständigen *dauernden Versteifung der Wirbelsäule führt.* In manchen derartigen Fällen entwickelt sich neben der Wirbelsäulenversteifung auch eine Versteifung anderer Gelenke, wodurch das schon bestehende Siechtum noch erheblich verstärkt wird. Bei der BECHTEREWschen Krankheit treten infolge Kompression der Wurzeln der Rückenmarksnerven Nervenstörungen in Form von Neuritiden, Neuralgien und Lähmungen auf.

Die *Behandlung rheumatischer Gelenkerkrankungen* ist sehr mannigfaltig. Vor allem sind es die Salizylsäurepräparate (Natrium salicylicum) und ähnliche Mittel, z. B. Aspirin, Antipyrin, Pyramidon, Novalgin, Phenacetin, Butazolidin usw., die die Entzündungserscheinungen und Schmerzen lindern und beseitigen. Sehr wirkungsvolle Mittel zur Behandlung der rheumatischen Gelenkerkrankungen sind ferner das *Irgapyrin* und das *Tomanol.* In jüngster Zeit findet auch *Resochin* Anwendung zur Behandlung von rheumatischen Erkrankungen. Im akuten Stadium sind um die erkrankten Gelenke Wattepackungen anzulegen, zeitweise ist ferner die Lokalbehandlung mit 10%oiger Salizylsalbe, Cehasol, Ichthyol, Diphlogen, Antiphlogistin usw. angezeigt. Gegen den chronischen Gelenkrheumatismus werden außer diesen angeführten Mitteln folgende Maßnahmen angewendet: Wärmebehandlung in Form von Heißluft, Diathermie- und Kurzwellenbestrahlungen, Reizkörpertherapie (Injektionen von Eiweißkörpern, z. B. Milch, Aolan usw.), natürlich-warme Heilquellen (Gastein, Schallerbach, Baden bei Wien, Teplitz usw.), Schlammbäder (Pistyan), Moorbäder, Fangopackungen. Wo primäre Entzündungsherde als Infektionsquellen *(sogenannte fokale Infektionsherde)* vorhanden sind (Mandelentzündung, Nebenhöhleneiterung, kariöse Zähne usw.), muß deren Beseitigung auf alle Fälle durchgeführt werden. Gewisse Fälle von chronischer Polyarthritis werden auch mit *Nebennierenrindenhormonen,* z. B. mit Cortison, Hydrocortison, Prednison, Prednisolon, behandelt.

Symptomatische Gelenkentzündung

Unter *symptomatischer Gelenkentzündung (Arthritis)* sind solche entzündliche Gelenkaffektionen zu verstehen, die im Verlaufe einer bestimmten Infektionskrankheit in Erscheinung treten, mit dieser ursächlich zusammenhängen und in der Regel durch besondere Schmerzhaftigkeit, vielfach auch Schwellung und Rötung der Gelenke gekennzeichnet sind.

Derartige Infektionskrankheiten, die eine symptomatische Arthritis verursachen können, sind vor allem: der Scharlach (Scharlachrheumatoid), die bazilläre Ruhr (Ruhrrheumatoid), der Tripper (Gelenktripper, Arthritis gonorrhoica), die Tuberkulose (Gelenktuberkulose, Arthritis tuberculosa), die Syphilis (Gelenksyphillis, Arthritis luetica) und alle septischen Prozesse (Arthritis septica). Unter diesen symptomatischen Gelenkentzündungen sind von besonderer Bedeutung die Gelenksyphilis, der Gelenktripper und die Gelenktuberkulose.

Die *Gelenksyphilis (Arthritis luetica)* ist eine im Gefolge einer syphilitischen Erkrankung auftretende Gelenkentzündung. Bei frischer Syphilis treten gelegentlich flüchtige Gelenkschwellungen auf. Wichtiger sind die lang andauernden Entzündungen, die im tertiären Stadium zur Beobachtung gelangen. Antiluetische Behandlung bringt Heilung, falls nicht bereits irreparable Störungen eingetreten sind.

Der *Gelenktripper (Arthritis gonorrhoica)* äußert sich oft nur in flüchtiger Schwellung der Gelenke mit Schmerzen im akuten Stadium, nicht selten aber in heftiger Entzündung und starker Hautrötung mit deutlicher Schwellung. Die schwersten Entzündungserscheinungen bleiben nicht selten nur auf ein Gelenk (Monarthritis, z. B. ein Kniegelenk) beschränkt, in etwa der Hälfte der Fälle werden aber viele Gelenke befallen. Die Krankheit dauert meist monatelang, hat große Neigung, chronisch zu werden und dauernde Veränderungen (Versteifungen) zu hinterlassen.

Bei der *Gelenktuberkulose (Arthritis tuberculosa)* handelt es sich um eine chronisch-entzündliche Gelenkerkrankung auf Grund einer Infektion der Gelenke mit Tuberkelbazillen. Die Infektion des Gelenkes erfolgt teils auf dem Blutwege (primäre Form) oder von einem dem Gelenke benachbarten tuberkulösen Knochenherd (sekundäre Form). Man unterscheidet klinisch im wesentlichen zwei Formen der Gelenktuberkulose: den PONCETschen *tuberkulösen Gelenkrheumatismus,* der in mancherlei Hinsicht den gewöhnlichen chronischen Polyarthritiden sehr ähnlich ist, und den *Gelenkschwamm (Fungus),* eine schleichende Erkrankung mit blasser Schwellung des betroffenen Gelenkes. Der Fungus kann gutartig, fast schmerz- und fieberfrei sein und mit oder ohne Bewegungsbehinderung ausheilen, kann aber auch zu starken Schwellungen, Fieber und Abmagerung führen. Oft kommt es zum Durchbruch des tuberkulösen Eiters, der sich dann weiter durch lang bestehenbleibende und schwer heilbare Fisteln entleert. Die Gelenke werden oft stark verunstaltet und in abnorme Zwangsstellungen gebracht.

Zu den symptomatischen Arthritiden sind dann noch jene entzündlichen Gelenkerkrankungen zu rechnen, die durch bakteriell-toxische Fernwirkung von anderweitig im Körper vorhandenen Entzündungsherden, *sogenannten fokalen Infektionsherden,* z. B. Mandelentzündungen, kariösen Zähnen usw., zustande kommen, denen eine besondere Bedeutung beizumessen ist. Für die Behandlung derartiger symptomatischer Arthritiden ist die Entfernung der ursächlichen fokalen Krankheitsherde besonders wichtig.

Gicht

Die *Gicht (Arthritis urica)* ist eine Allgemeinerkrankung, die auf einer *Störung des Harnsäurestoffwechsels* beruht und mit *arthritischen Erscheinungen* einhergeht. Als Folge dieser Stoffwechselstörung wird die Harnsäure, die bei der Verbrennung der Kernsubstanzen der körpereigenen Zellen und bestimmter Nahrungsmittel (Fleisch, Leber, Bries, Nieren, Milz, Gehirn usw.) entsteht, im Körper teilweise zurückgehalten, wodurch der Harnsäuregehalt des Blutes ansteigt.

Bei der Gicht kommt es gleichzeitig mit den schmerzhaften Anfällen zur *Ablagerung von Harnsäure und harnsauren Salzen in den Gelenkknorpeln, in den Gelenkkapseln, in den Schleimbeuteln, in den benachbarten Knochen- und Weichteilen,* bei längerem Verlauf auch *in den Gelenken* selbst. Infolge stärkerer Anhäufung an einzelnen Stellen nahe der Oberfläche bilden sich mit der Zeit die sogenannten *Gichtknoten (Tophi)* aus, in besonders auffallender Weise an den *Finger-* und *Zehengelenken* sowie an den Ohrenknorpeln.

Der typische *Gichtanfall* beginnt ganz plötzlich mitten aus bestem Wohlbefinden heraus, häufig nach Erkältung oder Anstrengung oder auch nach reichlichem Alkoholgenuß, meist nachts, im Grundgelenk der großen Zehe als Podagra mit Schwellung, Rötung, Hitze und außerordentlich heftigen Schmerzen. Mäßiges Fieber ist vielfach vorhanden. Im Verlaufe einiger Tage, zuweilen erst nach längerer Zeit, bilden sich die Erscheinungen zurück, und es kann eine Zeit völligen Wohlbefindens folgen, bis sich ein neuer Anfall einstellt. Oft kann ein solcher noch andere Gelenke mitergreifen. Dabei nehmen die einzelnen Anfälle an Dauer zu, die Veränderungen an den Gelenken gehen nicht mehr völlig zurück, und es kommt zu Bewegungseinschränkungen. Schließlich können alle Extremitätengelenke befallen, verunstaltet und gebrauchsunfähig werden. Im Verlaufe einer chronischen Gichterkrankung entwickelt sich das Bild einer mehr oder minder schweren Schrumpfniere mit allen ihren Folgen, sogar mit tödlichem Ende. Verkalkung der Blutgefäße ist eine regelmäßige Begleiterscheinung der Gicht.

Die Gicht befällt hauptsächlich das männliche Geschlecht zwischen dem 30. und 60. Lebensjahr. In der Regel werden vollblütige, kräftige und fettreiche Personen betroffen, wobei den erblichen Anlagen eine große Bedeutung zukommt. Reichliches Essen, vor allem starker Fleisch- und Alkoholgenuß, spielen zweifellos eine zusätzliche Rolle, wenn auch nicht in dem früher angenommenen Ausmaß. In unserer Gegend gehört die Gicht zu den seltenen Erkrankungen.

Therapeutisch werden neben der symptomatischen Behandlung im Gichtanfall das spezifisch die Harnsäureausscheidung fördernde Atophan, Novatophan, Atophanyl, ferner die von alters her angewendete Kolchicumtinktur und Jodpräparate mit gutem Erfolg verabreicht. Ganz allgemein ist, wenigstens zeitweise, eine Gemüse-Milchkost einzuhalten, mit gleichzeitgem Verbot von Alkohol, Fleisch, Leber, Bries, Nieren, Milz, Gehirn usw. Auch Trinkkuren sind zuweilen von Erfolg begleitet (Gießhübel, Sauerbrunn, Gastein, Karlsbad usw.), auch mit Radium-Trink- und Badekuren sind Besserungen zu erreichen.

Degenerative Gelenkerkrankungen

Zu dieser Gruppe von Gelenkerkrankungen gehört die im höheren Alter häufig zu beobachtende *Arthrosis deformans,* eine nichtentzündliche Gelenkaffektion, die mit Degenerationserscheinungen einhergeht. Im Laufe der Jahre splittert die Grundsubstanz des Gelenkknorpels auf, die Oberfläche wird samtartig und später rauh. Als Ausdruck dieser Altersdegeneration bestimmter Gelenke ist ein Reiben und Knirschen im Gelenk nachweisbar.

Diese als Abnützungskrankheit angesehene, sich über Jahre und Jahrzehnte hinziehende Arthrosis deformans zeigt vielfach allmähliches Fortschreiten des Prozesses und verursacht in vielen Fällen Verbildungen (Deformierungen) und Versteifungen (Ankylosen) der Gelenke. Am Gelenkrand wuchern nicht selten Knochenmassen, sogenannte Randwülste, so daß die Gelenkflächen verschiedene Formen erhalten. Die Gelenkveränderungen entstehen sehr langsam und machen sich zunächst durch Steifigkeit und Bewegungseinschränkung bemerkbar. Die

Schmerzen sind besonders nach körperlichen Anstrengungen sehr stark. Oft treten zusätzliche entzündliche Erscheinungen in Form von Rötung und Schwellung an diesen Arthrosen auf. Hauptsächlich werden jene Gelenke von einer Arthrosis deformans betroffen, die besonders starken Belastungen ausgesetzt sind, das sind die Knie-, Hüft- und Lendenwirbelgelenke. Neben diesen Belastungsmomenten sind noch andere Faktoren für die Entstehung dieser Gelenkerkrankungen in Betracht zu ziehen: Steigerung der physiologischen Altersdegeneration, angeborene Anlage, fehlerhafte Belastung von Knie und Hüfte bei Platt- und Spitzfuß, Verletzungen der Knorpel usw. Auch fehlerhafte Tätigkeit der Geschlechtsdrüsen, z. B. in den Wechseljahren der Frau, spielt dabei eine gewisse Rolle.

Die Behandlung vermag meist den Krankheitsverlauf nur zu verzögern und entspricht den therapeutischen Maßnahmen beim chronischen Gelenkrheumatismus, vor allem ist die Einwirkung von Wärme, insbesondere von warmen Bädern, sehr günstig. Eine völlige Ruhigstellung des erkrankten Gelenkes begünstigt das Fortschreiten des Krankheitsprozesses und ist daher zu vermeiden.

Eine zweite Gruppe von nicht entzündlichen degenerativen Gelenkerkrankungen bilden jene *Gelenkleiden (Arthropathien)*, die bei *Krankheiten des zentralen Nervensystems*, z. B. bei Tabes dorsalis, Syringomyelie usw., zur Entwicklung gelangen und auf Ernährungsstörungen zurückzuführen sind. Diese Arthropathien verursachen meist schwere Gehstörungen, verlaufen ohne Fieber und Schmerzen, manchmal mit starkem Erguß und bewirken schnelle Zerstörung der Knochenenden, wobei es leicht ohne besondere Gewalteinwirkung zu schmerzlosen Knochenbrüchen kommen kann.

Die Behandlung ist rein symptomatisch und richtet sich nach dem Grundleiden.

Ernährungsschäden

Physiologische Einleitung

Die für die Ernährung des Menschen in Verwendung stehenden Nahrungsmittel *tierischer und pflanzlicher Herkunft* enthalten die für den Körper als Energieträger dienenden organischen *Nährstoffe (Eiweiß, Kohlehydrate und Fette)*, ferner für den Körper notwendige Stoffe, die zwar selbst keine Energiespender, für das Wachstum und die Gesunderhaltung jedoch unentbehrlich sind, nämlich *Wasser, Salze, Mineralstoffe* und *Vitamine*.

Das *Nahrungseiweiß* stammt von *tierischen Produkten* (Fleisch, Fisch, Eier, Milch, Käse) und *pflanzlichen Eiweißkörpern* (Linsen, Erbsen, Bohnen, Sojabohnen, Getreidemehlen, Hefe, Kartoffel, Reis usw.). Das Eiweiß besteht aus Stickstoff, Kohlenstoff, Wasserstoff und Sauerstoff, enthält zumeist auch Schwefel, vereinzelt außerdem noch Phosphor und Eisen, es besitzt ein hohes Molekulargewicht und ist im wesentlichen aus *Aminosäuren*[1] zusammengesetzt. Die Eiweißkörper sind aus etwa 20 verschiedenen Aminosäuren aufgebaut. Alle Eiweißarten enthalten saure Carboxyl(COOH)- und basische Amino(NH_2)-Gruppen und können daher im Körper überschüssige Säuren und Basen binden. Diese Eigenschaft

---

[1] *Aminosäuren* = organische Säuren, bei denen ein oder mehrere an Kohlenstoff gebundene Wasserstoffatome durch die Aminogruppe NH_2 ersetzt sind. Die das Eiweiß aufbauenden Aminosäuren heißen: Glykokoll, Alanin, Serin, Cystein, Cystin, Threonin, Methionin, Valin, Leucin, Isoleucin, Asparaginsäure, Glutaminsäure, Lysin, Arginin, Phenylalanin, Tyrosin, Tryptophan, Histidin, Prolin, Oxyprolin.

Zusammensetzung der wichtigsten Nahrungsmittel nach dem Nährstoffgehalt

	Ei-weiß	Fett	Kohle-hydrate
1 Ei = 45 g	5,7 g	5,5 g	0,3 g
	in 100 g		
Rohes Fleisch			
Rindfleisch, mager	20,9 g	1,6 g	—
Kalbfleisch, mager	19,0 g	0,8 g	—
Kalbsleber	18,7 g	5,1 g	4,2 g
Schweinefleisch, mager	20,0 g	4,7 g	—
Reh	21,2 g	1,9 g	—
Hase	23,3 g	1,1 g	0,2 g
Huhn	19,7 g	1,4 g	1,3 g
Gans	15,9 g	45,6 g	—
Forelle	19,2 g	2,1 g	—
Karpfen	21,9 g	1,1 g	—
Kabeljau	16,2 g	0,3 g	—
Gekochtes Fleisch			
Rindfleisch, mager	36,6 g	2,8 g	—
Kalbfleisch, mager	26,4 g	1,1 g	—
Schweinefleisch, mager	28,5 g	6,8 g	—
Huhn	30,7 g	4,5 g	—
Forelle	18,4 g	2,4 g	—
Karpfen	17,2 g	0,8 g	—
Kabeljau	20,8 g	0,3 g	—
Gebratenes Fleisch			
Lendenbraten	24,9 g	2,0 g	—
Rinderbraten	32,2 g	5,0 g	—
Kalbsschnitzel	25,3 g	3,7 g	—
Kalbsbraten (leicht gebraten)	24,3 g	1,0 g	—
Kalbsbraten (durchgebraten)	34,4 g	3,5 g	—
Schweinebraten	35,0 g	8,2 g	—
Rehbraten	26,4 g	5,5 g	—
Hasenbraten	47,5 g	1,4 g	0,2 g
Gänsebraten	22,8 g	66,4 g	—
Brathuhn	32,1 g	4,4 g	2,1 g
Milch und Molkereiprodukte			
Kuhmilch	3,0 g	3,6 g	4,5 g
Sauermilch	3,4 g	3,7 g	3,5 g
Rahm (Schlagrahm)	3,0 g	25,0 g	4,0 g
Butter	0,7 g	84,4 g	0,5 g
Gervaiskäse	7,7 g	49,2 g	—
Schweizerkäse	23,7 g	32,5 g	5,0 g
Quark, Topfen	26,0 g	4,6 g	3,1 g
Fette			
Butterschmalz	0,1 g	97,0 g	0,1 g
Schweineschmalz	0,3 g	99,5 g	—
Margarine	0,5 g	84,6 g	0,4 g
Öle, Pflanzenfette	—	99,6 g	—
Mehle und Mehlprodukte			
Weizenmehl	10,2 g	0,9 g	74,7 g
Roggenmehl	11,6 g	2,1 g	69,6 g
Haferflocken	14,4 g	6,8 g	66,5 g

	Ei-weiß	Fett	Kohle-hydrate
	in 100 g		
Grieß	12,2 g	0,8 g	76,1 g
Feines Weizenbrot (Brötchen — Semmel)	7,1 g	0,5 g	56,6 g
Schwarzbrot	8,5 g	1,3 g	52,5 g
Keks	11,0 g	4,6 g	73,3 g
Reis	6,7 g	0,9 g	78,5 g
Rohe Gemüse			
Erbsen, Linsen, Bohnen	24,8 g	1,8 g	51,3 g
Grüne Erbsen	6,4 g	0,5 g	12,0 g
Grüne Bohnen	2,7 g	0,1 g	6,6 g
Kartoffeln	2,1 g	0,2 g	21,0 g
Möhren, gelbe Rüben	1,2 g	0,3 g	9,2 g
Sellerie	1,5 g	0,4 g	11,8 g
Kohlrüben	2,9 g	0,2 g	8,2 g
Zwiebel	1,7 g	0,1 g	10,8 g
Gurken	1,2 g	0,1 g	2,3 g
Tomaten	1,0 g	0,2 g	3,5 g
Blumenkohl, Karfiol	2,5 g	0,3 g	4,6 g
Grünkohl	4,0 g	0,9 g	11,6 g
Spinat	3,5 g	0,6 g	4,4 g
Weißkraut	1,9 g	0,2 g	4,9 g
Rotkraut	1,8 g	0,2 g	5,9 g
Sauerkraut	1,5 g	0,7 g	2,9 g
Zubereitete Gemüse			
Erbsenbrei	12,4 g	0,9 g	27,4 g
Grüne Bohnen	2,4 g	4,2 g	6,5 g
Grüne Erbsen	5,5 g	5,1 g	11,3 g
Gekochte Kartoffeln	2,1 g	0,1 g	21,0 g
Geröstete Kartoffeln	2,6 g	9,3 g	26,2 g
Kartoffelbrei	2,3 g	6,2 g	17,5 g
Kartoffelsalat	1,6 g	9,2 g	17,6 g
Grünkohl	1,6 g	6,3 g	5,5 g
Spinat	3,2 g	5,0 g	6,1 g
Weißkraut	0,9 g	5,3 g	3,8 g
Sauerkraut	0,9 g	3,7 g	7,6 g
Rotkraut	0,2 g	5,8 g	3,3 g
Grüner Salat	0,7 g	0,5 g	2,1 g
Obst			
Äpfel	0,4 g	—	12,1 g
Birnen	0,4 g	—	12,0 g
Zwetschken	0,8 g	—	10,9 g
Zwetschken, getrocknete	1,9 g	0,5 g	51,4 g
Kirschen	1,2 g	—	11,2 g
Weintrauben	0,7 g	—	16,9 g
Rosinen	2,4 g	0,6 g	62,7 g
Apfelsinen	0,8 g	—	12,6 g
Bananen	1,3 g	—	22,8 g
Haselnüsse (trocken, ohne Schale)	17,4 g	62,6 g	7,2 g
Walnüsse (trocken, ohne Schale)	16,7 g	58,5 g	13,0 g

wird als *Pufferwirkung der Eiweißkörper* bezeichnet. Die Eiweißkörper werden eingeteilt in einfache *Proteine* und in zusammegesetzte *Proteide*. Zu den einfachen Proteinen gehören: die *Albumine,* die *Globuline* und das *Fibrinogen.* Zu den Proteiden gehören: die *Chromoproteide,* von denen das wichtigste das *Hämoglobin* (= der rote Blutfarbstoff) ist, die *Glykoproteide* (Verbindungen von Eiweiß und Kohlehydraten), die *Lipoproteide* (Verbindungen von Eiweiß und Fetten), die *Nukleoproteide* (Verbindungen von Eiweiß mit Nukleinsäure) und die *Phosphorproteide* (Verbindungen von Eiweiß und Phosphorsäure).

Das Eiweiß ist der wichtigste Baustoff unserer Nahrung, weil es die gleichen Substanzen zuführt, aus denen sich die Körpergewebe aufbauen. In der Nahrung muß deshalb stets eine gewisse Menge Eiweiß enthalten sein, da es durch keinen anderen Nahrungstoff ersetzbar ist. Diese geringste zuzuführende Eiweißmenge, mit der sich der Körper im Eiweißgleichgewicht erhalten kann, ist das *Erhaltungseiweiß (Eiweißminimum)* und beträgt durchschnittlich 30 bis 40 g täglich. Dieses ist von der Art der übrigen Nahrung teilweise abhängig. Bei reichlicher Zufuhr von Kohlehydraten und Fett genügen beim Erwachsenen schon 20 bis 30 g, wird neben dem Eiweiß nur Fett allein genossen, etwas mehr; die Kohlehydrate wirken daher stärker „eiweißsparend" als Fette. Die *biologische Wertigkeit* der einzelnen Eiweißkörper ist verschieden je nach dem Gehalt an *lebenswichtigen und unentbehrlichen Aminosäuren.* Das animalische Eiweiß ist wertvoller als das pflanzliche Eiweiß, wenn auch letzterem in der Ernährung große Bedeutung zukommt. Der erwachsene Mensch benötigt durchschnittlich während eines Tages 1 g Eiweiß pro Kilogramm Körpergewicht *(Eiweißoptimum).* Bei guter gemischter Kost werden täglich 80 bis 100 g Eiweiß mit der Nahrung zugeführt, also erheblich mehr als das Erhaltungseiweiß beträgt. Das über dem Eiweißminimum liegende Eiweiß wird im Stoffwechsel rasch verbrannt, dient als Kraft- und Wärmequelle und könnte durch eine kalorisch gleiche Menge Fett oder Kohlehydrate ersetzt werden. Das mit der Nahrung zugeführte Eiweiß wird während der Verdauungsprozesse mit Hilfe von bestimmten Fermenten über *Peptone* und *Peptide* in die resorptionsfähigen *Aminosäuren* aufgespaltet. Das im Körper nicht mehr verwertbare *Endprodukt des Eiweißstoffwechsels,* der hauptsächlich in der Leber gebildete *Harnstoff,* wird im Harn ausgeschieden.

Die *Kohlehydrate* liefern die Hauptmasse der Ernährung aller Menschen und bestehen aus Kohlenstoff, Wasserstoff und Sauerstoff. Zu ihnen gehören die *verschiedenen Zuckerarten,* vor allem die *pflanzliche Stärke (Amylum),* die *tierische Stärke (Glykogen)* und die *Zellulose,* also hauptsächlich im Pflanzenreich vorkommende Stoffe. Das wichtigste Kohlehydrat für die Ernährung ist die *pflanzliche Stärke,* die reichlich im Reis, in allen Getreidearten und in den aus ihnen hergestellten Produkten vorkommt, ferner im Mais, in den Hülsenfrüchten und in den Kartoffeln. Das im Tierkörper vorkommende Kohlehydrat *Glykogen* ist nur in der Leber und in der Muskulatur in größerer Menge vorhanden. Neben der pflanzlichen Stärke (Amylum) und der tierischen Stärke (Glykogen), die zur Gruppe der *Polysaccharide*[1] gehören, gibt es noch einfachere Zuckerarten,

---

[1] *Polysaccharide* = Vielfachzucker = hochmolekulare Kohlehydrate, die aus zahlreichen Monosacchariden zusammengesetzt sind: Zellulose, welche die Stützsubstanz der Pflanzen bildet, *pflanzliche Stärke (Amylum)* ist eine Reservesubstanz in allen höheren Pflanzen, *tierische Stärke (Glykogen)* ist die Speicherform der Kohlehydrate im Körper, wobei die Leber und die Muskulatur die Hauptdepots darstellen, *Inulin* ist ein aus Fruktose bestehender Reservestoff im Pfanzenreich, besonders reichlich in den Dahlienknollen und in den Zichoriewurzeln.

die *Disaccharide*[1] und *Monosaccharide*[2]. Zu den Disacchariden gehören: *Saccharose oder Rohrzucker oder Rübenzucker* (Glukose und Fruktose), *Laktose oder Milchzucker* (Glukose und Galaktose), *Maltose oder Malzzucker* (Glukose und Glukose). Zu den Monosacchariden gehören: *Glukose oder Traubenzucker* (= Dextrose), *Fruktose oder Fruchtzucker* (= Laevulose), *Galaktose, Pentosen* usw. Die Kohlehydrate werden während der Verdauungsprozesse mit Hilfe von Fermenten bis zu den Monosacchariden abgebaut, die erst resorptionsfähig sind. Diese Monosaccharide werden von der Darmwand aufgenommen und dem Blut zugeführt. In den Organen, hauptsächlich in der Leber und in der Muskulatur, werden jene Kohlehydrate, die nicht sofort im Stoffwechsel zur Verbrennung gelangen, zu einer Dauerform, zum Glykogen aufgebaut und als Reservestoff abgelagert. Dieser Aufbau des Glykogens erfolgt unter Mitwirkung des Insulins, eines Hormons der Bauchspeicheldrüse. Gewöhnlich sind die Kohleydrate quantitativ die wichtigsten Energiespender unserer Kost. Sie sind insofern unentbehrliche Bestandteile der Nahrung, als sie zum Aufbau von Glykogen in der Leber und in der Muskulatur benötigt werden und bei ihrem Fehlen Störungen der Fettverbrennung durch die Entstehung der Aceton-Körper auftreten. Praktisch wichtig ist, daß bei reichlicher Zufuhr von *Kohlehydraten ein Teil* davon *in Fett* umgewandelt wird. Die *Kohlehydrate,* soweit sie nicht in Fett umgesetzt und als Reservestoff in Form des Leber- und Muskelglykogens gespeichert werden, *verbrennen zu Kohlensäure und Wasser.*

Die *Fette* sind chemische Verbindungen aus verschiedenen Fettsäuren (Palmitinsäure, Stearinsäure, Ölsäure) und Glyzerin. Die hauptsächlichsten Fettträger unserer Nahrung sind Butter, Schmalz, fettes Fleisch, Eier, Milch, Käse, Lebertran, Pflanzenöle und Pflanzenmargarine, sind also *tierischer* und *pflanzlicher Herkunft.* Die Fette enthalten gesättigte und ungesättigte Fettsäuren. Die wichtigsten Vertreter der gesättigten Fettsäuren sind die Palmitinsäure und die Stearinsäure, diese überwiegen mengenmäßig in den tierischen Fetten. Die Hauptvertreter der ungesättigten Fettsäuren sind die Ölsäure, die Linolsäure, die Linolensäure und die Arachidonsäure, diese überwiegen mengenmäßig in den Pflanzenfetten. Sämtliche Pflanzenöle besitzen einen hohen Gehalt an diesen ungesättigten Fettsäuren und sind daher auf Grund ihres niedrigen Schmelzpunktes bei Zimmertemperatur flüssig. Leinöl, Maisöl, Weizenkeimöl, Erdnußöl und Sonnenblumenöl besitzen einen besonderen Reichtum an höher ungesättigten Fettsäuren. Die Pflanzenöle sind wegen ihres großen Gehaltes an ungesättigten Fettsäuren von hohem physiologischem Wert, sind von besonderer Bekömmlichkeit und von

---

[1] *Disaccharide* = Zweifachzucker = Kohlehydrate, die aus zwei Monosacchariden zusammengesetzt sind: *Saccharose* (= Rohrzucker = Rübenzucker), die wichtigste Zuckerart, kommt im Saft vieler Pflanzen vor, besonders im Zuckerrohr und in Runkel- und Zuckerrüben, *Laktose* (= Milchzucker) ist ein Hauptbestandteil der Milch, *Maltose* (= Malzzucker) entsteht neben Dextrin aus der Stärke (Amylum) durch die Einwirkung der im Malz (= zumeist gekeimte Gerste) enthaltenen Diastase und bei der Verdauung der pflanzlichen Stärke (Amylum) und der tierischen Stärke (Glykogen) durch das diastatische Ferment des Mund- und des Bauchspeichels.

[2] *Monosaccharide* = Einfachzucker = einfache Kohlehydrate, vor allem Hexosen: *Glukose* (= Dextrose = Traubenzucker), diese ist eine in der Natur sehr verbreitete Zuckerart und findet sich, meist von Fruchtzucker begleitet, in allen süßen Früchten, im Honig, in Samen, Wurzeln und Blättern, *Fruktose* (= Laevulose = Fruchtzucker) ist ein regelmäßiger Begleiter des Traubenzuckers im Safte süßer Früchte und im Honig. *Galaktose* ist eine Zuckerart, die neben Traubenzucker bei der Spaltung des Milchzuckers entsteht, ferner *Pentosen* usw.

spezieller diätetischer Bedeutung. Bei Anwesenheit einer genügenden Menge von Kohlehydraten wird im Stoffwechsel ein Teil der Fette normal verbrannt, der Überschuß kommt in den Fettdepots zur Ablagerung. Das Fett ist der *wichtigste Reservestoff* des Körpers; in Zeiten einer Unterernährung lebt der Organismus hauptsächlich von seinen Fettbeständen. Die *Bildung von Fetten aus Kohlehydraten* geschieht in großem Ausmaß. Deshalb sind in der Nahrung die Fette durch Kohlehydrate ersetzbar. Manche Fette, besonders Butter und Lebertran, enthalten reichlich Vitamin A und D. Man kann annehmen, daß etwa 50 % des gesamten Kalorienbedarfes des Organismus durch Fett gedeckt werden können. Darüber hinaus wirkt die Fettzufuhr schädlich, weil es dann zur Bildung der *giftigen Acetonkörper (Aceton, Acetessigsäure, β-Oxybuttersäure)* kommt. Für die normale Regulation des Fettstoffwechsels ist ferner die normale Funktion der Hypophyse, der Schilddrüse und der Keimdrüsen von Bedeutung. Denn bei Unterfunktion dieser Drüsen mit innerer Sekretion kommt es zur Entwicklung bestimmter Formen von Fettsucht. Die Nahrungsfette werden während der Verdauungsprozesse unter dem Einfluß bestimmter Fermente mit Unterstützung der Galle wieder in die resorptionsfähigen Bestandteile, in Glyzerin und Fettsäuren gespaltet. Diese werden von der Darmwand resorbiert und verbinden sich wieder zu Fett, dieses gelangt dann in das Lymphgefäßsystem und wird auf diesem Weg dem Blut zugeführt. Normalerweise sind die Endprodukte des Fettstoffwechsels *Kohlensäure und Wasser.*

Bei der Verbrennung im Körper liefern 1 g Eiweiß und 1 g Kohlehydrat je 4,1 Kalorien (Kcal)[1], 1 g Fett dagegen 9,3 Kalorien (Kcal). Die gewohnheitsmäßig genossene Nahrung innerhalb von 24 Stunden enthält bei unserer Bevölkerung durchschnittlich 80 bis 100 g Eiweiß, 50 bis 60 g Fett und 400 bis 500 g Kohlehydrate mit einem Gesamtverbrennungswert von 2300 bis 2900 Kalorien (Kcal). Das von VOIT angegebene Kostmaß, das sogenannte VOITsche *Kostmaß*, sieht für die tägliche Ernährung folgende Werte vor: 118 g Eiweiß, 56 g Fett, 500 g Kohlehydrate.

Der gesamte Stoff- und Energiewechsel, der sogenannte *Gesamtumsatz,* besteht aus zwei Teilen, aus dem *Grundumsatz* und aus dem *Leistungsumsatz.* Der *Grundumsatz,* der Energieumsatz bei vollkommener Muskelruhe und im Hungerzustand in 24 Stunden bei einem Erwachsenen mit einem Körpergewicht von 70 kg beträgt 1600 bis 1700 Kalorien (Kcal). Der Grundumsatz ist die unterste Grenze des Stoff- und Energieumsatzes zur Aufrechterhaltung der physiologischen Arbeitsleistungen (Atmung, Herz- und Kreislauf, Drüsentätigkeit, Exkretion, Erhaltung der Körpertemperatur) und ist abhängig von Alter, Geschlecht, Körpergröße, Körpergewicht und von der Funktion der Schilddrüse. Der Leistungsumsatz ist der Stoff- und Energieumsatz über den Grundumsatz hinaus, der den zusätzlichen Leistungen und Verrichtungen des Köpers dient. Bei mäßiger körperlicher Arbeit und vorwiegend sitzender Lebensweise beträgt der Energieumsatz in 24 Stunden etwa 2500 Kalorien (Kcal), bei mittelschwerer körperlicher Arbeit 3000 bis 3500 Kalorien (Kcal) und bei schwerer Muskeltätigkeit 4000 bis 4500 Kalorien (Kcal) und darüber.

Besonders ist die Wirkung der Schilddrüse auf den Grundumsatz hervorzuheben. Bei Schilddrüsenüberfunktion (Hyperthyreose) ist der Grundumsatz ge-

---

[1] *Kalorie (Wärmeeinheit)* = eine große Kalorie (Kcal) ist die Wärmemenge, die notwendig ist, um 1 kg Wasser von 14,5° auf 15,5° C zu erwärmen. Eine kleine Kalorie (kcal) ist $^1/_{1000}$ einer großen Kalorie. Der *Kalorienwert (Brennwert, Energiewert)* eines Nahrungsmittels ist abhängig von seinem Gehalt an Eiweiß, Fett und Kohlehydraten.

steigert und bei Schilddrüsenunterfunktion (Hypothyreose) ist der Grundumsatz vermindert.

Zur Grundumsatzbestimmung dienen eigene Apparate. Der gegenwärtige, zumeist verwendete Apparat zur Grundumsatzbestimmung führt die Bezeichnung *Metabolostat*. Der Grundumsatz einer Versuchsperson wird bei dieser Methode durch die Messung des Sauerstoffverbrauches bestimmt. Das Wesen dieser Grundumsatzbestimmung durch Messung des Sauerstoffverbrauches beruht darauf, daß die Atemwege der Versuchsperson durch ein Gummimundstück bei verschlossener Nase mit einem geschlossenen Raumsystem verbunden werden. Dieses Raumsystem enthält ein mit Sauerstoff gefülltes Spirometer und einen Kohlensäureabsorber. Erfolgen nun die Bewegungen der Atemluft durch Ventile oder durch ein Gebläse in der gleichen Richtung und die Absorption der ausgeatmeten Kohlensäure zur Gänze, dann ergibt die Volumen-Abnahme des Spirometers ein Maß für den Verbrauch an Sauerstoff.

Ein weiterer lebensnotwendiger Stoff ist das *Wasser,* das gewissermaßen Träger aller chemischen und physikalischen Vorgänge im Organismus ist. Es macht fast zwei Drittel des gesamten Körpergewichtes aus. Der Mensch nimmt täglich etwa 2 l Wasser zu sich, etwa die Hälfte als Flüssigkeit, der Rest ist in den Nahrungsmitteln enthalten. 200 bis 400 g Wasser entstehen außerdem im Körper selbst bei der Verbrennung der Fette und Kohlehydrate. Die Größe des Wasserbedarfes schwankt allerdings sehr, sie richtet sich nach der Umgebungstemperatur, der Arbeitsleistung, dem Gehalt der Nahrung an Salz und Gewürzen, der Neigung zu Schweißbildung usw.

Salze und *Mineralstoffe* (Kochsalz, Calcium, Kalium, Eisen, Phosphor, Magnesium, Jod usw.) sind ebenfalls wichtige Bestandteile einer normalen Ernährung. Diese Substanzen dienen für den Aufbau gewisser organischer Verbindungen, ferner für den normalen Ablauf vieler physiologischer Funktionen und vor allem zur Aufrechterhaltung osmotischer Spannungen zwischen Blut, Gewebssäften und Zellen. Abgesehen vom Kochsalz, das noch zusätzlich zugeführt wird, sind die nötigen Salze in den Nahrungsmitteln bei der gewöhnlichen gemischten Kost in genügender Menge enthalten. Phosphor ist enthalten in Fleisch, Milch, Käse, Hülsenfrüchten, Vollkornbrot, Calcium kommt vorwiegend in den Gemüsen, in der Milch und im Ei vor, Kalium hauptsächlich in den Früchten, im Gemüse und in der Milch, Eisen findet sich im Eidotter und in vielen Gemüsen. Magnesium ist in allen natürlichen Nahrungsmitteln enthalten. Für die Jodversorgung des Körpers spielt der Jodgehalt des Trinkwassers eine wichtige Rolle.

Das *Kochsalz* (NaCl = Natriumchlorid) wird dem Körper in einer täglichen Menge von zirka 5 bis 10 g zugeführt; es hat entscheidenden Anteil an der Aufrechterhaltung des Säure-Basen-Gleichgewichtes, es ist der wichtigste Regulator des osmotischen Gleichgewichtes, es ist bestimmend für den Wasserhaushalt, eine gewisse Menge von Kochsalz im Blut ist für die normale Nierenfunktion notwendig, das Kochsalz des Blutes ist ferner die Muttersubstanz der Salzsäure im Magensaft, aus der mit Hilfe der Belegzellen der Magenschleimhaut die Salzsäure des Magensaftes gebildet wird. Das Kochsalz wird fast zur Gänze durch die Nieren in den Harn ausgeschieden, ein größerer Teil von Kochsalz wird jedoch bei vermehrter Schweißbildung durch den Schweiß, bei Erbrechen im Erbrochenen, bei Durchfallszuständen durch den Stuhl ausgeschieden. Der normale Kochsalzgehalt im Blutplasma beträgt 580 bis 610 mg%.

Das *Calcium* ist für die Bildung der Knochen und Zähne notwendig, es spielt bei der Blutgerinnung eine besondere Rolle, sorgt für die Aufrechterhaltung einer normalen neuromuskulären Erregbarkeit und für die Abdichtung der Zellmembranen und Kapillarwände. Die Regulation des Calcium-Stoffwechsels erfolgt überwiegend durch das Hormon der Nebenschilddrüse und durch das Vitamin D. Der normale Calciumgehalt im Blutplasma beträgt 9 bis 12 mg%.

Das *Magnesium* unterstützt zum Teil die Calciumwirkung, indem es die Nervenerregbarkeit herabsetzt, zum Teil wirkt es dem Calcium entgegen. Im Blutplasma befindet sich eine Magnesiummenge von 1,5 bis 3,5 mg%.

Das *Kalium* ist an der Aufrechterhaltung des osmotischen und des Säure-Basen-Gleichgewichtes maßgebend beteiligt, es bewirkt eine Steigerung der Nervenerregbarkeit und besitzt einen Blutplasmagehalt von 18 bis 23 mg%.

Der *Phosphor* ist ein wesentlicher Bestandteil aller Zellen und Säfte, anorganischer Phosphor ist neben dem Calcium der hauptsächlichste Bestandteil der Knochen. Der Phosphorsäuregehalt im Blutplasma beträgt 3 bis 15 mg%.

Das *Eisen* bildet einen notwendigen Bestandteil des roten Blutfarbstoffes, dieses ist daher für die Blutbildung von besonderer Bedeutung. Im Blutplasma befindet sich eine Eisenmenge von 90 bis 120 γ%.

Für die *normale Funktion der Schilddrüse* ist die Zufuhr *geringer Jodmengen* notwendig. Denn es bestehen innige Beziehungen zwischen Jodzufuhr, Schilddrüsentätigkeit und Jodgehalt der Schilddrüse.

Zuletzt sind noch die *Vitamine* zu erwähnen, bei deren Fehlen in der Ernährung schwere Krankheitserscheinungen, die sogenannten *Avitaminosen,* auftreten.

Eiweißmangelzustand

Der *Eiweißmangelzustand (Hungerödem, Ödemkrankheit, Eiweißhunger)* tritt in Notzeiten auf (Kriegszeiten, Nachkriegszeiten, Hungersnöte) und kommt im Frieden in Form von kachektischen Ödemen im Endstadium aufzehrender Erkrankungen, z. B. Tuberkulose, Krebs, vor. Man unterscheidet zwei Stadien: *im ersten Stadium* erfolgt über Monate zunehmende erhebliche Gewichtsabnahme mit Mattigkeit, Ermüdbarkeit, geringer Leistungsfähigkeit, Kopfschmerzen, Schwindelgefühl, Schienbein-, Wadenschmerzen und Magen-Darmbeschwerden. Der Stuhlgang ist teils angehalten, teils besteht Durchfallsneigung. *Im zweiten Stadium* treten über Nacht oder innerhalb von einigen Tagen Ödeme, zuerst im Gesicht, an den Augenlidern und Wangen, dann an den Beinen, im Bauch und an den Händen auf. Bei schweren Fällen kommt es zur allgemeinen Wassersucht. Die Beine bleiben meist am längsten geschwollen, die Pulszahl ist sehr häufig herabgesetzt (Bradykardie), der Blutdruck ist erniedrigt, der Bauch ist in schweren Fällen durch das Ödem seiner Organe aufgetrieben, das Ödem des Dickdarms führt zu Durchfällen und Dickdarmkatarrh (Colitis). Die Reflexe sind herabgesetzt, ebenso ist die grobe Kraft infolge Atrophie der Muskulatur vermindert. Gelegentlich wird auch eine Anämie beobachtet. Im Blut ist das *Gesamteiweiß oft erheblich vermindert,* vor allem ist dabei das *Albumin oft hochgradig herabgesetzt.* Die Ursache des Eiweißmangelzustandes bzw. des Hungerödems ist *der länger anhaltende Mangel an biologisch hochwertigem Eiweiß.* Gleichzeitiger Kalorienmangel der Kost beschleunigt die Entstehung, meist wirken qualitative und quantitative Unterernährung zusammen. Die Ursache der Ödembildung liegt in der Gewebsschädigung durch den chronischen Eiweißmangel. Fettmangel spielt dabei keine besondere Rolle, ebenso kommt dabei dem Vitaminmangel keine wesentliche Bedeutung zu. Wohl können sich Vitaminmangelzustände dazugesellen.

Die Behandlung besteht in der Zufuhr von eiweißreicher Kost (Milch, Käse, Quark, Fleisch, Eier). Von den Vegetabilien sind das Kartoffeleiweiß und Sojabohneneiweiß am hochwertigsten. Die Prognose ist bei richtiger Erkennung und Behandlung günstig.

Fettsucht

Die *Fettsucht (Adipositas)* stellt eine die Norm überschreitende, bis zur Erzeugung krankhafter Erscheinungen und Beschwerden gesteigerte *Ansammlung von Fett im ganzen Körper,* auch in inneren Organen und an einzelnen Körperteilen, dar. Bei der Fettsucht nimmt das Fett an allen jenen Körperstellen zu, wo sich auch im normalen Zustand Fettgewebe findet, am stärksten unter der Haut, insbesondere in der Bauchgegend, im Nacken, am Kinn, an den Hüften, am Gesäß, an den Oberschenkeln, an den Oberarmen und an der weiblichen Brust. Aber auch im Netz, im Gekröse, in der Umgebung der Nieren, in der Herzmuskulatur, im Herzbeutel und im Inneren der Leberzellen sowie zwischen den Muskeln lagert sich Fett in übermäßiger Menge ab. Am auffallendsten ist die Zunahme des Körpergewichtes bei fettsüchtigen Kindern. Stärkere Grade von Fettsucht sind mit verschiedenen Beschwerden verknüpft, die teils allein auf die Zunahme des Körpergewichtes, teils durch Schädigung verschiedener Organe infolge von Fettanhäufung in ihnen hervorgerufen werden. Häufig bildet sich allmählich Muskelschwäche aus, die durch Mangel an körperlicher Betätigung noch gesteigert wird. Ganz besonders häufig stellen sich mit der Zeit *Herzbeschwerden* ein, einerseits weil das Herz infolge der Körpergewichtszunahme mehr Arbeit leisten muß, andererseits aber auch, weil seine Muskelfasern mehr oder weniger von Fettgewebe durchwachsen werden und fettig entarten. Bei Fettsucht treten sehr frühzeiig *Verkalkungsprozesse an den Blutgefäßen auf.* Auch das Auftreten eines *Diabetes mellitus* ist bei Fettsucht nicht selten. Bei manchen Fettsüchtigen fällt auch geistige Trägheit auf.

Die Ursachen der Fettsucht liegen in Störungen verschiedener Organe, bedürfen aber noch vielfacher Klärung. Durch überreichliche Nahrung und Flüssigkeits-, besonders Alkoholaufnahme kommt die *exogene* oder *Mastfettsucht* zustande. Diese beruht aber auch teilweise auf einer meist vererbten Veranlagung. Außer dieser teilweise anlagemäßig bedingten Mastfettsucht gibt es auch verschiedene Formen einer *endogenen Fettsucht,* die in gewissen *Funktionsstörungen* des Organismus begründet sind:

1. Eine endogene Fettsucht, die durch *ungenügende Funktion der Schilddrüse (Hypothyreose)* bedingt ist und manche Symptome mit dem Myxödem gemeinsam hat.

2. Eine solche, die zur *Hypophyse* Beziehungen hat, mit *Unterentwicklung der Geschlechtsdrüsen* einhergeht und häufig schon im Kindesalter einsetzt *(Dystrophia adiposogenitalis).*

3. Eine endogene Fettsuchtform, die durch *Funktionsausfall der Keimdrüsen* hervorgerufen wird. Der übermäßige *Fettansatz* bei den Frauen in den *Wechseljahren* gehört in diese Gruppe.

Auch nach gewissen Infektionskrankheiten (Grippe, Encephalitis, Typhus abdominalis) ist bisweilen übermäßiger Fettansatz zu beobachten.

Therapeutisch muß in allen Fällen von Fettsucht, besonders bei der Mastfettsucht, eine individuell geartete Diät durchgeführt werden, wobei vor allem der Fett- und Kohlehydrateinschränkung besonderes Augenmerk zuzuwenden ist. Die Nahrung muß außerdem kochsalzarm sein. Zur Unterstützung der Diätmaßnahmen sind besonders aktive Muskelbewegungen (Sport, Turnen, Wandern, Gymnastik) und Massage notwendig. Bei gleichzeitigem Vorhandensein von Störungen der Drüsen mit innerer Sekretion ist die Anwendung von Mitteln, die diese Drüsen mit innerer Sekretion in ihrer Tätigkeit unterstützen, angezeigt (Hypophysen-, Schilddrüsen- und Keimdrüsenpräparate).

Vitaminmangelzustände

Die *Vitamine (Ergänzungsnährstoffe, accessorische Nährstoffe)* sind lebenswichtige, dem Körper von außen mit der Nahrung zugeführte Substanzen, die neben den Nährstoffen (Eiweiß, Fetten, Kohlehydraten), Salzen und dem Wasser zum Wachstum und für die Gesunderhaltung des Organismus unbedingt notwendig sind, aber im Gegensatz zu den Nährstoffen keine Energie liefern. Man lernte die Vitamine durch verschiedene Krankheitsbilder *(Avitaminosen, Mangelkrankheiten)* kennen, die nach dem Ausfall der einzelnen Vitamine auftraten.

Vitamin A

Das *Vitamin A (Axerophthol)* ist fettlöslich und wird als *Epithelschutzvitamin* oder *antiinfektiöses Vitamin* bezeichnet, da es die Widerstandsfähigkeit gegen Infektionen erhöht. Das Vitamin A stammt in seiner Vorstufe (Karotin) aus Farbstoffen (Karotinen) der grünen Pflanzen (grüner Salat, Spinat, Karotten, Grünkohl, Tomaten, grüne Bohnen usw.), aus denen in der Leber Vitamin A entsteht, ferner aus tierischen Stoffen mit Gehalt an *fertigem Vitamin A* (Lebertran, Leber, Milch, Rahm, Butter, Eigelb usw.). Das Vitamin A ist für die Fettbildung aus den Kohlehydraten notwendig und seine Resorption ist nur möglich bei Anwesenheit von Neutralfetten in der Nahrung. Die Vitamin-A-Vorstufe, das Karotin, wird vom Organismus schlecht, das fertige Vitamin A dagegen gut resorbiert. Der Organismus vermag Vitamin A zu speichern, zu Mangelerscheinungen kommt es deshalb immer erst nach verhältnismäßig langer Entbehrung des Vitamin A in der Nahrung.

Vitamin-A-Mangel

Die Bedeutung des *Vitamin-A-Mangels* liegt in der frühzeitigen Beeinträchtigung der Sehleistung bei herabgesetzter Beleuchtung und Dunkelheit *(Nachtblindheit)*. Der Vitamin-A-Mangel verursacht eine Erkrankung der oberflächlichen Zellen der Bindehaut und Hornhaut, und zwar kommt es zur Entwicklung der sogenannten *Xerophthalmie* (Trockenheit der Bindehaut und Hornhaut), im weiteren Verlauf auch zur *Keratomalacie* (Hornhauterweichung). Später kann es auch zu Trockenheit, stärkerer Pigmentierung und übermäßiger Verhornung der äußeren Haut, zu Durchfällen, Blasen- und Nierensteinbildung kommen.

Der Vitamin-A-Mangelzustand wird durch Zufuhr von Vitamin A in kurzer Zeit zur vollständigen Ausheilung gebracht. Künstlich hergestellte Vitamin-A-Präparate sind z. B. das *Vogan-Neu* (Kapseln), das *Arovit* (Dragées, Ampullen), *Oleovit A* (Öl, Ampullen).

Vitamin B

Das *Vitamin B* ist *nicht* ein *einzelner* Schutzstoff, sondern ist der Sammelbegriff für eine *Gruppe* voneinander ähnlichen *wasserlöslichen Vitaminen.*

Vitamin B$_1$

Das *Vitamin B$_1$, das Aneurin (Beriberischutzstoff)*, ist in der Pflanzenwelt in den *Fruchthüllen und Keimlingen der Getreidekörner, des Reises,* in den Samen der Hülsenfrüchte, in den Nüssen, getrockneten Pflaumen und Kartoffeln vorhanden, in besonders großer Menge kommt es in der *Hefe* vor. In tierischen Organen findet sich dieser Wirstoff vorwiegend in der Leber, im Schweine- und Rindfleisch. Für eine ausreichende Bedarfsdeckung an Vitamin B$_1$ ist das Brot entscheidend, dessen Gehalt an Vitamin B$_1$ mit dem Ausmahlungsgrad der Getreidekörner sinkt. Vollkornmehle und die entsprechenden Brote besitzen nahezu den vollen B$_1$-Gehalt des Kornes. Der Bedarf des Menschen an Vitamin B$_1$ steigt mit der Höhe der Kohlehydratzufuhr. Fett wirkt dagegen B$_1$ sparend.

Die klinischen Erscheinungen des Vitamin B₁-Mangels äußern sich in mehr oder weniger ausgebreiteten Störungen der peripheren Nerven und der gesamten Muskulatur einschließlich des Herzens, denen typische *Entartungen von Nerven und Muskeln* zugrunde liegen. Als Ausdruck dieser *Nervendegenerationen (Polyneurodegeneration)* sind daher häufig Lähmungen zu beobachten. Bei stärkerem Vitamin-B₁-Mangel treten auch Oedeme auf. Pharmazeutisch hergestellte Vitamin-B₁-Präparate sind *Betabion, Betaxin* und *Benerva* (Tabletten und Ampullen).

Beriberi-Erkrankung

Die *Beriberierkrankung* ist eine allgemein *degenerative Nervenerkrankung,* die in den meisten Fällen von Herzschwäche und Ödemen begleitet ist und *mit Vitamin-B₁-Mangel ursächlich zusammenhängt.* Die drei Hauptherde der Beriberierkrankung sind die süd- und ostasiatische Inselwelt, Südamerika und Südafrika. Die Beriberierkrankung tritt vor allem dort auf, wo Reis die Hauptnahrung bildet und auch nur da, wo geschälter, von den Fruchthüllen und den Keimen befreiter Reis verwendet wird, so daß man mit Recht annimmt, daß das Fehlen des in diesen Teilen enthaltenen Vitamins B₁ die Ursache dieser Krankheit ist. Die Krankheit besteht in einer langsam zunehmenden Degeneration der peripheren Nerven und in einem Zerfall der zugehörigen Muskelfasern. Die Symptome sind eine an den Unterschenkeln beginnende Empfindungslosigkeit der Haut, Muskellähmung an den unteren Extremitäten, in schweren Fällen auch an den Händen, Herzschwäche und Ödeme. Bei Beibehaltung der fehlerhaften Ernährung findet sich bei dieser Erkrankung eine Sterblichkeit bis zu 50 %, sonst tritt bei Einführung zweckmäßiger Ernährung nach Wochen oder Monaten in fast allen Fällen Heilung ein.

Vitamin B₂

Auch das Vitamin B₂ ist die Sammelbezeichnung für eine Gruppe von Vitaminen, von denen aber nur das *Laktoflavin (Riboflavin)* und der *Pellagraschutzstoff (Nikotinsäureamid)* genau bekannt sind.

Das *Laktoflavin* ist weit verbreitet, es findet sich in allen pflanzlichen und tierischen Zellen, besonders reich an *Laktoflavin* sind Hefe, Eier, Leber, Nieren und Herzmuskel. Als Ausfallserscheinungen bei Laktoflavinmangel sind vor allem Haar- und Hautveränderungen im Bereich des Gesichtes, Hornhautentzündung und Fettresorptionsstörungen zu erwähnen. Eine Laktoflavinmangelerkrankung ist beim Menschen äußerst selten. Handelspräparate von Laktoflavin: Laktoflavin, Flavitol, Beflavin (Tabletten und Ampullen).

Von den Vitaminen des *B₂-Komplexes* ist ferner der *Pellagraschutzstoff (Nikotinsäureamid)* von besonderer praktischer Bedeutung. Dieser Pellagraschutzstoff ist wasserlöslich und empfindlich gegen Erhitzen und Oxydation, ist vor allem in der Leber und den Muskeln von Säugetieren, in der Milch, in Tomaten, Weizenkeimlingen und der Hefe enthalten und *fehlt fast vollständig* in Kartoffeln, Äpfeln, Mais, Roggenmehl, im Speck und in Ölen. Fehlt dieser Schutzstoff in der Nahrung, so entsteht das Krankheitsbild der Pellagra, das durch Zufuhr von Nikotinsäure geheilt werden kann. Vom Pellagravitamin stehen folgende Handelspräparate zur Verfügung: *Nikotinsäureamid, Benicot, Nicobion, Niozymin* (Tabletten und Ampullen).

Pellagra

Fehlt der zu den Vitaminen des B₂-Komplexes gehörende *Pellagraschutzstoff (Nikotinsäureamid)* in der Nahrung, so kommt es zum Auftreten von charakteristischen Erscheinungen der *Haut,* des *Verdauungstraktes* und des *Zentral-*

nervensystems, die das Krankheitsbild der *Pellagra* kennzeichnen. Die Pellagra ist eine meist chronisch, in Schüben verlaufende Krankheit, die vor allem bei der maisessenden Bevölkerung Norditaliens und auch in einigen Gebieten von Nord- und Südamerika vorkommt.

Im ersten Stadium treten anfallsweise, meist im Frühjahr, Magen-Darm-erscheinungen und nervöse Symptome auf, oft mit *Erythembildung (Hautrötung)* der entblößten Körperteile. Im zweiten Stadium sind *Paraesthesien, Depressions-zustände, psychische Störungen, Muskelschwäche,* Muskelkrämpfe, Reflexsteige-rungen, stärkere Erythembildung zu beobachten. Nach dem Abblassen der Haut-rötung wird die Hautfarbe dunkel, die Haut wird dünn, trocken und erscheint manchmal rissig. Die dabei auftretenden *Magen-Darmerscheinungen* führen zu Ernährungsstörungen, aus denen sich im dritten Stadium eine Kachexie, nicht selten verbunden mit einer *Anämie,* entwickeln kann. Die Krankheit kann im Falle der Nichtbehandlung unter Umständen unter ständigen Nachschüben 10 bis 15 Jahre und länger dauern.

Die Pellagra wird durch *Nikotinsäureamid* schlagartig geheilt. Selbst fort-geschrittene schwere Fälle werden bei genügend hoher Dosierung innerhalb kurzer Zeit wiederhergestellt oder doch weitgehend gebessert.

Vitamin B_6

Das *Vitamin B_6 (Adermin, Pyridoxin)* ist ein Hautschutzfaktor, findet sich in der Hefe, in den Körnerfrüchten, im grünen Gemüse, in den Eingeweiden, in der Muskula-tur, im Eigelb und in der Milch. Sichere Mangelerscheinungen spezifischer Art sind beim Menschen nicht bekannt. Bei gewissen Fällen von Verminderung der Leukozyten (Leu-kopenie) dürfte der Mangel an Vitamin B_6 eine zusätzliche Rolle spielen. Handelsprä-parate von Vitamin B_6: *Benadon, Hexobion* (Tabletten und Ampullen).

Folsäure

Die *Folsäure* oder *Folinsäure* ist ein Wirkstoff, der dem Vitamin-B-Komplex zuge-rechnet wird und in der Leber, in den Leberextrakten, in der Hefe und in verschiedenen Nahrungsmitteln, in grünen Blättern, z. B. in Spinatblättern, gefunden wird. Der Körper deckt seinen Bedarf an Folsäure nicht nur aus der Nahrung, sondern auch aus dem eigenen Darm, in dem die Folsäure von den Darmbakterien in erheblichen Mengen gebildet wird. Die Folsäure wirkt gegen bestimmte Formen von Blutarmut, vor allem gegen die perniziöse Anämie, gegen letztere aber nicht in derselben Stärke wie die Leberpräparate und das Vitamin B_{12}.

Vitamin B_{12}

Das praktisch äußerst wichtige *Vitamin B_{12}* kommt in der Leber, in den Leber-extrakten, im Darminhalt und in den Faeces von Mensch und Tier, im Streptomyces griseus und anderen Streptomycesarten vor. Das Vitamin B_{12} ist ein *maßgeblicher Faktor zur Sicherstellung einer normalen Blutbildung* sowie *einer normalen Zellfunktion im zentralen Nervensystem.* Das Vitamin B_{12} besitzt bereits in außerordentlich kleinen Dosen die charakteristische Wirkung der Leberpräparate auf die perniziöse Anämie, ist also ein sehr wirkungsvoller *antiperniziöser Faktor.* Handelspräparate von Vitamin B_{12}: *Cytobion, Cytofol, Eryzytol, Rubivitan, Hepavit usw.* (Tabletten und Ampullen).

Vitamin C

Das *Vitamin C (antiskorbutisches Vitamin)* ist in Wasser löslich und zeichnet sich durch große Empfindlichkeit gegen Wärme und Eintrocknen aus. Sein Ausfall ruft den *Skorbut* und die MÖLLER-BARLOW-*Krankheit* hervor, seine chemische Struktur entspricht der *Askorbinsäure*. Das Vitamin C ist in allen rohen Gemüsen, Früchten und Kartoffeln enthalten, am reichlichsten im Paprika, in Apfelsinen, Hagebutten, Tomaten und Erdbeeren. Die Kuhmilch enthält wenig Vitamin C, auch dann, wenn die Kühe frisches Grünfutter erhalten. Der verhältnismäßig hohe Vitamin-C-Gehalt der Frauenmilch macht die Forderung nach einer sehr askorbinsäurereichen Ernährung der Wöchnerinnen verständlich, während umgekehrt bei Aufzucht des Säuglings mit Kuhmilch dieser von einem Vitamin-C-Mangel bedroht ist. *Das Vitamin C wird beim Kochen, Konservieren und Trocknen der Nahrungsmittel zerstört.* In den Kartoffeln ist es dagegen auffallend beständig, wenn auch die Winterlagerung derselben den Vitamingehalt absinken läßt. Die *Kartoffeln* sind demnach in unseren Breiten der *wichtigste Spender an Vitamin C.* Handelspräparate von Vitamin C: *Cebion, Cantan, Redoxon, Vicelat, C-Vit* usw. (Tabletten und Ampullen). Die Verabreichung von Vitamin-C-Präparaten erfolgt nicht nur bei echten Vitamin-C-Mangelzuständen, sondern auch bei verschiedenen Infektionskrankheiten zur Hebung der Widerstandskraft und bei Blutungen zur Verminderung der Blutungsbereitschaft.

Skorbut

Der *Skorbut* entsteht bei *Vitamin-C-Mangel.* Derselbe wurde in früheren Zeiten besonders auf langen Schiffahrten, bei Gefängnisinsassen und bei länger dauernden Expeditionen infolge Fehlens von Vitamin C enthaltendem Frischgemüse und Obst in der Nahrung beobachtet. Diese C-Avitaminose gehört in Mitteleuropa zu den Seltenheiten. Nur die Kinder neigen besonders in Kriegs- und Nachkriegszeiten infolge schlechter und vitaminarmer Ernährung zum Skorbut.

Häufiger sind *präskorbutische Zustände,* die man als *C-Hypovitaminose* bezeichnet. Die Diagnose der C-Hypovitaminose ist infolge der in der Regel wenig charakteristischen Symptome klinisch sehr schwer zu stellen. Die Bestimmung des Askorbinsäurespiegels im Blut ermöglicht jedoch meist eine sichere Klärung. Folgender Symptomenkomplex erscheint zumindest für eine C-Hypovitaminose verdächtig: Allgemeine Schwäche und Hinfälligkeit, Unlust und Unfähigkeit zur körperlichen und geistigen Leistung, Darniederliegen der Stimmung und des Appetites, ziehende Gliederschmerzen, Blässe, trockene Haut, Zahnfleischblutungen, Frühjahrsmüdigkeit.

Die auffallendsten Erscheinungen des Skorbutes sind *Blutungen ins Zahnfleisch, Vereiterung desselben und Zahnausfall.* Die Blutungen betreffen bisweilen auch die Muskeln, besonders der Waden, das Unterhautzellgewebe und die Haut. In schweren Fällen treten auch Magen-Darmblutungen auf, sind Störungen des Allgemeinbefindens sowie Zeichen von Anämie zu beobachten. Die betroffenen Personen sind gegen Infektionen sehr wenig widerstandsfähig und erliegen denselben sehr leicht. Die im Kindesalter in Erscheinung tretende MÖLLER-BARLOWsche Krankheit[1] ist in ätiologischer Beziehung mit dem Skorbut identisch, d. h. es handelt sich dabei ebenfalls um eine C-Avitaminose.

Durch Vitamin-C-reiche Ernährung wird baldiger Rückgang der skorbutischen Erscheinungen erreicht. Die künstlich hergestellten Vitamin-C-Präparate *(Cantan, Cebion, Redoxon, C-Vit* usw.) leisten ebenfalls ausgezeichnete therapeutische Dienste.

---

[1] MÖLLER-BARLOWsche *Krankheit* = Vitamin-C-Mangelkrankheit bei künstlich genährten ½- bis 1½jährigen Kindern mit schmerzhaften Knochenschwellungen an den Epiphysen, periostalen Blutergüssen, Knochenmarkschwund und anderen Zeichen von Blutungsneigung.

Vitamin D

Das *Vitamin D (das antirachitische Vitamin)* ist fettlöslich, unempfindlich gegen Hitze und Luftsauerstoff, begünstigt die *Kalkassimilation in den Knochen, fördert somit das Knochenwachstum und verhütet deshalb die Rachitis.* Es gibt mehrere Formen des Vitamin D, das sich vom Cholesterin ableitet: *das Vitamin D₂ (Calciferol) und das Vitamin D₃.* Das Vitamin D₂ entsteht bei der Ultraviolettbestrahlung (Höhensonne) des Ergosterins in der Haut, das als Vitaminvorstufe in erheblichen Mengen in der Haut vorhanden ist. Das Vitamin D₃ ist vor allem in folgenden Nahrungsmitteln enthalten: Lebertran, Butter, Eigelb, Milch, Trockenhefe, Hering. Die Existenz eines Vitamin D₁ wird nicht mehr anerkannt. Handelspräparate von Vitamin D: *Vigantol, D-Vit, Oleovit-D, Viosterin* (meist in Tropfenform in öliger Lösung, zum Teil auch in Ampullen für intramuskuläre Injektion). Das Vitamin D ist in streng dosierter Form zu verabreichen. Bei Überdosierung von Vitamin D entsteht ein schweres Krankheitsbild, eine *Vitamin-D-Hypervitaminose* mit manchmal tödlichen Folgen: Kalkablagerungen in verschiedenen Geweben, besonders in den Nieren, in der Herzmuskulatur, in der Lunge, in den Arterien usw.

Rachitis

Die *Rachitis (Englische Krankheit)* ist eine *durch Vitamin-D-Mangel bedingte Störung des Kalk- und Phosphorstoffwechsels, die in einer mangelhaften Verkalkung des Knochengrundgewebes zum Ausdruck kommt.* Die Rachitis war schon im Altertum bekannt und ihre Verbreitung hat mit dem Fortschreiten der Industrialisierung und dem dadurch verursachten Anwachsen der Großstädte mit ihrer beengten, teilweise unhygienischen Lebensweise in den letzten Jahrzehnten deutlich zugenommen. Die Häufigkeit der Rachitis steht in einem leicht erkennbaren Zusammenhang mit den Lichtverhältnissen. In der gemäßigten Zone kommt sie am häufigsten vor und ist hier in den dichtbevölkerten Industriebezirken und Großstädten am weitesten verbreitet. Gegen Süden zu nimmt sie an Häufigkeit ab, in den Tropen kommt sie fast nie vor. Eine Ausnahme bilden die Polarländer, in denen trotz der großen Lichtarmut infolge des verbreiteten Lebertrangenusses die Rachitis sehr selten auftritt. Der Zusammenhang mit den Lichtverhältnissen geht auch aus der jahreszeitlichen Verteilung hervor. Die Rachitis kommt fast ausschließlich im Winter vor, während sie im Sommer zur Selbstheilung neigt.

Die Rachitis beginnt in der Regel im zweiten bis dritten Lebensjahr. Später kommt sie nur mehr selten vor. Vereinzelt tritt sie wieder als Spätrachitis in den Pubertätsjahren auf. Der wesentliche Vorgang, der sich bei der Rachitis abspielt, ist *die verzögerte und mangelhafte Knochenverkalkung mit Bildung minderwertiger Knochensubstanz.* Die Rachitis äußert sich zuerst an den dünnen Schädelknochen, die zunächst an einzelnen Stellen, später am ganzen Hinterhaupt erweichen *(rachitischer Weichschädel, Kraniotabes).* Ungefähr gleichzeitig treten rosenkranzförmige Auftreibungen an den Knorpelknochengrenzen des Brustkorbes *(rachitischer Rosenkranz)* und ähnliche Verdickungen an den Handgelenken *(Epiphysenauftreibungen)* und den Fingern *(Perlschnurfinger)* auf. Nur in schweren Fällen kommt es zur Verunstaltung des Brustkorbes *(Hühnerbrust),* des Beckens *(rachitisches Becken),* zur *Verkrümmung der Wirbelsäule, der Bein- und Armknochen.* Das Zurückbleiben des Längenwachstums verursacht den *rachitischen Zwergwuchs.* Auch das Auftreten der ersten Zähne wird verzögert. Die große Fontanelle bleibt länger als gewöhnlich offen. Infolge dieser Knochenveränderungen bleibt die gesamte Körperentwicklung zurück. Die Verzögerung in der Entwicklung der statischen Funktionen (Kopfheben, Sichaufsetzen, Stehen, Gehen) ist mitverschuldet durch eine große Muskelschwäche, welche die Rachitis immer begleitet. Diese Muskelschwäche kommt auch in einem großen, aufgetriebenen Leib (Froschbauch) zum Ausdruck. Daneben bestehen oft schwere Störungen des Allgemeinbefindens, schlechte Stimmung und zunehmende Blutarmut.

Führt die Rachitis auch nie unmittelbar zum Tode, so begünstigt sie doch das Auftreten gefährlicher Erkrankungen und spielt so unter den Ursachen der Säuglingssterblichkeit eine große Rolle. Die Durchlüftung der Lunge ist infolge der Erweichung oder Mißgestaltung des Brustkorbes ungenügend, und infolgedessen ist der Rachitiker allen Krankheiten der Luftwege besonders ausgesetzt und seine Fähigkeit, diese Erkrankungen zu bestehen, beeinträchtigt. Im Frühjahr wird die Rachitis häufig durch Übererregbarkeit und allgemeine Krämpfe *(Spasmophilie)* kompliziert.

Einen weitgehenden Schutz vor der Rachitis gewährt die Ernährung an der Brust, reichlich Zufuhr von *Luft, Licht und Sonne* und prophylaktische Verabreichung eines wirksamen *Lebertran-* oder *Vitamin-D-Präparates (Vigantol)*. Die Rachitis ist unbedingt heilbar, und bei rechtzeitigem Einsetzen der Behandlung können rachitische Verkrüppelungen vermieden werden. Bestrahlungen mit natürlicher Sonne oder künstlicher Höhensonne, Zufuhr von antirachitischem Vitamin (Vitamin D), Vitamin-D-haltiger Nahrung, vor allem von Lebertran, sind die Behandlungsmethoden, die in ein bis drei Monaten eine völlige Ausheilung der Krankheit herbeiführen.

Knochenerweichung

Die *Knochenerweichung* oder *Osteomalacie,* eine besonders im höheren Alter auftretende Knochenerkrankung, ist auf Grund neuerer Erkenntnisse ebenso wie die Rachitis auf einen Vitamin-D-Mangel zurückzuführen. Die bei dieser Erkrankung meist sehr erfolgreiche Therapie mit Vitamin D ist eine wesentliche Stütze für die Anschauung, daß bei der Osteomalacie eine D-Avitaminose vorliegt. Eine gewisse Sonderstellung nimmt die *puerperale Osteomalacie* ein, die bei schlecht ernährten schwangeren Frauen auftritt. Die puerperale Osteomalacie entsteht wahrscheinlich deswegen in dieser zumeist schweren Form, weil trotz Vitamin-D-Mangel viel Kalk an den Fötus geliefert werden muß.

Das Leiden beginnt mit ziehenden, „rheumatischen" Schmerzen und Druckempfindlichkeit der Knochen. Manchmal stellt sich ein watschelnder Gang ein.

Die Osteomalacie geht mit Schwund und mangelhaftem Ersatz der kalkhaltigen Teile der Knochen einher. Die Knochen werden dadurch weich, in schweren Fällen sogar biegsam und geben daher der Körperlast und dem Muskelzug nach. Der Beckenausgang verengt sich, es kommt zum Vorspringen der Schamfuge. In schweren Fällen treten Verbildungen des Brustkorbes und Verkrümmungen der Glieder auf. Bisweilen ist eine Größenabnahme des Körpers zu beobachten und verlieren die Kranken die Fähigkeit, zu gehen und zu sitzen. Diese Erkrankung kann manchmal, von Zeiten einer Besserung unterbrochen, mehrere Jahre dauern. In therapeutischer Hinsicht sind im wesentlichen dieselben Maßnahmen durchzuführen wie bei der Rachitis, in erster Linie ist ein Vitamin-D-Präparat (Vigantol) in entsprechend genauer Dosierung zu verabreichen. Bei der puerperalen Osteomalacie ist zusätzlich bisweilen auch die operative Entfernung der Eierstöcke notwendig.

Vitamin E

Das *Vitamin E (Fruchtbarkeitsvitamin, Tokopherol)* gehört zu den fettlöslichen Vitaminen, ist vor allem *für die normale Funktion der männlichen Keimdrüse* und *für den normalen Ablauf der Schwangerschaft* unentbehrlich. Außerdem ist es für die Funktionstüchtigkeit des Nervensystems und der quergestreiften Muskulatur von Bedeutung. Das Vitamin E ist weit verbreitet und kommt am reichlichsten in den Getreidekeimlingen vor. Es ist ferner anzutreffen in den grünen Blattgemüsen, Salaten, Grünkohl, im Hühnerei, im Rindfleisch, in der Rindsleber, auch Butter, Milch und tierisches Fett enthalten diesen Wirkstoff. Die Behandlung des habituellen Abortus mit Vitamin E scheint sehr günstige Wirkungen zu haben. Handelspräparate von Vitamin E: *Epiphynal, Ereton, Evion, Evitrat, Eviterbin* usw. (Tabletten, zum Teil auch in Ampullen).

Vitamin K

Das *antihämorrhagische Vitamin K (Gerinnungsvitamin, Koagulationsvitamin)* ist fettlöslich, findet sich in grünen Blättern, Kohl, Spinat, Tomaten, Hefe, Eigelb, Leber und *ist für die Erhaltung der normalen Gerinnungsverhältnisse des Blutes von Bedeutung,* da nur unter seinem Einfluß und seiner Mitwirkung die Prothrombinbildung in der Leber erfolgen kann. In den Colibakterien, den normalen Darmbewohnern ist das Vitamin K in verhältnismäßig großer Menge anzutreffen. *Die Colibakterien stehen an erster Stelle unter den Vitamin-K-Lieferanten des Körpers.* Es hat den Anschein, daß auch beim Menschen Vitamin-K-Mangelzustände nicht allzu selten vorkommen. Vitamin-K-Präparate (*Karan, Synkavit, Hemodal, Vikaman* usw. [Tabletten und Ampullen]) werden bei Erkrankungen mit Blutungsneigung erfolgreich in Anwendung gebracht.

Ischias

Die *Ischias, das Hüftweh,* ist gekennzeichnet durch Schmerzen krampfartigen, reißenden oder ziehenden Charakters *im Gebiet des Hüftnervs (Nervus ischiadicus),* die teils dauernd bestehen, teils anfallsartig auftreten und zu erheblicher Höhe ausarten können. Die oft äußerst starken Ischiasschmerzen strahlen von der Kreuzgegend oder vom Gesäß bis in die Kniekehle und in den Fuß aus. Die Kranken klagen teilweise auch über Schwäche, Empfindungsstörungen und Taubheitsgefühl in dem befallenen Bein. Jede Dehnung des Nervs erhöht den Schmerz, besonders aber wird durch Beugen des gestreckten Beines in der Hüfte eine deutliche Schmerzsteigerung hervorgerufen (LASEGUE*sches Zeichen).* Der Schmerz wird dabei um so stärker, je mehr das Bein gehoben wird, hört aber sogleich wieder auf, wenn durch gleichzeitige Beugung im Kniegelenk der Nervus ischiadicus entspannt wird. Auf der Dehnungsempfindlichkeit des erkrankten Nerven beruhen auch gewisse Stellungsanomalien, welche die Ischiaskranken anzunehmen pflegen. Beim Gehen wird das erkrankte Bein geschont, dadurch kommt es zum Schiefstand des Beckens und Verkrümmung der Wirbelsäule. In schweren Fällen können die Kranken weder gehen noch stehen. Bei besonders schwerer, länger dauernder Ischias werden motorische Beinschwäche, Empfindungsstörungen, Abschwächung oder Fehlen der Reflexe und Muskelatrophie festgestellt. Wenn letztere Veränderungen vorhanden sind, handelt es sich um einen *neuritischen* oder *entzündlichen* Prozeß im Nervus ischiadicus *(Neuritis ischiadica),* während bei Fehlen neuritischer Symptome die Ischiasschmerzen als *Neuralgien* aufgefaßt werden. Die neuritische Ischias wird hauptsächlich bei der rheumatischen Entzündung des Hüftnervs bzw. des Hüftgeflechtes, der häufigsten Ursache der Ischias, beobachtet. Die Ischias ist, soweit sie nicht rheumatisch bedingt ist, in der Regel *symptomatischer* Natur. Sie stammt dann von *Prozessen der unteren Brustwirbelsäule,* z. B. Geschwülsten (Tumoren), Tochtergeschwülsten (Metastasen), Wirbelentzündungen (Spondylitis), degenerativen Wirbelgelenksveränderungen (Spondylarthrosis) usw., ferner von *solchen des knöchernen Beckens* (Geschwülsten, Tochtergeschwülsten, Knochenentzündungen usw.) oder sie wird durch *Affektionen der Beckenorgane* verursacht, z. B. durch Verstopfung infolge Kotstauung im Mastdarm, durch Mastdarmkrebs, durch Erkrankungen des weiblichen Genitale, durch Erkrankungen der Lymphdrüsen usw. Ferner wird eine *symptomatische Ischias* bei Gicht, Diabetes mellitus, Malaria und bei verschiedenen sonstigen infektiös-toxischen Prozessen beobachtet.

Die Behandlung hängt in erster Linie von dem Grundleiden ab. Die Behandlung der *rheumatischen* Form der Ischias erfordert die Verabreichung von Salizylsäurepräparaten, Aspirin und Pyramidon in großen Dosen, Vitamin-B_1- und Vitamin-B_{12}-Verordnung, Milchinjektionen, Heißluftanwendung, Einreibung, Massage usw. Bewährte Mittel zur Behandlung der Ischias sind ferner *Novalgin* und *Irgapyrin*. In vielen Fällen ist eine Infiltrationsbehandlung mit Novocain angezeigt. Nach Abklingen der akuten Erscheinungen sind Bäderbehandlungen als Nachkur in Baden bei Wien, Deutsch-Altenburg, Schallerbach, Badgastein usw. zu empfehlen.

Gehirnhautentzündung

Außer der durch die Meningokokken hervorgerufenen *epidemischen Genickstarre (epidemischen Meningitis, Meningitis cerebrospinalis)* sind die *tuberkulöse Meningitis (Meningitis tuberculosa)*, die *eitrige Meningitis (Meningitis purulenta)*, die *luetische Meningitis (Meningitis luetica)* und die *seröse Meningitis (Meningitis serosa)* die hauptsächlichsten Meningitisformen. Bei der *Gehirnhautentzündung (Meningitis)* handelt es sich in der Regel um eine *Infektion der weichen Hirnhäute* durch verschiedene Krankheitserreger. Die tuberkulöse Meningitis entsteht durch Verschleppung von Tuberkelbazillen auf dem Blutwege von einem tuberkulösen Herd aus. Die eitrige Meningitis kommt metastasisch auf dem Blutwege zur Entwicklung, z. B. bei Knochenmarkentzündung (Osteomyelitis), bei Sepsis, Lungenabszeß usw., oder fortgeleitet von einem eitrigen Prozeß im Ohr oder in den Nasennebenhöhlen.

Die Gehirnhautentzündung macht sich durch heftige Kopfschmerzen, durch Nackensteifigkeit, Schmerzhaftigkeit bei Bewegungen des Kopfes und des Rumpfes bemerkbar. Als eines der ersten Zeichen dieser Schmerzhaftigkeit pflegt das KERNIG*sche Zeichen* aufzutreten: Beim Aufsetzen im Bett ziehen die Kranken die Knie an, weil sie sonst Schmerzen in den Beinen verspüren, d. h. es tritt eine Beugekontraktur der Knie ein, wenn der Oberschenkel in einen Winkel von 90 bis 100° zum Rumpf gebracht wird. Im weiteren Verlauf kommt Erhöhung des Gehirndruckes hinzu, weil jede Entzündung der Hirnhäute mit einer Vermehrung der Flüssigkeitsmenge in der Schädelhöhle einhergeht. Wenn die Gehirnhautentzündung die Unterfläche des Gehirns befällt *(basale Meningitis)*, kommt es zu Krankheitserscheinungen an den dort verlaufenden Gehirnnerven, zu Augenmuskellähmungen, zu Lähmungen der Gesichtsnerven, zu Störungen des Gehörs und des Gleichgewichts usw. *Die tuberkulöse Meningitis ist vorwiegend an der Gehirnbasis lokalisiert.* Eine Gehirnhautentzündung an der Oberfläche nahe der Zentralwindung kann ebenfalls zu Lokalerscheinungen führen, zu Lähmungen der Körpermuskulatur, zu Rindenepilepsie usw. In fast allen Fällen von Gehirnhautentzündung kommt es zu Überempfindlichkeit der Haut, Lichtscheu, oft auch zu schweren psychischen Störungen, zu Delirien, in denen die Kranken heftig aufschreien, zu Benommenheit und auch zu völliger Bewußtlosigkeit.

Die Behandlung besteht in Bekämpfung der Grundkrankheit und vor allem in energischer Anwendung der antibiotischen Mittel, wie *Penicillin, Streptomycin* usw. Die Entleerung von Liquor cerebrospinalis führt zur Druckentlastung und dadurch zur Besserung. Sonst ist symptomatische Behandlung durchzuführen, dabei sind fast nie schmerzstillende Mittel zu entbehren.

Lähmungen

Die Unfähigkeit, einen oder mehrere Muskel oder ganze Muskelgruppen zu bewegen, wird als *Lähmung* bezeichnet. Die Lähmungen können durch eine Erkrankung des zentralen Nervensystems, also des Gehirns oder Rückenmarks, verursacht sein. Demnach wird eine *Gehirn-* oder eine *Rückenmarkslähmung, zerebrale* oder *spinale Lähmung,* unterschieden. Diese beiden Lähmungsformen sind nach ihrer Entstehung also solche *zentraler Natur.* Eine Lähmung entsteht ferner durch Erkrankung der die Muskel beherrschenden Nerven. Letztere Lähmungsform ist eine solche *peripherer Natur.* Durch eine Läsion der Vorderhornganglienzellen im Rückenmark werden Lähmungen von peripherem Typus bewirkt.

Bei den durch eine *Gehirnaffektion hervorgerufenen Lähmungen* handelt es sich in den meisten Fällen um eine *Unterbrechung der Pyramidenbahn,* jener wichtigsten motorischen Bahn des Menschen, die alle bewußten, willkürlichen und zweckdienlichen Bewegungen vermittelt. Jede Unterbrechung der Pyramidenbahn äußert sich in einer Lähmung, jede Reizung der Pyramidenbahn im Auftreten von Krämpfen. Ist dabei die Beweglichkeit vollkommen geschwunden, so spricht man von *Plegie,* ist nur die Kraft, mit der die Bewegung ausgeführt wird, herabgesetzt, so spricht man von *Parese.* Betrifft die Schädigung nur einen Körperteil, z. B. einen Arm, so handelt es sich um eine *Monoplegie* oder *Monoparese,* sind beide Arme oder beide Beine betroffen, so ist dies eine *Paraplegie* oder *Paraparese,* sind alle vier Extremitäten gelähmt, so heißt dieser Zustand *Quadruplegie,* besteht eine Lähmung oder motorische Schwäche einer ganzen Körperhälfte, so wird dieser Zustand als *Hemiplegie* oder *Hemiparese* bezeichnet. Unter *Kernlähmung* ist eine besondere Form einer zerebralen Lähmung zu verstehen, die auf Störungen in den Ursprungskernen der Hirnnerven beruht.

Die durch Gehirnprozesse hervorgerufenen Lähmungen entstehen meist plötzlich als Folge eines Schlaganfalles *(Apoplexie, Gehirnschlag, Schlagfluß).* Aus voller Gesundheit oder nach vorhergehenden Prodromalerscheinungen, wie Schwindel, Kopfschmerz, Brechreiz usw., stürzen die Patienten bewußtlos zusammen, die Atmung ist dabei vertieft, der Patient liegt regungslos. Infolge der anfänglichen Schockwirkung fehlen vorerst sämtliche Reflexe. Erst allmählich treten pathologische Reflexe und Muskelspasmen auf. Die Krankheitsherde sitzen meist in der *Capsula interna* und sind ihrer Natur nach Blutungen oder Erweichungen infolge Gefäßveränderungen durch Arteriosklerose oder Lues, wobei das Auftreten von Blutungen durch einen hohen Blutdruck besonders begünstigt wird, ferner *Gehirnembolien, Tumoren, multiple Sklerose, Encephalitis* usw. Da der Großteil der Fasern der Pyramidenbahn im untersten Teil des verlängerten Markes (der Medulla oblongata) die Seite kreuzt, ist eine rechtsseitige Hemiplegie auf einen Prozeß in der linken Hirnhemisphäre und umgekehrt zurückzuführen. Eine derartige Hemiplegie ist sehr häufig mit einer teilweisen Lähmung des Gesichtsnervs (Nervus facialis), des Zungenfleischnervs (Nervus hypoglossus) und mit Sprachverlust (Aphasie) verbunden. Der *Sprachverlust (die Aphasie)* kann *motorischen* oder *sensorischen* Charakter aufweisen oder es kann sich um eine *komplette Aphasie* handeln, wenn also eine motorische und sensorische

Aphasie gleichzeitig besteht. Bei der motorischen Aphasie fehlt das Sprachvermögen teilweise oder vollständig, das Sprachverständnis ist dabei jedoch erhalten, bei der sensorischen Aphasie fehlt das Sprachverständnis teilweise oder vollständig, das Sprachvermögen ist aber erhalten. Bei der kompletten Aphasie fehlt sowohl das Sprachvermögen als auch das Sprachverständnis. Die Lähmungen sind, wenn nicht lebenswichtige Zentren oder Großteile des Gehirns betroffen sind, oft weitgehend rückbildungsfähig.

Lähmungen, die durch *Erkrankungen im Rückenmark* ohne Mitbeteiligung des Gehirns entstehen, unterscheiden sich von den zerebralen Lähmungsformen vor allem durch das Fehlen von Hirnnervsymptomen. Rückenmarkslähmungen werden vor allem *durch Blutungen (Haematomyelie), multiple Sklerose, Lues, spastische Spinalparalyse, Rückenmarkstumoren, Rückenmarksverletzungen* usw. hervorgerufen.

Spinale Lähmungen von peripherem Typus entstehen durch Läsion der Vorderhornganglienzellen, z. B. bei der Poliomyelitis anterior acuta oder spinalen Kinderlähmung. Die wichtigsten Erkrankungen der peripheren Nerven, die mit Lähmungen einhergehen, sind die verschiedenen *Neuritisformen* und die *Polyneuritis,* eine entzündliche Erkrankung der Nerven, bei der viele oder alle peripheren Nerven betroffen sind. Die Polyneuritis kann rheumatischer Natur sein, kann ferner durch eine Vitamin-B_1-Avitaminose oder durch Intoxikationen bei Diabetes mellitus, Diphtherie, Alkoholismus, Blei-, Arsen- und Thalliumvergiftung bedingt sein.

Eine *zentrale Lähmung* ist gekennzeichnet durch einen erhöhten Spannungszustand der Muskulatur (erhöhter Muskeltonus, Spastizität), Steigerung der Reflexe und das Auftreten von pathologischen Reflexen. Die *peripheren Lähmungen* sind dagegen durch herabgesetzten Spannungszustand der Muskeln (herabgesetzten Muskeltonus, Schlaffheit), durch Fehlen der Reflexe, fibrilläre Zuckungen und die nachweisbare Entartungsreaktion, d. h. durch anormales Verhalten der motorischen Nerven und Muskeln bei elektrischer Reizung charakterisiert.

Lumbalpunktion

Liquor-cerebrospinalis (Gehirn-Rückenmarks-Flüssigkeit): Der *Liquor cerebro-spinalis,* der normalerweise wasserklare Beschaffenheit aufweist, dessen Gesamtmenge 150 bis 200 ccm beträgt, der die Gehirnhöhlen, den Subarachnoidalraum (zwischen der Pia mater und der Arachnoidea) und den Zentralkanal des Rückenmarkes erfüllt, somit das Gehirn und das Rückenmark umspült und dadurch diesen Organen einen mechanischen Schutz gegen Erschütterungen und Verletzungen gewährt, dessen Untersuchung für die Erkennung von Nervenkrankheiten große Bedeutung besitzt, wird mittels der *Lumbalpunktion* oder mittels der *Suboccipitalpunktion (Zisternenpunktion)* gewonnen.

Die Lumbalpunktion erfolgt im Sitzen oder in Seitenlage, meist ohne Lokalanaesthesie, wobei der Patient eine Krümmung der Wirbelsäule nach hinten vornehmen muß, d. h. einen „Katzenbuckel" machen muß, ferner eine Beugung des Kopfes nach vorne, bei Anwendung der Seitenlage außerdem ein Hochziehen der Knie durchführen und in dieser Haltung mit Unterstützung einer Hilfsperson in völliger Ruhe verharren muß. Nach entsprechender Reinigung der Haut wird zwecks Ausführung der Lumbalpunktion eine Hohlnadel zwischen zweitem und drittem oder zwischen drittem und viertem Lendenwirbel, 2 bis 3 mm seitlich von der Mittellinie, 5 bis 6 cm in der Richtung auf diese in die Tiefe gestochen. Ist der Duralsack durchstochen, so entleert sich der Liquor bei niederem Druck tropfenweise, bei erhöhtem Druck fließt dieser im Strahl hervor.

In ähnlicher Weise wird am sitzenden oder liegenden Patienten die *Suboccipitalpunktion* oder *Zisternenpunktion* durchgeführt, wobei der Einstich mit einer Hohlnadel durch die Haut des Nackens in die Tiefe — mit Richtung schräg aufwärts — zwischen dem ersten Halswirbel und Hinterhauptsknochen am Rande des großen Hinterhauptsloches bis in die Cisterna cerebello-medullaris erfolgt, d. h. bis in die von Liquor cerebrospinalis erfüllte Erweiterung des Subarachnoidalraumes zwischen verlängertem Mark und unterer Kleinhirnfläche. Die Zisterne liegt in verschiedener Tiefe. Bei fettreichen und muskelstarken Menschen werden Werte bis zu 6 und 8 cm gemessen, bei mageren Menschen und bei Kindern liegt sie manchmal schon in einer Tiefe von 2 cm.

Die *Lumbalpunktion* und *Subboccipititalpunktion* stellen nicht nur ein *diagnostisches,* sondern auch ein *therapeutisches Verfahren* dar. Denn das Ablassen von Liquor cerebrospinalis zur Beseitigung der Hirndrucksymptome in gewissen Fällen oder zur Eiterentleerung bei eitriger Meningitis ist eine besondere therapeutische Maßnahme, außerdem können mit Hilfe dieser Punktionen Arzneimittel an das zentrale Nervensystem herangebracht werden.

Fieber

Das *Fieber* ist durch die Erhöhung der Eigenwärme des Körpers gekennzeichnet.

Die Wärmesteigerung ist im allgemeinen von einer oft beträchtlichen Beschleunigung der Herztätigkeit und einer dadurch hervorgerufenen Pulsfrequenzerhöhung begleitet; auch eine Beschleunigung der Atmung ist meist zu beobachten, ohne daß gleichzeitig eine Erkrankung der Brustorgane vorliegt. Mannigfache nervöse Erscheinungen können auftreten, z. B. allgemeines Unbehagen, Unlust zu geistiger Beschäftigung, schweres Eingenommensein des Kopfes, Kopfschmerzen, Schwäche und Hinfälligkeit, unruhiger Schlaf, Angstträume. Bei höherem Fieber kommt es mitunter zu starker Unruhe und Aufregungszuständen, Schlaflosigkeit, Wahnvorstellungen, Ideenflucht (sogenannte Fieberphantasien oder Fieberdelirium), oft auch Schwindel und Neigung zu Ohnmacht. Ebenso sind Appetitlosigkeit, belegte Zunge, unangenehmer Geschmack, Verdauungsschwäche, Stuhlverstopfung und Durst Ausdruck des Fiebers. Bei länger bestehendem Fieber leidet die Ernährung erheblich. Das Körperfett wird verbraucht und schwindet, ebenso werden die eiweißhältigen Körperbestandteile angegriffen.

Meist beginnt das Fieber mit ausgesprochenem Frostgefühl, das vielfach als Schüttelfrost in Erscheinung tritt. Während des Schüttelfrostes wird der Patient von Zähneklappern und Zittern befallen, die Atmung ist dabei oberflächlich und rasch, die Haut kühl und rauh wie Gänsehaut. Der Schüttelfrost ist häufig nur von kurzer Dauer, er dauert manchmal $^1/_4$ bis $^1/_2$ Stunde, kann aber mitunter auch länger anhalten. Dem Schüttelfrost folgt ein lebhaftes Hitzegefühl (Fieberhitze), wobei die Haut warm wird, das Gesicht sich rötet und eine reichliche Schweißbildung auftritt. Infolge der durch das Fieber hervorgerufenen gesteigerten Schweißabsonderung wird die täglich ausgeschiedene Harnmenge geringer. Der Fieberharn ist daher konzentrierter und von dunklerer Farbe. Die Dauer des Fiebers ist von der Art der jeweiligen Erkrankung abhängig und schwankt von einigen Stunden bis zu Tagen, oft auch mehreren Wochen.

Zur Feststellung und Beurteilung von Fieberzuständen dient die *Temperaturmessung,* die mit geeichten *Fieberthermometern* erfolgt. Zur Bestimmung der Körpertemperatur werden besonders eingerichtete *Maximalthermometer* verwendet, bei denen der Quecksilberfaden seinen höchsten Stand so lange beibehält, bis er durch mechanische Einwirkung (Schütteln) wieder in den Behälter zurückgestoßen wird. Diese Fieberthermometer umfassen nur einen Teil der Celsiusskala, in deren Mitte sich die durch ein besonderes Zeichen, z. B. durch einen roten Punkt oder Strich, gekennzeichnete obere Grenze der normalen Temperatur (37) befindet, und sind in Zehntelgrade eingeteilt, so daß eine genaue Ablesung ermöglicht wird. Zur Temperaturmessung wird das Fieberthermometer in die vorher vom Schweiß getrocknete Achselhöhle gelegt, wo es etwa zehn Minuten liegen bleibt. Schneller und manchmal auch zuverlässiger wird die Temperaturmessung im Mastdarm durchgeführt. Unsicher ist die Messung im Mund unter der Zunge. Gewöhnlich werden während eines Tages *vier Temperaturmessungen,* womöglich vor der Einnahme der Mahlzeiten, vorgenommen, von denen die morgens zwischen 7 und 8 Uhr (Zeit der wahrscheinlich niedrigsten Temperatur) und die nachmittags zwischen 14 und 18 Uhr (Zeit der mutmaßlich höchsten Temperatur) von besonderer Bedeutung und Wichtigkeit sind. Die beiden anderen Temperaturmessungen erfolgen zu Mittag und in den Abendstunden vor der Nachtruhe. Bei gewissen Fällen ist es vorteilhaft und notwendig, die Temperatur sogar zweistündlich zu kontrollieren. Die Temperaturbeobachtungen werden in Form einer graphischen Darstellung des Fieberverlaufs, der sogenannten *Temperatur-* oder *Fieberkurve* aufgezeichnet, durch die sich der Arzt rasch über den Charakter des Fieberverlaufs unterrichten kann. Die obere Grenze der normalen, durch Achselhöhlenmessung (axillar) gewonnenen Körpertemperatur liegt bei 37^0. Axillar gemessene Körpertemperaturen, die bei Ruhelage zwischen $37,1^0$ und $37,5^0$ gefunden werden, werden als *subfebril,* solche von über $37,5^0$ als *fieberhaft* oder *febril* bezeichnet. Die Rektal- oder Mastdarmmessung ergibt durchschnittlich um $0,3^0$ bis $0,5^0$ höhere Werte als die Axillar- oder Achselhöhlenmessung.

Bei jedem Fieber lassen sich drei mehr oder minder deutlich ausgeprägte Stadien unterscheiden: das *Anfangsstadium,* das sich entweder allmählich, mit stufenweise ansteigenden Temperaturen entwickelt oder plötzlich mit heftigem Frost und darauffolgender schneller Temperaturerhöhung beginnt, das *Stadium der Fieberhöhe,* d. h. die volle Ausbildung des Fiebers, das meist eine Dauer von einigen Stunden, Tagen und Wochen hat und dadurch gekennzeichnet ist, daß die erhöhte Körpertemperatur, abgesehen von kleineren Schwankungen, sich während der ganzen Zeit auf annähernd gleichem Niveau erhält, das *Stadium der Abnahme oder der Entfieberung,* während dessen die gesteigerte Temperatur wieder zur Norm absinkt. Diese Entfieberung erfolgt entweder *plötzlich* in raschem Zuge *(sogenannte Krisis),* wobei innerhalb von wenigen Stunden Körpertemperatur und Pulsfrequenz zur Norm abfallen, der Kranke sich plötzlich erleichtert fühlt, oder die Entfieberung erfolgt *langsam,* stufenweise *(sogenannte Lysis* oder *Lösung),* die Fiebertemperatur sinkt im Laufe einiger Tage, höchstens einer Woche, bis zur Norm ab. An das Stadium der Entfieberung reiht sich das Stadium der Heilung und Genesung an.

Nach der Art des Fieberverlaufes unterscheidet man außerdem verschiedene Fiebertypen: 1. das *anhaltende* oder *kontinuierliche Fieber,* das tagsüber nur sehr geringe Schwankungen von weniger als 1^0 aufweist; 2. das *nachlassende* oder *remittierende Fieber,* bei dem die täglichen Temperaturunterschiede mehr als 1^0 betragen und die höchste Temperatur gewöhnlich in die Abendstunden, die niedrigste (die sogenannte Remission) in die frühen Morgenstunden fällt. Dieser Fiebertypus kommt sehr häufig vor; 3. das *aussetzende* oder *intermittierende Fieber,* dessen bekanntester Vertreter das Malariafieber ist, besitzt die Eigentümlichkeit, daß die Fieberanfälle mit völlig fieberfreien kurzen Zwischenzeiten, meist in genau eingehaltener Reihenfolge, abwechseln; 4. das *wiederkehrende* oder *rekurrierende Fieber,* eine seltener vorkommende Fieberform, die sich dadurch auszeichnet, daß auf einen länger dauernden Fieberzustand von mehreren Tagen, oft auch von mehreren Wochen, eine länger anhaltende fieberfreie Zeit folgt, worauf meist plötzlich und unerwartet statt der erhofften Genesung ein erneuter Fieberanstieg eintritt. Eine besondere Abart des rekurrierenden Fiebers ist das sogenannte *wellenförmig verlaufende* oder *undulierende Fieber*, bei dem das Fieber langsam ansteigt, später wieder allmählich absinkt, mit längeren fieberfreien Zwischenzeiten abwechselt und bei dem der Fieberzustand dem Wellenberg und das fieberfreie Intervall dem Wellental entspricht.

Jedem Fieber liegt ein krankhafter Prozeß zugrunde, von dem aus durch Vermittlung des Blutes und des Nervensystems der Körper in der dem Fieber eigenen Weise beeinflußt und verändert wird. Beim Fieber werden durch den Übertritt von fiebererregenden Stoffen in das Blut, vor allem durch die Bakterien und ihre chemischen Stoffwechselprodukte, die Nerven der Gefäßwandungen und das im Zwischenhirn gelegene Wärmeregulationszentrum (Wärmezentrum) übermäßig erregt und infolgedessen eine lebhafte, alle Gewebe des Körpers mehr oder weniger betreffende Steigerung des Stoffwechsels hervorgerufen. Da mit der vermehrten Wärmebildung nicht wie im normalen Zustand eine erhöhte Wärmeabgabe parallel geht, so muß es zu einer mehr oder weniger beträchtlichen Temperatursteigerung kommen, die so lange andauert, als die fiebererregenden Stoffe im Blute kreisen. Jedes Fieber bringt für den Körper nicht zu unterschätzende Gefahren mit sich. Durch die mit jedem anhaltenden Fieber verbundene Steigerung des Stoffwechsels und den erhöhten Eiweißumsatz erfolgen eine beträchtliche Körpergewichtsabnahme und Entkräftung, die meist um so schwieriger zu bekämpfen sind, als durch die gleichzeitig vorhandene Appetitlosigkeit die Nahrungsaufnahme häufig sehr beschränkt ist. Andererseits ist aber nach den modernen Anschauungen das Fieber als ein Heilungsvorgang anzusehen, der dazu dient, die in den Körper eingedrungenen schädlichen Stoffe zu bekämpfen und im gesteigerten Stoffwechsel rascher auszuscheiden. In diesem Sinne wird das Fieber als Reaktion des Organismus vor allem gegen die eingedrungenen Bakterien und ihre chemischen Stoffwechselprodukte betrachtet.

Die Behandlung des Fieberkranken muß sich nach dem jeweiligen besonderen Krankheitsfall richten; sie geht in der Regel der Behandlung der eigentlichen Grundkrankheit parallel. Entsprechend der Auffassung von der Heilkraft des Fiebers sucht man nicht wie früher das Fieber unter allen Umständen mit Fiebermitteln zu bekämpfen, sondern ist allgemein bestrebt, lediglich die Ursachen der fieberhaften Krankheit zu beseitigen und greift gegen das Fieber direkt nur dann ein, wenn dem Körper von übermäßiger und lang dauernder Temperatursteigerung Gefahr droht oder wenn der Kanke unter den Fiebereinwirkungen ganz besonders leidet. Neben den medikamentösen Fiebermitteln sind die feuchtkalten Einwickelungen („Wickelbehandlung") die schnellste, wirksamste, zweckmäßigste und unschädlichste Maßnahme zur Herabsetzung der Fiebertemperatur. Ähnlich wie die feuchtkalten Einwickelungen wirken kalte Abwaschungen. Daß jeder Fieberkranke während der ganzen Dauer des Fiebers das Bett hüten muß, ist eine Selbstverständlichkeit. Starke Sinneseindrücke (Geräusche, Licht), psychische Erregung usw. sind dem Kranken möglichst fernzuhalten: sein Lager muß bequem und nicht zu warm sein, das Krankenzimmer muß jederzeit gut gelüftet sein und seine Temperatur soll nicht über 16^0 bis 18^0 Wärme aufweisen. Besonders schwierig ist die Ernährung des Fieberkranken, weil wegen der oft gestörten Verdauung Eiweißsubstanzen und Fette von dem Patienten nur schlecht verarbeitet werden können. Man beschränke sich deshalb unter Berücksichtigung des Grundleidens auf die Verabreichung von Milch, Schleimsuppen aus Gerste, Reis, Hafergrütze und ähnlichen, leicht verdaulichen, vorzugsweise Kohlehydrate enthaltenden Nahrungsmitteln, vernachlässige aber auch nicht kräftigere Nährstoffe (Fleischsaft, Fleischbrühe mit Ei, geschabtes Fleisch, leichte Mehlspeisen). Als Getränke dienen am besten säuerliche Limonaden. Eine beträchtliche Rolle in der Fieberbehandlung spielen endlich die Reizmittel (starke Fleischbrühe, Bohnenkaffee, Tee), durch die eine allgemeine anregende Wirkung erzielt und so der Erschöpfungsgefahr begegnet werden kann. Besondere Sorgfalt ist auf regelmäßige Stuhlentleerung zu verwenden.

Unter gewissen Voraussetzungen werden gelegentlich zur Bekämpfung des Fiebers *Fiebermittel* in Anwendung gebracht, die die krankhaft erhöhte Körpertemperatur herabzusetzen vermögen. Dieselben wirken entweder dadurch, daß sie durch vermehrte Wärmeabgabe unmittelbar dem Körper Wärme entziehen (Antipyrin, Pyramidon, Phenacetin, Aspirin usw.), oder dadurch, daß sie wie Chinin die Wärmebildung einschränken.

Puls

Der *Puls* oder *Pulsschlag* ist jene durch die Kontraktion des Herzmuskels bedingte, als rhythmische Erweiterung der Gefäßwand feststellbare Wellenbewegung des Blutes in den Arterien (Schlagadern), deren Nachweis besonders an der Radialisarterie (Speichenschlagader) am Handgelenk, an der Karotis (Halsschlagader), an der Schläfenarterie oder an der Fußrückenschlagader durch Betasten (Palpation) leicht gelingt. Beim Erwachsenen beträgt in der Ruhe die Zahl der Pulsschläge 70 bis 80 in der Minute. Die *beschleunigte Herztätigkeit* mit entsprechend gesteigerter Pulszahl wird als *Tachykardie, verlangsamte Herzaktion* mit verminderter Pulszahl als *Bradykardie* bezeichnet.

Die *Beschaffenheit des Pulses* ist abhängig von der Tätigkeit des Herzens und der Beschaffenheit der Arterie. Bei schnellem Herzschlag durch seelische Einflüsse (Schreck, Freude, Angst), bei körperlicher Anstrengung, im Fieber, bei Herzschwäche usw. ist die Pulszahl erhöht *(frequenter Puls)*. Erfolgt die Austreibung des Blutes aus dem Herzen kurz und kräftig, so ist der Puls *schnellend,* im umgekehrten Falle *träg*. Eine starre oder gespannte Arterie macht den Puls *hart;* wird eine größere Blutmenge in die Arterie getrieben, so wird der Puls *groß* und *voll,* während er bei geringer Blutmenge oder geschwächter Herztätigkeit *klein* ist. Störungen im Rhythmus des Pulses *(unregelmäßiger* oder *arhythmischer Puls)* kommen durch unregelmäßigen Herzschlag zustande, normal im Verlaufe der Atmung, krankhaft durch Extrasystolen, bei Vorhofflimmern und Herzmuskelerkrankungen, besonders bei Erkrankungen des Reizleitungssystems.

Bei dem Fühlen des Pulses sind also festzustellen:

a) *die Zahl der Pulsschläge,*

b) *die Gleichmäßigkeit der Pulsschläge,* sowohl in der Reihenfolge, da normalerweise ein Pulsschlag in genau derselben Zeit auf den anderen folgt, als auch in dem Ausschlag der Pulswelle selbst. Dieser soll ebenfalls immer gleich hoch sein;

c) *die Spannung des Pulses,* also ob die Schlagader sich sehr weich oder prall gespannt anfühlt.

Es wird demnach von einem ruhigen Puls, von einem beschleunigten, gleichmäßigen oder unregelmäßigen Puls, von einem weichen oder harten Puls, von einem schnellenden oder trägen Puls, von einem vollen oder kleinen Puls gesprochen.

Ein kleiner und sehr rascher Puls zeigt immer einen ernsten Zustand von Herzschwäche an, besonders dann, wenn er unregelmäßig wird und aussetzt.

Atmung

Für die Beurteilung der Atmung ist in erster Linie die Feststellung der Atemfrequenz von größter Wichtigkeit. Bei vielen Zuständen besteht eine *Beschleunigung der Atemfrequenz, die sogenannte Tachypnoe.* Diese findet sich bei körperlicher Betätigung, bei höherem Fieber, bei der Bergkrankheit, bei den verschiedenen Formen der Blutarmut, besonders bei plötzlich auftretenden Blutverlusten und vor allem bei Herz- und Lungenerkrankungen. Bei der gesteigerten Atemfrequenz (Tachypnoe) sind meist seichtere, oberflächlichere Atemzüge zu beobachten. Bei allen mit Tachypnoe einhergehenden Zuständen besteht ein mehr oder weniger starker Grad von beschleunigter Herzaktion (Tachykardie).

Eine *Verlangsamung der Atemfrequenz (Bradypnoe),* verbunden mit entsprechendem Lufthunger, geräuschvoller stridoröser Atmung und auffälliger Zyanose wird durch Verengerung (Stenose) der oberen Luftwege hervorgerufen. Mit der Atemverlangsamung geht eine mehr oder weniger starke Vertiefung der Atemzüge einher. Diese Fälle von Stenose der oberen Luftwege müssen nicht unbedingt eine anatomische Ursache haben oder von aspirierten Fremdkörpern stammen, sondern können auch durch einen Stimmritzenkrampf (Glottiskrampf) bedingt sein. Eine besondere Form der verlangsamten Atmung ist die *„Große Atmung nach Kußmaul",* die neben der verminderten Atemfrequenz durch abnorm tiefe Atemzüge gekennzeichnet ist, durch toxische Einwirkung auf das Atemzentrum erzeugt und besonders im *Koma diabeticum (Bewußtlosigkeit infolge schwerer Zuckerharnruhr), im Koma uraemicum (Harnvergiftung) und im Koma hepaticum (Leberinsuffizienz)* beobachtet wird.

Sowohl die Beschleunigung als auch die Verlangsamung der Atemfreqenz, besonders aber letztere, ist sehr häufig mit einer *Anstrengung und Erschwerung der Atmung (Dyspnoe)* verbunden, die nicht selten dann im Vordergrund steht, weshalb es in den meisten derartigen Fällen angezeigt erscheint, von einer beschleunigten oder verlangsamten *dyspnoischen* Atmung zu sprechen, also einer angestrengten und erschwerten Atmung mit Steigerung oder Verminderung der Atemfrequenz.

Die augenscheinlich schwerste Form der Atemstörung ist die *Dyspnoe,* die *angestrengte und erschwerte Atmung,* die Atemnot und Kurzatmigkeit. Die Dyspnoe ist ursächlich entweder auf mechanische Hindernisse oder auf Störungen im Gasstoffwechsel des Blutes zurückzuführen. Je nachdem, welche Atemphase eine besondere Erschwerung aufweist, wird eine *inspiratorische,* eine *exspiratorische* und eine *gemischte Dyspnoe* unterschieden. In den meisten Fällen handelt es sich um eine Atemerschwerung in beiden Atemphasen, wobei allerdings die eine, die Inspiration oder Exspiration, besonders erschwert ist und weshalb der Eindruck einer scheinbar reinen inspiratorischen oder exspiratorischen Dyspnoe erweckt wird. Die inspiratorische Dyspnoe ist verbunden mit dem subjektiven Gefühl des Lufthungers, der eine große motorische Unruhe des Patienten zur Folge hat, wodurch sich wieder infolge vermehrten Sauerstoffbedarfes wegen der Bewegungen die Dyspnoe steigert. Bei der exspiratorischen Dyspnoe kommt zu diesem Gefühl des Lufthungers noch das Gefühl der Spannung im Brustkorb, die subjektive Empfindung des Nichtausatmenkönnens. Der höchste Grad der Dyspnoe ist die *Orthopnoe,* wobei die Kranken nur in sitzender oder aufrechter Stellung noch genügend Luft bekommen können, indem sie dann die Brustmuskeln als Hilfsatemmuskeln benützen.

Vorwiegend inspiratorische Dyspnoe findet man in allen Fällen von Stenosen der oberen Luftwege, wie bei Tumoren, bei Kompression der Luftröhre durch

Kröpfe, Glottisödem, Krupp, Fremdkörperaspiration usw. Vorwiegend exspiratorische Dyspnoe wird bei hochgradigem Lungenemphysem, bei schweren Bronchitiden, vor allem beim Asthma bronchiale beobachtet. Gemischte Dyspnoe, bei welcher Inspiration und Exspiration in gleicher Weise erschwert sind, tritt bei allen Erkrankungen der Lungen und Pleuren infolge Verringerung der Atemfläche und als Folge von Herz- und Kreislauferkrankungen auf. Beim *Asthma cardiale*, dem häufigsten Zustand kardialer Dyspnoe („Herzasthma"), das im wesentlichen durch Blutstauung in den Lungen als Folge von Insuffizienz des linken Herzventrikels zustande kommt und vor allem bei hohem Blutdruck (Hypertonie) und Aortenfehlern zur Beobachtung gelangt, besteht eine gemischte Dyspnoe.

Einen besonderen Atemtypus stellt das *periodische* oder CHEYNE-STOKES*sche Atmen* dar, bei dem immer auf eine längere Atempause eine Atmungsperiode folgt, die regelmäßig allmähliches Ansteigen und wieder langsames Abschwellen hinsichtlich Tiefe der Atemzüge zeigt. Dieser CHEYNE-STOKESsche Atemtypus wird bei Herz- und Gehirnaffektionen, bei Morphiumvergiftung usw. beobachtet.

Auswurf

Der *Auswurf (das Sputum)* besteht aus festen und flüssigen Stoffen, die aus den Luft- und Atmungswegen entleert werden. Der Akt dieser Entleerung heißt *Auswerfen* oder *Expektoration*. Im normalen Zustand hat der Mensch keinen Auswurf. Allerdings findet sich bei unserer Lebensweise infolge Rauch- und Staubeinatmung bei vielen Menschen dauernd eine Schleimabsonderung des Gaumens, des Rachens und der oberen Luftwege ohne eigentliche Erkrankung. Die Beschaffenheit des Auswurfes ist bei den krankhaften Zuständen der Luftröhre, der Bronchien und der Lungen von großer diagnostischer Wichtigkeit.

Man unterscheidet einen *schleimigen*, einen *schleimigeitrigen*, einen *rein eitrigen* und einen *blutigen Auswurf*. Der rein schleimige Auswurf ist durchscheinend, von weißlichgrauer Farbe und zäher, fadenziehender Konsistenz. Beim schleimig-eitrigen Auswurf durchziehen die eitrigen Teile als zähe, klebrige Streifen die schleimige Masse. Der rein eitrige Auswurf ist von grünlichgelber Farbe, homogenem Aussehen und dickflüssiger Konsistenz. Der blutige Auswurf ist entweder flüssig, hellrot, schaumig oder bei der Entleerung bereits zu Klumpen geronnen. Wenn das Blut den schleimigen, den schleimig-eitrigen oder eitrigen Auswurf in Form von Flocken, Fasern und Streifen durchzieht, so spricht man von blutig tingiertem Auswurf. Der schleimig-blutige Auswurf ist von gelber bis rostbrauner Farbe und zäher Konsistenz. Der serös-blutige Auswurf ist dünnflüssig, enthält zahlreiche Luftblasen und zeigt eine pflaumenbrüheähnliche Beschaffenheit. Ein innig vermengter eitrig-blutiger Auswurf weist auf das Bestehen von großen Hohlräumen in der Lunge hin.

Hellrot-schaumig erscheint der Auswurf bei Blutungen aus angenagten Gefäßen, charakteristisch ist sein rostfarbenes Aussehen bei kruppöser Lungenentzündung und dunkelrot-schwärzlich ist seine Farbe beim Lungeninfarkt. Der dünnflüssige Auswurf beim Lungenödem ist je nach dem Blutgehalt gelblich, rosafarben oder dunkelrot; beim entzündlichen Ödem im Anschluß an kruppöse Lungenentzündung ist der Auswurf pflaumenbrüheartig. Beim Bronchuskarzinom kann der Auswurf ein himbeergeleeartiges Aussehen annehmen. Ist bluthaltiger Auswurf zersetzt, wie beim Lungenbrand, so zeigt er eine braune oder auch schmutziggrüne Farbe.

Bei Bronchiektasien, putrider Bronchitis und Lungenbrand sondert sich der Auswurf bald nach der Entleerung in drei Schichten, eine obere schaumige von grünlichgelber Farbe, eine mittlere durchscheinende seröse und eine untere undurchsichtige von eitrigem Charakter. Eine Zweischichtung zeigt der Auswurf gewöhnlich nach längerem Stehen beim Lungenabszeß. Es bildet sich dabei eine obere seröse Schichte und eine untere gelbe, undurchsichtige, welche die zelligen Elemente enthält.

Frisch entleerter Auswurf hat meist keinen charakteristischen Geruch. Er ist übelriechend, sobald er sich infolge längeren Stehens zersetzt. Einen widerlichen, oft aashaft fauligen Geruch besitzt der Auswurf bereits beim Aushusten bei Erkrankungen, bei denen seine Zersetzung schon innerhalb des Körpers vor sich gegangen ist (Lungenbrand, Bronchiektasien usw.). Beim Lungenabszeß hat der Auswurf häufig einen süßlichen Geruch.

Die Menge des Auswurfes ist bei den meisten Erkrankungen eine überaus wechselnde, nur für einzelne ist gerade die massenhaft produzierte Auswurfmenge charakteristisch, so beim durchgebrochenen Empyem, bei Bronchiektasien, beim Lungenabszeß und Lungenbrand.

Von den Bestandteilen des Auswurfes kommt dem *Nachweis von Bakterien* große praktische Bedeutung zu. Die Untersuchungsergebnisse auf Tuberkelbazillen-, Pneumokokken, Streptokokken, Staphylokokken usw. stellen nicht nur in diagnostischer Hinsicht eine wertvolle Unterstützung dar, sondern besitzen auch großen hygienischen Wert. Ferner liefert der Nachweis von *elastischen Fasern* im Auswurf besondere diagnostische Hinweise, wird doch dadurch ein Zerfallsprozeß in der Lunge (Tuberkulose, Lungenabszeß, Lungengangrän) angezeigt:

Nachweis der elastischen Fasern im Auswurf: Der Auswurf (Sputum) wird mit der gleichen Menge 10⁰/oiger Kalilauge in einem Reagenzglas versetzt, bis zur Homogenisierung erhitzt und dann zentrifugiert. Das Sediment wird miskroskopisch untersucht. Die elastischen Fasern erscheinen stark lichtbrechend, häufig geschwungen, scharf begrenzt, doppelkonturiert und meist verästelt.

Harn

Der *Harn* ist das Exkret der Niere, durch welches das Wasser, die Endprodukte des Eiweißstoffwechsels (vor allem der Harnstoff), Mineralsalze (hauptsächlich das Kochsalz), ferner Phosphate, Sulfate, Karbonate, Ammoniak, Harnsäure usw. aus dem Körper ausgeschieden werden. Der Mensch sondert in 24 Stunden 1000 bis 1500 ccm Harn ab. Der normale Harn ist vollkommen klar und zeigt bernsteingelbe Farbe. Die normale Harnfarbe ist durch rötliche und gelbe Farbstoffe bedingt.

Eine *abnorme Farbe des Harns* kann entweder durch im Organismus entstandene und in den Harn übergegangene Farbstoffe oder durch Substanzen, die infolge Gebrauches von Arzneien in den Harn gelangt sind, hervorgerufen werden.

Zu den abnormen, im Körper selbst entstandenen Farbstoffen des Harns gehören:

a) *Blutfarbstoff* — der Harn ist hellrosarot (Fleischwasserharn) bis braunschwarz gefärbt.

b) *Gallenfarbstoff* — der Harn zeigt bierbraune Farbe.

c) *Melanin oder Alkapton* — dadurch wird besonders bei langem Stehen eine braune bis braunschwarze Farbe bedingt.

Durch Arzneimittel können z. B. folgende Farbveränderungen des Harns hervorgerufen werden:

Salizylsäurepräparate und Bärentraubenblätter verursachen hellgelbe bis braunschwarze Färbung des Harns.

Eine rote Farbe des Harns wird durch den Gebrauch von Prontosil, Antipyrin, Sulfonal, Santonin, Rheum, Senna usw. bewirkt. Durch Verabreichung von Methylenblau enthaltenden Präparaten wird der Harn blau oder grün gefärbt.

Eine *Trübung des Harns,* die schon bei der Entleerung oder bald nach derselben beobachtet wird, zeigt in der Regel bereits abnorme Verhältnisse an und kann durch folgende Ursachen bedingt sein:

1. Durch *Suspension von Harnsalzen,* vor allem von harnsauren Salzen, phosphorsauren Salzen und oxalsaurem Kalk. Die Trübung des Harns durch harnsaure Salze bildet einen sehr häufigen Befund. Die harnsauren Salze scheiden sich beim Stehen als *ziegelmehlartiges Sediment (Ziegelmehlsediment, Sedimentum lateritium)* aus.

2. Durch viele *zellige Beimischungen* in den Harnwegen (Blut, Eiterkörperchen, Epithelien).

3. Durch *Bakterieneinwirkung.*

4. In sehr seltenen Fällen durch *emulgiertes Fett.*

Die *Harnmenge* ist von der Flüssigkeitsaufnahme und der Flüssigkeitsabgabe durch die Haut, die Lungen und den Darm weitgehend abhängig und demgemäß auch unter normalen Bedingungen großen Schwankungen unterworfen. Bei gewöhnlicher Flüssigkeitsaufnahme von etwa $1^1/_2$ Liter täglich ist eine auffallende Verminderung oder Vermehrung der Harnmenge gegenüber dieser Flüssigkeitszufuhr ein Krankheitszeichen.

Eine *Verminderung der Harnmenge (Oligurie)* ist bei verringerter Flüssigkeitszufuhr, bei Verlegung der Harnwege durch Steine, Strikturen, Tumoren, bei Prostatahypertrophie, Fieberzuständen, vermehrter Schweißbildung, Erbrechen, Durchfällen, bei Herz-, Nieren- und Lebererkrankungen zu beobachten.

Eine *Harnverhaltung (Retentio urinae)* wird vor allem infolge Verlegung der abführenden Harnwege durch Steine, Strikturen, Tumoren, Prostatahypertrophie, durch organische Nervenerkrankungen (Tabes dorsalis, multiple Sklerose, *Apoplexia cerebri* usw.) und durch Rückenmarksverletzungen hervorgerufen.

Ein *Versiegen der Harnabsonderung (Anurie)* tritt bei schweren diffusen Nierenparenchymerkrankungen in Erscheinung (bei Nierenschrumpfung infolge chronischer Nephritis und Nephrosklerose), kann aber auch vorübergehend, z. B. reflektorisch durch einen Nierensteinanfall, ausgelöst werden.

Eine vermehrte Harnausscheidung (Polyurie) ist bei erhöhter Flüssigkeitsaufnahme, bei Diabetes mellitus (Zuckerharnruhr), Diabetes insipidus (einfache Harnruhr ohne Zuckerausscheidung infolge Störung der Hypophysenhinterlappenfunktion), bei Ausschwemmung von Flüssigkeitsansammlungen im Körper bei Leber-, Herz- und Nierenerkrankungen, besonders unter dem Einfluß von medikamentöser Behandlung, bei Schrumpfnieren und vielfach auch nach epileptischen Anfällen zu beobachten.

Eine häufige Harnausscheidung ohne gleichzeitig erhöhte Gesamtharnmenge *(Pollakisurie)* ist meist ein Zeichen von Blasenkatarrh (Cystitis) und Reizzuständen im Harnapparat, z. B. unter Kälteeinwirkung.

Normalerweise wird die Hauptmenge des Harns (etwa 80 %) während des Tages, der Rest in der Nacht abgesondert. *Nykturie,* d. h. Ausscheidung einer größeren Harnmenge während der Nacht, beobachtet man vor allem als Symptom bei Herzkrankheiten und bei Schrumpfniere.

Das *spezifische Gewicht des Harns* wechselt je nach dem Wassergehalt und liegt zwischen 1,015 und 1,025, kann aber auch niedrigere Werte erreichen, ohne daß diese als krankhaft bezeichnet werden können. Das spezifische Gewicht des Harns wird mittels des Urometers gemessen. Dies ist eine Eintauchspindel, die am unteren Ende mit Quecksilber beschwert ist. Das Urometer wird in einen mit dem zu prüfenden Harn gefüllten Zylinder eingetaucht; an einer Marke wird die Eintauchtiefe abgelesen (für gewöhnlich einfach als 1015 oder 1020 bezeichnet). Je größer der Gehalt des Harns an festen Bestandteilen ist, um so höher ist das spezifische Gewicht.

Die *Reaktion des normalen Harns* ist gewöhnlich sauer. Zur Prüfung der Reaktion dient die Untersuchung mit Lackmuspapier. Blaues Lackmuspapier wird durch sauren Harn rot, rotes Lackmuspapier durch alkalischen Harn blau gefärbt. Neutrale oder alkalische Reaktion muß nicht ein Krankheitszeichen sein, es kann die Reaktion auch durch die Art der Ernährung bedingt sein. Nach reichlicher Pflanzenkost ist der Harn neutral oder sogar alkalisch.

Harnreaktionen

Nachweis von Eiweiß (Albumen).

1. *Schichtprobe nach* HELLER *mit Salpetersäure.* Man gießt 3 bis 5 ccm Salpetersäure (20 %) in ein Reagensglas, hält es schief und überschichtet aus einer Pipette die Salpetersäure vorsichtig mit einem gleichen Volumen Harn. Bei Vorhandensein von Eiweiß entsteht an der Grenze beider Flüssigkeiten eine scharf begrenzte ringförmige Trübung.

2. *Kochprobe mit Kochsalz und Essigsäure.* Man versetzt 3 bis 5 ccm Harn im Reagensglas mit einem gleichen Volumen gesättigter Kochsalzlösung, fügt 3 bis 5 Tropfen 30%iger Essigsäure hinzu und erwärmt bis zum Kochen. Entsteht eine Trübung oder ein Niederschlag, so ist Eiweiß vorhanden.

3. *Probe mit Ferrozyankalium und Essigsäure.* 10 ccm Harn versetzt man mit 20 Tropfen 30%iger Essigsäure und fügt, wenn der Harn klar geblieben ist, 1 bis 3 Tropfen einer 10%igen Ferrozyankaliumlösung hinzu. Bei Gegenwart von Eiweiß scheidet sich ohne jede Erwärmung ein gelblichweißer, feinflockiger Niederschlag aus.

4. *Probe mit Sulfosalizylsäure.* Etwa 5 ccm filtrierten Harnes versetzt man mit 5 bis 10 Tropfen einer 20%igen Sulfosalizylsäure. Bei geringen Eiweißmengen entsteht eine Opaleszenz, bei größeren eine deutliche Trübung oder ein weißer, flockiger Niederschlag.

Quantitative Eiweißbestimmung im Harn nach ESBACH: Man füllt den ESBACHschen Albuminometer, ein graduiertes Röhrchen mit rundem Boden, mit dem filtrierten Harn bis zur Marke U, darauf wird bis zur Marke R das ESBACHsche Reagens zugegossen, das Röhrchen mit einem Kautschukstopfen verschlossen und ohne zu schütteln zehn-, zwölfmal umgekehrt; man läßt das Röhrchen in einem Gestell aufrecht stehen und liest nach 24 Stunden die Höhe des Niederschlages ab. Die Zahlen zeigen in Grammen die Eiweißmenge in 1000 ccm Harn, das heißt in ‰ an.

Nachweis von Traubenzucker (Glukose).

1. NYLANDERsche *Probe.* Etwa 5 ccm Harn werden mit 20 bis 30 Tropfen des NYLANDERschen Reagens versetzt und ungefähr zwei Minuten gekocht. In zuckerhältigem Harn färbt sich zuerst der Niederschlag und dann die ganze Flüssigkeit gelbbraun und zuletzt schwarz.

2. *Probe nach* FEHLING. Man bringt je 10 Tropfen der Lösung Fehling I und Fehling II in ein Reagensglas, schüttelt die Mischung um, verdünnt mit einer dreifachen Menge Wasser und erhitzt bis zum Sieden. Die heiße Flüssigkeit versetzt man alsdann mit 3 bis 5 Tropfen des zu untersuchenden Harnes und erhitzt wiederum bis zum Sieden. Bei reichlichem Zuckergehalt entsteht schon sofort nach Zugabe des Harnes eine gelbe oder gelbrote Färbung der Flüssigkeit.

Nachweis von Aceton.

Nach Zusatz von einigen Tropfen frischer konzentrierter Nitroprussidnatriumlösung (einige Kristalle Nitroprussidnatrium in 1 ccm Wasser lösen) und von ungefähr 2 ccm Natronlauge zu einigen Kubikzentimetern Harn entsteht eine deutliche Rotfärbung, die — bei Anwesenheit von Aceton — nach Hinzufügung von einigen Tropfen Eisessig eine burgunderrote Verfärbung annimmt.

Nachweis von Gallenfarbstoff (Bilirubin).

Probe mit Jodtinktur: Man überschichtet den Harn (10 bis 15 ccm) in einem Reagensglas mit einer 1⁰/oigen alkoholischen Jodlösung. Es entsteht an der Berührungsstelle der Flüsisgkeiten ein grüner Ring, der auf Vorhandensein von Bilirubin hinweist.

Nachweis von Urobilinogen.

Probe mit dem Ehrlichschen *Aldehydreagens.* Zu 3 bis 5 ccm Harn gibt man einige Tropfen des Ehrlichschen Aldehydreagens. Bei vermehrtem Urobilinogengehalt zeigt sich eine Rotfärbung, die noch bei mehrfacher Verdünnung erkennbar ist, bei geringem Urobilinogengehalt tritt die rote Farbe erst nach dem Erwärmen auf.

Nachweis von Blut im Harn.

Zuerst erfolgt die Lösung von einer Messerspitze-Menge Benzidin in etwa 2 ccm Eisessig. Zu dieser Lösung werden etwa 5 ccm 3⁰/oiges Wasserstoffsuperoxyd gegeben. Nun werden einige Kubikzentimeter Harn, der mit Eisessig etwas angesäuert wurde, hinzugefügt. Ist Blutfarbstoff vorhanden, färbt sich diese Mischung mehr oder weniger rasch intensiv blau.

Stuhl

Der *Stuhl* zeigt nach der Konsistenz feste oder geformte, dickbreiige, dünnbreiige oder wässerige Beschaffenheit. Bei vorwiegend animalischer Kost ist der Stuhl wurstförmig, bei überwiegend vegetarischer Lebensweise kommt es zu dickbreiigen Stuhlentleerungen. Der feste Stuhl kann zuweilen eine „Bleistiftform" bei Stenosen oder Spasmen des Dickdarms oder sogenannte „Schafkotform" annehmen. In letzterem Falle werden harte, haselnußgroße, rundliche Kotballen abgesetzt. Dünnbreiige und wässerige Stühle weisen auf einen krankhaften Darmzustand hin.

Unter normalen Verhältnissen ist beim Erwachsenen das Urobilin, ein Abkömmling des Gallenfarbstoffes, der eigentliche Stuhlfarbstoff. Bei gemischter Kost ist der Stuhl von gelbbrauner Farbe, bei Fleischnahrung ist er dunkel- bis schwarzbraun gefärbt, während er bei ausschließlicher Milchdiät hellgelb erscheint. Nach reichlichem Genuß von grünem Gemüse entsteht eine Grünfärbung, von Blutwurst, Heidelbeeren, Rotwein usw. eine schwarzbraune, von Kakao eine schwarzrote Färbung der Stühle. Auch Arzneimittel verursachen häufig eine charakteristische Färbung des Stuhles; es entstehen nach Gebrauch von Kalomel eine Grünfärbung, von Wismuth- und Eisenpräparaten eine Schwarzfärbung der Stühle. Reichliche Beimengungen von Schleim oder Eiter bei entzündlichen Prozessen im Dickdarm können eine grauweiße bis gelbbraune Farbe verursachen. Bei größeren Blutungen aus dem Magen und dem oberen Darmabschnitt nehmen die Sühle eine teerartige oder pechschwarze Verfärbung (Melaena) an. Infolge Abschlusses des gemeinschaftlichen Gallenganges (Ductus choledochus) entstehen tonfarbene (acholische) Stühle, welche reichlich Fett enthalten; ähnliches Aussehen zeigen die Fettstühle bei Erkrankungen der Bauchspeicheldrüse (Pankreas).

Bei sehr beschleunigter Darmperistaltik mit starken Diarrhöen kann der unzersetzte Gallenfarbstoff eine Grünfärbung der Stühle hervorrufen.

Der Geruch des Stuhls ist von der Zusammensetzung der Nahrung und Intensität der Zersetzungsprozesse im Darmkanal abhängig. Bei eiweißreicher Fleischnahrung ist der Geruch viel deutlicher als bei vegetarischer Ernährungsweise. Fötid riechende Stühle kommen in Fällen von in Zerfall begriffenen Mastdarmkrebsen vor.

Unter pathologischen Verhältnissen finden sich im Stuhl unverdaute Nahrungsreste (Bindegewebe, Fleisch- und Kartoffelreste, Fettklümpchen, Schleim, Blut oder Eiter, Gewebsteile, Geschwulstteile, Gallensteine, Eingeweidewürmer oder ihre Teile).

Makroskopisch nicht erkennbare Beimischungen von Blut, sogenannte *„okkulte Blutungen"*, werden mittels besonderer chemischer Untersuchungen des Stuhls nachgewiesen. Die Feststellung dieser „okkulten" Blutungen ist für diagnostische Zwecke äußerst wichtig, da sie für die möglichst frühzeitige Erkennung von Magen-Darmgeschwüren oder bösartigen Geschwülsten des Magen-Darmtraktes von ausschlaggebender Bedeutung sein können. Vor dieser chemischen Stuhluntersuchung auf okkulte Blutung muß eine dreitägige Kostverordnung durchgeführt werden, bei der alle hämoglobin- und chlorophyllhältigen Speisen ausgeschlossen sind, also Verbot von Fleisch, Fleischprodukten, Fischen, Obst, Marmelade und grünem Gemüse. Am vierten, fünften und sechsten Tag dieser hämoglobin- und chlorophyllfreien Kost erfolgt die chemische Untersuchung des Stuhls auf Blut. Ergeben diese drei aufeinanderfolgenden Stuhluntersuchungen ein negatives Resultat, dann liegt keine okkulte Blutung vor.

Die klinische Untersuchung des Stuhls wird größtenteils zur Funktionsprüfung des Darms vorgenommen, wobei feinere Verdauungsstörungen am zweckmäßigsten mit Hilfe der sogenannten Schmidt*schen Probekost* festzustellen sind. Die Schmidtsche Probekost, die durch drei Tage eingenommen wird, ist folgendermaßen zusammengesetzt: morgens $^1/_2$ l Milch, 1 Semmel mit Butter, vormittags 1 Teller Haferschleimsuppe in Milch gekocht, mittags ungefähr 100 bis 120 g gut gehacktes, mageres Rindfleisch mit Butter leicht überbraten, dazu Kartoffelbrei. Nachmittags $^1/_2$ l Milch, 1 Semmel mit Butter, abends 1 Teller Suppe, 1 Semmel mit Butter oder 1 bis 2 weiche Eier.

Arzneimittel

Im folgenden Abschnitt erfolgt die Besprechung der wichtigsten Arzneimittel in der inneren Medizin. Die Vitamine und Hormone werden hier nicht mehr besprochen, da diesen bereits in den bezüglichen Abschnitten eigene Ausführungen gewidmet sind. Ebenso entfällt hier die Besprechung der Wurmmittel, da diese in dem Kapitel „Eingeweidewürmer" bereits durchgeführt wurde.

Herz- und Gefäßmittel

Die wichtigsten *Herzmittel* sind die aus den Blättern des *Roten Fingerhutes (Digitalis purpurea)* und des *Wolligen Fingerhutes (Digitalis lanata)* gewonnenen *Digitalispräparate,* deren wirksame Bestandteile die *Digitalisglykoside* sind. In der Digitalis purpurea sind die Glykoside *Digitoxin, Gitoxin* und *Gitalin,* in der Digitalis lanata die Glykoside *Digilanid A, B und C* enthalten. Die Digitalis-Herzwirkung verursacht eine vollständigere und kräftigere Diastole und Systole. Die diastolische Wirkung bedingt eine Verlangsamung der Herztätigkeit und eine bessere Füllung des Herzens, die systolische aber dessen ausgiebigere und energischere Entleerung. Unter der Wirkung der Digitalissubstanzen wird der

Nervus vagus gereizt, wodurch außerdem eine Herzschlag- und Pulsverlangsamung hervorgerufen wird. Eine weitere sehr wichtige Wirkung der Digitalisglykoside besteht in der regulierenden Beeinflussung des Herzkammerrhythmus, die dadurch zustande kommt, daß die Reizleitung zwischen Vorhöfen und Kammern verzögert wird. Die durch die Digitalisstoffe bedingte Erweiterung der Herzkranz-, der Haut-, Muskel- und Nierengefäße ist zusätzlich von Bedeutung für die Besserung der Herzfunktion. Die Folge der therapeutischen Digitaliswirkung als Zeichen der gebesserten und gestärkten Herzleistung sind daher *Abnahme oder Schwinden der Atemnot, der Schwellungen und sonstigen Herzbeschwerden, Steigerung des Blutdruckes, Herzschlag- und Pulsverlangsamung und Vermehrung der Harnabsonderung*. Für die praktische Anwendung der Digitalispräparate ist die Nachwirkung der einzelnen Digitalispräparate, in erster Linie der aus dem Roten Fingerhut (Digitalis purpurea) hergestellten Präparate, von entscheidender Bedeutung. Da sich bei fortgesetzter Darreichung, vor allem von Digitalis-purpurea-Präparaten, das Herz immer mehr mit Digitalisglykosiden anreichert, diese also mit langer Nachwirkung im Herz gespeichert werden, dürfen derartige Digitalispräparate nur eine bestimmte Zeit, die immer genau festzusetzen ist, verabreicht werden, denn im Falle weiterer Zufuhr über die erforderliche Höhe hinaus tritt Kumulation ein, d. h. es kommt zur Speicherung der Digitalissubstanz über das gewünschte Maß hinaus, die mit schweren Herzstörungen einhergehen kann. Die Wirksubstanzen der aus dem Wolligen Fingerhut (Digitalis lanata) hergestellten Präparate unterscheiden sich von jenen aus dem Roten Fingerhut (Digitalis purpurea) gewonnenen Präparaten dadurch, daß sie eine geringere Haftfähigkeit im Herzmuskel aufweisen, eine schwächere Kumulationsfähigkeit besitzen und rascher angreifen. Eine lästige Komplikation der Digitalismedikamente ist das Digitaliserbrechen, das am häufigsten bei der peroralen Form der Digitalisverabreichung in Erscheinung treten kann, jedoch auch bei anderer Anwendung, z. B. in Form von Injektionen oder Zäpfchen, zu beobachten ist.

Eine sehr zweckmäßige Darreichungsform der Digitalis-purpurea-Glykoside stellen die *Digitalisblätter* dar *(Folia digitalis titrata)*. Von gut wirksamen Digitalispulvern werden meist täglich drei bis vier Einzelgaben zu 0,05 bis 0,1 durch drei bis vier bis fünf Tage hindurch peroral oder auch in Zäpfchenform angewendet. Die moderne Digitalisbehandlung bevorzugt die *Digitalis-Fertigpräparate*, die fabrikmäßig hergestellt werden, von Ballast und Reizstoffen befreit sind, eine genaue Wertbestimmung aufweisen und meist in Tropfen, Tabletten, zum Teil auch in Zäpfchen und Injektionen zur Anwendung gelangen. Derartige *Fertigpräparate* aus der *Digitalis purpurea* sind z. B. *Digalen, Digipurat, Digifolin, Digistabil, Digitamenth, Verodigen* usw. und aus der *Digitalis lanata* sind z. B. *Digilanid, Pandigal, Lanostabil, Cedilanid, Digoxin, Acylanid* usw.

Während die *Digitalistherapie* meist für die chronische und langsam nachwirkende Behandlung der Herzinsuffizienz geeignet ist, werden dort, wo eine rasche Herzwirkung erreicht werden soll oder die chronische Digitalisbehandlung versagt, die *Strophanthine* verwendet. Das *Strophanthin* stammt aus dem Strophanthussamen eines im tropischen Asien und Afrika heimischen Holzgewächses. Es wird das *Kombé-Strophanthin (K)* und das *Gratus-Strophanthin (G)* unterschieden. Das Gratus-Strophanthin ist doppelt so wirksam wie das Kombé-Strophanthin, aber auch giftiger als das Kombé-Strophanthin. Bei uns steht hauptsächlich das Kombé-Strophanthin in Verwendung, das in der Regel intravenös, meist in der Menge von je 0,25 mg, z. B. als *Kombetin* (= Strophanthin-Boehringer), *Laevostrophan, Strophosid, Kostrophan, K-Strophicor* usw., sehr selten intramuskulär — hier in höherer Dosis zu 0,5 mg mit Novocainzusatz — als *Myokombin* und *Myostrophan* verabfolgt wird. Als Vertreter der g-Strophanthinpräparate seien das *g-Strophanthin* der österreichischen Heilmittelwerke und das *Vasocor* genannt. Die Strophanthinpräparate besitzen eine geringere Kumulationsfähigkeit und entfalten eine schnellere, aber nicht so anhaltende Wirkung als die Digitalispräparate. Bei vorhergegangenem längerem Digitalisgebrauch wird zwecks Vermeidung der Kumulationsgefahr zwischen der letzten Digitalis- und der ersten Strophanthingabe eine mehrtätige Pause eingeschaltet.

Dem Strophanthin stehen in ihrer Herzwirkung die in der Meerzwiebel (Bulbus Scillae) enthaltenen Herzwirkstoffe *Scillaren A und B* nahe. Das Gemisch dieser gesamten Wirkstoffe steht als „*Scillaren*" in Tabletten, Tropfen und Suppositorien in Verwendung, die Lösung des reinen Scillaren B für intravenöse Injektionen. Ähnliche Herzwirkstoffe finden sich im kanadischen Hanf (Cymarin), im Adoniskraut (Adonis vernalis, Christwurz) und im Maiglöckchen (Convallaria majalis).

Ein weiteres sehr erfolgreich in Verwendung stehendes Herz- und Kreislaufmittel ist das zur chemischen Gruppe der *Purinkörper* gehörende *Koffein (Coffeinum)*, das besonders reichlich in den Samen des Kaffeebaumes, in den Blättern des Teestrauches und in der Kolanuß enthalten ist. Medizinisch werden häufiger als das reine Koffein die gut wasserlöslichen Doppelsalze des Koffeins verwendet, das *Coffeinum natriosalicylicum* und das *Coffeinum natriobencoicum*, die nur 50 % Koffein enthalten, daher in doppelter Gabe wie das reine Koffein zu 0,2 bis 0,25 bis 0,3 in Lösung, Pulver, Tabletten, vor allem in Injektionsform (subkutan, intramuskulär) gegeben werden. Das Koffein wirkt auf das Zentralnervensystem (Gehirn und Rückenmark), das Herz, die quergestreiften Muskeln und die Niere. Im Gehirn bewirkt das Koffein eine Anregung der Großhirnfunktion, es erleichtert dadurch die Auffassung sinnlicher Eindrücke. Im verlängerten Mark bewirkt Koffein eine starke Erregung des Atemzentrums und des Vasomotorenzentrums, jenes Zentrums der Gefäßnerven, die die Blutbewegung und Blutverteilung beeinflussen und regeln. Am Herz erfolgen nach anfänglicher Pulsverlangsamung Beschleunigung der Tätigkeit (am Puls erkennbar), eine Erhöhung der Herzleistung durch die Zunahme der absoluten Herzkraft infolge verstärkter Systole und durch Verbesserung der Herzdurchblutung infolge Erweiterung der Herzkranzgefäße. In den quergestreiften Muskeln verursacht Koffein eine Steigerung der Arbeitsleistung durch Zunahme der absoluten Muskelkraft, in der Niere wird eine Steigerung der Tätigkeit beobachtet, die sich in erhöhter Harnabsonderung auswirkt. Da das Koffein auch Gefäßkrämpfe zu lösen vermag, wirkt es auch gegen Migräne günstig, besonders in Form des zitronensauren Salzes in Verbindung mit Antipyrin *(Antipyrinum coffeinocitricum = Migränin)*. Vergiftung mit Koffein äußert sich in Übelkeit, Kopfschmerzen, Gedankenverwirrung, Schwindel, allgemeiner Unruhe, Herzklopfen und Steigerung der Reflexerregbarkeit.

Ein dem Koffein nahestehendes Gefäßmittel ist das *Theobromin*, das neben dem Koffein in den Kakaobohnen vorkommt, das eine ausgesprochene Erweiterung der peripheren Gefäße, vor allem der Herzkranzgefäße, verursacht und sich daher insbesondere bei Angina pectoris, bei Beschwerden der Hypertoniker und Arteriosklerotiker bestens bewährt. Das Theobromin wird als *Theobrominum natriosalicylicum = Diuretin* verwendet, und zwar in innerlichen Einzelgaben von 0,5 bis 1,00 g, in täglichen Gaben von 4 bis 6 g in Pulvern und Tabletten. Vielfach werden die Theobrominkombinationspräparate *Calciumdiuretin*

(0,5 g) und *Jodcalciumdiuretin (0,5 g)* gebraucht. Ein Gemenge von Diuretin und Luminal wird als *Theominal* gegen Beschwerden bei Angina pectoris, Hochdruck und Gefäßkrämpfen angewendet.

Ein zweites, dem Koffein verwandtes Gefäßmittel ist das *Theophyllin*, das aus den Teeblättern stammt. Von den Theophyllinpräparaten ist das *Euphyllin* das wirksamste Mittel, das eine kräftige Erweiterung der Herzkranzgefäße herbeiführt und in Tabletten zu 0,1 g zwei- bis dreimal täglich, intramuskulär (0,48 g) und mit Traubenzuckerlösung verdünnt auch intravenös (0,24 g) und in Suppositorien (0,36 g) dargereicht wird. Dem Euphyllin gleichwertige und ähnlich dosierte Theophyllinpräparate sind z. B. das *Corphyllamin, Deriphyllin, Aminophyllin, Novophyllin, Stenovasan* usw. Sämtliche Theophyllinpräparate besitzen eine deutlich erweiternde Eigenschaft auf die Herzkranzgefäße bei Angina pectoris, sind bei Hochdruckzuständen gut verwendbar, sind außerdem als gute harntreibende Mittel sehr wertvoll und entfalten ferner eine erregende Wirkung auf das Atemzentrum. Ein neues Gefäßmittel von ausgezeichneter Wirkung ist das *Complamin*.

Ein weiteres sehr wirksames Erregungsmittel der Herztätigkeit ist das *Adrenalin,* das chemisch identisch mit jenem in der Marksubstanz der Nebennieren entstehenden inneren Sekret und besonders durch seine gefäßverengende Wirkung großer Gefäßgebiete mit nachfolgender Blutdrucksteigerung, durch die Erhöhung der Reizbildung im Herzen, durch die Beschleunigung des Herzschlages und durch die mächtige Verstärkung der Herzmuskelleistung charakterisiert ist. Die Adrenalinwirkung ist aber nur flüchtiger Natur. Ferner bewirkt das Adrenalin die Lösung des Krampfes der Bronchialmuskulatur beim Asthma bronchiale. Das Adrenalin findet als Herz- und Kreislaufmittel nur selten Anwendung, ist aber in jenen Fällen, wo vorwiegend die Gefäßschwäche die Ursache des Kreislaufversagens bildet und die Notwendigkeit besteht, ein agonal schlagendes Herz schnell und wirksam zu beleben, den viel langsamer wirkenden Mitteln der Digitalis- und Koffeingruppe überlegen. Das Adrenalin wird in derartigen Fällen intramuskulär (0,5 bis 1 mg) verabreicht, kann aber auch intravenös gegeben werden. In Fällen dringendster Lebensgefahr wird die intrakardiale Injektion von 0,5 bis 1 mg Adrenalin mit Erfolg versucht; diese ist einer der erfolgreichsten Eingriffe in Fällen des plötzlichen Herztodes durch Schock, Narkose, elektrische Unfälle, Ertrinken, Ersticken usw.

Zu den praktisch bewährten Ersatzprodukten des Adrenalins gehören *Ephedrin* und *Sympatol,* die nach Giftigkeit, Wirkungsdauer und Widerstandsfähigkeit dem Adrenalin überlegen sind. Das natürliche Ephedrin wird aus der in China heimischen Pflanze Ephedra vulgaris gewonnen und in Tabletten und subkutanen Injektionen zu 0,05 g verwendet. Das künstlich hergestellte Ephedrin ist unter dem Namen *Ephetonin* im Handel (Tabletten und subkutane Injektionen zu 0,05 g). Ebenso steht das Sympatol als wertvolles Kreislaufmittel in Tropfen (10%ige Lösung), Tabletten (0,1 g), intramuskulären und intravenösen Injektionen (0,06 g) zur Verfügung. Zu dieser Gruppe von Kreislaufmitteln gehören auch das *Veritol* und das *Veriazol*. Ein weiteres sehr wirksames Kreislaufmittel ist das *Effortil* (subkutane und intravenöse Injektionen 0,01 g, Tabletten 0,005 g).

Ein ephedrinähnlicher Wirkstoff ist im *Pervitin* (Tabletten zu 3 mg) enthalten, dessen Kreislaufwirkung gering ist, dessen eindrucksvolle zentrale Erregung die Hauptwirkung darstellt, daher als Leistungsstimulans gewertet und verwendet wird. Medizinisch findet das Pervitin z. B. zur Bekämpfung der krankhaften Schlafsucht oder Narkolepsie Anwendung.

Ein die Herztätigkeit anregendes Mittel ist der *Campher*, der in seiner natürlichen Form aus dem Holz des in Südostasien heimischen Kampferbaumes, aber auch künstlich hergestellt wird. Er ist ein Erregungsmittel für Gehirn, Herz und Atmung, eine digitalis- oder koffeinähnliche Herzmuskelwirkung kommt ihm aber nicht zu. Er ist also kein eigentliches Herzmittel. Der Campher ist in Öl löslich und wird als *Oleum camphoratum* (10^0/oig) und *Oleum camphoratum forte* (20^0/oig) in Form von intramuskulären Injektionen (1 bis 5 ccm) verwendet, er dient auch als Einreibung infolge seiner starken lokalen Reizwirkung zur Erzeugung einer lokalen Hyperämie, z. B. in Form von *Campherspiritus* oder als *Linimentum ammoniatocamphoratum*. Ein campherähnliches Präparat ist das *Hexeton*, das intravenös (1 ccm einer 1^0/oigen Lösung) oder intramuskulär (1 ccm einer 10^0/oigen Lösung) gegeben wird. Campherersatzpräparate sind das *Cardiazol* (10^0/oige Lösung subkutan, intramuskulär, intravenös, ferner in Tropfen und Tabletten) und *Coramin* (25^0/oige Lösung subkutan, intramuskulär, intravenös, außerdem in Tabletten und Tropfen), die eine Erregung des Vasomotorenzentrums, des Atemzentrums und eine Weckwirkung, z. B. bei Schlafmittelvergiftungen, verursachen. Besonders das Coramin ist ein vielgebrauchtes Weckmittel bei Schlafmittelvergiftungen. Ein gleiches Präparat wie Coramin ist das *Corvitan*.

Ein typisches Kreislauftonikum ist das *Strychnin*, das in den Strychnosarten aus dem tropischen Asien und Afrika vorkommt und bei Kreislaufschwäche mit viel Erfolg Verwendung findet (subkutan und intramuskulär 0,001 bis 0,003 g).

Eine besondere Gruppe von gefäßerweiternden Mitteln stellen die sogenannten *Nitrite* dar, die speziell zur Behandlung der Angina pectoris und verwandter Zustände dienen. Zu denselben gehören: *Amylnitrit, Nitroglyzerin, Natrium nitrosum* und *Erythroltetranitrat*. Die schon nach wenigen Augenblicken zu beobachtende Wirkung des Amylnitrits (Amylium nitrosum), dieser süßlichen, fruchtartig riechenden Flüssigkeit, von der zwei bis fünf Tropfen eingeatmet werden, besteht neben gleichzeitiger Pulsbeschleunigung in einer Erweiterung der Blutgefäße von Kopf, Hals und Brust, verbunden mit lebhaftem Wärmegefühl. Man darf annehmen, daß auch andere nicht sichtbare Gefäße wie die des Gehirns und besonders die Coronararterien sich ebenfalls erweitern und daß diese Erweiterung sich später auch gemeinsam mit der Gesichtsröte wieder verliert, also nach etwa fünf bis zehn Minuten. Das Nitroglyzerin verursacht in kleinen Gaben von 0,0005 g schon nach zwei Minuten gefäßerweiternde Wirkungen. Von der Mundschleimhaut wird die für derartige Zwecke in Verwendung stehende 1^0/oige alkoholische Nitroglyzerinlösung mit bemerkenswerter Geschwindigkeit resorbiert, eine Erscheinung, die für die Lösung eines Anfalles von Angina pectoris auszunützen ist. Im Anfall werden vier bis fünf Tropfen dieser 1^0/oigen alkoholischen Nitroglyzerinlösung gegeben. Für den gleichen Zweck sind auch bestimmte Nitroglyzerinpräparate im Handel, z. B. Nitroglyzerintabletten (0,0005 g, Perlingualperlen, Nitrolingual usw. Das *Nitroglyn* und *Nitroglyn forte* ist ein Nitroglyzerinpräparat mit einer Depotwirkung, die zwölf Stunden anhält. Nach Injektionen von Natrium nitrosum in den Gaben von 0,03 bis 0,06 g tritt die gefäßerweiternde Wirkung schon nach drei bis vier Minuten ein und hält bis $1^1/_2$ Stunden an. Das Erythroltetranitrat besitzt eine lang anhaltende Wirkung von etwa drei bis vier Stunden, aber von geringerer Intensität, und wird vorwiegend in Tabletten zu 0,005 g und 0,03 bis 0,05 g verabreicht. Weitere besondere Mittel zur Behandlung der Angina pectoris in Tablettenform sind das *Myocardon*, das ein Kombinationspräparat von Nitroglyzerin mit noch anderen medikamentösen Zusätzen darstellt, ferner *Persantin, Segontin* und *Isoptin*.

Eine weitere Gruppe von gefäßerweiternden Stoffen sind jene Mittel, die allgemein die glatte Muskulatur zur Erschlaffung bringt und deren Hauptvertreter das *Papaverin* ist, das als *Papaverinum hydrochloricum* in Tabletten, in Lösung, in subkutanen und intravenösen Injektionen zu 0,04 bis 0,06 g Verwendung findet. Ein derartiges, besonders wirksames Papaverinpräparat gegen Gefäßkrämpfe ist das hauptsächlich in intravenöser Form zur Anwendung gelangende *Eupaverin (0,03 bis 0,06 g)*. Ähnliche Präparate sind das *Papavydrin, Perparin, Atropaverin, Eupaco* usw.

Ein eigenartig gefäßerweiternder Stoff ist das *Acetylcholin,* das in der therapeutischen Dosis von 0,05 bis 0,2 g hauptsächlich als subkutane und intramuskuläre Injektionen bei Gefäßkrämpfen und Gangrän verabfolgt wird. Gelegentlich wird das Acetylcholin direkt in die Arterie (intraarteriell) mit Erfolg injiziert. Ähnliche Präparate sind: *Priscol, Duvadilan, Complamin, Ronicol, Nicovasan, Niconacid, Direktan.*

Atmungbeeinflussende Mittel

Die *atmungbeeinflussenden Mittel* werden in drei Gruppen eigeteilt: 1. in solche, denen die Aufgabe zukommt, durch direkte Erregung des Atemzentrums den nachlassenden und erlahmenden Atemmechanismus zu beleben und in wirksame Bewegungen zu bringen, 2. in solche, die bei Dyspnoe eine Beruhigung und Regelung der Atmung herbeiführen, und 3. in solche, die bei Behinderung der Atmung infolge Bronchitis und Bronchospasmus Verwendung finden.

Die Zahl der Stoffe, die das Atemzentrum erregen, ist sehr groß. Hieher gehören zunächst der *Alkohol,* der *Äther* und die *Kohlensäure.* Klinisch ist die atmungerregende Wirkung kleiner Mengen starken Weines schon lange bekannt. Ebenso wirkt der Äther erregend auf das Atemzentrum, besonders mit Alkohol gemischt als sogenannte *Hoffmannstropfen (Spiritus aethereus = 1 Teil Äther + 3 Teile Weingeist).* Die Kohlensäure ist ein sehr wichtiges Erregungsmittel des Atemzentrums, deren Verwendung in Form von Inhalationen von Kohlensäure-Sauerstoffgemischen erfolgt. Außer diesen flüchtigen Stoffen gibt es eine Reihe von Mitteln, die eine besondere atemzentrumerregende Wirkung entfalten: *Campher, Hexeton, Cardiazol, Coramin, Corvitan, Coffein, Euphyllin, Atropin* und *Lobelin.* Als besonders wertvolle atemzentrumerregende Mittel von den letzteren erweisen sich das *Euphyllin* und das *Lobelin.* Das *Lobelin* wird aus der Lobelia inflata gewonnen und steht als Lobelinum hydrochloricum vor allem für subkutane, intramuskuläre und intravenöse Injektionen in der Dosis von 0,003 g und 0,01 g, aber auch als Pulver und in Tropfenform zur Verfügung. Das Lobelin ist imstande, eine geschwächte Atmung erheblich zu verstärken und zu beschleunigen, insbesondere ist es auch als Mittel gegen Atemlähmung in der Narkose äußerst wirksam.

Eine Beruhigung der Atmung wird durch Mittel bewirkt, die die Erregbarkeit des Atemzentrums herabsetzen. Dies wird ganz spezifisch durch die Narkotika der „*Morphingruppe*" erreicht, meist lange bevor oder ohne daß überhaupt sonstige Nebenwirkungen hervorgerufen werden. Die Erregbarkeitsverminderung des Atemzentrums durch die Morphinpräparate äußert sich in einer Verlangsamung, Vertiefung, Beruhigung und Regelung der Atmung. Die Beruhigung der Atmung und damit eine wohltätige Schonung der Lunge kommt durch Gaben von *Morphium hydrochloricum* (0,005 bis 0,01 bis 0,02 g, Tropfen, Lösung, Pulver, Zäpfchen, vor allem in Injektionsform) zustande. Besonders erfolgreich wird daher das Morphium bei allen Atemnotzuständen, insbesondere zur Behandlung des Asthma cardiale, verwendet.

Eine medikamentös beeinflußbare Behinderung der Atmung kann bei Entzündungsprozessen der Bronchialschleimhaut (Bronchitis) durch allzu zähes Bronchialsekret oder durch krampfhaften Verschluß der zuführenden Wege (Bronchospasmus) zustande kommen.

Bei Bronchitis infolge reichlicher Sekretion sind sekretionsbeschränkende Substanzen, am besten flüchtige, wie *Terpentinöl, Latschenöl,* mittels Zerstäubers, womöglich mit warmen Wasserdämpfen inhaliert, angezeigt und von Nutzen. Handelt es sich jedoch um zähes Sekret, das nur schwer durch den Husten aus den Bronchien herausbefördert werden kann, so kann die Loslösung der Sekretmassen und damit die dabei meist erschwerte Atmung erleichtert werden durch sogenannte *Expektorantien,* d. h. durch Mittel, die diese verflüssigen und die Herausbeförderung, die „Expektoration", begünstigen. Zu denselben gehören das für Inhalationen häufig zur Verwendung gelangende *Natrium bicarbonicum* (Natriumbikarbonat), das auch die wirksame Grundlage des *Selterswassers,* des *Emserwassers,* der *Emserpastillen* usw. bildet. Expektorierend wirken auch die Salze der *„Kochsalzgruppe"* besonders in Form der Kochsalzquellen (Wiesbadener Brunnen). Das Kochsalz wird auch zusammen mit warmen Wasserdämpfen für Inhalationszwecke mit Erfolg verwendet. Ebenso wird das *Jodkalium* in derselben Absicht innerlich als auch zur Inhalation vielfach gebraucht. Ein sehr beliebtes schleimlösendes Mittel ist das *Chlorammonium (Salmiak, Ammonium chloratum),* das als *Mixtura solvens* in Verbindung mit Süßholzsaft (Succus Liquiritiae) oder als *Salmiakpastillen* innerlich gegeben wird. Ein ähnliches Präparat ist der *Liquor ammonii anisatus* (Anissalmiakgeist). Als Expektorantien werden ferner in entsprechend kleinen Gaben Aufgüsse (Infusum) von *Radix Ipecacuanhae (Brechwurzel),* Abkochungen (Decoctum) von *Radix Senegae (Senegawurzel),* von *Radix Primulae (Primel, Schlüsselblume),* von *Radix Saponariae (Seifenwurzel)* und das Extrakt von *Radix Liquiritiae (Süßholz)* verwendet. Ipecacuanha wird zur Milderung des quälenden Hustenreizes oft mit Opium als *Pulvis Doweri (Dowerisches Pulver = Pulvis Ipecacuanhae opiatus)* verwendet. Gegen Bronchitis werden ferner mit gutem Erfolg intramuskuläre Injektionen von Olobintin, Solvochin, Transpulmin, Eupulmon, Pulmostabil usw. verwendet.

Die krampfhafte Kontraktion der Bronchialmuskulatur, der sogenannte *Bronchospasmus beim Asthma bronchiale,* kann durch verschiedene Mittel gelöst werden. Die Bronchialmuskulatur kann durch das *Atropin (Atropinum sulfuricum,* 0,0005 bis 0,001 g, vorwiegend in Injektionsform) und seine Abkömmlinge, z. B. die *Belladonna*-Präparate, zur Erschlaffung gebracht werden, wodurch die erweiterten Bronchien der Ausatmung keinen abnormen Widerstand mehr entgegensetzen; da gleichzeitig auch das Atemzentrum angeregt wird, so kann die Atmung wesentlich erleichtert und verstärkt werden. Auch das *Coffein* (0,2 g, besonders in Injektionsform), unter Umständen in sehr vorteilhafter Kombination mit Atropin und Lobelin, ist ein sehr geschätztes Mittel gegen Asthma bronchiale. Auch das *Papaverin* in der Dosis von 0,03 bis 0,06 g (Lösung, Tabletten, Zäpfchen, Injektionen usw.) bewirkt eine Erschlaffung der Bronchialmuskulatur. Besonders wirksame Mittel in einem Anfall von Asthma bronchiale sind das *Adrenalin* (subkutane Injektionen von 0,5 bis 1,00 ccm einer 1‰igen Adrenalinlösung) und seine Kombinationspräparate *Asthmolysin* (Adrenalin + Hypophysenextrakt), *Asthmatrin* (Adrenalin + Hypophysenextrakt + Papaverin), *Asthmocid* (Adrenalin + Hypophysenextrakt + Ephedrin), *Astholyt, Depot-Asthmon mite und forte, Asthmamedikament 49 (AM 49)* usw. In leichteren Fällen ist das Adrenalin durch das ähnlich wirkende und ihm chemisch nahestehende *Ephedrin* oder *Ephetonin* zu ersetzen, die auch innerlich zu 0,05 g in Tabletten geeignet sind, den Bronchialmuskelkrampf zu lösen. Ein besonders wirksames Asthmamittel ist ferner *Priatan* (Lösung, Tabletten, Ampullen). Als zusätzliche Behandlung beim Asthma bronchiale sind Verabreichung von *Calcium* vorwiegend in Injektionsform, von den verschiedensten *Asthmapulvern* und Tabletten (z. B. *Felsol, Aludrin 0,02 g, Priatan, Taumasthman, Iminol, Astholyt, Asthmolysin* usw.), die Verordnung von *Asthmaräucherpulvern,* von *Asthmazigaretten,* von *Asthminhal* (Adrenalin enthaltendes *Inhalationsmittel*), von den verschiedensten sonstigen antiasthmatischen Inhalationsmitteln usw. von großem Wert und Nutzen.

Hustenmittel

In manchen Fällen ist es angezeigt oder sogar notwendig, den übermäßigen Husten zu dämpfen und zu unterdrücken, z. B. zur Schonung bei quälendem und schmerzhaftem Husten, zur Vermeidung von Hämoptoe, um den durch den Husten immer mehr zunehmenden Reizzustand der Kehlkopfschleimhaut herabzusetzen, um einen ruhigen Schlaf zu erzielen und um die Herz- und Kreislauftätigkeit vor Überlastung zu schonen. Die Unterdrückung des Hustenreflexes wird am besten durch die Substanzen der *Morphingruppe* erreicht, die eine ausgesprochen dämpfende und beruhigende Wirkung auf das Hustenzentrum ausüben. Morphium selbst ist wegen seiner sonstigen Wirkungen (Hemmung der Darmtätigkeit, Erregung bei empfindlichen Menschen, Suchtgefahr usw.) für diesen Zweck nicht geeignet und völlig entbehrlich, um so mehr, als einige seiner Abkömmlinge sich ausgezeichnet für die hustenstillende Wirkung ohne die erwähnten Nachteile bewähren. Ein derartiges Hustenmittel ist *Kodein,* das als *Codeinum phosphoricum* oder *Codeinum hydrochloricum* (0,03 bis 0,05 g) meist in Tabletten, aber auch in Pulver, Lösung und Zäpfchen gegeben wird und dessen selbst monatelanger Gebrauch zu keiner „Gewöhnung" führt. Ähnliche Präparate sind das *Paracodin* (0,01 g, Tabletten) und das *Acedicon* (0,005 g, Tabletten). Stärkere hustenstillende Mittel sind das *Dicodid* (0,005 und 0,01 g, Tabletten, Injektionen) und das *Dionin* (0,01 bis 0,03 g, Tabletten, Pulver, Lösung, Zäpfchen, Injektion), bei denen jedoch die Gefahr der Gewöhnung besteht und die daher nur im wirklichen Bedarfsfall verwendet werden sollen.

Harntreibende Mittel

Harntreibende Mittel (Diuretica) sind Stoffe, die die Harnabsonderung und Harnausscheidung (Diurese) fördern und steigern. Sämtliche *Herzmittel* (Digitalis, Strophantin, Koffein usw.) besitzen auch diuretische Eigenschaften, d. h. durch ihre Wirkung kommt es auch zu einer gesteigerten Harnausscheidung. Ferner entfalten die gefäßerweiternden Mittel, vor allem die *Theobromin-* und *Theophyllinpräparate* (Diuretin, Euphyllin usw.) gute diuretische Wirkungen. Bei bestehender Unterfunktion der Schilddrüse (Hypothyreose, Myxödem) mit Flüssigkeitsansammlung in den Geweben werden mit der Verabreichung von *Schilddrüsenhormon (Thyroxin)* diuretische Erfolge erreicht. Zu den wirksamsten Arzneistoffen, die eine Diurese herbeiführen, gehören die *Quecksilbersalze,* die in hohen Dosen spezifische Nierengifte sind, in kleineren Dosen und in entsprechender chemischer Maskierung bei gesunder Niere zur Mobilisierung von Flüssigkeitsansammlungen im Körper mit allerbestem Erfolg verwendet werden. Diese organischen Quecksilberpräparate, wie *Salyrgan, Mersalyl, Novurit, Esidron, Mersalpin* usw., werden in der Regel zu 1 ccm oder 2 ccm intravenös oder intramuskulär injiziert und bewirken meist eine außerordentlich gesteigerte

Harnflut und raschen Rückgang der Schwellungen. Zwischen den einzelnen Injektionen wird in der Regel ein Zwischenraum von ungefähr einer Woche eingeschaltet, um eine kumulative Nierenschädigung nach Möglichkeit zu vermeiden. Da nach Verabfolgung von diesen Quecksilberpräparaten ein mächtiger Wasserstrom in Bewegung gesetzt und dadurch dem Herzen eine schwere Belastung aufgebürdet wird, ist es notwendig, auf eine geeignete Herzbehandlung entsprechend Bedacht zu nehmen. Diese organischen Quecksilberpräparate stehen zum Teil auch in Form von Dragées und Zäpfchen — mit allerdings bedeutend geringerer Wirkung — zur Verfügung. Die harntreibende Wirkung dieser Quecksilbersalze kann noch dadurch erhöht werden, daß einige Tage vor ihrer Verabreichung *Salmiak* in Form der *Mixtura solvens* oder *Gelamonpastillen* (0,4 g) gegeben wird. Neue harntreibende Mittel ohne Quecksilbergehalt in Tablettenform sind: *Diamox, Orpidan, Chlotride, Dichlotride, Esidrex, Hygroton, Drenusil, Lasix, Brinaldix, Edecrin.* Diese Mittel haben große praktische Bedeutung erlangt, sie werden in Hinblick auf die Eliminierung von Salzen auch als *Saluretika* bezeichnet.

Blutstillende Mittel

Die *blutstillenden Mittel* werden als *Haemostyptica* bezeichnet; diese werden bei Blutungen zwecks Förderung und Beschleunigung der Blutgerinnung erfolgreich in Anwendung gebracht. Die Blutungszeit und damit die Blutungsbereitschaft kann durch intravenöse Injektionen von 10 ccm einer $10^0/_0$igen *Calciumchloridlösung (Calcium chloratum)* und sonstiger *Kalkpräparate (Calcium Sandoz, Afenil* usw.), von 10 ccm einer 10- bis $15^0/_0$igen *Kochsalzlösung (Natrium chloratum)* vermindert werden. 20 bis 40 ccm von intravenös verabreichten konzentrierten (40- bis $50^0/_0$igen) *Traubenzuckerlösungen* verursachen eine ähnliche Wirkung. Die Kalktherapie kann zwecks Erzeugung eines stärkeren blutstillenden Effektes mit *Nebenschilddrüsenpräparaten* (Parathyreoidea) kombiniert werden. Für praktische Zwecke hat sich auch die intravenöse Injektion von 5 bis 10 ccm einer $1^0/_0$igen *Kongorotlösung* bewährt. Ferner werden seit langer Zeit zur Blutstillung *Gelatinelösungen* angewendet, und zwar in der Menge von 20 bis 40 ccm einer $10^0/_0$igen Lösung von *Gelatina sterilisita pro injectione,* auch mehrmals täglich subkutan oder intramuskulär. Weitere blutstillende Mittel sind das hauptsächlich intramuskulär zur Anwendung gelangende *Sangostop,* das als Wirkstoffe die aus pflanzlichen Geweben stammenden Pektine enthält, das aus tierischem Rückenmark gewonnene, intravenös anzuwendende Präparat *Manetol,* das aus dem Lungengewebe von Tieren hergestellte Präparat *Clauden* (Tabletten, subkutan, intravenös, intramuskulär), das aus Tierblut erzeugte *Coagulen* (intramuskulär, intravenös) und der *Campher* (Oleum camphoratum, intramuskulär). Die gefäßzusammenziehende Wirkung des *Adrenalins* (= *Suprarenin,* in 1‰iger Lösung, davon 0,5 bis 1 ccm subkutan) und des ihm nahestehenden *Stryphnons* ($0,5^0/_0$ige Lösung für subkutane, 0,5‰ige für intravenöse Injektionen, $5^0/_0$ige Lösung für Verabreichung in Tropfen) wird ebenfalls für blutstillende Zwecke ausgenützt. Gerinnungsfördernd und somit blutstillend wirken auch hohe intravenöse Gaben von *Vitamin C (Cebion, Cantan, Redoxon, C-Vit* usw.). Ist der Mangel an Prothrombin die Ursache von Blutungen, so erweist sich die Verabreichung von *Vitamin K (Karan, Synkavit, Hemodal)* als sehr erfolgversprechend. Neuere blutstillende Mittel sind das *Styptanon* und das *Tachostyptan,* die intravenös verabreicht werden. In vielen Fällen von Blutungen ist die *Blutübertragung (Bluttransfusion)* ein lebensrettendes Verfahren, nicht nur wegen der blutstillenden Wirkung, sondern auch wegen des gleichzeitigen Blutersatzes.

Fieberbekämpfende Mittel

Die *fieberbekämpfenden Mittel,* die sogenannten *Fiebermittel (Antipyretica),* sind Arzneisubstanzen, die die krankhaft erhöhte Körpertemperatur, das Fieber, herabzusetzen vermögen. Die Fiebersenkung ist in früherer Zeit als ein wichtiger Heilfaktor angesehen worden. Nach moderner Auffassung ist aber das Fieber als Heilungsvorgang, also als Reaktion des Organismus gegen fiebererregende Schädlichkeiten zu betrachten, weshalb nicht wie früher unter allen Umständen das Fieber zu bekämpfen ist. Die Anwendung von fieberbekämpfenden Mitteln erfolgt daher heute nicht mehr so häufig wie früher, sondern nur bei besonderer Anzeige, z. B. bei sehr hohem Fieber oder aber auch bei sehr langdauernden Fieberzuständen. Die Senkung der erhöhten Temperatur kann grundsätzlich auf zwei verschiedenen Wegen erfolgen, entweder durch Verminderung der Wärmebildung oder durch Vermehrung der Wärmeabgabe. Die klinische Erfahrung hat gelehrt, daß die Antipyretica zugleich sogenannte „Analgetica" sind, d. h. schmerzlindernde Mittel.

Eines der ältesten fieberwidrigen Mittel ist das *Chinin,* das aus der Chinarinde von verschiedenen, in den Kordilleren Südamerikas heimischen Chinchonaarten gewonnen wird, aber auch synthetisch hergestellt wird und zu jener Gruppe von Fiebermitteln gehört, die eine Verminderung der Wärmebildung bewirken. Das Chinin ist außerdem ein spezifisches Mittel gegen Malaria. Das Chinin wird als *Chininsalz (Chininum hydrochloricum, Chininum sulfuricum, Chininum bisufuricum* usw.) in Form von Lösung, Pulver, Tabletten, Zäpfchen, Injektionen (0,1 bis 0,2 bis 0,25 bis 0,50 g) verabreicht. Chinin enthaltende, intramuskulär zur Anwendung gelangende Spezialpräparate sind z. B. das *Solvochin, Transpulmin, Pulmostabil, Eupulmon* usw. Jene Mittel, die eine Temperatursenkung hauptsächlich durch Vermehrung der Wärmeabgabe herbeiführen, gehören zur sogenannten *Antipyringruppe,* die folgende Arzneistoffe umfaßt: *Phenacetin* (0,5 g bis 1,0 g), *Lactophenin* (0,5 g), *Antipyrin* (0,5 bis 1,0 bis 2,0 g), *Salipyrin* (0,5 bis 1,0 g), *Pyramidon* (0,1 bis 0,3 g), *Melubrin* (1,0 g), *Novalgin* (0,5 bis 1,0 g), *Veramon* (0,4 g), *Natrium salicylicum* (0,5 bis 1,0 g), *Aspirin* (0,5 bis 1,0 g) usw. Die angeführten Präparate werden vornehmlich in Form von Tabletten, aber auch von Pulvern und Zäpfchen verwendet, teilweise auch in Form von Lösungen (z. B. Antipyrin, Pyramidon) und von Injektionen (z. B. Novalgin, Melubrin). Die meisten der hier angeführten Präparate, vor allem das Natrium salicylicum, das Pyramidon, das Aspirin und das Novalgin, besitzen auch eine antirheumatische Wirkung, d. h. sie sind geeignete Mittel zur Behandlung des Gelenkrheumatismus. Ein neueres wichtiges antirheumatisches und auch fieberbekämpfendes Mittel ist das *Irgapyrin,* das nur in intramuskulärer Injektion verabreicht werden kann. Die früher zur Behandlung des Gelenkrheumatismus häufig verwendeten Atophanpräparate *(Novatophan, Atophanyl)* werden dazu jetzt nur mehr selten herangezogen, sondern meist nur mehr zur Behandlung der Gicht verwendet.

Schmerzstillende Mittel

Schmerzstillende Mittel (Antineuralgica, Analgetica, Antidolorosa) wirken beruhigend auf das zentrale Nervensystem, insbesondere auf das Schmerzzentrum, mildern und beseitigen daher die Schmerzen. Zu den schmerzstillenden Mitteln gehören in erster Linie viele von den *fieberbekämpfenden Mitteln,* von den sogenannten *Antipyretica,* wie *Pyramidon, Novalgin, Phenazetin, Antipyrin, Aspirin, Chinin* usw., ferner zahlreiche Kombinationspräparate, d. h. Arzneimittel, die aus verschiedenen solchen Einzelmitteln zusammengesetzt sind, die zwecks Wirkungssteigerung zum Teil auch noch Koffein oder geringe Mengen eines Schlafmittels enthalten, wie z. B. *Veramon, Cibalgin, Quadronal, Dormalgin, Migränin, Gelonida antineuralgica* usw. Unter diesen verschiedensten „*Mischpulvern*" erfreut sich das *Marburgpulver,* in dem Pyramidon, Phenacetin, Koffein und Kodein enthalten sind, besonderer Beliebtheit. Eine besondere Gruppe der schmerzstillenden Mittel stellen die *krampflösenden Mittel,* die sogenannten *Spasmolytica* dar, die einen krampflösenden Effekt auf die glatte Muskulatur der Bronchien, des Magens, des Darms, der Gallenwege, der Harnwege usw., ebenso auf die Gefäße ausüben und deren hauptsächlichste Vertreter die aus der *Tollkirsche (Atropa belladonna)* gewonnenen *Belladonnapräparate* und das aus dem Opium hergestellte *Papaverin* sind. Von den Belladonnapräparaten seien folgende genannt: das *Atropin (Atropinum sulfuricum, 0,0005 bis 0,001 g,* Pulver, Pillen, Tropfen, Zäpfchen, subkutane Injektion), *Extractum belladonnae (0,01 bis 0,05 g,* Pulver, Pillen, Tropfen, Zäpfchen), verschiedenste Spezialpräparate, z. B. *Homatropin, Novatropin, Eumydrin, Bellafolin.* Von den Papaverinpräparaten seien folgende angeführt: *Papaverin (Papaverinum hydrochloricum,* 0,04 bis 0,06 g, Pulver, Tabletten, Pillen, Tropfen, Zäpfchen, subkutane und intravenöse Injektion), *Papavydrin, Eupaco* und die synthetisch gewonnenen papaverinähnlichen Präparate, wie *Eupaverin, Perparin.* Vielfach werden die Belladonnapräparate und das Papaverin in Kombinationsform mit viel Erfolg verwendet. Eine ähnliche Wirkung wie Atropin und Papaverin entfaltet das *Dolantin* (Tabletten, Zäpfchen, intramuskuläre und subkutane Injektion). Weitere spasmolytisch wirkende Präparate sind *Octin, Oktyron, Trasetin, Spasmo-Cibalgin* usw. Besondere schmerzbekämpfende, krampflösende Mittel sind ferner *Buscopan* (0,01 g, Dragées, Zäpfchen, subkutane, intramuskuläre, intravenöse Injektion), *Buscopan compos, Inalgon, Spasmo-Inalgon* und *Baralgin.*

Das wichtigste schmerzstillende, beruhigende Mittel, das allerdings eine Sonderstellung einnimmt, ist das *Morphium (Morphin, Morphinum),* das aus dem Opium stammt, dem eingetrockneten Milchsaft der unreifen Früchte einer in Kleinasien, auf der Balkanhalbinsel, in Persien, in Indien, in China heimischen besonderen Mohnart, des sogenannten Papaver somniferum. Die Anwendung des Morphiums erfolgt als *Morphium hydrochloricum* in der Einzelgabe von 0,01 bis 0,02 g (Pulver, Tropfen, Pillen, Tabletten, Zäpfchen, subkutane Injektion), häufig mit einem kleinen Zusatz von Atropin zur Vermeidung der nicht selten bei Morphiumverabreichung zu beobachtenden Übelkeit mit Erbrechen und von Koffein zur Anregung des Atemzentrums, dessen Funktion durch Morphium herabgesetzt wird. Die Schmerzempfindlichkeit wird schon durch kleine Morphiumdosen gemildert, ohne daß Narkose erzielt wird. Das Morphium wird hauptsächlich als schmerzlinderndes Mittel, z. B. gegen schwerste Nieren- und Gallensteinkoliken, bei schweren Verletzungen, bei schmerzhaften unheilbaren Leiden, in den Endstadien des Krebses und der Tuberkulose, bei schweren tabischen Krisen oder Neuralgien, zur Beseitigung eines schweren Anfalles von Bronchial- oder Herzasthma und zur Erleichterung des Todeskampfes verwendet. Wegen der Gefahr der Gewöhnung, die zur Morphiumsucht führt, soll Morphium nur in jenen Fällen gegeben werden, wo andere Schmerzlinderungsmittel versagen. Die Verordnung des Morphiums unterliegt strengen gesetzlichen Bestimmungen. Die chronische *Morphinvergiftung (Morphiumsucht* oder *Morphinismus)* entsteht vielfach als Folge mißbräuchlich zugeführten Morphiums. Ein spezielles, zur Schmerzbekämpfung in Verwendung stehendes Morphiumpräparat ist das *Dilaudid* (Tabletten, Zäpfchen, Injektionen), das eine stärkere Morphiumwirkung besitzt, nicht brecherregend wirkt und bei dem die Gefahr der Gewöhnung geringer ist. Von praktischer Bedeutung ist die Verstärkung, welche die Wirkung kleiner Morphiumgaben durch die Kombination mit *Skopolamin,* einem in verschiedenen Skopoliaarten (Solanaceen) vorkommenden, dem Atropin chemisch verwandten Stoff, erfährt. Ein derartiges Kombinationspräparat ist das *Modiskop,* das neben Morphin und Skopolamin auch noch Dionin enthält. Auch das *Opium* wird als schmerzstillendes Mittel verwendet, und zwar als *Tinctura opii,* in dieser Form aber fast ausschließlich bei Durchfallserkrankungen, ferner in Form der häufig verwendeten Präparate *Pantopon* und *Domopon* (Tabletten 0,01 g, 2%ige Lösung als Tropfen, subkutane Injektionen zu 0,02 g), die therapeutisch sehr günstig wirken, insbesondere nicht so leicht Übelkeit und Erbrechen auslösen wie das Morphin. Ein praktisch wichtiges und häufig verwendetes schmerzbekämpfendes Mittel ist das *Heptadon,* das in Tabletten, Zäpfchen und vor allem in Form der subkutanen Injektion (5 und 10 mg) zur Anwendung gelangt. Das Heptadon kann bisweisen auch eine Sucht erzeugen.

Ein weiteres besonderes Mittel zur Schmerzbekämpfung ist das *Largactil* (Tropfen, Tabletten, Zäpfchen, intramuskuläre Injektionen, intravenöse Infusionen), dessen Kombination mit den gewöhnlichen Analgetica eine verlängerte Schmerzfreiheit bewirkt und das außerdem eine sedative, hypnotische und eine gegen das Erbrechen gerichtete Wirkung besitzt. Das *Megaphen* ist ein dem Largactil völlig gleichwertiges Arzneimittel.

Zu den schmerzstillenden Mitteln gehören ferner das *Kokain* und seine Ersatzpräparate. Das Kokain wird aus den Kokablättern gewonnen, die von einem Strauch stammen, der hauptsächlich in den Anden Perus, Boliviens und Kolumbiens, neuerdings auch in Java, Britisch-Indien, Sumatra usw. gezüchtet wird. Das Kokain findet als *Cocainum hydrochloricum* eine sehr ausgedehnte medizinische Verwendung. Wegen seiner Giftigkeit wird es nicht mehr zu Einspritzungen verwendet, sondern nur noch als örtlich anästhesierendes und schmerzstillendes Mittel zur Pinselung der Schleimhäute in 2- bis 20%iger Lösung. Wegen seiner ausgezeichneten Tiefenwirkung wird das Kokain als Oberflächenanätshetikum noch viel gebraucht, während es sonst durch weniger giftige synthetische Mittel ersetzt wird. Das Kokain gehört zu den narkotischen Mitteln und führt bei fortgesetzter mißbräuchlicher Anwendung besonders als Schnupfpulver zu schwerer körperlicher und geistiger Zerrüttung. Dieser Zustand wird als *Kokainsucht* oder *Kokainismus* bezeichnet und hat manche Ähnlichkeit mit der Morphiumsucht. Zu den häufig verwendeten Ersatzpräparaten des Kokains gehören: *Novocain, Percain, Tutocain, Pantocain, Larocain, Panthesin, Alypin. Anaesthesin, Orthoform* usw. Das *Novocainum hydrochloricum* in 0,5- bis 2%iger Lösung, meist mit Zusatz von Adrenalin, ist das gebräuchlichste Mittel zur örtlichen Betäubung, z. B. bei Punktionen und neben der Verwendung in der Chirurgie zur Leitungsanästhesie, vor allem in 0,25- bis 0,5%iger Lösung zur Infiltrationsanästhesie, z. B. bei Ischias und ähnlichen Erkrankungen. Der Adrenalinzusatz erfolgt zwecks Gefäßverengerung, wodurch einerseits eine Blutung verhindert und andererseits eine Verlängerung der Wirkungszeit erreicht wird. Das Novocain wird auch in 1- bis 5%iger Lösung innerlich, z. B. gegen Magenschmerzen, verordnet. Ein neues, dem Novocain gleichwertiges örtliches Betäubungsmittel ist das *Novanaest* (0,5 bis 4 %). Das *Anaesthesin* wird in der Dosis von 0,5 g (Tabletten, Pulver) gleichfalls zur Linderung von Schmerzen an Schleimhäuten, z. B. bei Magenkatarrhen, Magengeschwüren, und äußerlich als Salbe oder Streupulver (5 %) auf Wunden, Geschwüren usw. mit Erfolg gegeben.

Beruhigungsmittel

Beruhigende Mittel (Sedativa) werden zur Herabsetzung krankhaft gesteigerter Erregbarkeit des Zentralnervensystems gebraucht. Die Hauptvertreter der Beruhigungsmittel sind der *Baldrian* und das *Brom*. Die Baldrianpräparate werden aus der Wurzel des gemeinen Baldrians (Katzenkraut, Hexenkraut, Valeriana officinalis), einer fast in ganz Europa und im gemäßigten Asien heimischen Staude, gewonnen. Die *Baldrianwurzel (Radix Valerianae)* wird als Aufguß (15 : 200, Infusum), als Tinktur *(gewöhnliche Baldriantinktur = Tinctura Valerianae, ätherische Baldriantinktur = Tinctura Valerianae aetherea)* oder in Form der verschiedenen Baldrianspezialitäten verwendet. Ein besonderes Spezialpräparat aus Baldrian und Hopfen sind die *Hovaletten,* die außer der gewöhnlichen Form auch noch als *Hovaletten forte* in Verwendung stehen. Andere Baldrianpräparate sind: *Bornyval, Validol, Valyl.* Das *Brom,* chemisch zur Gruppe der Halogene gehörend, wird in Form der *Bromsalze (Bromalkalien)* zur Anwendung gebracht und übt durch Herabsetzung der pathologisch gesteigerten Erregbarkeit des Zentralnervensystems eine ausgesprochen nervenberuhigende Wirkung aus. Häufig werden die Bromsalze auch in größeren Dosen gegen Epilepsie verwendet. Die zur Verwendung gelangenden Bromalkalien sind folgende: *Kalium bromatum, Natrium bromatum* und *Ammonium bromatum.* Die Bromsalze werden am besten mit reichlich Wasser zur Vermeidung von Magenstörungen eingenommen (0,5 bis 2 g pro dosi bis 10 bis 15 g pro die). Eine verdünnte Lösung der drei Salze (Bromkalium und Bromnatrium zu gleichen Teilen, Bromammonium in halber Menge) wird als ERLENMEYERsche Mischung bezeichnet und gilt als eine besonders zweckentsprechende Bromverabreichungsform. Es ist von praktischer Wichtigkeit, daß der Wirkungseintritt der Bromsalze von der gleichzeitigen Chlorzufuhr abhängt, d. h. bei gleichzeitiger kochsalzarmer Diät tritt die Bromwirkung rascher und schon bei kleineren Gaben ein. Bei chronischem Gebrauch von Brom kann es zur *Bromvergiftung (Bromismus)* kommen: eitrige Hautveränderungen (Bromakne), besonders im Gesicht, Gedächtnisschwäche, teilnahmsloses und stumpfes Wesen, Schläfrigkeit, Herabsetzung der Reflexe, Durchfälle, Schwindel, Bronchialkatarrh, Entkräftung. Neben dem Aussetzen der Bromdarreichung ist bei Bromismus reichliche Zufuhr von Kochsalz notwendig, um eine raschere Ausscheidung des Broms herbeizuführen. Es sind auch vielfach *organische* Bromverbindungen in die Therapie eingeführt worden, z. B. *Bromipin, Bromokoll* usw. Unter dem Namen *Sedobrol* wird eine Mischung von Bromnatrium mit pflanzlichen Extrakten in Tablettenform in den Handel gebracht, die zur Herstellung von Suppen bestimmt sind, um Bromsalz ohne unangenehmen Geschmack zuzuführen. Ein stärkeres Sedativum ist das *Prominal,* ein Barbitursäurepräparat (Tabletten, 0,2 g), das besonders bei Epilepsie und in Form von sogenannten *Prominaletten* (Tabletten, 0,03 g) für gewöhnliche beruhigende Zwecke Verwendung findet. Ähnliche beruhigende Präparate sind z. B. die *Luminaletten* (Tabletten, 0,015 g) und *Agrypnaletten* (Tabletten, 0,015 g), deren wirksamen Bestandteil Luminal in dieser kleinen Dosis darstellt. Auch das *Bellergal,* ein sehr geschätztes Sedativum, enthält als Hauptbestandteil Luminal in sehr kleiner Menge. Weitere Beruhigungsmittel sind: *Neovegeton, Ergotropal, Belladenal, Priscophen* usw. Auch *Kalziumpräparate* sind zum Teil als beruhigende Mittel anzusehen und werden daher für derartige Zwecke zusätzlich mit Erfolg verwendet. Bei starker nervöser Unruhe und größeren Erregungszuständen werden *Schlafmittel,* in bestimmten Fällen auch Morphinpräparate, vielfach zusammen mit *Scopolamin,* verordnet. Neuere besondere Beruhigungsmittel sind *Miltaun* und *Librium.*

Schlafmittel

Die *Schlafmittel (Hypnotica)* sind Arzneistoffe, die in geeigneten Gaben den Schlaf herbeiführen oder dessen Eintritt begünstigen. Ein Hauptanwendungsgebiet bildet die nervöse Schlaflosigkeit. Man unterscheidet Schlafmittel, die das Einschlafen erleichtern *(Einschlafmittel,* z. B. *Evipan, Adalin, Abasin, Bromural, Voluntal),* deren Wirkung nach vier bis fünf Stunden wieder abklingt, und solche gegen verfrühtes Aufwachen *(Durchschlafmittel,* z. B. *Veronal, Luminal, Chloralhydrat, Phanodorm),* deren Wirkung acht bis zehn Stunden anhält. Neben der Schlafdauer ist auch die Schlaftiefe zu berücksichtigen, und man spricht von starken Schlafmitteln, wenn sie zu einem besonders tiefen Schlaf führen. Bei chronischem Gebrauch von Schlafmitteln, richtiger bei Mißbrauch derselben, ergibt sich die Gefahr der Suchtbildung, die mit schweren Gesundheitsstörungen einhergehen kann. Auch ohne eigentliche Sucht können sich durch chronischen Mißbrauch schwere nervöse Störungen entwickeln. Eines der ältesten Schlafmittel ist das *Chloralhydrat,* das in der Regel in der Gabe von 1,00 g (Mixtur, Pulver, Zäpfchen) bei Erwachsenen Schlaf herbeiführt, Gaben von 2 bis 3 g bewirken tiefen Schlaf. Weitere ähnliche Schlafmittel sind das *Voluntal, Chloreton, Noctal, Pernocton, Adalin, Abasin, Bromural* usw. Ein vom ärztlichen Standpunkt besonders empfehlenswertes, fast völlig unschädliches, einfaches Schlafmittel ist das *Paraldehyd,* das in Dosen von 3 bis 8 g, reichlich mit Wasser verdünnt, in Lösungen, Mixturen und Kapseln zu verabreichen ist. Das Paraldehyd besitzt einen schlechten Geschmack und einen noch schlechteren Geruch, der in die Ausatmungsluft übergeht. Ebenso sind das *Urethan* in der Dosis von 1 bis 3 g (Mixtur, wässerige Lösung, Kapsel) und das *Sedormid* (Tabletten, 0,25 g) bewährte leichte Schlafmittel. Eine besondere Gruppe von Schlafmitteln stellen die Barbitursäurepräparate dar. Dazu gehört vor allem das *Veronal,* amerikanisch *Barbital* (Diaethylbarbitursäure = Acidum diaethylbarbituricum), das in Tabletten von 0,3 bis 0,5 g verwendet wird. Ein Abkömmling des Veronals ist das *Medinal* (Veronalnatrium), das ebenfalls in Tabletten zu 0,5 g in Verwendung steht. Eine besonders bewährte Verbindung des Veronals ist das *Somnacetin* (Veronalnatrium + Kodein + Phenacetin). Ferner sind das *Evipan* (Tabletten, 0,5 g) und das *Phanodorm* (Tabletten, 0,2 g) schwächere, sehr beliebte und mit Vorteil viel verwendete Barbitursäurepräparate. Ein besonders bewährter wertvoller Vertreter der Barbitursäuregruppe ist das *Luminal* (Aethylphenylbarbitursäure = Acidum aethylphenylbarbituricum), das in Tabletten zu 0,1 bis 0,2 bis 0,3 g und in Injektionsform (1 ccm einer 20%oigen Lösung, intramuskulär) verabfolgt wird. Ein dem Luminal gleichwertiges Präparat ist das *Agrypnal.* Weiter hieher gehörige Schlafmittel sind das *Dial* (Tabletten, 0,1 bis 0,2 g, Tropfen, intramuskuläre Injektion) und das *Somnifen* (Tropfen, intramuskuläre Injektion). Ein sehr wertvolles sedatives und hypnotisches Mittel ist das *Largactil,* das in Tropfen, Tabletten, Zäpfchen für intramuskuläre Injektionen und intravenöse Infusionen zur Verfügung steht und das in Verbindung mit schwachen Barbitursäurepräparaten einen physiologischen Dauerschlaf herbeiführt. Ein dem Largactil völlig gleichwertiges Präparat ist das *Megaphen.* Neuere Schlafmittel sind *Doriden und Perdormal.*

Magen-Darmmittel

Gegen Erbrechen werden folgende medikamentöse Mittel angewendet: *Chloroformwasser (Aqua chloroformiata,* tee- bis eßlöffelweise auf 150 g Wasser), *Nautisan* (Zäpfchen, Tabletten), *Vasano* (Zäpfchen, Tabletten), *Peremesin* (Tabletten), *Travelin* (Tabletten), *Dramamine* (Tabletten), *Vomex-A* (Tabletten). Die gewöhnlichen Scopolamin-. Atropin- und Papaverinpräparate sind ebenfalls vielfach geeignet, das Erbrechen zu bessern oder zu beseitigen.

Um eine ungenügende Magensaftsekretion anzuregen, eine appetitanregende Wirkung zu erzielen oder Magenbeschwerden zu mildern bzw. zu beseitigen, werden vielfach die verschiedenen Bittermittel in Form von Tinkturen (= dünnflüssige Auszüge aus Drogen meist mit Weingeist) in Anwendung gebracht: *Tinctura chamomillae, Tinctura amara, Tinctura chinae comp., Tinctura gentianae, Tinctura nucis vomicae = Tinctura Strychni, Tinctura aromatica, Tinctura stomachica* usw. Als appetitanregende Mittel werden oft auch bestimmte Weine verwendet, z. B. der Wermutwein (Vinum Vermouth), der Condurangowein (Vinum Condurango). Ein besonderes appetitanregendes Mittel ist ferner das *Extractum Condurango.*

Von den die Magensaftsekretion hemmenden Eigenschaften des *Atropins* und seiner Präparate macht man Gebrauch bei Krankheiten mit gesteigerter Magensaftabsonderung (Hypersekretion), welcher Zustand nicht selten von einer Übersäuerung des Magensaftes begleitet ist (Hyperacidität). Bei Mangel an Magensaft, besonders dann, wenn die Magensäureproduktion vermindert ist, d. h. wenn vor allem die Salzsäuresekretion herabgesetzt oder vollständig aufgehoben ist, wird Salzsäure-Pepsin verordnet, z. B. *Acidum hydrochloricum dilutum* + *Pepsin* je 10 g auf 150 bis 200 g Wasser, davon 1 Eßlöffel auf 1 Glas Wasser schluckweise zum Essen trinken, oder fertige Pepsin-Salzsäurepräparate, z. B. *Acidolpepsin, Piopepsin.* Bei Übersäuerung des Magensaftes (Hyperacidität) werden die die überschüssige Säure neutralisierenden *Alkalikarbonate, alkalische Mineralwässer, Magnesia usta, Kalkkarbonat (Calcium carbonicum)* usw. gegeben. Derartige Spezialpräparate, die die überschüssige Magensäure neutralisieren, sind ferner z. B. *Alucol, Alucol mit Belladonna, Gastrosil, Neutralon, Belladonna-Neutralon, Magnesiumperhydrol.* Bei Magenkatarrhen und Magen-, Zwölffingerdarmgeschwüren erfolgt sehr häufig die Verabreichung einer stark verdünnten $3^0/o$igen *Targesinlösung* (ein Eßlöffel einer derartigen *Targesinlösung* auf ein Glas Wasser), morgens nüchtern in lauwarmem Zustand, nach der durch einige Minuten Rückenlage, Linkslage, Bauchlage, Rechtslage einzunehmen ist (Roll- oder Wälzkur).

Dem Fermentmangel als Ursache von Magen-Darmstörungen sucht man durch Verabfolgung von Fermentpräparaten, z. B. *Festal, Enzynorm, Pankreon, Intestinol, Combizym, Pankrodigest* usw. abzuhelfen.

Bei einer *Pankreatitis (Entzündung der Bauchspeicheldrüse)* treten Pankreasfermente in das Blut über, die durch das *Trasylol* in erfolgreicher Weise unwirksam gemacht werden.

Als galletreibende Mittel werden neben dem Karlsbader Wasser (Karlsbader Mühlbrunnen) besonders das *Decholin* (Tabletten, intravenöse Injektionen) und *Magnesium sulfuricum* (transduodenale Instillationen von 20 bis 30 ccm einer 20- bis $30^0/o$igen Lösung) mit Erfolg verordnet. Sonstige Mittel zur Behandlung von Erkrankungen der Leber und des Gallengangsystems sind: *Cylotropin, Felamin, Rhicurmin, Bilival, Bilamid* usw.

Abführmittel

Unter *Abführmittel (Laxantia, Purgativa)* sind Medikamente zu verstehen, die die Beförderung und Entleerung des Darminhaltes beschleunigen oder herbeiführen. Ihre Anwendung kommt erst dann in Betracht, wenn es nicht gelingt, die Darmentleerung vor allem durch diätetische Maßnahmen zu regeln. Es muß stets mit kleinen Mengen derartiger Mittel begonnen werden. Als Zeit der Verabreichung empfiehlt sich die Zeit früh morgens nüchtern oder spät abens vor der Nachtruhe. Sehr häufig verlieren die Abführmittel nach längerem Gebrauch ihre Wirksamkeit, weshalb dann ein Wechsel derartiger Mittel notwendig wird. Vor dem Mißbrauch der Mittel ist eindringlich zu warnen, da bei regelmäßigem, langdauerndem Gebrauch sich der Darm daran gewöhnt und die Leistungen desselben dadurch vermindert werden.

Die Stuhlentleerung kann künstlich durch starke lokale Erregung des Mastdarmes auf mechanischem Wege durch Erweiterung mit einer genügend großen Flüssigkeitsmenge oder auf chemischem Wege erreicht werden. Der ersten Art dienen *Wasserklystiere,* wobei Kälte der Flüssigkeit eine wirksame Steigerung verursacht, den zweiten Zweck erfüllen Reizmittel wie *Seife in Lösung* usw. oder am bequemsten *Glyzerinzäpfchen* (2 bis 3 g) oder einige Kubikzentimeter von *reinem Glyzerin.* Ist der Darminhalt sehr hart, reichlich und trocken, so ist es erforderlich, die Kotmassen zu erweichen. Dies wird am besten erreicht durch allmähliche Eingießungen körperwarmer, etwas *sodahältiger 0,9⁰/₀iger Kochsalzlösung* oder von *Olivenöl* durch ein weit in den Dickdarm vorgeschobenes Gummirohr unter möglichst niedrigem Druck. Die auf diese Weise erreichte stundenlange Zurückhaltung der Flüssigkeit bewirkt eine Erweichung der Stuhlmassen. Auch innerlich gegebenes reines *Paraffinum liquidum* (nüchtern ein bis zwei Eßlöffel) verursacht eine Erweichung des Darminhaltes und wirkt daher als Gleitmittel. Ein Spezialparaffinpräparat ist z. B. das *Nujol.* Bei sehr hartnäckiger Verstopfung ist bisweilen die Einlaufbehandlung mit *Rindergalle* (60 bis 80 ccm) sehr zweckmäßig und erfolgreich.

Die Wirkung der Abführmittel besteht darin, daß sie durch Einschränkung der normalen Resorption oder durch Vermehrung der Darmsekretion den Inhalt flüssig und voluminös erhalten, auf diese Weise mittelbar die Darmperistaltik steigern und eine Stuhlentleerung herbeiführen, oder darin, daß sie unmittelbar die Peristaltik des Darms anregen und dadurch eine beschleunigte Darmpassage verursachen. Die Abführmittel werden demnach in drei Gruppen eingeteilt:

1. in Mittel mit resorptionshindernder Wirkung,

2. in Mittel mit vorwiegend dünndarmperistaltikanregender Wirkung und

3. in Mittel mit vorwiegend dickdarmperistaltikanregender Wirkung.

Zu den resorptionshindernden Abführmitteln gehören die *salinischen* oder *salzartigen Laxantien,* nach deren Verabreichung eine Ansammlung größerer Flüssigkeitsmengen im Darm entsteht, die bis in das Kolon und Rektum gelangt und dann Durchfall erzeugt. Die praktisch gebrauchten Mittel dieser Gruppe sind hauptsächlich das *Glaubersalz (Natrium sulfuricum)* und das *Bittersalz (Magnesium sulfuricum).* Das Glaubersalz bildet den wesentlichen Bestandteil des *Marienbader, Karlsbader* und *Tarasper Mineralwassers,* das Bittersalz ist Hauptbestandteil zahlreicher Bitterwässer *(Friedrichshall, Mergentheim, Hunyadi Janos* usw.). Ein mildes Abführmittel dieser Gruppe ist ferner die *gebrannte Magnesia (Magnesia usta),* die kaffeelöffelweise verabreicht wird. Der wichtigste Vertreter der dünndarmerregenden Mittel ist das *Rizinusöl (Oleum Ricini),* das durch Pressen aus den Bohnen von Ricinus communis gewonnen wird und nach Gaben von 15,0 bis 30,0 g in schwarzem Kaffee oder mit Honig zu gleichen Teilen gemischt oder in Capsulae gelatinosae zu 3 g innerhalb von sechs bis zehn Stunden dünnbreiige Stuhlentleerungen meist ohne besondere Kolikschmerzen herbeiführt. Das in früherer Zeit vielfach gebrauchte Dünndarmmittel *Calomel* findet wegen der Vergiftungsgefahr (Dickdarmentzündung, Nierenentzündung) als Abführmittel keine Verwendung mehr. Die dickdarmerregenden Mittel umfassen vor allem folgende Arzneistoffe: Die *Sennablätter (Folia Sennae)*, von denen 0,5 bis 2,0 g im Aufguß für eine milde Wirkung genügen und 2,0 bis 5,0 g nach fünf bis acht Stunden als kräftiges Laxans wirken. Ein mildes, wirkungsvolles Abführmittel, das aus den Sennablättern gewonnen wird, führt den Namen *Pursennid* (Dragées, Lösung). Die Sennablätter sind die wirksamen Bestandteile verschiedener abführender Präparate, so der *Species laxantes*, des *St. Germaintees*, der *Pulvis Liquiritiae compositus*, des *Infusum Sennae compositum* und des *Electuarium e Senna*. Der Sagradaextrakt *(Exractum Cascarae sagradae)* aus der Rinde von Rhamnus Purshiana und der *Faulbaumextrakt (Extractum Rhamni frangulae)*, aus der Rinde von Rhamnus frangula gewonnen, werden tropfen- bis kaffeelöffelweise verordnet. Aus der Sagradarinde wird das Präparat *Peristaltin* hergestellt, das in Tabletten und in Injektionsform (subkutan, intramuskulär und intravenös) bei chronischer Obstipation, bei Dickdarmlähmung nach Operationen oder infolge Peritonitis usw. Anwendung findet. Die *Rhabarberwurzel (Radix Rhei)* wird in Pulver- und Pillenform gegeben, ferner als wässeriger Auszug, als Tinktur und als Rhabarberwein. Sehr brauchbare, chemisch gewonnene Abführmittel dieser Gruppe sind ferner das *Isticin*, das *Phenolphthalein* (auch unter dem Namen *Purgen* im Handel) und das *Isacen*. Das Phenolphthalein kommt auch in Verbindung mit Paraffin und Agar-Agar als *Agarol* in den Handel. Ein dem Agarol gleich zusammmegesetztes Abführmittel ist das *Agaffin*. Ein die Dickdarmperistaltik anregendes Mittel ist der Schwefel, der in Form des *gereinigten Schwefels (Sulfur depuratum)* in Dosen von 1 bis 2 g als Abführmittel in Anwendung kommt. Von besonderer Bedeutung und Wichtigkeit ist das injizierbare Darmperistaltikum *Prostigmin* (subkutan, intramuskulär, intravenös), das hauptsächlich bei Darmlähmung nach Operationen und bei Peritonitis äußerst wertvolle Dienste leistet. Ein neues Abführmittel ist das *Dulcolax*, das ein reines Kontakt-Laxativum darstellt und außerdem die Dickdarmperistaltik in hohem Maße anregt.

Stopfmittel

Die *Stopfmittel (Obstipantia)* haben die Aufgabe, Durchfälle zu beseitigen, wobei ihre Wirkung auf einer Hemmung der Darmperistaltik und der Darmsekretion beruht. Die unmittelbare Hemmung beider Vorgänge erfolgt vor allem durch *Opium* und *Morphium*. Hauptsächlich ist es das *Opium,* das bei Durchfallszuständen als Stopfmittel in Form der *Opiumtinktur* Anwendung findet. Man unterscheidet die *einfache Opiumtinktur = Tinctura opii simplex* und die *safranhältige Opiumtinktur = Tinctura opii crocata*. Von der Opiumtinktur werden in der Regel 5 bis 20 Tropfen als Einzeldosis verabreicht. Außer durch Nahrungsenthaltung mittelbar werden die Darmperistaltik und Darmsekretion durch Zufuhr von *schleimigen Stoffen (Mucilaginosa)* wesentlich herabgesetzt. Zu diesen Mucilaginosa, die dickflüssige, durch Lösen, Aufschütteln oder Ausziehen von Pflanzenstoffen mit Wasser hergestellte Arzneibereitungen darstellen, gehören hauptsächlich: *Gummischleim* aus Gummi arabicum, *Salepschleim* aus Tubera Salep, *Eibisschleim* aus der Eibischwurzel (Radix Althaeae), Schleimzubereitungen aus *Isländischem Moos* (Lichen islandicus) usw. Eine ähnliche Wirkung entfalten fein verteilte unlösliche Stoffe, die sogenannten *Adsorbentien (Adsorbentia)*, deren Bedeutung darauf beruht, daß durch die außerordentliche Kleinheit der einzelnen Teilchen eine sehr große Oberfläche zustande kommt, wodurch die Möglichkeit einer Adsorption von Giftstoffen gegeben ist. In dieser Art wirken z. B. eine Aufschwemmung von *Talcum (fein gepulverter Talk)* oder von *Bolus alba (kieselsaure Tonerde)*. Hier ist auch die schützende und aufsaugungs-

hindernde Wirkung feinverteilter *Kohle* anzuführen, die sogenannte *Carbo medi-
cinales*, auch „Tierkohle" = Carbo animalis genannt, weil früher aus tierischen Produkten, besonders aus Blut und Knochen hergestellt, jetzt aus anderen
organischen Stoffen gewonnen. Durch Verabreichung von genügend Kohle in
wässerigem Brei zu 10 bis 30 g und darüber werden die im Magen-Darmkanal
vorhandenen Gifte, sonstige reizende Stoffe, wohl auch Bakterien, absorbiert
und dadurch unschädlich gemacht, besonders dann, wenn durch ein nachfolgendes
Abführmittel die mit diesen schädlichen Stoffen beladene Kohle rasch aus dem
Darm entfernt wird. Ein derartiges besonderes Adsorptionsmittel ist z. B. das
Adsorgan (Adsorgan-Granulat = Silberkohle mit Silargel). Eine besondere
Gruppe der Stopfmittel stellen die sogenannten *Adstringentia* dar. Es sind dies
jene zusammenziehenden Mittel, die eine örtliche Kontraktion der Gefäße und
eine Verminderung der Sekretion bewirken. Hieher gehören hauptsächlich die
synthetisch hergestellten Verbindungen der *Gerbsäure.* Derartige Verbindungen
sind das *Tannigen* (*Tannigenum* 0,5 g, Pulver, Tabletten), das *Tannalbin (Albu-
minum tannicum,* 0,5 g, Pulver, Tabletten). Als Stopfmittel in Verwendung
stehende adstringierende Metallsalze sind das *Bismutum subnitricum* (Pulver,
Tabletten, Pillen, 0,2 bis 1,0 g) und die Wismutverbindungen *Bismutum sub-
gallicum* (Dermatol) und das *Bismutum subsalicylicum,* die in ähnlicher Form
und Stärke wie das Bismutum subnitricum zur Anwendung gelangen. Bei Durchfallserkrankungen werden häufig auch *Kalkpräparate (Calcium)* verwendet, die
eine unmittelbare Hemmung der Entzündungsvorgänge im Darm bewirken.

Mittel gegen Blutarmut

Bei der Behandlung der verschiedenen Arten der *Blutarmut (Anämie)* spielt
neben der manchmal möglichen Bekämpfung oder Beseitigung der auslösenden
Ursache, neben einer vielfach notwendigen Bluttransfusion, wenn es sich um eine
schwere Form von Blutarmut handelt, die medikamentöse Therapie eine sehr
wichtige Rolle. Im wesentlichen sind es je nach dem Charakter der Blutarmut,
entsprechend dem Eisenbedarf oder dem Bedarf an Leber oder Vitamin B_{12},
zwei bzw. drei medikamentöse Stoffe, die *Eisen-* und *Leber-* oder *Vitamin-B_{12}-
Präparate,* denen bei der Behandlung der Anämien eine ausschlaggebende Bedeutung zukommt. Zu den *eisenbedürftigen Anämien,* die in der Regel einen
erniedrigten Färbeindex aufweisen, gehören die Chlorose, die primäre hypochrome Anämie (achylische Chloranämie) und die Mehrzahl der symptomatischen Anämien. *Leber-* oder *Vitamin-B_{12}-bedürftig* ist die perniziöse Anämie
(ADDISON-BIERMERsche Anämie), die mit einem erhöhten Färbeindex einhergeht.
Es ist hier der Hinweis von Bedeutung, daß der gegen die perniziöse Anämie
wirksame Leberstoff mit dem Vitamin B_{12} identisch ist.

Bei den verschiedenen Anämien sind verhältnismäßig häufig herabgesetzte
Säurewerte oder völliges Fehlen von freier Salzsäure, nicht selten kombiniert mit
Pepsinmangel im Magensaft, festzustellen, weswegen in derartigen Fällen zusätzlich Salzsäure und Pepsin z. B. in folgender Weise verordnet werden: Acidum
hypochloricum dilutum (12,5 % Salzsäure enthaltend) und Pepsin zu je 10 g
auf 100 bis 150 g Wasser, wovon drei Kaffeelöffel auf ein Trinkglas Wasser
verdünnt werden; diese Mischung wird dann schluckweise zur Mahlzeit getrunken. Die gleichzeitige Verabreichung von Salzsäure ist besonders bei eisenbedürftigen Anämien mit mangelhafter oder fehlender Salzsäureproduktion im Magen
notwendig, da die effektive, therapeutisch wirksame Form des gegebenen Eisens,
das Ferrochlorid, erst im Magen durch die Einwirkung der Salzsäure aus den
anorganischen Ferroverbindungen, den chemischen Grundstoffen der therapeu-

tisch wirksamen Eisenpräparate, entsteht. Auch bei normaler Magensekretion ist das Eisenpräparat vor den Hauptmahlzeiten einzunehmen, da zu diesen Zeiten die günstigsten Verhältnisse für die Einwirkung der Salzsäure auf das Eisen gegeben sind. Ein Hauptvertreter der Eisenpräparate ist *Ferrum reductum*, das in einer Menge von 3 bis 5 g und darüber täglich verordnet wird. Ein sehr zweckmäßiges Eisenpräparat ist das *Ferrum carbonicum saccharatum*, von dem dreimal täglich ein Kaffeelöffel zu nehmen ist. Eine gute Eisenwirkung entfalten auch die BLAUDschen Pillen (Pilulae Blaudi = Pilulae ferri carbonici). Ausgezeichnete Eisenspezialpräparate für den peroralen Gebrauch sind: *Ferrostabil, Ferronicum, Ferrocutid, Ferritrat, Biotonetten, Ferrophosphin, Ferrokobalt* usw. Ferner ist die Kombination von Eisen und Vitamin C, also zusätzliche Vitamin-C-Gabe, von besonderem Nutzen, da dadurch die Eisenresorption gefördert wird. Derartige Kombinationspräparate von Eisen und Vitamin C sind z. B. *Ce-Ferro, Ferro-Redoxon, Ferro 66, Ferrocid*. Es gibt auch Eisenpräparate, die auf dem Injektionsweg meist intravenös, zum Teil auch intramuskulär verabreicht werden. Solche injizierbare Eisenpräparate sind z. B. *Ce-Ferro, Ferronascin, Ferrocid, Ferrocutid, Ferro-Calcium, Ferrivenin, Ferrokobalt*.

Die Leberpräparate finden neben oder anstelle der natürlichen Leberverabreichung in Form von Leberspeisen, der sogenannten Leberdiät, zur Behandlung der perniziösen Anämie mit größtem Erfolg reichliche Anwendung. Die Lebertherapie ist allerdings nicht imstande, die perniziöse Anämie zur Ausheilung zu bringen, sie bringt diese wohl zum Schwinden und vermag auch die Rückfallneigung derselben durch fortgesetzte Leberverabreichung zu verhindern. Die fabrikmäßig hergestellten Leberpräparate können peroral als auch intramuskulär verordnet werden, wobei zu bemerken ist, daß mit den intramuskulär injizierbaren Leberextrakten bessere Erfolge erzielt werden als mit den peroralen Leberpräparaten. Es ist eine große Reihe derartiger Leberinjektionspräparate in Verwendung, z. B. *Campolon, Hepatopson, Hepatrat, Procythol, Pernaemyl* usw. Ein weiteres, sehr wirksames Mittel gegen die perniziöse Anämie sind die *Magenpräparate* in Form von Pulvern, die aus getrocknetem, pulverisiertem Schweinemagen hergestellt werden, eine lebergleiche Wirkung erzeugen und sich in der Therapie der perniziösen Anämie bewähren. Derartige Magenpulverpräparate sind z. B. *Ventraemon, Mucotrat, Stomopson, Ventrozytol* usw. Ein weiteres Mittel gegen die perniziöse Anämie ist die *Folsäure* (Blattsäure). Besonderer Bevorzugung erfreut sich das reine Vitamin B_{12} zur Behandlung der perniziösen Anämie in Form von intramuskulären Injektionen: *Erycytol, Cytobion, Rubivitan* usw.

Chemotherapeutische Mittel

Chemotherapeutische Mittel sind besondere chemische Arzneistoffe, die für die Behandlung spezieller Infektionskrankheiten bestimmt sind, d. h. die gegen die Erreger dieser Infektionskrankheiten in spezifischer Weise gerichtet und wirksam sind.

Ein chemotherapeutisches Mittel ist z. B. das *Germanin*, das gegen die Schlafkrankheit wirksam ist, eine in West- und Mittelafrika durch Trypanosomen hauptsächlich bei Negern hervorgerufene schwere Infektionskrankheit.

Ferner gibt es gegen die Malaria spezifisch wirksame, d. h. die Malariaplasmodien vernichtende Mittel, und zwar die Arzneistoffe *Chinin, Atebrin, Plasmochin, Resochin*. Das Chinin wird in Pulvern, Tabletten und in intravenöser Injektionsform (0,25 bis 0,5 g) verwendet, ist aber durch die moderne, erfolgreichere Atebrin-Plasmochin-Resochinbehandlung der Malaria stark zurückgedrängt worden. Das Atebrin wird in Tabletten zu 0,1 g oder in intravenöser Injektionsform (0,1 bis 0,3 g), das Plasmochin in Tabletten zu 0,01 bis 0,02 g und das Resochin in Tabletten zu 0,25 g angewendet.

Zu den chemotherapeutischen Mitteln gehören dann die Arzneipräparate gegen die Syphilis oder Lues: *Salvarsan, Wismut, Jod, Quecksilber*. In neuester Zeit wurde auch das *Penicillin* in die Behandlung gegen die Syphilis eingeführt, das aber zu den antibiotischen Mitteln gehört. Das *Salvarsan (Neosalvarsan)* — in Amerika heißt es *Arsphenamine*, in England *Arsenobenzol* — ist eine komplexe Arsenverbindung, das sich gegen eine Reihe von Spirochätenerkrankungen des Menschen als wirksames Heilmittel bestens bewährt, ist aber vor allem imstande, die menschliche Syphilis oder Lues der frühen Stadien zu heilen. Das Neosalvarsan ist ein zitronengelbes Pulver, dessen Lösung in sterilem, destilliertem Wasser oder Dextroselösung erfolgt und nur intravenös injiziert werden darf. Die Dosierung des Neosalvarsans ist abgestuft und meist in vier verschiedenen Stärken zu 0,15, 0,3, 0,45 und 0,6 eingeteilt. Die Gesamtdosis einer Salvarsankur beträgt 5 bis 6 g. Die Herstellung der Salvarsanlösung darf nur unmittelbar vor der Einspritzung vorgenommen werden; die Lösung muß vollkommen klar sein. Alle Salvarsanpräparate nehmen bei Luftzutritt erhöhte Giftigkeit an und zersetzen sich. Die Lösung muß daher sofort injiziert werden. Ein besonderes antiluetisches Arsenpräparat mit großer Wirksamkeit ist das aus Amerika stammende *Mapharsen*, das ebenfalls nur intravenös gegeben wird. Mapharsen ist ein weißes Pulver, das in sterilem, destilliertem Wasser gelöst wird und dessen Wirksamkeit ungefähr zehnmal so stark ist als die des Neosalvarsan, weshalb nur der zehnte Teil der Salvarsandosis verabreicht wird. Die neben dem Salvarsan zur antiluetischen Behandlung verwendeten *Wismutpräparate* sind schon gebrauchsfertig, die zu injizierende Menge wird in Kubikzentimetern angegeben und wird immer intramuskulär verabreicht. Bei jeder Wismutkur ist sorgfältige Mundpflege unbedingte Notwendigkeit, da Vergiftungssymptome, sogenannte Wismutflecken, an der Mundschleimhaut und dem Zahnfleisch zur Entwicklung kommen können. Derartige Wismutpräparate sind z. B. *Bismogenol, Casbis, Luobismol, Oleo-Bi*. Zusätzlich werden häufig bei der antiluetischen Behandlung Jodpräparate verordnet, besonders bei der tertiären Luesform in Form von Lösungen und Injektionen, z. B. *Mirion, Endojodin*. Die Quecksilberbehandlung der Syphilis hat in der Zeit vor der Entdeckung des Salvarsans in Form von Einreibungen und Injektionen eine sehr große Rolle gespielt, hat aber seine diesbezügliche Bedeutung fast vollkommen verloren.

Eine eigenartige Gruppe von chemotherapeutischen Mitteln stellen die sogenannten *Sulfonamide* dar, die nicht einen bakterientötenden, wohl aber einen hemmenden Effekt auf das Wachstum der Bakterien besitzen. Diese werden sythetisch hergestellt, sind Abkömmlinge des Anilins, enthalten Schwefel und werden hauptsächlich zur Behandlung der Kokkenerkrankungen (Pneumonie, Lungenabszeß, Meningitis, Erysipel, Endokarditis, Sepsis, Zystopyelitis, Gonorrhöe usw.) und der Bazillenruhr verwendet. Der zuerst bekannte Körper dieser Gruppe war das *Prontosil* (Prontosilum rubrum und Prontosilum album, Tabletten 0,3 g und intramuskuläre Injektionen), das sich besonders gegen das Erysipel sehr wirksam zeigte. Die gegenwärtig hauptsächlich in Verwendung stehenden Sulfonamidverbindungen führen folgende Bezeichnung: *Albucid, Marfanil, Badional, Elkosin, Diazil, Sulfadiazine, Aristamid, Supronal, Euvernil, Gantrisin, Madribon, Orisul, Davosin, Sulfuno, Bayrena* usw. Gegen Darminfektionen bewähren sich spezielle Sulfonamidpräparate, die sogenannten *Sulfaguanidine: Resulfon, Guanicil, Carboguanicil, Carboguan*. Weitere Mittel gegen Darminfektionen sind: *Formo-Cibazol, Intazin, Salazopyrin.* Die Sulfonamidpräparate werden hauptsächlich in Tablettenform zu 0,5 g verabreicht, können aber auch intravenös, intramuskulär und als Klysma gegeben werden. Die Sulfonamidbehandlung wird meist in Form eines sogenannten Sulfonamidstoßes in einer Gesamtmenge von ca. 40 bis 50 g und bisweilen darüber durchgeführt, d. h. in hoher Anfangsdosierung durch kurze Zeit, gleichzeitig mit reichlicher Flüssigkeitszufuhr, z. B. am ersten Tag 5 bis 6 g (10 bis 12 Tabletten), am zweiten Tag 4 bis 5 g (8 bis 10 Tabletten), am dritten Tag 3 bis 4 g (6 bis 8 Tabletten), am vierten Tag 3 bis 4 g (6 bis 8 Tabletten). Die neuen Präparate, wie *Madribon, Orisul* und *Davosin,* werden in niedriger Dosierung (1 bis 2 Tabletten täglich) verabreicht. Zur Behandlung der Harninfektionen mit Bacterium coli wird das Sulfonamidpräparat *Urolucosil* (0,1-g-Tabletten) verwendet. Die Sulfonamide werden auch lokal bei Hautaffektionen als 20%iges Sulfonamidpulver oder als 10%ige Sulfonamidsalbe und bei Zystitis als 5- bis 10o/%ige Sulfonamidlösung zur Instillation (20 cm³) verwendet. Spezielle derartige Sulfonamidpulver sind z. B. *Marfanil-Prontalbinpuder, Marbadal-Pulver, Cibazol-Streupulver.*

Für die Behandlung bakterieller Infektionen der Harnwege steht ein neues chemotherapeutisches Mittel, eine Nitrofuranverbindung, das *Furadantin,* zur Verfügung. Die Tagesdosis von 400 mg wird in vier Einzelgaben jeweils zu den Mahlzeiten und mit etwas Milch am Abend verabreicht. Unter der Furadantin-Therapie kann der Harn bräunliche Verfärbung aufweisen.

Zur Behandlung der Tuberkulose dienen besondere chemotherapeutische Mittel, von denen die *Para-Aminosalizylsäure* (PAS) (Tabletten) und das *Conteben* (Tabletten) die ersten derartigen Stoffe darstellten, deren neueste Vertreter die *Isonikotinylhydrazine,* die sogenannten *INH*-Präparate sind: *Rimifon* (0,05 g, Tabletten), *Neoteben* (0,05 g, Tabletten), *Tibinid* (0,05 g, Tabletten) usw.

Antibiotische Mittel

Antibiotische Mittel (Antibiotica) sind besondere Wirkstoffe, die von gewissen Mikroorganismen, z. B. von Schimmelpilzen, Hefepilzen, lebenden Bakterien, erzeugt werden und die Fähigkeit besitzen, bestimmte andere Mikroorganismen, vor allem bestimmte Bakterien, in ihrem Wachstum zu hemmen *(bakteriostatische Wirkung)* und sie abzutöten *(bakterizide Wirkung).*

Ein derartiges antibiotisches Mittel ist das *Penicillin,* das in verschiedener Form zur Darstellung gebracht wurde, jedoch fast ausschließlich als *Penicillin G* in therapeutischer Verwendung steht. Das Penicillin G ist eine Säure, die leicht Salze bildet und daher in Form des Natrium-(Na-), des Kalium-(K-) oder Calcium-(Ca-)Salzes als kristallinisches Pulver in den Handel kommt. Das Penicillin ist imstande, seine wachstumshemmende und bakterienabtötende Wirkung auch bei Gegenwart von Serum, Blut oder Eiter im Gewebe zur Entfaltung zu bringen, es bewirkt bei seiner therapeutischen Anwendung fast keine toxischen Nebenwirkungen. Lediglich bei empfindlichen Patienten können allergische Hautveränderungen auftreten, z. B. in Form von einfacher Dermatitis oder Urtikaria. *Penicillinempfindlich* sind in der Regel hauptsächlich *folgende Arten von Mikroorganismen:* Staphylokokken, Streptokokken, Pneumokokken, Gonokokken, Meningokokken, Diphtheriebazillen, Gasbrandbazillen, Milzbrandbazillen, Syphilisspirochäten, Strahlenpilz. Alle die durch die angeführten Mikroorganismen verursachten Erkrankungen können also mit Penicillin erfolgreich behandelt werden. Es sind dies: alle eitrigen Prozesse, wie Abszesse, Furunkel, Phlegmone, eitrige Bauchfellentzündung (Peritonitis), eitrige Rippenfellentzündung (Pleuraempyem), eitrige Wundinfektion usw., Staphylo- und Streptokokkensepsis (z. B. Sepsis nach Abortus), septische Herzklappenentzündung (Endocarditis septica, Endocarditis lenta), Lungenentzündung (Pneumonie), Lungenabszeß, Tripper (Gonorrhöe), Gehirnhautentzündung (Meningitis), Syphilis, Strahlenpilzerkrankung (Aktinomykose), Diphtherie, Gasbrand, Milzbrand.

Das nach Oxford-Einheiten stärkemäßig bewertete Penicillin wird in der Regel *intramuskulär* verabreicht. Die durchschnittliche Tagesmenge beträgt 200 000 bis 400 000 bis 600 000 Einheiten, bisweilen werden deutlich größere Mengen, z. B. 1 000 000 bis 3 000 000 und mehr Einheiten Penicillin an einem Tage gegeben. Das Penicillin kommt entweder in der einfachen Form oder als *Depot-Penicillin* zur Anwendung. Die Verabreichung des einfachen Penicillins erfolgt in der Weise, daß das Penicillin nach dessen Lösung in destilliertem Wasser oder physiologischer Kochsalzlösung (ca. 20 000 Einheiten in einem Kubikzentimeter dieser Lösungsmittel) in genauen drei- bis vier- bis sechs- bis achtstündigen Intervallen intramuskulär verabfolgt wird. Das Depot-Penicillin mit seiner resorptionsverzögernden Wirkung, das zumeist als *Procain-Penicillin-G aquos.*, zum Teil als Novocain-Penicillin aquos. zur Verfügung steht, wird in einmaliger oder zweimaliger intramuskulärer Gabe verabreicht. Es gibt auch ein Depot-Penicillin in Form des Procain-Penicillins in Öl. Ein spritzfertiges Depot-Penicillin von Procain-Penicillin-D in wässeriger Suspension ist das *Hypropen*. Das einzelne Penicillinfläschchen enthält beim gewöhnlichen Penicillin meist 100 000 oder 200 000 Einheiten, beim Depot-Penicillin 150 000, 300 000, 400 000, 1 500 000, 2 000 000 oder 3 000 000 Einheiten. Neben der intramuskulären Verabreichungsart gelangt das Penicillin auch zur intravenösen Anwendung, hier aber in der Regel nur in Verbindung mit einer intravenösen Infusion, ferner *zur intrapleuralen und intraperitonealen Anwendung*. Auch *für Inhalationen* wird das Penicillin verwendet. Das Penicillin wir ferner äußerlich in Anwendung gebracht, z. B. bei infizierten Wunden als Streupulver (Penicillinpuder) und bei eitrigen Hautaffektionen als Salbe (Penicillinsalbe). Außerdem befinden sich bereits *Penicillin-Tabletten* (*Ospen*, zu 30 mg und 60 mg) im Handel zwecks peroraler Penicillinverabreichung, die eine besondere Penicillinart enthalten, *das Penicillin V*, das sich durch seine Säurefestigkeit auszeichnet und dadurch im Gegensatz zu den anderen Penicillinen im Magen nicht zerstört wird. Auf Grund der bisherigen Erfahrungen besteht aber nach wie vor eine deutliche Überlegenheit der Wirkung der intramuskulär zu verabreichenden Penicilline. Ein äußerst wertvolles Penicillinpräparat ist das *Omnacillin* und *Omnacillin forte*, das eine Kombination von Omnadin und Depot-Penicillin darstellt, in dem neben dem spezifischen Penicillin-Effekt die anregende Wirkung des Omnadin auf die Abwehrfunktionen des Organismus zur Geltung kommt.

Ein sehr wichtiges Antibiotikum ist das *Streptomycin*, das in erster Linie *zur Behandlung der verschiedenen Formen von tuberkulösen Erkrankungen* dient, das aber außerdem zur Behandlung der Infektion des Harntraktes, der septischen Endokarditis, der Endocarditis lenta, der Peritonitis, der Brucellosen, der Friedländer-Pneumonie, der Tularämie usw. mit Erfolg herangezogen wird. Das *Streptomycin* befindet sich als *Streptomycin-Sulfat* und als *Dihydro-Streptomycin-Sulfat* im Handel, deren einzelne Fläschchen 1,0 oder 5,0 g dieser Substanz enthalten. Das Streptomycin wird nach dessen Lösung in destilliertem Wasesr oder physiologischer Kochsalzlösung in zwölf- oder sechsstündigen Intervallen in Form der intramuskulären Injektionen verabreicht. Die durchschnittliche Tagesmenge beträgt 0,5 bis 1,0 g. Bei manchen Erkrankungen werden für kurze Zeit auch größere Streptomycinmengen, z. B. 2,0 g, verordnet. Das Streptomycin kann auch intrapleural und intraperitoneal injiziert werden. Bisweilen wird das Streptomycin bei Infektionen des Magen-Darmtraktes auch innerlich gegeben. Das Streptomycin wird im Magen-Darmtrakt nicht zerstört und nicht resorbiert. Infolge der schädigenden Nebenwirkungen dieser beiden Streptomycine, die beim Streptomycin-Sulfat stärker am Nervus vestibularis (Gleichgewichtsstörungen) und beim Dihydro-Streptomycin-Sulfat stärker am Nervus cochlearis (Hörschäden) zur Entwicklung gelangen können, werden Kombinationspräparate von Streptomycin und Dihydro-Streptomycin mit der halben Menge von jeder der beiden Substanzen in Anwendung gebracht, wie *Aequostrept, Diplostrept, Miscomycin, Stellamycin, Amphomycin.* Pantothensäurezusatz scheint die Toxizität der Streptomycine zu vermindern (z. B. *Streptothenat, Didrothenat).*

Besonders wirksame antibiotische Kombinationspräparate sind das *Omnamycin,* das aus Penicillin, Streptomycin und Omnadin besteht, und das *Combiotic,* das Streptomycin und Penicillin enthält.

Zur Behandlung der Tuberkulose wird auch noch ein anderes antibiotisches Mittel in Anwendung gebracht, das *Viomycin (Viocin sulfate, Viomycin sulfate,* Fläschen zu 1,0 g), das intramuskulär in einer Tagesmenge von 1 bis 2 g gegeben wird.

Ein weiteres Antibiotikum ist das *Chloromycetin (Chloramphenicol),* ein Mittel, das in hervorragender Weise gegen den Typhus abdominalis und die paratyphösen Erkrankungen angewendet wird, das aber auch zur Behandlung von Dysenterie, Kolitis, Fleckfieber, Brucellosen, Infektionen der Harnwege usw. geeignet ist, steht in Kapseln (0,25 g) zur Verfügung. Das Chloromycetin wird in peroraler Form verabreicht, dessen Einnahme in genauen zeitlichen Abständen von 4 bis 6 Stunden erfolgt. Die Tagesdosis beträgt 1 bis 2 bis 3 g.

Ferner ist das bewährte antibiotische Mittel *Aureomycin* (Kapseln 50 mg, 250 mg, intravenöse Injektion 100 mg) zu nennen, das auf vier gleiche Dosen aufgeteilt in sechsstündigen Abständen in einer Tagesmenge von 2 g gegeben wird. Es eignet sich zur Behandlung von vielen Infektionen, so vor allem von Staphylokokken-, Streptokokken-, Pneumokokken-, Bacterium-coli-Infektionen, Fleckfieber, Brucellosen, Tularämie, Hepatitis, Pfeifferschem Drüsenfieber usw.

Ein ebenso bewährtes Antibiotikum stellt das *Terramycin* dar, das ebenfalls gegen eine große Reihe von Infektionen zur Anwendung gelangt, das in Kapseln (50 mg, 100 mg, 250 mg) und in Trockenampullen (500 mg) für intravenöse Dauertropfinfusionen zur Verfügung steht.

Von den neueren antibiotischen Mitteln ist auf das *Tetracyclin* hinzuweisen, das sich unter den Namen *Hostacyclin, Tetracyn, Achromycin* im Handel befindet, dessen Wirkung sich auf fast sämtliche bakterielle Infektionen, auf Leptospirosen, auf Rickettsiosen und einige Viruserkrankungen erstreckt. Das *Tetracyclin* liegt für die orale Anwendung in Kapseln (50 mg, 250 mg) und Dragéeform (50 mg, 250 mg) vor, außerdem kann es auch bisweilen intravenös und intramuskulär verabreicht werden. Die Tagesdosis beträgt in der Regel 1 g, die in vier gleichen Teilen und sechsstündigen Abständen gegeben wird. Die Tagesdosis kann auf 2 bis 3 g gesteigert werden. Ein neues derartiges Präparat ist das *Reverin.*

Von besonderer praktischer Bedeutung ist auch das neuere Antibiotikum *Erythromycin (Erycinum,* Dragée 0,2 g, Fläschchen 250 mg zur intravenösen Applikation), das auf Grund seines großen Wirkungsbereiches bei ca. 80 % aller infektiösen Erkrankungen zur Anwendung kommen kann, das die physiologische Darmflora unbeeinflußt läßt und das das Mittel der Wahl darstellt bei Infektionen, deren Erreger gegen andere Antibiotika resistent geworden sind. Die

Tagesdosis beträgt 0,8 bis 1,2 g in gleichmäßigen 4 bis 6 Einzelgaben, diese kann in schweren Fällen auf 2,0 g erhöht werden.

Neue antibiotische Mittel mit besonderer Breitenwirkung sind: *Keflin, Glaxoridin, Oleandocyn* usw.

Chemische Desinfektionsmittel

Die *Desinfektion (Entseuchung)* bezweckt die Vernichtung der krankheiterregenden Mikroorganismen. Diese kann durch physikalische und chemische Mittel erfolgen. Als physikalische Mittel der Desinfektion sind zu nennen: Licht, Kälte, Hitze (Verbrennen, Ausglühen, trockene Hitze, heißer Wasserdampf als strömender Wasserdampf von 100^0 und als gespannter Wasserdampf von über 100^0). Die sowohl bei der fortlaufenden als auch bei der Schlußdesinfektion hauptsächlich zur Anwendung kommenden chemischen Desinfektionsmittel sind folgende: die bewährten *Kresolpräparate;* stammen aus dem Steinkohlenteer, von denen besonders die in Seife gelösten Kresole, die *Kresolseifen,* ausgezeichnet verwendungsfähig sind. Zu diesen gehören der *Liquor cresoli saponatus* (Fabrikname *Lysol*), das gewöhnlich in $2^0/oiger$ Lösung verwendet wird. Ein ähnliches Präparat ist das *Kreolin.* Die einfache *Kresolseifenlösung* wird in der Weise hergestellt, daß Kresol und Schmierseife zu gleichen Teilen vermengt werden; sie wird als *Kresolwasser* verwendet, von dem 50 ccm Kresolseifenlösung auf 1 l Wasser verdünnt werden. *Alkalysol* ist ein stark alkalisches Kresolpräparat, das in $2^0/oiger$ Lösung zur Desinfektion von Wäsche usw. bei zwölfstündiger Einwirkungsdauer und in $5^0/oiger$ Lösung zur Desinfektion von tuberkulösem Auswurf bei vierstündiger Einwirkungszeit angewendet wird. Das *Sagrotan* gehört zu den besten Mitteln dieser Gruppe, ist praktisch ungiftig, riecht angenehm, löst sich sehr leicht in Wasser und wird in 1 bis $2^0/oiger$ Lösung zu Desinfektionszwecken verwendet. Die *Karbolsäure (Phenol, Carbol)* hat in der Desinfektion früher eine große Rolle gespielt; sie ist eine dickflüssige, braune Substanz mit geringer Wasserlöslichkeit und beschränkter Verwendbarkeit, z. B. für Klosette, Pissoirs, wurde durch andere Antiseptica verdrängt und wird heute kaum noch angewendet. Ein ganz ausgezeichnetes Desinfektionsmittel ist das *Zephirol,* das in $1^0/oiger$ Lösung zur Desinfektion der Hände, von Wäsche, Geschirr, von Leder- und Gummiwaren, in $10^0/oiger$ Lösung zur Desinfektion von Instrumenten bei einer Einwirkungszeit von einer Viertelstunde Verwendung findet, wobei mit $1^0/oigem$ Natriumnitritzusatz oder durch Dazufügen von 2 Kaffeelöffel Kristallsoda auf 1 l Lösung die Rostbildung vermieden wird. Ein dem Zephirol ähnliches Präparat mit guter Desinfektionskraft ist das *Quartamon.* Die desinfizierende Kraft des *Alkohols* ist bei nasser Haut, also nach vorangegangener Waschung, in der Konzentration von 96 % wirksam, bei trockener Haut bei der von etwa 70 %. Der $70^0/oige$ Alkohol wird auch zur Instrumentendesinfektion verwendet. Ein sehr geschätztes und vielfach gebrauchtes Desinfektionsmittel mit großer Desinfektionskraft ist das *Sublimat,* das in der Regel in Pastillen zur Anwendung gelangt (Sublimatpastillen, Pastilli Hydrargyri bichlorati 0,5 oder 1,0 g, Sublimat), die Kochsalz und meist roten oder auch blauen Farbstoff enthalten. Das Sublimat wirkt schon in einer Verdünnung von 1 : 1000 stark desinfizierend und wird in der Regel in der Konzentration von 1 : 1000 als Desinfektionsmittel verwendet. Durch den roten oder blauen Farbstoffzusatz (Eosin oder Methylenblau) sollen Verwechslungen vermieden werden, durch das beigefügte Kochsalz die eiweißfällende Wirkung des Sublimats herabgesetzt werden. Ein starkes Desinfektionsmittel ist die *Kalkmilch,* die frisch zubereitet durch Vermengen von 1 Teil Kalkpulver mit 3 Teilen Wasser entsteht und zur Desinfektion von Stuhl, Harn, Erbrochenem und Klosetten Verwendung findet, indem gleiche Mengen Kalkmilch dem Infektionsmaterial zugesetzt werden und diese Mischung dann zwei Stunden stehengelassen wird. Von den als Desinfektionsmittel in Verwendung stehenden Chlorpräparaten ist besonders der *Chlorkalk* zu nennen, der wie die Kalkmilch zu verwenden ist, der nur in frischbereitetem Zustand wirkt und als *Chlorkalkmilch* mit Wasser 1 : 5 verrührt frisch hergestellt wird. Eine sehr gute Desinfektionskraft entfaltet das *Chloramin,* das in 2%iger Lösung zur Desinfektion von Harn, Stuhl, Erbrochenem bei zweistündiger Einwirkungszeit und zur Desinfektion von tuberkulösem Auswurf in 6%iger Lösung bei vierstündiger Einwirkungsdauer dient. Ein weiteres Desinfektionsmittel ist das *Formalin* (35- bis 40%ige Formalindesinfektionslösung), das die wasserklare Lösung eines sehr stechend riechenden Gases, des Formaldehyds, ist, die gut geschlossen, lichtgeschützt aufzubewahren ist, als Flüssigkeit und als Gas angewendet wird und geeignet ist, in 3%iger Lösung besonders zur Desinfektion von Bürsten oder in 1%iger Lösung zur Desinfektion von Eßbesteck. Seine wichtigste Anwendung jedoch hat das Formaldehyd als Desinfektionsmittel von Wohnungen, da es derzeit das einzige gasförmige Desinfiziens ist, welches eine verläßliche Oberflächendesinfektion ohne Schädigung der Objekte bewirkt.

Desinfektion von Erbrochenem, Stuhl und Harn: Dieselbe wird bei allen infektiösen Darmerkrankungen, wie Ruhr, Typhus, Paratyphus, Cholera, Darmtuberkulose usw., durchgeführt. Die hier meist angewendeten Desinfektionsmittel sind: 20%ige Kalkmilch, 5%ige Chlorkalkmilch, 5%ige Lysol-, 5%ige Karbolsäure-, 2%ige Chloraminlösung. Man versetzt Erbrochenes, Stuhl und Harn mit annähernd gleicher Menge der Desinfektionslösung, mischt vorsichtig und läßt die Mischung mindestens zwei Stunden stehen, bevor sie fortgegossen wird. Die Gefäße müssen nachher mit einer Desinfektionslösung gereinigt werden.

Sputumdesinfektion: Eine Sputumdesinfektion ist besonders notwendig bei Tuberkulose, Diphtherie, Grippe, epidemischer Genickstarre, Keuchhusten, Rotz, Milzbrand, Pest. Die Sputumdesinfektion ist wegen des Eiweißgehaltes des Sputums sehr erschwert, sie wird erreicht mit 5%iger Lysollösung in zwölf Stunden, mit 5%igem Alkalysol in vier Stunden, mit 6%iger Chloraminlösung in vier Stunden und mit 2%igem Sagrotan in vier Stunden.

Desinfektion von Eß- und Trinkgeschirr: Die aus Metall bestehenden Geschirre und Eßbestecke werden am besten in 2%iger Sodalösung bis zum Kochen erhitzt. Eßbestecke, die zum Auskochen nicht geeignet sind, werden in 1%ige Formaldehydlösung oder in 1%ige Zephirollösung eingelegt.

Desinfektion von Krankenwäsche und Badewasser: Alle Wäschestücke, die vom Kranken benützt wurden oder mit seinen Ausscheidungen in Berührung gekommen sind, sind ohne Ausnahme mindestens durch zwei Stunden in eine Desinfektionslösung (Kresolseifenlösung, Sagrotan, Zephirol usw.) einzulegen. Auch das Wasch- und Badewasser des Kranken muß desinfiziert werden. Zur Desinfektion eines Wannenbades wird, solange es noch warm ist, 1 l Kalkmilch bei einer einstündigen Einwirkungsdauer verwendet.

Händedesinfektion: Nach Berührung eines Infektionskranken oder nach Verlassen des Infektionskrankenzimmers ist die Händedesinfektion durchzuführen, welche den Zweck hat, an den Händen haftende Krankheitserreger zu vernichten, dadurch eine Verschleppung der Krankheiten zu verhindern. Als Desinfektionslösung für die Händedesinfektion eignen sich besonders 1,0‰ige Sublimatlösung, Kresolseifenlösung, 1%ige Zephirollösung usw.

Die bisher beschriebenen Desinfektionsmittel bezweckten die Abtötung von Mikroorganismen außerhalb des Körpers. Es folgt nun die Beschreibung jener Desinfektionsmittel, durch die eine Entwicklungshemmung von Mikroorganismen auf Schleimhäuten und Wunden erreicht wird.

Hieher gehört das *Wasserstoffsuperoxyd (Hydrogenium hyperoxydatum* oder *superoxydatum)*, das in 3%iger Lösung vor allem zu Wundverbänden und als Mund- und Gurgelwasser verwendet wird und durch seinen Gehalt an Sauerstoff, der bakterientötende Wirkung entfaltet, wirkt. Ein ähnliches Mittel ist das *Kaliumpermanganat (Kalium hypermanganicum* oder *permanganicum)*, das violette Kristalle bildet. Die leicht Sauerstoff abspaltende Verbindung des Kaliumpermanganats dient als Mund- und Gurgelwasser und zu Spülungen. Eine 0,1%ige Lösung von Kaliumpermanganat wirkt schon schwach antiseptisch, eine 1%ige Lösung wirkt bereits ätzend auf Wundflächen und Schleimhäute. Zu den stärkeren äußeren Desinfektionsmitteln gehört das *Jod,* das meist als *Tinctura Jodi* zum Bepinseln von Haut und Schleimhäuten verwendet wird. Eine besondere hellbraune Jodlösung ist die sogenannte PREGLsche *Lösung,* die zu Spülungen benutzt wird. Die Silbersalze wirken gleichfalls sehr antiseptisch. Von den Silbersalzen dient das *Argentum nitricum (Silbernitrat)* in sehr verschiedenen Konzentrationen zur Desinfektion von Schleimhäuten, z. B. in 2%iger Lösung zur Verhütung von Blenorrhöe der Augen Neugeborener, in 2- bis 4%iger Lösung zur Behandlung der Gonorrhöe, in einer Verdünnung von 1 : 1000 bis 1 : 10 000 zu Blasenspülungen usw. Die organischen Silberverbindungen, z. B. *Argentamin, Protargol* usw., zeichnen sich durch besondere Tiefenwirkungen aus.

Ein Hautantiseptikum und entzündungswidriges Mittel, das besonders bei Hautkrankheiten, aber auch gegen andere Leiden in Form von Hautaufstrichen verwendet wird, ist das *Ichthyol,* ein 10 % Schwefel enthaltender Teer. Eine gleiche Anwendung wie das Ichthyol findet das *Cehasol,* das aus Ölschiefer hergestellt wird. Ein anderes antiseptisches Mittel, das die Gewebe wenig reizt, ist ferner der *Perubalsam.* Zu den am meistgebrauchten schwächeren Desinfizientien gehört die *essigsaure Tonerde (Liquor Aluminii acetici,* BUROWsche *Flüssigkeit),* die in 1- bis 2%iger Lösung zu Kompressen verwendet wird. Ein ebenfalls häufig zur Anwendung gelangendes Antiseptikum ist die *Borsäure (Acidum boricum),* die in Lösung als Borwasser (1 bis 5 %) zu Umschlägen bei Entzündungsprozessen der Haut, zu Ohrenspülungen, zum Auswaschen der Bindehaut bei Augenentzündungen, zu Blasenspülungen usw. angewendet wird. Auf die lokale Anwendung der Sulfonamide in Form der Sulfonamidpulver und Sulfonamidsalben wurde schon hingewiesen.

Einführung in die Röntgenologie

Der *Röntgenuntersuchung* kommt beim heutigen Stand der modernen medizinischen Wissenschaft eine wichtige Bedeutung innerhalb der gesamten klinischen Durchuntersuchung zu. Aus diesem Grunde sei im folgenden ein kurzer Abriß über die Röntgenologie angeschlossen.

Der deutsche Physiker WILHELM CONRAD RÖNTGEN (1845—1923) entdeckte im Jahre 1895 in Würzburg eine neue Art kurzwelliger elektromagnetischer Strahlen, die sich durch eine außerordentlich starke *Durchdringungsfähigkeit* auszeichneten. Er gab ihnen den Namen X-Strahlen. Bereits im folgenden Jahre wurde von der physikalisch-medizinischen Gesellschaft zu Würzburg beschlossen, diese Strahlen zu Ehren des Entdeckers *Röntgenstrahlen* zu benennen.

Eigenschaften der Röntgenstrahlen

1. Erzeugung von Röntgenstrahlen

Zur Erzeugung von Röntgenstrahlen ist eine technisch komplizierte Röntgenanlage nötig, die mit elektrischem Wechselstrom betrieben wird. Der von der Kraftquelle — gewöhnlich dem Ortsnetz — kommende Strom wird zu einem Schalttisch geführt, wo die gewünschte Spannung und die Zeitdauer des Stromzuflusses beliebig reguliert werden können. Anschließend gelangt er durch Kabel in einen Transformator, wo seine Umwandlung in hochgespannten Wechselstrom (40 000 bis 100 000 Volt) erfolgt. Dieser Strom wird durch sogenannte Ventilröhren gleichgerichtet und durch hochspannungs- und berührungssichere Kabel der Röntgenröhre zugeleitet. *In der Röhre entstehen die Röntgenstrahlen,* die durch den Körper des Patienten geschickt werden. Die aus dem Körper austretenden Strahlen ergeben nun auf einem Leuchtschirm oder einem photographischen Film das Röntgenbild.

Der wichtigste Teil einer solchen Anlage ist die *Röntgenröhre.* Nach dem Prinzip der physikalischen Vorgänge innerhalb der Röhre unterscheidet man sie in Ionen- und Elektronenröhren.

a) Die älteren *Gas- oder Ionenröhren* sind heute kaum noch in Gebrauch.

b) Die modernen *Elektronenröhren,* zu denen die heute am meisten verwendete COOLIDGE-Röhre gehört, haben als Kathode, als negativen Pol einen Glühfaden, der durch einen Heiztransformator auf Rotglut erhitzt wird. Bei der Erhitzung treten ständig Elektronen aus, die bei angelegter Hochspannung gegen die Anode, den positiven Pol, fliegen und hier die Röntgenstrahlung auslösen. Diese Elektronenröhren müssen völlig luftleer (vollevakuiert) sein, da sonst der Glühfaden verbrennen würde. Als Glühfaden wird meist Wolfram, ein Metall mit sehr hohem Schmelzpunkt, verwendet. Damit die Anode durch den Elektronenanprall nicht auch zum Glühen kommt, ist besondere Kühlung durch Luft, Wasser oder Öl nötig. Bei der in neuerer Zeit sehr häufig verwendeten Drehanode liegt ein anderes Kühlungsprinzip vor. Die Anode hat dabei die Form eines Tellers, der mit großer Geschwindigkeit im Vakuum rotiert. Der von der Kathode kommende Elektronenstrahl ist gegen den Tellerrand gerichtet, so daß die erhitzte Stelle infolge der Rotation dauernd wechselt.

Je intensiver die Glühspirale glüht, um so mehr Elektronen werden frei und um so größer wird die Menge der Röntgenstrahlen sein. Je stärker die an die Pole gelegte Hochspannung ist, desto kurzwelliger wird die Röntgenstrahlung und desto größer ihre Durchdringungsfähigkeit oder Härte.

2. Durchdringungsfähigkeit

Die Röntgenstrahlen sind durch eine sehr starke *Durchdringungsfähigkeit* ausgezeichnet, der sie ihre diagnostische Anwendung in der Medizin verdanken. Diese Durchdringungsfähigkeit hängt von der Dicke, der Dichte und dem Material des bestrahlten Gegenstandes ab. Luft wird leicht durchdrungen, Wasser und Weichteile nicht mehr so leicht, Knochen schon etwas schwerer und am schwersten die Schwermetalle. Dabei zeigt sich, daß die Schwächung der Strahlen mit dem Atomgewicht bzw. der Atomnummer im periodischen System der chemischen Elemente anwächst. Elemente mit hohem Atomgewicht, z. B. Jod, Barium, Wismut und besonders Blei, lassen nur geringgradig die Röntgenstrahlen durch und ergeben bei der Durchleuchtung intensive Schatten. Das benützt man einerseits zum Schutz vor Röntgenstrahlen (Bleiglas, Bleigummi), andererseits zur Kontrastmitteldarstellung von Hohlorganen (Barium, Jodöl usw.).

3. Fluoreszenzwirkung

Die Röntgenstrahlen selbst sind *unsichtbar,* bringen jedoch gewisse, von ihnen getroffene Körper zum *selbständigen Aufleuchten.* Dieser als *Fluoreszenzwirkung* bezeichneten Eigenschaft liegt die Röntgendurchleuchtung zugrunde, bei der die Strahlen auf einem Schirm aus Zinkkadmiumsulfid aufgefangen werden, der durch Zusatz geeigneter Elemente gelbgrün leuchtet (Leuchtschirm). Stärker schattengebende Organe erscheinen dunkel (Verdichtung, Verschattung), wenig schattengebende hell (Aufhellung).

4. Schwärzung der photographischen Schicht

Die Röntgenstrahlen *schwärzen* ähnlich wie gewöhnliche Lichtstrahlen die *photographische Schicht.* Darauf beruht das Verfahren der Röntgenaufnahmen. Die photographischen Platten, Filme oder Papiere werden zwischen dünne, fluoreszierende Verstärkerfolien in Aluminiumkasetten eingelegt, durch die Kassetten hindurch mit Röntgenstrahlen belichtet und nach der Aufnahme in üblicher Weise wie ein photographischer Film in der Dunkelkammer entwickelt, fixiert und gewässert. Da *diese Filme photographische Negative* darstellen, erscheinen die *stark belichteten Stellen dunkel, die wenig belichteten hell.* Einem Übereinkommen gemäß behält man bei der Beschreibung der Röntgenbilder die gleichen Bezeichnungen bei, wie sie als mehr oder minder schattengebend bei der Durchleuchtung erscheinen. Ein heller Fleck im Film entspricht einer wenig belichteten Stelle, rührt also von einem dichten, schattengebenden Organ her, das bei der Durchleuchtung dunkel ist. Deshalb wird eine *helle Stelle* auf der *Aufnahme* als *Verschattung,* eine *dunkle* als *Aufhellung* beschrieben.

5. Ionisationswirkung

Luft ist im gewöhnlichen Zustand ein elektrischer Nichtleiter. Durch Einwirkung von Röntgenstrahlen wird sie leitend *(Ionisationswirkung).* Durch Stromstärkemessungen kann man dann direkt auf die Stärke der Röntgenstrahlen rückschließen. Die Maßeinheit der Röntgenstrahlen ist 1 Röntgen = 1 r, eine Strahlenmenge, deren Größe international festgelegt wurde.

6. Biologische Wirkung

Die Röntgenstrahlen besitzen schließlich eine *biologische Wirkung* auf die lebende Zelle. In geringem Ausmaß verabreicht, führen sie zu einem verstärkten Abbau der Zellsubstanz und zur Aufnahme der Zellabbauprodukte in die Blutbahn. Die in der Blutbahn kreisenden Abbauprodukte üben einen erhöhten Reiz auf die lebende Zelle aus *(Reizbestrahlung).* Bei intensiveren Bestrahlungen kommt es zur Hemmung der biologischen Prozesse bzw. zum Absterben der Zelle: rasch wachsende Gewebe mit starker Kernteilung zeigen Kernschädigung und abnorme Teilungsvorgänge, langsam wachsende Gewebe Kerndegenerationen, Schädigung des Protoplasmas und der Zellmembran. Die verschiedenen Gewebe sind gegen die Strahlung ungleich empfindlich, aber auch innerhalb der gleichen Zellart sind die einzelnen Zellen verschieden widerstandsfähig. Auf dieser Eigenschaft der Röntgenstrahlen beruht ihre Anwendung zur Heilung verschiedener Krankheiten *(Röntgentherapie).*

Die Haut läßt sich ohne Gefahr einer Schädigung nur so stark bestrahlen, bis sich eine bestimmte Reaktion bemerkbar macht. Diese sogenannte *biologische Hautreaktion* besteht in einer Frührötung, die nach 1 bis 4 Tagen auftritt und wieder verschwindet, ohne irgendwelche Veränderungen zu hinterlassen, und der *eigentlichen Reaktion,* welche sich in acht bis zehn Tagen nach der Bestrahlung in einer Rötung äußert, die nach sechs Wochen in eine Bräunung (Pigmentierung) der Haut übergeht. Sie wird durch eine bestimmte Röntgendosis hervorgerufen, die die Bezeichnung *Hauteinheitsdosis* (HED) führt. Diese Dosis darf, will man eine Schädigung des Patienten verhüten, auf keinen Fall in einer Sitzung überschritten werden.

Röntgenschädigungen

a) *Örtliche.* Bei Überdosierungen muß mit Schädigungen, die in erster Linie in der Haut auftreten, gerechnet werden. Wir unterscheiden wie bei der gewöhnlichen Verbrennung drei Grade. Beim 1. Grad kommt es zu verstärkter Rötung und später verstärkter Pigmentierung. Diese Schäden sind jedoch voll rückbildungsfähig. Beim 2. Grad entwickeln sich Blasen und oberflächliche Geschwüre, die unter geeigneter Behandlung nach einer gewissen Zeit zur Abheilung gelangen. Beim 3. Grad entstehen Gewebszerstörungen (Nekrosen), die oft erst nach Jahren zur Heilung kommen oder ganz unheilbar sind und krebsartig entarten können *(Röntgenkrebs).* Auch Spätschädigungen, die erst nach Jahren auftreten können, sind bekannt, doch muß in einem solchen Fall noch eine andersartige Schädigung im bestrahlten Bezirk hinzukommen.

b) *Allgemeine.* Durch häufige Einwirkungen kleiner Strahlenmengen über lange Zeiträume, z. B. beim Röntgenpersonal, können Allgemeinschäden auftreten, die sich unter Umständen in schweren Störungen des Gesamtbefindens und der Leistungsfähigkeit sowie in Schädigungen der blutbildenden Organe (Verminderung der weißen und roten Blutkörperchen) äußern. Besonders empfindlich sind auch die Keimdrüsen.

Schutzmaßnahmen gegen Röntgenschädigungen

Zur Verhütung von Röntgenschäden sind verschiedene Schutzmaßnahmen nötig, welche auch gesetzlich in Form von Schutzvorschriften festgelegt sind.

1. *Schutz des Patienten.* Die Hautbelastung des Patienten liegt bei den heutigen Aufnahmeverhältnissen im allgemeinen weit unter jener Dosis, die zu einer Hautrötung führen könnte. Bei der Durchleuchtung darf eine gewisse Zeit nicht überschritten werden. Ferner sind in die Apparate Blenden und Vorfilter eingebaut, die durch Einengung des Durchleuchtungsbezirkes auf die unbedingt notwendige Größe sowie durch die Möglichkeit des wechselnden Strahlenganges die Belastung des einzelnen Hautbezirkes wesentlich vermindern.

2. *Schutz des Röntgenpersonals.* Der Aufenthalt in der Richtung des direkten Strahlenganges ist vom Personal bei Röntgenaufnahmen unbedingt zu meiden. Zum Schutze des Bedienungspersonals sind um die Schalttische Schutzwände mit Bleiblechbelag oder Barytbewurf errichtet, die mit Bleiglasfenstern versehen sind. Ähnliche Verstärkungen werden auch an den Wänden und Türen aller Röntgenuntersuchungs- und -behandlungsräume vorgenommen, um Personen in den Nachbarräumen nicht zu gefährden. Für das Durchleuchtungspersonal, das ja im direkten Strahlengang arbeiten muß, ist das Tragen von Bleigummischürzen und Bleigummihandschuhen *(Röntgenschutzbekleidung)* erforderlich. Eine eiweiß- und vitaminreiche Kost (Milch, Frischgemüse, Obst) soll der Allgemeinschädigung der blutbildenden Organe entgegenwirken. Schließlich ist die tägliche Höchstarbeitszeit gesetzlich geregelt und darf nicht überschritten werden, da trotz aller anderen Schutzmaßnahmen eine gewisse geringgradige dauernde Beeinflussung des Personals durch Streu- und Sekundärstrahlen nicht vermeidbar ist.

Röntgendiagnostik

Zur röntgenologischen Darstellung bestimmter Körperteile oder einzelner Organe stehen uns zwei Möglichkeiten zur Verfügung, die *Durchleuchtung* und die *photographische Röntgen-Aufnahme.*

1. *Röntgendurchleuchtung (Röntgenoskopie).* Der Röntgendurchleuchtung bedient man sich vorwiegend dann, wenn man gewisse Bewegungsvorgänge bestimmter Organe feststellen will oder wenn man nur durch entsprechende Drehungen und Neigungen des zu untersuchenden Körpers zu einem richtigen Vorstellungsergebnis kommen kann. Das ist bei Untersuchungen der Brustorgane: Lunge, Herz und Zwerchfell, ferner bei Untersuchungen des Verdauungstraktes sowie bei der Lokalisation von Fremdkörpern in bezug auf die Körperoberfläche notwendig.

Die Durchleuchtung erfolgt im vollkommen verdunkelten Raum. Voraussetzung für das Erkennen und die Deutung des Durchleuchtungsbildes ist eine gute Dunkeladaptation des Untersuchers (mindestens 10 bis 20 Minuten lange Gewöhnung des Auges an die Dunkelheit vor Beginn der Durchleuchtung). Bei der Durchleuchtung werden nur Organe mit sehr deutlichen Helligkeitsunterschieden gegenüber der Umgebung wahrgenommen (Luftgehalt der Lunge, schattengebende Kontrastmittel im Magen-Darmtrakt). Für die Darstellung feinerer Helligkeitsunterschiede, zum Beispiel Strukturunterschiede im Knochen, ist die Durchleuchtung nicht ausreichend.

2. *Röntgenaufnahme (Röntgenographie).* Jede Durchleuchtung soll durch eine Aufnahme ergänzt werden. Gewisse beginnende tuberkulöse Lungenveränderungen sind beispielsweise oft erst auf einer guten Aufnahme nachweisbar. Andere Veränderungen, besonders alle Bewegungsvorgänge, sind nur ausschließlich bei der Durchleuchtung zu erkennen, weshalb die Kombination beider die idealste Methode darstellt.

Die Röntgenaufnahme allein benützt man zur Untersuchung der übrigen Organe, wo keine Bewegungsvorgänge beobachtet werden müssen und wo es in erster Linie auf die scharfe Darstellung feinerer Details ankommt.

Die Kenntnis der normalen Röntgenanatomie und die in den Röntgenbildern vorliegenden Krankheitszeichen ist eine rein ärztliche Angelegenheit. Es kann daher in Anbetracht des Zweckes dieser Ausführungen von ihrer Beschreibung Abstand genommen werden. Dagegen sollten jeder Krankenschwester die Untersuchungsarten in der Röntgenologie und besonders die Vorbereitungen für diese bekannt sein. Von der richtigen Vorbereitung des Patienten, die fast ausschließlich in den Händen der Schwester liegt, hängt vielfach der Erfolg oder Mißerfolg einer Röntgenuntersuchung ab.

Brustorgane

Die Untersuchung *der Lunge, des Herzens, der Körperschlagader, des Mittelfellraumes und des Zwerchfelles* erfolgt gleichzeitig in einem Durchleuchtungsakt. Eine besondere Vorbereitung des Patienten ist hiezu nicht nötig. Da die Lungendurchleuchtung am stehenden, ausnahmsweise auch am aufrecht sitzenden Patienten erfolgt, sind hinfällige Kranke, die nur noch liegen können, für diese Art der Untersuchung nicht geeignet. In solchen Fällen muß mit einer Lungenaufnahme im Liegen das Auslangen gefunden werden, was die diagnostischen Möglichkeiten, wie es bereits im vorhergehenden Kapitel dargelegt wurde, einschränkt.

1. *Lunge.* Durch tiefe Atmung und forcierte Schnupfversuche wird die Zwerchfellbeweglichkeit und die Entfaltung der Rippenzwerchfellwinkel geprüft. Durch Hustenstöße ermittelt man die Aufhellung der Lungenspitzenfelder und durch entsprechende Drehbewegungen stellt man den genaueren Sitz von Lungenherden, Ergüssen, Schwielen, Kalkeinlagerungen, Zerfallshöhlen, Geschwülsten, Drüsen, Luftansammlungen usw. fest. Freie Flüssigkeitsansammlungen in luft- oder gashältigen Räumen zeigen einen horizontalen Spiegel, der sich bei Seitwärtsneigung des Patienten immer wieder waagrecht einstellt.

2. *Herz.* Auch zur Beurteilung der Lage, Form und Größe des Herzens, besonders seiner Vorhöfe sowie der Körperschlagader, ist die Drehung des Patienten und die Untersuchung in schrägen Richtungen von Wichtigkeit. Die pulsatorischen Bewegungen des Herzschattens geben uns wichtige Hinweise auf manche Herzfehler, auf Rhythmusstörungen, auf Herzmuskelschädigungen und auf Herzbeutelergüsse.

3. *Luftröhre.* Besteht bei einem Kranken gleichzeitig ein Kropf, so wird die Untersuchung auf die Luftröhre ausgedehnt. Durch Husten- und Schluckenlassen läßt sich die Lage, Form, Größe und Beweglichkeit der vergrößerten Schilddrüse sowie Einengungen oder Veränderungen der Luftröhre ermitteln. Bei Schnupfversuchen kann man eine eventuelle Erweichung der Luftröhrenwände beobachten.

Ergänzende Untersuchungsmethoden. Zur näheren Klärung bestimmter krankhafter Veränderungen der Lunge bzw. des Herzens dienen folgende Untersuchungsmethoden.

a) *Bronchographie.* Sie bezweckt die Darstellung des Bronchialsystems. Dem Patienten wird nach Verabreichung einer Morphium-Injektion gegen den Hustenreiz und nach entsprechender Anästhesie der oberen Luft- und Speisewege vom Laryngologen eine dünne, biegsame Hohlsonde durch den Mund oder die Nase in die Luftröhre oder bis in den rechten oder linken Hauptbronchus eingeführt. Nun spritzt man mit Hilfe einer Injektionsspritze ein dünnflüssiges, schattengebendes Kontrastmittel, meistens Jodöl, in die Sonde und beobachtet am Durchleuchtungsschirm dessen Verteilung im Bronchialbaum. Die Methode gibt uns nähere Aufschlüsse über *Einengungen* und *Verschlüsse,* die meistens durch Krebs hervorgerufen sind, sowie über *abnorme Erweiterungen des Bronchialsystems.*

b) *Fistelfüllungen von Brustkorbfisteln.* Bei Resthöhlen nach eitriger Rippenfellentzündung kann man durch Einbringen von Jodöl in das die Brustwand durchsetzende und den Eiter ableitende Gummidrain die Ausdehnung der Resthöhle und mögliche Zusammenhänge mit Lungenabszeßhöhlen oder dem Bronchialsystem darstellen.

c) *Schichtuntersuchung (Tomographie).* Das Ziel der *Schichtuntersuchung* ist es, eine bestimmte Schichte für sich allein, also überdeckungsfrei von darüber und darunter gelegenen Schichten, zur Darstellung zu bringen. Sie wird in erster Linie zur Kavernendiagnostik bei der Lungentuberkulose und zur Erkennung der Bronchuskarzinome angewendet. Das Grundprinzip besteht darin, daß die Röntgenröhre während der Dauer der Aufnahme über der einen Seite des Patienten einen Kreisbogen beschreibt und daß gleichzeitig jenseits des Untersuchten die Filmkasette gegensätzlich zur Röhre bewegt wird. Dadurch erscheint nur eine bestimmte Schichte scharf abgebildet, alle darüber und darunter liegenden sind unscharf. Durch Herstellung einer Serie von Aufnahmen in verschiedenen, sich nur um wenige Zentimeter unterscheidenden Abständen erhält man die entsprechenden Schichtbilder. Mit diesem Verfahren können Kavernen oder andere Hohl räume aufgedeckt werden, die bei bester sonstiger Technik oft nicht erkannt wurden.

d) *Orthodiagraphie.* Da das Röntgenlicht bei der Durchleuchtung ein Schattenbild des Herzens im auseinanderweichenden Strahlengang entwirft, bedient man sich zur Bestimmung der wahren Herzgröße der sogenannten *Orthodiagraphie.* Bei feststehendem Patienten und fixiertem Schirm wird durch Verschiebung der Röhre mittels des durch eine Marke oder eine Blende gekennzeichneten Zentralstrahles der Rand des Herzens Punkt für Punkt auf den Schirm geworfen und durch Zeichen markiert. Die entsprechende Verbindung dieser Punkte ergibt die Herzsilhouette in wahrer Größe *(Orthodiagramm).*

Auch Messungen des Querschnittes der Körperschlagader im Bereich des Körperschlagaderbogens sind bei entsprechender Drehung des Patienten nach dieser Methode möglich.

An Stelle des Orthodiagramms kann man eine Herzfernaufnahme in 1,50 bis 2 m Distanz machen, wobei der Strahlengang im Verhältnis zur geringen Größe des Herzens praktisch fast parallel ist und das Herz ebenfalls in wahrer Größe abgebildet wird.

e) *Kymographie.* Die *Kymographie,* die gelegentlich in der Herzdiagnostik Anwendung findet, ist ein Aufnahmeverfahren zur graphischen Darstellung von Bewegungsvorgängen. Ihr Prinzip besteht im wesentlichen darin, daß man eine Aufnahme des pulsierenden Herzens durch eine mit horizontalen parallelen Schlitzen versehene Bleiplatte macht, hinter der der Film während der Belichtung senkrecht verschoben wird. Auf diese Weise entstehen auf dem Bild Kurven, die die Bewegung einer großen Reihe von Konturpunkten des Herzens wiedergeben *(Flächenkymogramm).*

Röntgenschirmbildphotographie. Im Gegensatz zu den vorigen, die Diagnostik verfeinernden Methoden erlaubt uns das *Schirmbildverfahren* nur eine rasch orientierende, grobe Begutachtung der Lunge und des Herzens. Es stellt bloß einen oberflächlichen Ausleseprozeß dar, um Zeit und kostbares Filmmaterial zu sparen. Das Verfahren eignet sich besonders zur Massen- oder Reihenuntersuchung Gesunder, um Träger von tuberkulösen Lungenveränderungen zu erfassen.

Das Prinzip der Schirmbildphotographie besteht darin, daß der zu Untersuchende hinter den Durchleuchtungsschirm tritt und nun automatisch eine photographische Kleinbildaufnahme des Durchleuchtungsbildes erfolgt. Die auf diese Weise gewonnenen, nur einige Quadratzentimeter großen Bildchen werden mit Hilfe eines Projektionsapparates, der sie auf natürliche Größe bringt, betrachtet und beurteilt. Zeigt sich dabei eine auffallende oder verdächtige Lungenveränderung, so läßt man die betreffende Person durchleuchten und stellt anschließend eine übliche Großaufnahme der Lunge her.

Magen-Darmkanal

Die Sichtbarmachung des Verdauungskanales im Röntgenbild geschieht mit Hilfe von Kontrastmitteln. Man verwendet hiezu gewisse, vom Organismus nicht resorbierbare Schwermetallsalze. Am besten eignet sich eine wässerige Aufschwemmung von *Bariumsulfat (Barium sulfuricum purissimum).* Früher verwendete man auch häufig einen Wismutbrei.

1. *Speiseröhre.* Die Speiseröhrenuntersuchung erfolgt am aufrecht stehenden Patienten mittels der Durchleuchtung. Eine besondere Vorbereitung oder Nüchternheit des Patienten ist dazu nicht erforderlich. Man verabreicht einen flüssi-

gen Bariumbrei oder pastenförmige Bariumbissen und beobachtet bei gleichzeitiger Drehung des Kranken den Durchgang dieser Kontrastmittel durch die Speiseröhre. Auf diese Weise lassen sich Einengungen durch Narben oder Geschwülste, Verlagerungen, Erweiterungen, Divertikelbildungen und ähnliches nachweisen.

2. *Magen — Zwölffingerdarm.* Zur Magenuntersuchung muß der Patient seit mindestens acht Stunden nüchtern sein, also praktisch ab Mitternacht, wenn die Untersuchung in den Vormittagsstunden erfolgen soll. Er darf weder gegessen noch getrunken noch geraucht haben. Speisebröckel im Magen täuschen oft krankhafte Veränderungen der Schleimhaut vor. Flüssigkeitsrückstände könnten als vermehrte Magensaftbildung gedeutet werden, und Nikotingenuß führt häufig zur Krampfbereitschaft sowie zur Vermehrung des Nüchternsaftes. Am Vortage sollen nach Tunlichkeit blähende Speisen gemieden werden, da stark geblähte Darmschlingen den Magen verlagern und die Sicht unangenehm stören. Patienten mit stärkerer Bauchwassersucht werden am zweckmäßigsten am Tage nach einer Bauchpunktion untersucht, weil der sonst hochgedrängte und vom Wasser überlagerte Magen nicht eindeutig beurteilt werden kann.

Auch die Magenuntersuchung erfolgt am stehenden Patienten in der Durchleuchtung. Vor der Kontrastmittelgabe orientiert man sich kurz über auffallende Lungenveränderungen und über die Zwerchfellbeweglichkeit. Bei der Leerdurchleuchtung des Bauchraumes sieht man normalerweise nur eine größere Luftansammlung im oberen Magenteil, gelegentlich auch gashältige Darmschlingen. Manchmal fallen uns jedoch zahlreiche kleinere oder größere Gasblasen mit einem horizontalen Flüssigkeitsspiegel auf, die uns die Diagnose eines Darmverschlusses erlauben. Sie ist jedoch nur dann verwertbar, wenn innerhalb der letzten zwölf Stunden kein Einlauf gemacht wurde. Eine größere sichelförmige Gasansammlung unterhalb des Zwerchfelles spricht für freie Luft in der Bauchhöhle, wie dies z. B. nach dem Durchbruch eines Magengeschwüres vorkommt. Ein ähnliches Bild, jedoch mit einem darunterliegenden Flüssigkeitsspiegel, zeigt sich bei abgesackten lufthältigen Abszessen in der Bauchhöhle.

Nun lassen wir dem Patienten einige Schlucke der Bariumlösung trinken und beobachten die Durchgängigkeit der Speiseröhre sowie das Schleimhautfaltenbild des noch nicht prall gefüllten Magens. Dann trinkt er den Rest der Kontrastflüssigkeit, insgesamt eine Menge von etwa $^1/_4$ Liter warmen Wassers, in dem 100 g Bariumsulfat verrührt sind, aus, und wir unterrichten uns durch Drehungen des Patienten über die Lage, die Form und die Größe des Magens und des zwiebelförmigen Anfangsteiles des Zwölffingerdarmes, ferner über den Spannungszustand, die Peristaltik und eventuelle Wandveränderungen.

Durch eine gleichzeitige leichte Druckausübung auf den Magen, der dosierten Kompression, die wir mit Hilfe des sogenannten HOLZKNECHT*schen Distinktors,* eines U-förmigen Holzhebels, ausführen, lassen sich Kontrastdepots in Geschwürnischen und andere Schleimhaut- und Wandveränderungen besser nachweisen.

Aus dem Vorhandensein einer weniger schattengebenden, horizontal begrenzten Schicht zwischen der Kontrastmittelfüllung und der Luftblase im Magen schließen wir auf vermehrte Magensaftbildung, aus den vergröberten Schleimhautfalten auf entzündliche Zustände, aus der Bildung von Nischen oder Depotschatten auf Geschwüre und aus unregelmäßigen Wanddefekten und einer gewissen Starre der Wand auf bösartige Geschwülste. Auch die Zustandsbilder nach den typischen Magenoperationen mit neu angelegten Magenausgängen und ihre Beziehungen zu den angeschlossenen Darmschlingen können so rasch geklärt werden.

Je nach dem Befund fertigt man während der Durchleuchtung gezielte kleine Aufnahmen mit Hilfe einer Schiebekasette, der EISLER-*Distinktorkamera*, an, wobei von einem umschriebenen Durchleuchtungsbild unmittelbar eine Aufnahme hergestellt wird. Am Ende der Untersuchung kann man gegebenenfalls eine Übersichtsaufnahme des ganzen Magens anschließen.

Zwei Stunden nach der Kontrastmittelgabe soll der Magen entleert sein. Will man dies prüfen, so muß der Patient bis zu diesem Zeitpunkt weiter nüchtern bleiben und dann nochmals kurz durchleuchtet werden. Aus einer verzögerten Magenentleerung kann man auf ein Hindernis im Pförtner oder auf Reiz- oder Narbenzustände in dessen Umgebung schließen.

Bisweisen ergibt die Magenuntersuchung infolge starker Nüchternsekretbildung oder dauernder Krampfbereitschaft keinen klaren Befund. Man läßt in einem solchen Fall den Patienten durch krampflösende und sekretionshemmende Medikamente vorbereiten und nimmt dann eine Kontrolluntersuchung vor. Er erhält zu diesem Zweck drei Tage lang dreimal täglich 0,04 g Papaverin und 0,02 bis 0,03 g Belladonna-Extrakt oder an Stelle des letzteren 1 mg Atropin. Auch Buscopan wird zu diesem Zweck verwendet. Am vierten Tag wird eine Pause eingeschaltet, und am fünften Tag kommt der Patient wieder nüchtern zur Kontrolle.

Gelegentlich bedient man sich zur Klärung unklarer Wandstarreverhältnisse der Gasblähungsmethode des Magens mit Hilfe einer Brausepulvermischung. Zwischen der vorhergegangenen Kontrastmitteluntersuchung und der Gasblähung müssen mindestens mehrere Tage verstrichen sein, da sonst Kontrastreste im Dickdarm die Magenuntersuchung stören. Auch zu dieser Untersuchung hat der Patient nüchtern zu erscheinen. Die Durchführung geschieht so, daß man etwas Weinsäure in einer kleinen Menge Wasser gibt und in gleicher Weise Speisesodalösung nachtrinken läßt. Sofort nach Einnahme des Mittels entwickelt sich eine starke Gasblähung, die den Magen voll zur Entfaltung bringt. Anschließend erfolgt rasch die Röntgen-Aufnahme.

3. *Darmpassage.* 24 Stunden nach der Kontrastmittelgabe, also an dem der Magenuntersuchung folgenden Tag, kann durch die Durchleuchtung festgestellt werden, wie weit das Kontrastmittel im Darmtrakt fortgeschritten ist. Zu dieser Untersuchung braucht der Patient natürlich nicht nüchtern zu sein, jedoch darf er vorher weder ein Abführmittel noch einen Einlauf erhalten haben. Normalerweise ist zu diesem Zeitpunkt der Magen und Dünndarm leer und das Kontrastmittel gleichmäßig im ganzen Dickdarm verteilt. Man kann bei dieser Untersuchung nur eine Verzögerung oder Beschleunigung der Darmpassage sowie Verlagerung und Verdrängung des Dickdarms feststellen. Für die Beurteilung von Wandveränderungen im Dickdarmbereich ist diese Methode unzulänglich. Solche können exakt nur beim Kontrastmitteleinlauf erhoben werden.

Bei stärkerer Passageverzögerung kann man die Kontrolle am nächsten Tag, also nach 48 Stunden, wiederholen.

4. *Dickdarmeinlauf (Irrigoskopie).* Die genaue Dickdarmuntersuchung erfolgt mit Hilfe eines Kontrastmitteleinlaufes. Der Patient erhält am Vortag einen lauen Wassereinlauf zur Reinigung des Darms von alten Stuhlmassen. Am nächsten Tag wiederholt man den Einlauf, doch müssen zwischen ihm und dem folgenden Kontrastmitteleinlauf mindestens zwei Stunden liegen, da sonst die durch den Reinigungseinlauf gesetzten Reizerscheinungen noch nicht abgeklungen sind. Die Einläufe sollen weder zu heiß noch zu kalt sein. Von der Anwendung eines Abführmittels soll Abstand genommen werden, ebenfalls zur Vermeidung einer Reizung der Darmschleimhaut. Nüchternheit ist für den Dickdarmeinlauf nicht erforderlich!

Man verwendet zum Dickdarmeinlauf ungefähr 250 g Barium auf 1 bis 1¹/₂ l warmes Wasser und darüber. Dieser *Dickdarmeinlauf* (diese *Irrigoskopie*) wird jetzt vielfach unter Zusatz von *Tannin* (Acidum tannicum) in Form des sogenannten (1⁰/oigen) *Tannin-Kontrasteinlaufes* durchgeführt, der eine vollständige und gleichmäßige Entleerung der Kontrastflüssigkeit bezweckt und eine vollkommene Darstellung des Dickdarmreliefs gewährleistet. Nur bei schweren Entzündungsprozessen des Dickdarms (Colitis) mit Geschwürsbildungen wird der Tanninzusatz nicht in Anwendung gebracht.

Die Kontrastfüllung wird am liegenden Patienten während der Durchleuchtung vorgenommen und dabei das Vordringen des Bariumbreies im Darm genau beobachtet. Bei dieser sogenannten Vollfüllung des Dickdarms macht man sich durch Drehungen, Massage und Kompression des Patienten ein entsprechendes Urteil über die Darmbeschaffenheit und über die Passageverhältnisse. Nach Ablassen des Kontrastes bleiben Restbeschläge auf der Schleimhaut zurück, die eine Reliefbeurteilung gestatten. Im Anschluß daran macht man manchmal noch eine künstliche Luftaufblähung des Dickdarms, wobei mittels eines Gummiballons durch ein Darmrohr Luft eingeblasen wird. Auf diese Weise lassen sich verschiedene Dickdarmentzündungen, einengende Geschwülste, Darmtuberkulose, Divertikelbildungen usw. nachweisen.

5. *Wurmfortsatzuntersuchung (Appendicographie).* Der Wurmfortsatz des Blinddarms füllt sich gelegentlich bei der allgemeinen Kontrastmitteluntersuchung des Darms. Zur isolierten Darstellung des Wurmfortsatzes eignet sich jedoch besser die *Appendicographie* nach CZEPA. Man gibt 2 Eßlöffel Bariumsulfat und gleichzeitig 2 Teelöffel Glauber- oder Bittersalz, am zweckmäßigsten um 6 Uhr abends. Durch das Glauber- bzw. Bittersalz wird der Darminhalt flüssig erhalten und die Füllung des Wurmfortsatzes erleichtert. Nach 15 Stunden, also um 9 Uhr vormittags des folgenden Tages, ist normalerweise der Wurmfortsatz am besten gefüllt. Zu diesem Zeitpunkt erfolgt die Röntgenuntersuchung. Nach 40 Stunden, also am übernächsten Tag um 10 Uhr vormittags, wird eine nochmalige Untersuchung vorgenommen. Bleibt die Füllung beidemale aus, so spricht dies für einen krankhaften Verschluß. Ansonsten läßt sich aus der Gestalt, der Beweglichkeit und der Druckempfindlichkeit auf eventuelle Entzündungen und Verwachsungen rückschließen.

6. *Pneumoperitoneum.* An dieser Stelle sei noch die selten ausgeführte *Lufteinblasung in die freie Bauchhöhle* (Anlegung eines künstlichen Pneumoperitoneums) kurz erwähnt. Mit ihrer Hilfe kann man sich ein röntgenologisches Urteil über die Leber, die Milz, über gewisse Geschwülste und über Verwachsungen in der Bauchhöhle bilden.

Gallenblase

Zur Gallenblasenuntersuchung wird ausschließlich das Aufnahmeverfahren herangezogen.

1. *Gallenblasenleeraufnahme.* Man versteht darunter eine Aufnahme der Gallenblasengegend ohne Verwendung eines Kontrastmittels. Eine besondere Vorbereitung ist nicht nötig, doch sei betont, daß starke Gas- oder Kotfüllung des Darms die Untersuchung erschwert. Eine Magen- oder Darmuntersuchung mittels Barium darf der Gallenblasenuntersuchung nicht innerhalb der letzten Tage vorausgehen, da sonst störende Schatten die Gallenblase überlagern. Die Leeraufnahme zeigt nur dann ein positives Ergebnis, wenn kalkhältige Gallensteine vorliegen. Nicht kalkhältige Steine können mit ihr nicht nachgewiesen werden, weil sie röntgenologisch keinen Schatten ergeben.

2. Cholangio-Cholecystographie. Die *Cholangio-Cholecystographie* ist eine Kontrastmitteluntersuchung der Gallenwege und der Gallenblase. Man gibt 5 g jodiertes Phenolphthalein (z. B. Jodtetragnost, Biliselektan, Cholumbral) oder Cholephanin oder Cistobil oder Jodobil in wässeriger Lösung zu trinken, am zweckmäßigsten nach dem Abendessen, etwa um 6 Uhr abends. Nach einer anderen Methode wird das Kontrastmittel, z. B. Biligrafin, Biligrafin forte, in Form einer intravenösen Injektion verabreicht (intravenöse Cholangio-Cholecystographie). Der Patient hat darauf bis zur Untersuchung nüchtern zu bleiben.

Das Kontrastmittel wird vom Zwölffingerdarm resorbiert, gelangt auf dem Blutwege in die Leber und wird von dieser mit der Galle ausgeschieden. Bereits $2^{1}/_{2}$ Stunden nach der Einnahme ist es in der Gallenblase erstmalig nachweisbar (Schnellverfahren). Mit der Galle gelangt es wieder in den Dünndarm und von hier in den Dickdarm. Im Dickdarm erfolgt eine neuerliche Resorption, so daß es nochmals über den Blutweg in die Leber gelangt und 12 bis 16 Stunden nach der Einnahme zum zweitenmal in die Gallenblase ausgeschieden wird. Aus praktischen Gründen benützt man im Krankenhausbetrieb erst die zweite Ausscheidung zur Aufnahme. Der Patient kommt 14 Stunden nach der Kontrastmittelgabe, also am nächsten Tag zwischen 8 und 9 Uhr früh, zur Röntgenuntersuchung. Bei der intravenösen Cholangio-Cholecystographie mit Biligrafin werden die Aufnahmen der Gallenblasengegend meist nach 20, 50, 120 und 125 Minuten nach Verabreichung dieses Mittels durchgeführt. Bei Patienten mit einer Magenoperation nach Billroth II führt nur die intravenöse Cholecystographie zum Ziel, da durch die Ausschaltung des Zwölffingerdarms geänderte Resorptionsverhältnisse vorliegen.

Da das Kontrastmittel jodhältig ist und die Gallenblasengalle gegenüber der Lebergalle zehnfach konzentriert ist, gibt es im Röntgenbild einen entsprechenden Füllungsschatten der Gallenblase. Gallensteine, sowohl die kalkhältigen als auch die nicht kalkhältigen, machen Aussparungen innerhalb des Füllungsschattens. Nach diesen Aufnahmen gibt man dem Patienten eine Dotter- oder Fettmahlzeit, bestehend aus zwei bis drei Eidottern oder einem Fettbrot oder eventuell eine Mannazuckermahlzeit, und stellt in $^{1}/_{2}$ Stunde eine weitere Aufnahme her. Hiedurch prüft man die Konzentrations- und Kontraktionsfähigkeit der Gallenblase. Völliges Ausbleiben der Füllung, Formveränderungen der Gallenblase sowie Störungen der Kontraktion und Konzentration sprechen für krankhafte Veränderungen der Gallenblase.

Harnorgane

1. Niere — Harnleiter

Vor einer röntgenologischen Nierenuntersuchung ist für Darmreinigung und Entgasung mittels Abführmittel, Einlauf und Tierkohle zu sorgen, da starke Gasblähung oder Kotfüllung des Darms störend wirken. Ebenso müssen zwischen einer eventuell vorhergegangenen Magen-Darmuntersuchung mittels Kontrastbrei und einer folgenden Nierenuntersuchung mindestens einige Tage Intervall bestehen.

a) *Nierenleeraufnahme.* Bei der *Nierenleeraufnahme* kann man manchmal den Nierenschatten gut abgrenzen und eine Aussage über seine Lage, Form und Größe machen. Gewisse Nieren-, Harnleiter- und Blasensteine, besonders die Oxalat-, Karbonat- und Phosphatsteine, sind bei Übersichtsaufnahmen des Harntraktes bereits bei der Leeraufnahme als Schatten nachweisbar. Steine anderer chemischer Zusammensetzung entziehen sich jedoch bei dieser Methode dem Nach-

weis. Dagegen werden manchmal auch außerhalb des Harnsystems in den Beckenvenen liegende Kalkkonkremente (Phlebolithen) beobachtet.

b) *Urographie.* Die *Urographie* ist eine Kontrastmitteldarstellung des Harnsystems.

1. *Retrograde Pyelographie.* Die *retrograde,* auch *aszendierende* oder *trans-
vesikale* oder *instrumentelle Pyelographie* genannt, ist eine aufsteigende Nierenbeckenfüllung, bei der vom Urologen ein Harnleiterkatheter durch die Blase
in den rechten bzw. linken Harnleiter eingeführt wird. Bei liegendem Katheter
erfolgt die erste Aufnahme. Sie zeigt uns das gleiche Bild wie eine Nierenleeraufnahme, doch sieht man jetzt auch den Harnleiterverlauf infolge des eingeführten schattengebenden Katheters. Liegt letzterer in der richtigen Höhe, was
durch die erste Aufnahme sichergestellt sein muß, so erfolgt die Injektion von
10 bis 15 ccm eines Kontrastmittels in den Katheter. Man verwendet dazu
schattengebende Lösungen von Jod- oder Bromsalzen (Umbrenal, Uroselektan,
Perabrodil, Urovison R usw.). Nun wird die zweite Aufnahme hergestellt. Sie
zeigt das gefüllte Nierenbeckenkelchsystem und den Harnleiter (retrogrades Uro-
bzw. Pyelogramm).

2. *Intravenöse Pyelographie.* Die *intravenöse,* auch *deszendierende* oder *Aus-
scheidungspyelographie* genannt, ist eine intravenöse Nierenbeckenfüllung, bei der
man dem bereits am Röntgenuntersuchungstisch liegenden Patienten eine langsame
intravenöse Injektion von einem jodhältigen Kontrastmittel (z. B. Uroselektan B,
Perabrodil, Joduron, Dijodon, Urovison) macht. Bald danach wird das Kontrastmittel durch die Nieren ausgeschieden. 10, 20 und 45 Minuten nach der
Injektion wird je eine Aufnahme der Niere hergestellt. Das so dargestellte Nierenbecken ist zwar etwas weniger dicht und nicht so prall wie bei der retrograden
Pyelographie gefüllt. Bei Störungen im Nierengewebe erfolgt keine oder nur eine
verzögerte oder verminderte Ausscheidung. Daher ist diese Methode gleichzeitig
eine Nierenfunktionsprüfung. Das auf diese Weise gewonnene Bild heißt intra-
venöses Pyelogramm. Die intravenöse Pyelographie wird auch dann an Stelle der
aufsteigenden Nierenbeckenfüllung zu Hilfe gezogen, wenn die Einführung des
Katheters oder des Kontrastmittels in den Harnleiter durch ein mechanisches
Hindernis unmöglich ist oder infolge infektiöser Erkrankung der Harnblase
nicht angezeigt erscheint.

Die Nierenbeckenfüllungen geben uns Aufschluß über Nierensteine (Aus-
sparungen im Füllungsbild), über Harnleitersteine, über Erweiterungen des
Nierenbeckens, über Geschwülste, über abnorme Lage und Mißbildungen der
Niere, über Nierentuberkulose und ähnliches mehr.

c) *Pneumoradiographie des Nierenlagers (Lufteinblasung).* Eine seltener
geübte Methode, die große Geschicklichkeit des Operateurs voraussetzt, ist die
Lufteinblasung in die Nierenkapsel oder *Pneumographie des Nierenlagers.* Dabei werden durch eine von außen in das Nierenlager eingestochene dünne Kanüle
etwa 200 bis 300 ccm Luft eingeblasen. Man kann auf diese Weise deutlich die
Konturen der Niere und Nebenniere darstellen.

2. Blase

Die Harnblase läßt sich durch eine Kontrastfüllung mittels eines Katheters
von 100 bis 150 ccm einer 20⁰/₀igen Bromnatriumlösung zur Darstellung bringen *(retrograde Cystographie).* Nach Ablassen der Kontrastfüllung kann man
zur Reliefbeurteilung noch eine Luftfüllung anschließen. Die Methode dient
besonders zur Feststellung von Geschwülsten und Divertikelbildungen.

Geschlechtsorgane

1. *Uterographie* bzw. *Hysterosalpingographie.* Die inneren weiblichen Geschlechtsorgane können durch die *Uterographie* oder *Hysterosalpingographie* röntgenologisch dargestellt werden. Mit Hilfe eines besonders konstruierten Instrumentes (Hysterosalpingograph), dessen Spitze der Gynäkologe in den Gebärmutterhals einführt, werden 10 ccm eines 20⁰/oigen Jodöls unter Druck in die Gebärmutterhöhle gespritzt und verteilen sich nun durch die beiden Eileiter bis in die freie Bauchhöhle. Die erste Aufnahme erfolgt bei liegendem Instrument unmittelbar nach der Injektion, die zweite Aufnahme 5 Minuten später und die dritte nach 24 Stunden. Man erhält dadurch einen Überblick über die Form der Gebärmutterhöhle, über die Durchgängigkeit der Eileiter und ihre Verbindung mit der freien Bauchhöhle.

2. *Darstellung der inneren männlichen Geschlechtsorgane.* Durch operative Eröffnung des Samenleiters in der Leistenbeuge und Injektion eines Jodöls lassen sich in ähnlicher Weise aus der Füllung des Samenleiters und des Samenbläschens Rückschlüsse auf krankhafte Veränderungen ziehen.

Skelettsystem

Das *Skelettsystem* ist die klassische Domäne der Röntgendiagnostik. Der Knochen ist infolge seines Kalkgehaltes gut und leicht darstellbar und hebt sich deutlich von den Weichteilschatten ab. Zu seiner Darstellung werden ausschließlich Röntgenfilme verwendet, und zwar macht man die Aufnahmen in zwei aufeinander senkrechten Strahlenrichtungen meist von vorne nach hinten und von der Seite. Für die Wiedergabe der einzelnen Skelettregionen haben sich im Laufe der Zeit typische Lagerungen, Abstände, Röhreneinstellungen, Belichtungszeiten und Formatgrößen ergeben, welche die Bezeichnung „normalisierte Röntgenaufnahmen" führen und von denen aus Gründen der Zweckmäßigkeit in der Regel nicht abgewichen wird. Jede Röntgen-Schwester ist mit ihnen vertraut und muß selbständig die gewünschten Aufnahmen herstellen können.

Der zur Aufnahme vorgesehene Körperteil muß grundsätzlich entkleidet sein, um störende Einflüsse von Kleidungsstücken, Knöpfen, Nadeln usw. auszuschalten. Ebenso müssen bei Schädelaufnahmen Haarnadeln, Kämme, Schmuckstücke und künstliche Gebisse entfernt werden. Auch dicke Verbände und besonders Salbenflecken, die nicht selten schattengebende Schwermetallsubstanzen enthalten, z. B. bei der Zinksalbe, können sich störend auf der Aufnahme auswirken. Zur Kenntlichmachung der Körperseite werden vor der Aufnahme Bleimarken mit den Buchstaben R oder L auf die Kasette gelegt und erscheinen dann analog am Film als Rechts- oder Linkszeichen. Die Filme kommen nach dem Dunkelkammerprozeß in feuchtem oder besser getrocknetem Zustand vor Spezial-Schaukästen, die eine von rückwärts gleichmäßig beleuchtete Milchglasscheibe besitzen, zur Befundung. Die fertigen Bilder werden nach dem Trocknen mittels eines Schnellpreßverfahrens gebügelt und mit dem Namen des Patienten versehen.

Die Röntgendiagnostik des Skelettsystems dient vor allem der Feststellung von Knochenbrüchen und Verrenkungen. Ebenso wichtig und unentbehrlich ist aber heute auch die Röntgenuntersuchung bei allen entzündlichen und degenerativen Knochen- und Gelenkserkrankungen, bei Knochen- und Knorpelgeschwülsten, bei Nasen-Nebenhöhlenerkrankungen, bei Innenohrveränderungen, bei Zahnkrankheiten usw. sowie zur Feststellung von Einlings- und Zwillingsschwangerschaften geworden.

Gehirn und Rückenmark

Die röntgenologische Darstellung der Binnenräume des *Gehirns* und des *Rückenmarks* sowie der Blutgefäße des Gehirns wurde in den letzten Jahren ein wichtiges diagnostisches Hilfsmittel für den Neurologen und Neurochirurgen. Es handelt sich allerdings dabei um nicht ganz ungefährliche und vor allem schmerzhafte Eingriffe, doch müssen diese Bedenken in Anbetracht der Wichtigkeit des Ergebnisses, von dem die Anzeigestellung für eine eventuelle, noch lebensrettende Schädel- oder Rückenmarkoperation abhängt, zurücktreten.

1. Pneumencephalographie

Das Prinzip der *Pneumencephalographie* beruht auf einem Austausch der Gehirn- und Rückenmarksflüssigkeit durch Luft.

a) *Subokzipitale Encephalographie.* Bei der *subokzipitalen Form* der *Encephalographie* wird durch Einstich einer Hohlnadel zwischen Hinterhauptsknochen und erstem Halswirbel eine Punktion der zwischen Kleinhirn und verlängertem Mark liegenden großen Zisterne vorgenommen.

b) *Lumbale Encephalographie.* Bei der *lumbalen* Form erfolgt die Punktion in der Lendengegend durch Einstich in die innerhalb der weichen Rückenmarkshäute liegende Endzisterne. Die Punktion wird meistens zwischen dem Dornfortsatz des zweiten und dritten Lendenwirbels durchgeführt.

In beiden Fällen wird eine entsprechende Menge Gehirn- bzw. Rückenmarksflüssigkeit abgelassen und an deren Stelle Luft eingeblasen. Die Luft steigt als gasförmiges Medium innerhalb der Flüssigkeit nach oben und dringt schließlich in die Hirnkammern ein, wo sie sich deutlich als Aufhellung innerhalb des Schädels am Röntgenbild nachweisen läßt *(Encephalogramm).* Gelegentlich dringt die Luft auch zwischen den weichen Hirnhäuten bis an die Oberfläche der Gehirnkonvexität vor.

c) *Ventrikulographie.* Bei Zeichen von Hirndrucksteigerungen darf die Encephalographie nicht vorgenommen werden. In diesem Falle bohrt der Chirurg den Schädelknochen rechts und links am Hinterhaupt an und führt durch jedes Bohrloch eine Punktionsnadel durch den Scheitellappen des Gehirns in das Unterhorn der rechten bzw. linken seitlichen Hirnkammer. Auch in diesem Falle wird nun die Gehirnflüssigkeit durch Luft ersetzt, und das zustande kommende Füllungsbild *(Ventrikulogramm)* gleicht im allgemeinen jenem der Encephalographie. Von der Ventrikulographie macht man auch dann Gebrauch, wenn infolge Verwachsungen oder Verklebungen innerhalb der weichen Hirnhäute keine Luft bei der Encephalographie in die Hirnkammer vordrang.

Drei Tage vor der Ventrikulographie bekommt der Patient salzfreie Diät, flüssigkeitsarme Kost und täglich abends 1 Euphyllinzäpfchen. Am Tage der Operation bleibt er nüchtern und erhält Luminal zur Beruhigung.

Für die Encephalographie ist außer Nüchternheit und Luminal sonst keine Vorbereitung nötig.

Nach der Lufteinblasung fertigt man vier bis sechs Filmaufnahmen in Hinterhaupts-, Stirn-, rechter und linker Seitenlage an, da man nur durch entsprechende Lageänderungen des Kopfes eine Luftfüllung aller zur Beurteilung notwendigen Teile des Hirnkammernsystems erzielt. Aus Erweiterungen, Einengungen, Verlagerungen, Verdrängungen und fehlender oder unvollständiger Füllung der Hirnkammern kann man auf gewisse Erkrankungen des Gehirns, z. B. auf Hirngeschwülste und Wasserkopfbildung, schließen.

2. Arteriographie des Gehirns

Bei Verdacht auf Erkrankungen des Gefäßsystems, manchmal auch bei besonders gelagerten Geschwülsten, kann noch eine Kontrastmittelfüllung der Gehirngefäße vorgenommen werden. In Lokalanästhesie präpariert man auf der rechten oder linken Halsseite die Halsschlagader frei. Knapp unter ihrer Teilungsstelle wird eingestochen, die Nadel in den inneren Ast der Arterie vorgeschoben und zirka 8 ccm Thorotrast rasch injiziert. Noch während der Injektion der letzten Kubikzentimeter muß die erste Röntgenaufnahme in Hinterhauptslage vorgenommen werden. Nach zehn Minuten wird die Injektion wiederholt und eine zweite Aufnahme, diesmal jedoch in seitlicher Schädellage, gemacht. Bei gelungener Injektion ist normalerweise das Arteriensystem der betreffenden Hirnhälfte mit seinen Verzweigungen gefüllt *(Arteriogramm)*.

3. Myelographie

Zur Ermittlung von Passagehindernissen im Rückenmarkskanal, meist hervorgerufen durch Verwachsungen oder Geschwulstbildungen, bedient man sich der *Myelographie*. Es wird heute ausschließlich die *absteigende Methode (deszendierende Myelographie)* angewendet, die *aufsteigende (aszendierende Myelographie)* wurde wegen der damit für das Gehirn verbundenen Gefahren völlig verlassen.

Man punktiert unterhalb des Hinterhauptes die große Zisterne und injiziert 10 ccm Jodöl. Nach zwei Stunden aufrechter Körperhaltung macht man die erste Röntgenaufnahme. Das Kontrastmittel hat sich normalerweise während dieser Zeit bis in die Höhe der untersten Lendenwirbel gesenkt. Nach 24 Stunden, während welcher der Patient ebenfalls aufrecht sitzen muß, erfolgt noch eine Kontrollaufnahme.

Andere Kontrastmitteldarstellungen

Der Vollständigkeit halber seien hier noch kurz einige andere, seltener geübte Kontrastmitteldarstellungen aufgezählt.

1. *Sialographie* (Kontrastmittelfüllung der Speicheldrüsenausführungsgänge).

2. *Arteriographie* (Injektion von Kontrastmitteln in die Schlagadern, z. B. in die Schenkelarterie, in die Aorta usw.).

3. *Mammographie* (Füllung der Brustdrüsengänge).

4. *Arthrographie* (Luftfüllung der Gelenkshöhlen).

5. *Darstellung verschiedenster Fisteln* mittels flüssiger Kontrastmittel oder durch Einführung von Metallsonden.

Röntgentherapie

Die medizinische Anwendung der Röntgenstrahlen beschränkt sich nicht nur auf die Krankheitsuntersuchung (Röntgendiagnostik), sondern auch in gleich wichtiger Weise und in steigendem Maße auf die Therapie, also auf die Krankheitsbehandlung. Es seien hier einige kurze Hinweise zum Allgemeinverständnis gegeben.

Der Einfluß der Röntgenstrahlen auf den menschlichen Körper wurde bereits im Kapitel „Biologische Wirkungen der Röntgenstrahlen" erläutert.

Was die Technik betrifft, so sei an dieser Stelle mitgeteilt, daß sich die Apparate zur Röntgenbestrahlung im Prinzip nur wenig von den Diagnostikapparaten unterscheiden. Der Hauptunterschied besteht, besonders bei der Tiefentherapie, in der Verwendung höherer Spannungen (bis zu mehreren hunderttausend Volt).

1. *Oberflächentherapie.* Bei der *Oberflächentherapie (Grenzstrahlentherapie, Oberflächentherapie im engereren Sinn* und *Nahbestrahlungs- oder Kontakttherapie)* arbeitet man mit verhältnismäßig niederer Hochspannung und erzielt dabei mit weichen Strahlen eine alleinige Wirkung auf die oberflächlichen Körperschichten. Sie dient zur Behandlung verschiedenster gut- und bösartiger Hautkrankheiten.

2. *Tiefentherapie.* Bei der *Tiefentherapie (Tiefentherapie im engeren Sinn* und *Hochvolttherapie)* werden mit Hilfe sehr hoher Spannungen harte Strahlen erzeugt und durch entsprechende Vorfilterung eine Tiefenwirkung erreicht. Der Anwendungsbereich ist sehr groß und erstreckt sich auf fast alle akuten und chronischen Entzündungen, einschließlich der Tuberkulose, mit Ausnahme der aktiven Lungentuberkulose, sowie auf die meisten Blut- und Drüsenkrankheiten und auf viele gutartige und sämtliche Formen der bösartigen Geschwülste. Besonders für die Krebskrankheiten hat sich die Röntgentherapie sehr segensreich erwiesen. Je nach der Lage, der Art und dem Fortschritt der krebsigen Erkrankung kann die Röntgenbestrahlung allein oder in Kombination mit operativer oder Radiumbehandlung durchgeführt werden. Die besten Erfolge erzielt man mit Röntgen-Vorbestrahlung, anschließender Radikaloperation und folgender Röntgen-Nachbestrahlung.

3. *Ganzkörperbestrahlung.* Die neueste Form von Röntgenbehandlung stellt die *Ganzkörperbestrahlung* dar, bei welcher mit ganz geringen Strahlendosen aus größerer Entfernung gearbeitet wird.

Bei jedem einer Röntgenbestrahlung zu unterziehenden Patienten ist genau die Höhe der Bestrahlungsdosis, die Zahl der Sitzungen und eine Reihe anderer röntgentechnischer Daten festzulegen und in Bestrahlungskarten einzutragen. Die zu bestrahlenden Felder werden an der Haut mit Eosinlösung eingezeichnet. Die bestrahlten Hautbezirke dürfen zur Zeit der Bestrahlung nicht noch anderen, zusätzlichen Reizen, z. B. starker Besonnung, ausgesetzt werden. Sowohl während als auch nach Abschluß der Bestrahlung unterliegen die Patienten einer systematischen ärztlichen Kontrolle.

Sachverzeichnis